M. Grönheim, J. Willems, W. de Haan

Sanitätsdienst

M. Grönheim, J. Willems, W. de Haan

Sanitätsdienst

Vom Ersthelfer zum Notfallhelfer

1. Auflage

ELSEVIER
URBAN & FISCHER

URBAN & FISCHER München

Zuschriften und Kritik an:
Elsevier GmbH, Urban & Fischer Verlag, Hackerbrücke 6, 80335 München

Wichtiger Hinweis für den Benutzer
Die Erkenntnisse in der Medizin unterliegen laufendem Wandel durch Forschung und klinische Erfahrungen. Herausgeber und Autoren dieses Werkes haben große Sorgfalt darauf verwendet, dass die in diesem Werk gemachten therapeutischen Angaben (insbesondere hinsichtlich Indikation, Dosierung und unerwünschten Wirkungen) dem derzeitigen Wissensstand entsprechen. Das entbindet den Nutzer dieses Werkes aber nicht von der Verpflichtung, anhand weiterer schriftlicher Informationsquellen zu überprüfen, ob die dort gemachten Angaben von denen in diesem Buch abweichen und seine Verordnung in eigener Verantwortung zu treffen. Wie allgemein üblich wurden Warenzeichen bzw. Namen (z.B. bei Pharmapräparaten) nicht besonders gekennzeichnet.

Bibliografische Information der Deutschen Nationalbibliothek
Die Deutsche Nationalbibliothek verzeichnet diese Publikation in der Deutschen Nationalbibliografie; detaillierte bibliografische Daten sind im Internet über http://www.d-nb.de abrufbar.

1. Auflage 2009
Korrigierter Nachdruck 2016

Der Urban & Fischer Verlag ist ein Imprint der Elsevier GmbH.

16 17 18 4 3 2

Um den Textfluss nicht zu stören, wurde bei Patienten und Berufsbezeichnungen die grammatikalisch maskuline Form gewählt. Selbstverständlich sind in diesen Fällen immer Frauen und Männer gemeint.

Planung: Heiko Krabbe, München
Lektorat: Hilke Dietrich, München
Redaktion: Dr. rer. nat. Antje Kronenberg, Stadtlohn
Herstellung: Ulrike Schmidt, München
Satz: abavo GmbH, Buchloe; TnQ, Chennai/Indien
Druck und Bindung: Printer Trento, Trento, Italien
Fotos/Zeichnungen: siehe Abbildungsnachweis
Umschlaggestaltung: SpieszDesign, Büro für Gestaltung, Neu-Ulm

ISBN Print 978-3-437-48610-4
ISBN e-Book 978-3-437-59509-7

Aktuelle Informationen finden Sie im Internet unter **www.elsevier.de** und **www.elsevier.com**.

Herausgeber

Michael Grönheim, geb. 27.09.77 in Mülheim/Ruhr
Studium der Rechtswissenschaften und des Sozialmanagements (Sozialmanager FOM), geschäftsführender Gesellschafter und Schulleiter der intellexi GbR./Berufsfachschule Niederrhein. Lehrrettungsassistent und Dozent im Rettungsdienst. Ausbilder für LSM, Erste Hilfe, Sanitätsdienst und Frühdefibrillation, Megacode- und Trauma-Code-Trainer. Organisatorischer Leiter Rettungsdienst, Führer von Verbänden (HiOrgs), Leitstellendisponent und Leiter Rettungsdienst sowie Dozent in der Erwachsenenbildung/IHK-Ausbilder.
Einsatzleiterfahrung bei Großeinsätzen wie Weltjugendtag und Flutkatastrophe Südostasien. IHK-Qualitätsmanager im Gesundheitswesen sowie Mitwirkung und Moderation verschiedener Fernsehsendungen zum Thema „Erste Hilfe“, zuletzt in einer Sendereihe des Deutschen Gesundheitsfernsehens. Autor verschiedener Lehr- und Lernunterlagen (zuletzt DRK) im Sanitäts- und Rettungsdienst. Fachjournalist (DFJV e.V.), Mitglied der DGPT.

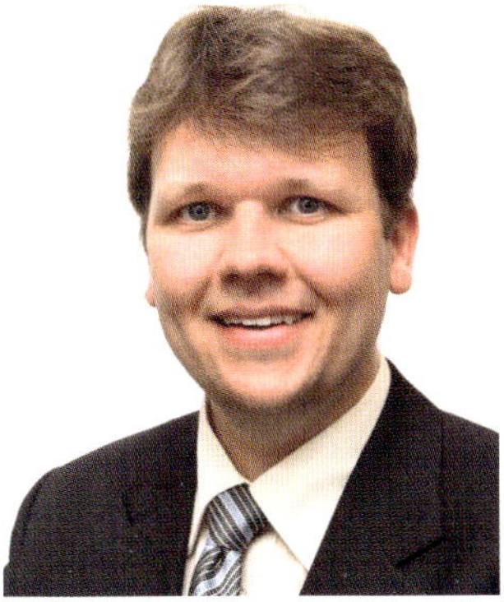

Jörg Willems, geb. 10.08.64 in Geldern
Rettungssanitäter in Ausbildung, Rettungshelfer NW, Verlagskaufmann (IHK), Fachjournalist (DFJV), sowie Fachpfleger für geriatrische Rehabilitation, zurzeit tätig als Sicherheitsfachkraft. Ausbilder für LSM und 1. Hilfe, Organisatorischer Leiter Rettungsdienst, Medizinproduktebeauftragter, Trainplan®-zertifizierter Trainer für Rhetorik und Methodik, sowie für Führungskräfte-Qualifizierung. Ehrenamtlich beim DRK seit 1985, auch als Führungskraft z.b.V., freier Redakteur verschiedener Rettungsfachzeitschriften im In- und Ausland. Herausgeber verschiedener Fachbücher zur Ausbildung im Sanitäts- und Rettungsdienst, sowie zum Thema „Hygiene/Desinfektion im Rettungsdienst“, Fachbuchlektor Erste Hilfe beim bhv-Verlag u.a.

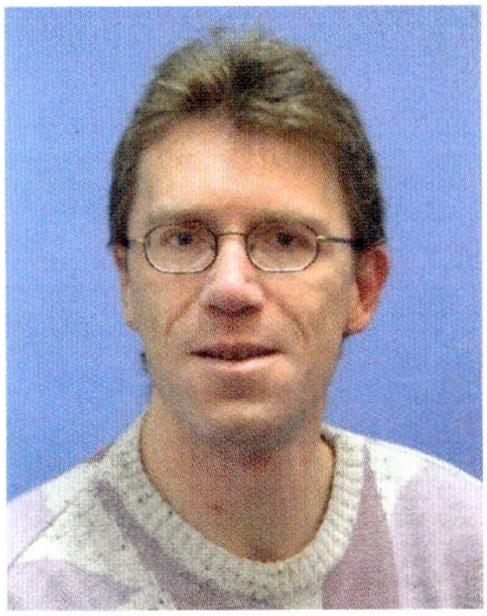

Wolfgang de Haan, geb. 18.10.61 in Kleve Lehrrettungsassistent auf der Rettungswache Kleve/Rettungsdienst des Kreises Kleve, stellv. Schulleiter und geschäftsführender Gesellschafter der intellexi GbR./Berufsfachschule Niederrhein. Organisatorischer Leiter Rettungsdienst, Weiterbildung zum Leiter einer Rettungswache und Arzneimittelbeauftragten, Medizinproduktbeauftragten, Kriseninterventionsberater und Kollegialer Ansprechpartner. Hauptbrandmeister bei der freiwilligen Feuerwehr der Stadt Kleve

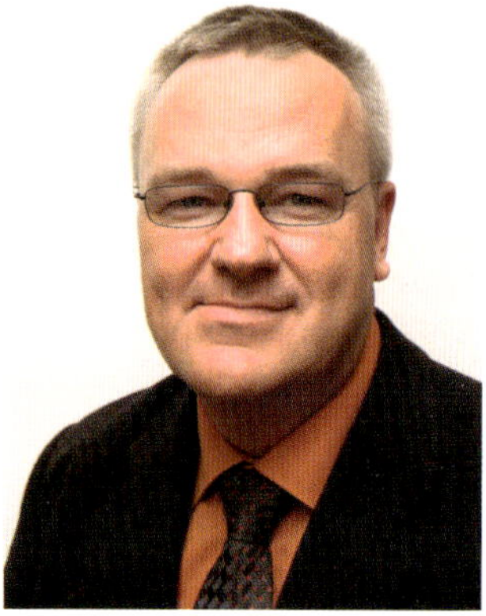

Autoren

Wolfgang de Haan: stellv. Schulleiter Berufsfachschule Niederrhein + LRA, Kleve, OrgL RD
Marion Dorissen: Fachdozentin + LRA, Kranenburg
Johannes Lörcks: Fachdozent + Stadtbrandinspektor, Geldern
Charlotte Kemperdick: Fachdozentin + RA, Kempen
Christoph Andres: Fachdozent + Dozent im Rettungsdienst, Solingen
Jörg Willems: Fachdozent, Projekt- und Medienbeauftragter, Fachjournalist (DFJV e.V.), Geldern
Holger Heckmann: Fachdozent, Brandmeister + Leitstellendisponent, Straelen, Führer von Verbänden
Marc Scheffer: Fachdozent + LRA, Xanten
Robin C. Fritzemeier: cand.med. + RA, Düsseldorf
Michael Lopalewski: Fachdozent + LRA, Duisburg
Sven Möllenbrink: Fachdozent, Finanzfachwirt + RA, Willich, Führer von Verbänden
Paul Hermsen: Fachdozent, Fachkrankenpfleger Anästhesie +Intensivmedizin, LRA, Goch
Willem Hoffmanns: Fachdozent, Fachkrankenpfleger Anästhesie +Intensivmedizin, LRA, Geilenkirchen
Christian Götz: Fachdozent, Medizinproduktgeräte-Beauftragter + LRA, Solingen

Ärztliche Durchsicht

Dr. med. Christian Adam: Arzt in der Anästhesiologie

Vorwort

Vom Ersthelfer zum Notfallhelfer – auf diesem Weg soll unser Buch Sie begleiten.

In Zeiten, in denen viele Bundesländer an einer Novellierung ihrer Rettungs (dienst) gesetze arbeiten oder sie bereits beschlossen haben, ist es absehbar, dass gerade dem nicht-ärztlichen Personal in der Notfall- und Rettungsmedizin immer mehr und durchaus anspruchsvollere Aufgaben zuteil werden. Die damit verbundene Verantwortung kann aber nur tragen, wer eine fundierte, praxisorientierte und theoriegestützte Ausbildung genießen durfte.

Sanitätsdienst – vom Ersthelfer zum Notfallhelfer ist aus dem Anspruch heraus entstanden, dass genau dieses Wissen, die „gesunde Mischung" aus Theorie und Praxis, von Anfang an so detailreich, aber auch so verständlich und überschaubar wie möglich gelehrt und gelernt werden soll. Eine Hilfe ist sicherlich der stringente Basisalgorithmus „Ursachen – Symptome – Gefahren – Maßnahmen", der hier für alle Erkrankungs- und Verletzungsmuster verwendet wird. Handlungsfähigkeit ist das Endziel, das sich die Autoren dieses Werkes für ihre Schülerinnen und Schüler und die Leserinnen und Leser dieses Buches wünschen.

Immer häufiger notwendig – und zunehmend komplexer – gestaltet sich auch die Zusammenarbeit des Sanitätsdienstes, aller dort eingesetzten Helfer, mit anderen Organisationen und Dritten. Feuerwehr, Polizei und Sicherheitsdienste sind nur einige der Partner, denen wir im Einsatz begegnen.

Ebenso vielfältig sind die Ausbildungen, Erfahrungen und notfallmedizinischen Lebensläufe unserer Autoren. Zu Ihrem Vorteil haben Experten aus den unterschiedlichsten Gebieten der Rettung an diesem Werk gearbeitet, und dennoch waren sie ein interdisziplinäres Team, gemeinsam mit demselben Ziel: die Stärkung der Ausbildung, der Auszubildenden und des Sanitätsdienstes.

Der Sanitätsdienst sieht sich zunehmend größeren Herausforderungen gegenüber. Der Weltjugendtag 2005 und die Fußball-WM 2006 waren Veranstaltungen, die in ihrem Umfang und auch in ihrem Gefahrenpotential Neuland darstellten. Doch angesichts dieser wachsenden Verantwortung, die der Sanitätsdienst trägt, muss sich auch die Ausbildung daran orientieren und den Sanitäts- und Rettungshelfer in seinem Wissen und rechtssicheren Handeln darauf vorbereiten.

Ohne das erste Glied der Rettungskette – den Ersthelfer – und die kompetente Versorgung durch den Helfer vor Ort fehlt dem Patienten und Hilfebedürftigen ein sehr wichtiges Element der notfallmedizinischen Fürsorge. Nur wenn die Mitglieder der Rettungskette eng und reibungslos zusammenarbeiten, bekommen Erkrankte und Verletzte die bestmögliche Hilfe.

Um dies zu erreichen muss der Sanitätsdienst gestärkt und seinen Helfern Wissen und Umsetzbarkeit an die Hand gegeben werden.

Ein Teil dieser Kompetenz ist die soziale – die Betreuung von Patienten, Betroffenen und Angehörigen kommt in der Ausbildung viel zu oft zu kurz. So bilden die Themenkomplexe ‚Soziale Kompetenz' und ‚Ethik' in diesem Werk – in bisher einzigartigem Umfang – ein eigenes, ausführliches Kapitel.

Liebe Leserin, lieber Leser – wir wünschen Ihnen eine freudevolle, fruchtbare Lektüre und wünschen uns, dass *Sanitätsdienst – vom Ersthelfer zum Notfallhelfer* ein hilfreicher Meilenstein auf Ihrem Weg zum Notfallhelfer ist!

Kleve/Kevelaer, im Herbst 2009

Prof. Dr. med. Christoph Braun
Chefarzt der Unfall-, Hand- und Wiederherstellungschirurgie Katholische Kliniken im Kreis Kleve

Michael Grönheim
Herausgeber & Schulleiter intellexi

Danksagungen

Folgenden Institutionen und Vereinen danken wir für die freundliche Unterstützung durch die speziell angefertigten Fotoaufnahmen im Rahmen des Buchprojektes:

- Freiwillige Feuerwehr der Stadt Geldern
- Kreispolizeibehörde des Kreises Kleve, Polizeiinspektion Süd
- Kreis Kleve, Rettungswache Geldern
- Deutsches Rotes Kreuz Kreisverband Kleve-Geldern e.V., Einsatzeinheit 03 Geldern
- Mitglieder des Deutschen Roten Kreuzes Ortsverein Goch (Fotomodelle)
- Besatzung des Rettungshubschraubers „Christoph 9" an der BG-Unfallklinik Duisburg

Bedienungsanleitung

Um sich schnell im Buch *Sanitätsdienst* zurechtzufinden, sind folgende Besonderheiten zu berücksichtigen.

Abkürzungen

Häufig wiederkehrende Begriffe werden im Text grundsätzlich abgekürzt. Im Anschluss findet sich ein ausführliches Verzeichnis der verwendeten Abkürzungen.

Kennzeichnungen

Im Text wird mit verschiedenen Kennzeichnungen gearbeitet. An farblicher Markierung und Überschrift lässt sich der Informationsschwerpunkt des betreffenden Textes auf einen Blick erkennen:

MERKE

Sehr wichtige, einzuprägende Informationen und Hinweise zu dem gerade erläuterten Thema.

ACHTUNG

Warnhinweise, häufig vermeidbare Fehler bei der Arbeit im Rettungsdienst und Hinweise auf besonders zu beachtende Umstände.

HINWEIS

Praktische Tipps zur Umsetzung des Gelesenen und Definitionen wichtiger Fachbegriffe.

§ §

Der rechtliche Hintergrund und juristische Erläuterungen zur praktischen Arbeit im Rettungsdienst.

Abbildungen und Tabellen

Mehr als 200 Abbildungen und Tabellen veranschaulichen z.B. anatomische, medizinische und rettungsdienstliche Sachverhalte, zeigen wichtige Zusammenhänge oder typische Situationen aus dem praktischen Berufsalltag des Rettungsdienstes.

Die Abbildungen und Tabellen sind jeweils kapitelweise nummeriert. An den entsprechenden Textstellen wird auf die dazugehörige Abbildung oder Tabelle verwiesen, z.B. ➤ Abb. 2.3.

Terminologie im Rettungsdienst

Die wichtigsten medizinischen Fachbegriffe werden – auch für den Anfänger und Ersthelfer verständlich – im Anhang „übersetzt“ und erläutert. Eine Auflistung dieser medizinischen Fachbegriffe findet sich im Anhang vor dem Register.

Plus im Web

Diesen Absatz finden Sie zum Downloaden im Internet (siehe Klappentext).

Abkürzungen

A.	Arteria
AAV	akuter Arterienverschluss
ABC	atomar – biologisch – chemisch
AED	automatische externe Defibrillation
AF	Atemfrequenz
AGBF	Arbeitsgemeinschaft der Leiter der Berufsfeuerwehren
ÄLR	Ärztlicher Leiter Rettungsdienst
ALS	advanced life support
AMG	Arzneimittelgesetz
AMV	Atemminutenvolumen
APVO-RettSan	Ausbildungs- und Prüfungsverordnung für Rettungssanitäter
Art.	Artikel
ASB	Arbeiter-Samariter-Bund
ATP	Adenosintriphosphat
AV-Block	atrioventrikulärer Block
AV-Knoten	Atrioventrikularknoten
AVV	akuter Venenverschluss
AZV	Atemzugvolumen
BAK	elementarer Basischeck (Bewusstsein, Atmung, Kreislauf)
BÄK	Bundesärztekammer
Betr Kombi/Lkw	Betreuungskombi/-Lkw
BG	Berufsgenossenschaft
BGB	Bürgerliches Gesetzbuch
BGBl	Bundesgesetzblatt
BGV	Berufsgenossenschaftliche Vorschrift
BHP-B	Behandlungsplatz-Bereitschaft
BLS	Basic Life Support
BOS	Behörden und Organisationen mit Sicherheitsaufgaben
BtMG	Betäubungsmittelgesetz
BZ	Blutzucker
bzw.	beziehungsweise
C	Celsius
ca.	circa
CEN	Commité Européen de Normalisation
Ch.-B.	Chargenbezeichnung
CO	Kohlenmonoxid
CO_2	Kohlendioxid
COPD	chronic obstructive pulmonary disease
CPR	kardiopulmonale Reanimation
d.h.	das heißt
DGHM	Deutsche Gesellschaft für Hygiene und Mikrobiologie
DGzRS	Deutsche Gesellschaft zur Rettung Schiffsbrüchiger
DIN	Deutsche Industrie-Norm
DIVI	Deutsche interdisziplinäre Vereinigung für Intensiv- und Notfallmedizin
dl	Deziliter
DLRG	Deutsche Lebensrettungsgesellschaft
DME	digitaler Meldeempfänger
DMS-Kontrolle	Kontrolle der Durchblutung, Motorik, Sensibilität
DNA	Desoxyribonukleinsäure
DRF	DRF Luftrettung
DRK	Deutsches Rotes Kreuz
DV	Dienstvorschrift
EA	Einsatzabschnitt
EAL	Einsatzabschnittsleiter
EHA	Erste-Hilfe-Aufbaulehrgang
EKG	Elektrokardiogramm
EL	Einsatzleiter
ELW	Einsatzleitwagen
ER	endoplasmatisches Retikulum
ERC	European Resuscitation Council
evtl.	eventuell
FiO_2	inspiratorische Sauerstoffkonzentration
FKH	Feldkochherd
FME	Funkmeldeempfänger
FMS	Funkmeldesystem
FSHG NW	Gesetz über den Feuerschutz und Hilfeleistung Nordrhein-Westfalen
FüKW	Führungskraftwagen
FwDV	Feuerwehr-Dienstvorschrift
g	Gramm
GCS	Glasgow Coma Scale
GewO	Gewerbeordnung
GG	Grundgesetz

ggf.	gegebenenfalls
GGVS	Gefahrgutverordnung Straße
GI-Blutung	gastrointestinale Blutung
GKV	gesetzliche Krankenversicherung
GrFü	Gruppenführer
h	Stunde
H_2O	Wasserstoffoxid, Wasser
Hb	Hämoglobin
$HbCO_2$	Carboxyhämoglobin
HbO_2	Oxyhämoglobin
HF	Herzfrequenz
Hib	Haemophilus influenzae Typ B
HiOrg	Hilfsorganisation(en)
HMV	Herzminutenvolumen
HNO	Hals-Nasen-Ohren
HSV	Herzschlagvolumen
HUS	hämolytisch-urämisches Syndrom
HVB	Hauptverwaltungsbeamter
HWK	Halswirbelkörper
HLW	Herz-Lungen-Wiederbelebung
HWS	Halswirbelsäule
Hz	Hertz
HZV	Herzzeitvolumen
i.a.	Intraarteriell
i.d.R.	in der Regel
I.E.	Internationale Einheit
i.m.	Intramuskulär
i.o.	Intraoral
i.v.	Intravenös
i.V.m.	in Verbindung mit
IfSG	Infektionsschutzgesetz
IuK	Information und Kommunikation
J	Joule
JUH	Johanniter-Unfall-Hilfe
KatS	Katastrophenschutz(einheiten)
kcal	Kilokalorie
KED	Kedrick Extraction Device
kg	Kilogramm
KG	Körpergewicht
KHK	koronare Herzkrankheit
KI	Kontraindikation
kJ	Kilojoule
KTW	Krankentransportwagen
l	Liter
LNA	Leitender Notarzt
LRA	Lehrrettungsassistent
LuftVG	Luftverkehrsgesetz
LUK	Landesunfallkassen
LuK	Leistungs- und Koordinierungsgruppe
LWS	Lendenwirbelsäule
µ	Mikrometer
m	Meter
MANV	Massenanfall an Verletzten oder Erkrankten
max.	Maximal
mbar	Millibar
mg	Milligramm
MHD	Malteser Hilfsdienst
Min.	Minute
MIND	Minimaler Notarztdatensatz
ml	Milliliter
mmHg	Millimeter Quecksilbersäule
MNOP	Morphin, Nikotin, Opioide, Phosphorsäureester etc.
MPBetreibV	Medizinprodukte-Betreiberverordnung
MPG	Medizinproduktegesetz
MRSA	Methicillin-resistenter Staphylococcus aureus
ms	Millisekunde
MTK	messtechnische Kontrolle
N	Newton
NA	Notarzt
NaCl	Natriumchlorid, Kochsalz
NAW	Notarztwagen
NEF	Notarzteinsatzfahrzeug
NRW, NW	Nordrhein-Westfalen
NS	Nervensystem
o.ä.	oder ähnlich
O_2	Sauerstoff
OBG	Ordnungsbehördengesetz
ÖEL	Örtliche Einsatzleitung
OKH	Oberkörperhochlage
OrgL	Organisatorischer Leiter
p.o.	per os
P.p.	Placenta praevis
PDL	Pflegedienstleitung
PEA	pulslose elektrische Aktivität
PEEP	positiver endexspiratorischer Druck
PNS	peripheres Nervensystem
POCSAG	post office code standard advising group
PSA	persönliche Schutzausrüstung
PSU	Psychosoziale Unterstützung
PsychKG	Landesgesetze für psychisch kranke Personen

PVD/DV	Polizeidienstvorschrift/ Dienstvorschrift
R(O)PS	rollover protective structure
RA	Rettungsassistent
RD	Rettungsdienst
RettAss/RA	Rettungsassistent
RettAssAPrV	Rettungsassistenten-Ausbildungs- und Prüfungsverordnung
RettAssG	Rettungsassistentengesetz
RettG NW	Gesetz über den Rettungsdienst sowie die Notfallrettung und den Krankentransport durch Unternehmen in Nordrhein-Westfalen
RettH	Rettungshelfer
RettHelfAPO NW	Ausbildungs- und Prüfungsverordnung für Rettungshelferinnen und Rettungshelfer Nordrhein-Westfalen
RettSan	Rettungssanitäter
RH	Rettungshelfer
RKI	Robert-Koch-Institut
RNA	Ribonukleinsäure
RR	Riva Rocci (Blutdruckmessung nach)
RS	Rettungssanitäter
RTH	Rettungshubschrauber
RTW	Rettungswagen
s	Sekunde
s.c.	Subkutan
s.l.	Sublingual
SAN A / B	Sanitätsdienstausbildung DRK
SanEL	Sanitätseinsatzleitung
SanH	Sanitätshelfer
SaO_2	Sauerstoffsättigung
SB	Spineboard
SDL	Sanitätsdienstlehrgang
SEG	Schnelleinsatzgruppe
SHL	Sanitätshelferlehrgang
SHT	Schädel-Hirn-Trauma
SIDS	sudden infant death syndrome/ Plötzlicher Kindstod
SpO_2	partielle Sauerstoffsättigung
SSW	Schwangerschaftswoche
StFü	Staffelführer
StGB	Strafgesetzbuch
STIKO	Ständigen Impfkommission am Robert-Koch-Institut
STK	sicherheitstechnische Kontrolle
StVO	Straßenverkehrsordnung
SV	Schlagvolumen
TEL	Technische Einsatzleitung
TF	Teamführer
TH	Teamhelfer
THW	Technisches Hilfswerk
TIA	transitorisch-ischämische Attacke
TrFü	Truppführer
TRGS	Technische Regeln für Gefahrstoffe
TUIS	Transportunfall-, Informations- und Hilfeleistungssystem
u.a.	unter anderem
UE	Unterrichtseinheit
UEA	Untereinsatzabschnitt
Ü-MANV	Überörtlicher Massenanfall von Verletzten
UV	Unfallversicherung
UVV	Unfallverhütungsvorschrift (→ BGV)
V	Volt
V.	Vena
V.a.	Verdacht auf
VAH	Verbund für angewandte Hygiene e.V.
VF	Kammerflimmern
VNS	vegetatives Nervensystem
VT	ventrikuläre Tachykardie
W	Watt
WHO	World Health Organization
WS	Wirbelsäule
Zfü	Zugführer
ZNS	Zentralnervensystem
Zul.-Nr.	Zulassungsnummer

Inhaltsverzeichnis

KAPITEL

Michael Grönheim

1 Rechtsgrundlagen und Gesundheitssystem

1.1 Allgemeines

Umfassende Rechtssicherheit ist bei medizinischen und taktischen Entscheidungen jeder Art unabdingbar – ganz gleich, ob bei privater Hilfeleistung im Rahmen der Ersten Hilfe oder rettungsdienstlicher erweiterter Versorgung. Die in diesem Kapitel umfassend und multiperspektivisch dargestellten rechtlichen Grundlagen sollen den nachhaltigen Schutz des Helfenden vor persönlicher Inanspruchnahme durch unsere Rechtsordnung darstellen, nicht ohne auch typische Problemfelder zu beleuchten.

1.1.1 Rechtsgebiete

Im Allgemeinen bezeichnet ein Rechtsgebiet ein Teilgebiet des Gesamtrechtes.

Hauptsächlich werden aber das Zivilrecht (auch Privatrecht genannt) und das öffentliche Recht als Rechtsgebiete bezeichnet.

Ein Rechtsgebiet des privaten Rechtes ist zum Beispiel das Zivilrecht (z.B. vertragliche Beziehungen), ein Rechtsgebiet des öffentlichen Rechtes ist das Strafrecht.

Weiterhin werden formelles (= Verfahrensnormen, Ablauf eines Gerichtsverfahrens und Rechte der Prozessbeteiligten) und materielles (= inhaltliche Bestimmungen, die eine Rechtsfrage in der Sache klären) Recht unterschieden.

Im Folgenden werden die Zusammenhänge innerhalb der Rechtsordnung dargestellt.

1.1.2 Rechtsordnung

Der Begriff der Rechtsordnung umfasst definitionsgemäß alle gültigen Rechtsnormen (Verfassungsnormen, das allgemeine Gesetzesrecht, Rechtsverordnungen und Satzungen) eines Staates. Bundesgesetzliche Normen sind gegenüber landesrechtlichen immer vorrangig.

Die Rechtsordnung in Deutschland unterscheidet zwischen Zivilrecht und öffentlichem Recht. Während das Privatrecht die Beziehungen zwischen mindestens zwei Privatpersonen (den Bürgern) regelt, beschäftigt sich das öffentliche Recht mit den Beziehungen zwischen einer Privatperson und dem Staat.

Im Strafrecht geht es um die Durchsetzung des Strafanspruchs des Staates. Hier sitzen sich Staatsanwalt und Angeklagter gegenüber, im Zivilrecht zwei „sich streitende Parteien“. Im Strafprozess wird vom Staatsanwalt mit allen Mitteln des Staates ermittelt, im Zivilrecht muss jede Partei selbst die von ihr behaupteten Sachverhalte beweisen. Die Beweisanforderungen sind im Strafrecht höher. Es ist durchaus möglich, dass bei einem Fehlverhalten sowohl ein Strafverfahren als auch ein Zivilverfahren unabhängig voneinander laufen, wobei strafrechtliche Verurteilungen extrem selten sind, zivilrechtliche jedoch in rund einem Drittel der Fälle Aussicht auf Erfolg haben.

Das öffentliche Recht befasst sich mit allen Gebieten, welche die Funktion und Organisation eines Staates regeln.

Folgende Gebiete werden unter dem öffentlichen Recht zusammengefasst:

- Völkerrecht (z.B. Menschenrechte, Wirtschaftsvölkerrecht etc.)
- Europarecht – Nationales Recht
- Staats- und Verfassungsrecht (z.B. Grundrechte)
- Verwaltungsrecht
- Sozialrecht und Steuerrecht
- Strafrecht

Ein Regelungsschwerpunkt in Bezug auf den Sanitäts- und Rettungsdienst liegt im Verwaltungsrecht. Auch der Staat hat ein eigenes verwaltungsrechtliches Sanktionsrecht, das Ordnungswidrigkeiten u.a. mit Bußgeldern ahnden kann. Sollte ein Einsatzfahrzeug beispielsweise bei einem Krankentransport aufgrund Geschwindigkeitsüberschreitung „geblitzt" werden und keine Rechtfertigung dieser Abweichung von der Straßenverkehrsordnung vorliegen, zahlt der Fahrzeugführer das beispielsweise Ordnungsgeld selbst. Er haftet also für ihm zurechenbares verwaltungsrechtlich zu beanstandendes Fehlverhalten persönlich.

Zum Teil gelten bundeslandspezifische Regelungen, die im weiteren Verlauf am Beispiel des Landes Nordrhein-Westfalen (NW) genauer betrachtet werden:

- Rettungsgesetz NW, Feuerschutz und Hilfeleistungsgesetz NW (➤ Kap. 1.4.1)
- Straßenverkehrsordnung (➤ Kap. 1.4.2)
- Medizinproduktegesetz, Medizinprodukte-Betreiberverordnung (➤ Kap. 1.4.3)
- Infektionsschutzgesetz (➤ Kap. 1.4.4)
- Gesetz über die Hilfen und Schutzmaßnahmen bei psychischen Krankheiten NW (➤ Kap. 1.4.5)
- Arzneimittelrecht (➤ Kap. 1.4.6)
- Rettungshelfer Ausbildungs- und Prüfungsordnung NW (➤ Kap. 1.4.8)

Das Schaubild in ➤ Abb. 1.1 soll die Rechtsordnung in Deutschland verdeutlichen.

In ihrer Bedeutung für den Einsatz im Sanitäts- und Rettungsdienst nicht zu unterschätzen sind auch die nicht gesetzlich verankerten, nebengesetzlichen Bestimmungen (Richtlinien – Leitlinien – Empfehlungen). Sie konkretisieren eine gesetzliche Grundlage oder geben den aktuellen wissenschaftlichen Sachstand zu einer Fragestellung wieder, der häufig maßgebend für gerichtliche Entscheidungen ist:

- Richtlinien („MUSS", Abweichungen aufgrund wissenschaftlicher Eindeutigkeit nicht begründbar) –werden von öffentlich-rechtlichen Institutionen herausgegeben, z.B. dem Robert-Koch-Institut zu Fragestellungen der Hygiene, den Berufsgenossenschaften zu Arbeits- und Gesundheitsschutz (z.B. BGV A 1 Grundsätze der Prävention, hier sind etwa die betriebliche Erste Hilfe beschrieben und die Führung eines Verbandbuchs zur Dokumentation jeder betrieblichen Erste-Hilfe-Leistung verankert). Auch innerverbandliche Regelungen (etwa einer Hilfsorganisation,

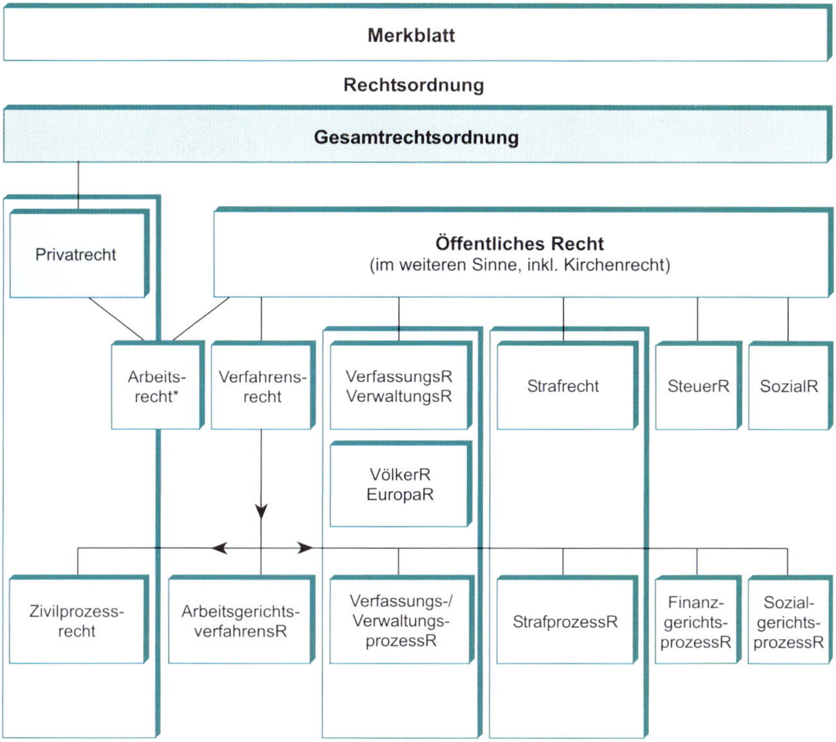

*ArbeitsR ist z.T. Privatrecht (*Individualarbeitsrecht*) und z.T. öffentliches Recht (z.B. *Arbeitsschutzrecht*)

Abb. 1.1 Rechtsordnung der Bundesrepublik Deutschland

z.B. Rahmenrichtlinie Sanitätswachdienste) oder Dienstanweisungen (für arbeitsrechtliche Streitigkeiten vielfach maßgebend) haben eine vergleichbare Verbindlichkeit.

- Leitlinien („SOLL“, Abweichungen sind in begründeten Ausnahmefällen möglich) – geben den aktuellen wissenschaftlichen, auch internationalen Sachstand etwa zu medizinischen Versorgungsstandards wieder, z.B. die auch in Deutschland adaptierten Reanimationsleitlinien des ERC (zur Zeit 28. November 2005) oder die Leitlinien der Deutschen Gesellschaft für Neurologie zur Versorgung des Schlaganfalls.
- Empfehlungen, Stellungnahmen („KANN“, relativ unverbindlich, dann richtungweisend, wenn keine andere Regelung die aufgetretene Fragestellung klärt) – Fachpublikationen und Meinungen anerkannter Institutionen und Fachgesellschaften, z.B. die Stellungnahme der Bundesärztekammer zur Notkompetenz und Delegation des nichtärztlichen Rettungsdienstpersonals.

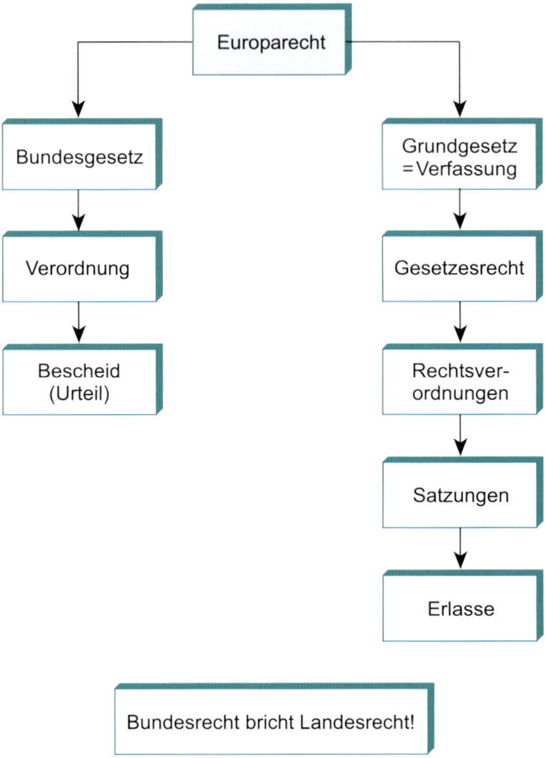

Abb. 1.2 Grundprinzipien der Bundesverfassung

Das Arbeitsrecht ist sowohl dem Zivil- (hier das individuelle, den Arbeitnehmer betreffende Arbeitsrecht) als auch dem öffentlichen Recht (z.B. Richtlinien zum Arbeitsschutz) zuzuschreiben.

1.1.3 Allgemeine Terminologie

Bei der Lektüre des unkommentierten Gesetzestextes imponiert die Pauschalität und häufig auch Unverständlichkeit der getroffenen Aussagen. Gesetze müssen allgemein für möglichst viele verschiedene Sachverhalte formuliert sein und durch Auslegung im Einzelfall auf ihre Anwendbarkeit überprüft werden.

Viele sog. unbestimmte Rechtsbegriffe können nicht allein mit gesundem Menschenverstand interpretiert werden. Im Konfliktfall ist daher die Hinzuziehung einschlägiger Kommentierungen mit zusammenfassender Darstellung von Rechtsprechung und Literaturmeinungen zur Klärung unabdingbar.

Ein Richter ist prinzipiell weisungsunabhängig und grundsätzlich nur an das Gesetz und sein Gewissen gebunden. Das führt zur vielfach zitierten Aussage: „Auf

See und vor Gericht sind alle in Gottes Hand". Die Garantie auf eine gerichtliche Entscheidung kann im Vorfeld niemand geben. Es kommt auf die Beurteilung des jeweiligen Einzelfalls durch das Gericht an.

Üblicherweise zieht ein Gericht zur Beurteilung medizinischer Versorgung oder einsatztaktischer Entscheidungen Gutachter hinzu, die aus ihrer (ärztlichen) Sicht eine wissenschaftliche Einschätzung zu den aufgetretenen Rechtsfragen abgeben.

1.2 Zivilrecht

Das Zivilrecht (Privatrecht) beschäftigt sich mit den Rechtsbeziehungen zwischen natürlichen oder juristischen Personen. Juristische Personen sind organisierte Zusammenschlüsse natürlicher Personen, z.B. die Gesellschaft mit beschränkter Haftung (GmbH, Organisationsstruktur z.B. einiger rettungsdienstlicher Träger) oder der – im Vereinsregister eingetragene – Verein (e.V., z.B. Gliederungen der Hilfsorganisationen).

Das Privatrecht gliedert sich in das bürgerliche Recht und das sonstige Privatrecht auf.

Im bürgerlichen Recht werden die Regeln über Sachen, Personen und Schuldverhältnisse behandelt. Das sonstige Privatrecht, welches eng mit dem Sonderprivatrecht und Wirtschaftsprivatrecht zusammenhängt, befasst sich unter anderem mit Handelsrecht, Arbeitsrecht und Mietrecht.

Das Zivilrecht kann in fünf große Bereiche gegliedert werden:

- Allgemeiner Teil (Grundlagen, Personenrecht, Lehre vom Rechtsgeschäft, Stellvertretung)
- Schuldrecht
- Sachenrecht
- Familienrecht
- Erbrecht

Bei Hilfeleistungen kommt insbesondere das Schuldrecht in Betracht. Dieses klärt, welche Ansprüche Patienten gegenüber Versorgenden haben und welche Haftung etwa ein im Dienst handelnder Arbeitnehmer übernehmen muss.

1.2.1 Ansprüche von Patienten

Die zivilrechtlich gegenüber Helfenden geltend gemachten Ansprüche richten sich insbesondere auf den Ersatz des materiellen (Schadensersatz) und immateriellen (Schmerzensgeld) Schadens. Die Beweislast für diese Ansprüche liegt bei diesen zivilrechtlichen Ansprüchen grundsätzlich beim Patienten. Nur bei anzunehmenden schweren Behandlungsfehlern oder bei offensichtlich vom professionellen Helfer zu vertretendem Fehlverhalten kommt es zur Beweislastumkehr. Dann muss nicht der Betroffene (Patient) seinen Anspruch nachweisen, sondern der Helfende sein Handeln als korrekt begründen. Gerade eine gründliche Dokumentation schützt den Sanitäts- und Rettungsdienstler vor dieser belastenden und aufwendigen Entlastung.

Wichtig für die Beurteilung ist die Zuordnung des Fehlers als vorsätzlich oder fahrlässig.

Vorsatz ist das Wissen um die und das Wollen der Rechtsgutsverletzung. Umgangssprachlich wird dies als Absicht bezeichnet. Das hieße, die Hilfeleistung hätte von vornherein die Schädigung des Patienten zum Ziel gehabt. Ebenso wird die Inkaufnahme der Rechtsgutsverletzung als Vorsatz gewertet. Dem Helfenden müsste nachgewiesen werden, dass er seinen Fehler im Vorfeld schon für möglich gehalten hat.

Vorsätzliches Fehlverhalten ist sicherlich die absolute Ausnahme aller vorstellbaren rechtlichen Problemsituationen.

Fahrlässigkeit ist eine Sorgfaltspflichtverletzung. Man unterscheidet drei Formen der Fahrlässigkeit:

- **Leichte Fahrlässigkeit:** Schaden ist dem allgemeinen Lebensrisiko zuzurechnen, z.B. erster Stich in die Vene und Durchstoßen der Vene im Rahmen der peripheren Venenpunktion („kann passieren").
- **Mittlere Fahrlässigkeit:** Die üblicherweise anzuwendende Sorgfalt wurde außer Acht gelassen, z.B. Unfall bei Einsatzfahrt mit Bildung einer Haftungsquote (prozentuale Aufteilung des entstandenen Schadens zwischen den Unfallbeteiligten).
- **Grobe Fahrlässigkeit:** Wird auch als leichtfertig beschrieben, d.h., jeder andere mit gleicher Qualifikation und Erfahrung (= Sichtweise eines verständigen, fachkundigen Dritten) hätte den Fehler in der konkreten Situation und damit die Verursachung des Schadens vermieden („darf nicht passieren"), z.B. Patient fällt von der Trage und war auf dieser nicht gesichert; keine Geschwindigkeitsminderung bei Einsatzfahrt unter Nutzung von Blaulicht und Einsatzhorn bei Einfahrt in einen unübersichtlichen Kreuzungsbereich. Einem Ersthelfer kann nur dann ein persönlicher Vorwurf gemacht werden, wenn jeder andere Ersthelfer in der konkreten Situation das Verhalten des schädigenden Ersthelfers als klar fehlerhaft erkannt und sich anders verhalten hätte.

Nur bei Vorsatz und grober Fahrlässigkeit haftet ein professioneller Helfer im Sanitäts- und Rettungsdienst grundsätzlich persönlich für sein Fehlverhalten. Ein Beispiel hierfür ist ein teurer Kaschmir-Pullover, der zerschnitten wird, um im Brustbereich schnellstmöglich eine lebensbedrohliche Blutung zu stillen. Hier wäre die Maßnahme verhältnismäßig – keine andere, weniger gravierende Möglichkeit – gerechtfertigt. Nicht gerechtfertigt wäre der folgende Fall: Der Patient hat keinerlei Schmerzen; das Rettungsdienstpersonal würde gerne den Blutdruck messen, hat aber keine Lust, den Pullover auszuziehen, obwohl der Patient es anbietet, und zerschneidet das Kleidungsstück lieber. Hier könnte der Patient Ansprüche geltend machen. Die Helfer hatten andere Möglichkeiten, ihr Ziel auch ohne eine Zerstörung des Patienteneigentums zu erreichen.

Auch ein Ersthelfer haftet nur dann, wenn man ihm nachweisen kann, dass er bewusst fehlerhaft gehandelt hat (Vorsatz) oder jeder andere Ersthelfer mit vergleichbarer Fachkenntnis und Erfahrung den entstandenen Schaden in jedem Fall vermieden und richtig gehandelt hätte (grobe Fahrlässigkeit). Diese Haftungsbeschränkung auf Vorsatz und grobe Fahrlässigkeit wird auch durch die sog. Geschäftsführung ohne Auftrag bzw. zur Gefahrenabwehr (§§ 677, 680 BGB) bestätigt.

§ §

Wer ein Geschäft für einen anderen besorgt, ohne von ihm beauftragt oder ihm gegenüber sonst dazu berechtigt zu sein, hat das Geschäft so zu führen, wie das Interesse des Geschäftsherrn mit Rücksicht auf dessen wirklichen oder mutmaßlichen Willen es erfordert.
§ 677 BGB

§ §

Bezweckt die Geschäftsführung die Abwendung einer dem Geschäftsherrn drohenden dringenden Gefahr, so hat der Geschäftsführer nur Vorsatz und grobe Fahrlässigkeit zu vertreten.
§ 680 BGB

Beispiel: Hilfeleistung eines Ersthelfers (= Geschäftsführer) für einen bewusstlosen (= ohne direkten Auftrag) Motorradfahrer (= Geschäftsherr).

- Grundsätzlich kommt also eine persönliche Haftung eines Ersthelfers oder des Personals im Sanitäts- und Rettungsdienst nur bei vorsätzlichem oder grob fahrlässigem Fehlverhalten in Betracht und ist somit – auch nach Auswertung der bisherigen Rechtsprechung in diesem Zusammenhang – auf absolute Extrem- und Ausnahmefälle beschränkt.

Abschließend bleibt zu sagen, dass kein Helfer, egal ob Ersthelfer oder Personal des Sanitäts- und Rettungsdienstes, Angst vor möglichen Ansprüchen der Patienten haben muss. Wird die Versorgung durch den Helfer nach bestem Wissen und Gewissen – also Ausbildungsstand und Erfahrung – durchgeführt, so ist eine persönliche zivilrechtliche Inanspruchnahme des Helfers durch den Patienten grundsätzlich ausgeschlossen.

1.2.2 Haftung des Arbeitnehmers

Handelt ein Arbeitnehmer im Rahmen seiner (nachweisbaren) Kompetenzen und Erfahrung nach bestem Wissen und Gewissen, haftet der Arbeitgeber bzw. Dienstherr (bei öffentlich-rechtlichen Auftraggebern, z.B. dem Träger des Rettungsdienstes) gegenüber dem Geschädigten (z.B. Patient) für entstandene Schäden. Für diesen Fall werden Haftpflichtversicherungen abgeschlossen, welche die Folgen des Fehlverhaltens von Mitarbeitern kompensieren. Bei öffentlich-rechtlichen Rechtsbeziehungen greift die verfassungsrechtlich verankerte Amtshaftung (Art. 34 Satz 1 GG i.V.m. § 839 Abs. 1 BGB), nach der ein im Rahmen eines öffentlich-rechtlichen Auftrags Handelnder (z.B. der Rettungshelfer, der einen Krankentransport im Auftrag der Rettungsleitstelle durchführt) nicht persönlich für seine bei der Ausführung entstandenen Fehler haften muss. Der Dienstherr (der Träger des Rettungsdienstes im vorgenannten Fall) übernimmt dann die Regulation des zivilrechtlichen Streitfalls.

Kann dem Arbeitnehmer Vorsatz oder grobe Fahrlässigkeit nachgewiesen werden, kann der Arbeitgeber bzw. Dienstherr den Arbeitnehmer in Regress nehmen.

1.3 Strafrecht

Das Strafrecht normiert die Tatbestände, die bei ihrer Verletzung zwingend durch den Staat sanktioniert werden müssen. Der Staat – vertreten durch die jeweilige Staatsanwaltschaft, die unter Mithilfe der Polizei Ermittlungen durchführt und ein Verfahren nach Bestehen einer Verurteilungswahrscheinlichkeit an das zuständige Gericht zur Anklage weiterleitet – ermittelt von Amts wegen (z.B. beim Tod eines Menschen oder bei der unterlassenen Hilfeleistung) oder nach Erstattung einer Strafanzeige (z.B. bei Verletzung der Schweigepflicht oder der Körperverletzung).

Das materielle Strafrecht (Tatbestände zur Beurteilung der Strafbarkeit) findet man nicht nur im Strafgesetzbuch, sondern auch im Nebenstrafrecht bei einer Verletzung eines Schutzgesetzes (z.B. im Medizinproduktegesetz oder im Infektionsschutzgesetz).

1.3.1 Unterlassungsdelikte

Das Strafrecht unterscheidet zwei Formen der Begehung einer Straftat: durch aktives Tun oder durch Unterlassen einer gebotenen Handlung. Innerhalb der Unterlassungsdelikte werden die unterlassene Hilfeleistung (§ 323c StGB, hier steht das Unterlassen direkt unter Strafe) und die Garantenstellung (ergibt sich aus § 13 StGB, die Bestrafung ergibt sich in Verbindung mit dem jeweils verletzten Straftatbestand) unterschieden.

Ein Beispiel hierzu:

Eine Frau stürzt auf offener Straße mit dem Fahrrad. Passanten laufen an ihr vorbei, darunter ein junges Ehepaar, das mit dem Finger auf die stark am Kopf blutende Dame zeigt, jedoch nicht aktiv etwas unternimmt. Kurze Zeit später wird die Verletzte bewusstlos.

Unterlassene Hilfeleistung

Das Verhalten der Passanten fällt – von der ethisch-moralischen Verpflichtung zur Ersten Hilfe abgesehen – unter den Tatbestand der unterlassenen Hilfeleistung gem. § 323c StGB (allgemeine Hilfspflicht).

§ §

Wer bei Unglücksfällen oder gemeiner Gefahr oder Not nicht Hilfe leistet, obwohl dies erforderlich und ihm den Umständen nach zuzumuten, insbesondere ohne erhebliche eigene Gefahr und ohne Verletzung anderer wichtiger Pflichten möglich ist, wird mit Freiheitsstrafe bis zu einem Jahr oder mit Geldstrafe bestraft.
§ 323c StGB

Die Passanten haben keinerlei Maßnahmen durchgeführt. Die unterlassene Hilfeleistung ist immer dann einschlägig, wenn keinerlei Maßnahmen ergriffen wurden, diese aber möglich und zumutbar gewesen wären. Die Erste Hilfe beginnt bereits mit dem Absetzen des Notrufs, selbst dieser wurde im oben geschilderten Fallbeispiel unterlassen und ist grundsätzlich jedem Bürger zumutbar.

Welche Hilfe zumutbar ist, hängt unter anderem von folgenden Faktoren ab:

1. der Persönlichkeit des Helfers,
2. der physischen und geistigen Verfassung im Augenblick des Geschehens (ein Betrunkener kann zwar nicht zwingend aktiv bei der Reanimation eines Patienten helfen, aber den Notruf absetzen),
3. der Lebenserfahrung und eventuelle Vorbildung (medizinisches Fachpersonal muss die im Rahmen seiner Möglichkeiten notwenige Hilfe leisten und sich an einer Einsatzstelle auch als Pri-

vatperson immer versichern, dass nicht mindestens schon vergleichbare Hilfe vor Ort ist und dem Patienten bereits aktiv geholfen wird; an einer noch nicht durch den Rettungsdienst erreichten Einsatzstelle, an der man als – im Sanitäts- und Rettungsdienst aktive –Privatperson vorbeikommt, sollte man seine Hilfe immer anbieten).

Jedem Helfer – unabhängig von den oben genannten Faktoren – ist es zuzumuten, einen geschäftlichen Nachteil (z.B. zu spätes Erscheinen auf der Arbeitsstelle) in Kauf zu nehmen.

Unzumutbar sind hingegen:

- die Vernachlässigung eigener Pflichten wie Aufsichtspflichten (z.B. eine Mutter, die an einer viel befahrenen Straße mit ihren kleinen Kindern einen Verkehrsunfall beobachtet und ihre Kinder alleine lassen müsste, um Hilfe zu leisten),
- die Inkaufnahme einer erheblichen eigenen Gefährdung (Eigenschutz geht vor).

Zusammenfassend kann man sagen, dass eine strafrechtliche Verfolgung wegen unterlassener Hilfeleistung nur bei bewusster Passivität in Betracht kommt: Das Einzige, was man falsch machen kann, ist somit, bei einem Notfall nichts zu tun.

Garantenstellung

Anders sieht dies im Falle von professionellen Helfern aus. Diese Helfer verfügen über eine medizinische Ausbildung und sind speziell für solche Notfälle geschult.

Die Garantenstellung ergibt sich, wenn eine Person (z.B. der Sanitätsdiensthelfer, Notfall- oder Rettungshelfer) in einer besonderen dienstlichen Pflichtenposition steht, in der sie aufgrund ihrer qualifizierten Ausbildung dafür einzustehen hat, dass beispielsweise das Leben eines Menschen vor (weiteren) Schäden bewahrt wird.

Betroffen sind neben Personen mit besonderer Amtsstellung (Feuerwehrbeamte, Polizeibeamte) vor allem auch Personen, die sich freiwillig dazu verpflichtet haben (Hilfsorganisationen), Schutzpflichten gegenüber Dritten zu übernehmen (Beschützergaranten). Die Garantenstellung gilt ausdrücklich nicht bei privaten Hilfeleistungen, es sei denn, man ist privat im Dienstwagen einer Organisation oder in Dienstkleidung unterwegs bzw. nutzt eine deutlich erweiterte – mit erweiterter rettungsdienstlicher Versorgung vergleichbare – Notfallausstattung (aus der nicht nur aus diesen Erwägungen heraus dringend abzuraten ist: „weniger ist mehr, dafür aber effektiv"). In diesen Fällen kann der Bürger nicht mehr zwischen privater Hilfe und professioneller Versorgung unterscheiden, so dass den privaten Helfer der gleiche Erwartungsmaßstab analog zu Versorgungsleistungen im Dienst trifft (damit höheres Haftungsrisiko).

Rechtlich geregelt ist dies in § 13 StGB.

§ §

Wer es unterlässt, einen Erfolg abzuwenden, der zum Tatbestand eines Strafgesetzes gehört, ist nach diesem Gesetz nur dann strafbar, wenn er rechtlich dafür einzustehen hat, dass der Erfolg nicht eintritt, und wenn das Unterlassen der Verwirklichung des gesetzlichen Tatbestands durch Tun entspricht.
§ 13 StGB

Bei Unterlassen einer als Garant gebotenen Handlung ergibt sich die Bestrafung aus dem jeweils verletzten Tatbestand (z.B. fahrlässige Körperverletzung oder fahrlässige Tötung durch Unterlassen) – daraus ergibt sich ein deutlich höheres potenzielles Strafmaß gegenüber der allgemeinen Hilfspflicht (unterlassene Hilfeleistung). Um den Vorwurf, eine indizierte Maßnahme im konkreten Einzelfall unterlassen zu haben, empfiehlt sich für alle Garanten eine ausführliche Dokumentation.

Zusammenfassend bleibt festzuhalten, dass das jeweilige Maß einer Hilfeleistung vom individuell Helfenden abhängt. Jeder sollte genau das tun, was er kann und was in den ersten Minuten eines Notfalls wichtig ist (Notruf, Rückmeldung an die Rettungsleitstelle, Absichern der Unfallstelle, Überprüfung der Vitalfunktionen, Betreuung des Patienten, Wärmeerhaltung). Eine Hilfeleistung, die jeder Bürger tätigen kann und muss, ist die sofortige Absetzung des Notrufes. Der Bürger geht bei jeglicher Hilfeleistung kein rechtliches Risiko ein – wenn etwa der Einsatz des Rettungsdienstes sich später als nicht erforderlich darstellt – und sichert mit allen nach bestem Wissen und Gewissen getroffenen Maßnahmen eine schnellstmögliche Behandlung des Patienten.

1.3.2 Rechtfertigungsgründe

Rechtfertigungsgründe finden sich in allen Rechtsgebieten. Im Strafrecht legitimieren sie ein an sich strafwürdiges Verhalten.

Bei einem gegenwärtigen rechtswidrigen Angriff kann sich der Angegriffene verteidigen (Notwehr) und auch anderen angegriffenen Personen helfen (Nothilfe). Die Verteidigungshandlung (z.B. eine Körperverletzung) ist dann gem. § 32 StGB durch Notwehr gerechtfertigt.

Ist im Rahmen der körperlichen Untersuchung bei einem Schwerverletzten die Kleidung zu entfernen, ist diese Sachbeschädigung unter Umständen durch den rechtfertigenden Notstand (§ 34 StGB) gerechtfertigt, wenn das geschützte Interesse (= schnellstmögliche Untersuchung des Patienten) das beeinträchtigte (= Zerstörung der Kleidung) wesentlich überwiegt. Die Verhältnismäßigkeit muss somit gegeben sein: Es gibt kein milderes Mittel, um den beabsichtigten und zulässigen Zweck einer Maßnahme zu erreichen. Bei allen Eingriffen, die nicht die direkte körperliche Integrität betreffen (Körperverletzung), kommt also der rechtfertigende Notstand als Rechtfertigungsgrund in Frage.

Grundsätzlich ist bei der Versorgung von Patienten für jede gebotene Maßnahme vorher dessen Einwilligung einzuholen.

§ §

Wer eine Körperverletzung mit Einwilligung der verletzten Person vornimmt, handelt nur dann rechtswidrig, wenn die Tat trotz der Einwilligung gegen die guten Sitten verstößt.
§ 228 StGB

Das bedeutet für die tägliche Arbeit, dass beispielsweise der Blutzuckertest einen Eingriff in die körperliche Unversehrtheit darstellt und somit der – zu dokumentierenden – Zustimmung des Patienten bedarf. Die Einwilligungsfähigkeit ist im Strafrecht – anders als die zivilrechtliche Geschäftsfähigkeit (z.B. zum Abschluss von Verträgen, voll geschäftsfähig ist man mit vollendetem 18. Lebensjahr) – nicht an starre Altersgrenzen gebunden. Auch ein Minderjähriger kann rechtswirksam einwilligen, wenn er nach objektiver Einschätzung der Helfenden vor Ort die Bedeutung und Schwere der auf ihn zukommenden Maßnahmen absehen und einschätzen kann.

Ist der Patient bewusstlos, bewusstseinseingetrübt (schläfrig, verzögernd reagierend) oder in einem die freie Willensbildung ausschließenden Zustand (z.B. alkoholisiert oder unter dem Einfluss von Drogen stehend), kann sich der Helfer bei seiner Maßnahme auf die mutmaßliche Einwilligung berufen. Diese gilt somit immer subsidiär (= unterstützend) zur Einwilligung. Der Helfende hat den Patienten dann so zu versorgen, wie ein Patient mit vergleichbarer Symptomatik üblicherweise versorgt werden würde. Wäre der Patient ansprechbar, würde er den beabsichtigten Maßnahmen nach dem gesunden Menschenverstand zustimmen. Die Versorgungsmaßnahmen, die objektiv indiziert sind und der Gesunderhaltung oder Lebensrettung dienen, können später dem Helfenden nicht als körperliche Zwangsbehandlung vorgeworfen werden.

1.3.3 Notkompetenz

Die Notkompetenz beinhaltet die nach Stellungnahme (letzte Aktualisierung Oktober 2003) der Bundesärztekammer (BÄK) geeigneten Maßnahmen, die ein Rettungsassistent im Sinne des RettAssG (Bundesgesetz) im Dienst unter bestimmten Voraussetzungen durchführen darf, um ein Menschenleben zu retten oder schwere gesundheitliche Schäden vom Patienten abzuwenden.

Eine Ausweitung der nachfolgenden Empfehlung auf nichtärztliches Personal im Sanitäts- und Rettungsdienst ohne die Qualifikation Rettungsassistent ist – bedingt durch die hohen fachlichen Voraussetzungen und die Nachweispflicht hinreichender Erfahrung sowie Wissensaktualisierung – grundsätzlich ausgeschlossen.

Voraussetzungen

- Ein Arzt ist nicht oder nicht rechtzeitig an der Einsatzstelle, aber nachgefordert (Eilbedürftigkeit).
- Die an sich ärztliche Maßnahme muss dringend erforderlich und einziges Mittel zur Rettung sein, weniger invasive Maßnahmen sind nicht möglich oder Erfolg versprechend (Verhältnismäßigkeit).
- Der Rettungsassistent beherrscht die Maßnahme, übt sie nachweisbar regelmäßig unter realistischen Voraussetzungen und traut sie sich zu (Zumutbarkeit).

Maßnahmen der Notkompetenz

- Venenpunktion
- Intubation ohne Relaxanzien
- Applikation kristalloider Infusionen
- Applikation ausgewählter Medikamente sowie Analgesie bei ausgewählter Schmerzsymptomatik
- Frühdefibrillation

Abschließend bleibt zu erwähnen, dass es sich bei der Notkompetenz für Rettungsassistenten lediglich um eine Empfehlung seitens der Bundesärztekammer handelt, die durch den ärztlich Verantwortlichen (Ärztlicher Leiter Rettungsdienst) des rettungsdienstlichen Trägers konkretisiert werden kann. Eine generelle Berufung des Rettungsassistenten auf die sog. Notkompetenz ist ohne diese individuelle Konkretisierung rechtlich problematisch.

1.3.4 Delegation/ Weisungsbefugnis

Ein an der Einsatzstelle anwesender Arzt (privat helfender Arzt, niedergelassener Arzt, ärztlicher Notdienst, Notarzt) kann bestimmte ärztliche Aufgaben an nichtärztliches Personal delegieren. Die Übertragung von Aufgaben an Dritte ist auch in anderen, z.B. einsatztaktischen, Belangen ein zur Erfüllung des Einsatzauftrags teamorientierter Standard und üblich.

Im Rahmen der Delegation – der Delegierende muss anwesend sein, eine Delegation per Funk oder Telefon ist nicht möglich – sind jedoch vier verschiedene Verantwortungsbereiche zwingend zu beachten (in Klammern wird der Verantwortungsbereich bei ärztlicher Anordnung zugeordnet):

- **Anordnungsverantwortung (Arzt):** Der Anordnende darf nur das anordnen, was er nicht höchstpersönlich durchführen muss (ein Arzt z.B. die Leichenschau); um ein Auswahlverschulden auszuschließen, darf er nur auf denjenigen delegieren, der aufgrund seines Qualifikationsprofils in der Lage ist, die Anordnung fehlerfrei auszuführen.
- **Übernahmeverantwortung (Rettungsdienst):** Derjenige, der die Durchführung übernimmt, muss grundsätzlich fachlich und in der konkreten Situation in der Lage sein, den Auftrag auszuführen, andernfalls ist er hinweispflichtig.
- **Durchführungsverantwortung (Rettungsdienst):** Die Maßnahme ist nach dem aktuellen, erlernten Sachstand korrekt auszuführen („lege artis"= nach allen Regeln der ärztlichen Kunst; merke: Führe ich eine Maßnahme aus, die ich nicht durchführen muss und darf, jedoch dennoch übernehme, hafte ich für alle bei der Durchführung entstehenden Fehler.).
- **Überwachungsverantwortung (Arzt):** Der Delegierende muss räumlich in der Nähe sein, um bei Fehlern und Fragen eingreifen zu können.

Demnach bedeutet eine Delegation nicht die Abtretung der Gesamtverantwortung, sondern die Aufteilung von Verantwortung.

Eine Delegation invasiver, also grundsätzlich ärztlicher Maßnahmen von Rettungsassistenten beispielsweise auf Rettungshelfer oder Personal im Sanitätsdienst ist ausgeschlossen.

Weisungsbefugt ist im Sanitätsdienst die eingesetzte (z.B. im Einsatzbefehl autorisierte) Führungskraft.

In medizinischen Fragen kann im öffentlichen Rettungsdienst ausschließlich der diensthabende Notarzt dem eingesetzten Personal in medizinischen Fragen Weisungen erteilen. Die Anweisungen von Krankenhausärzten, privat helfenden oder niedergelassenen Ärzten haben lediglich hinweisenden Charakter für die Diagnostik und Therapie, sind jedoch nicht abschließend verbindlich. Das nichtärztliche Personal gibt seine besondere Verantwortung für den Patienten nicht ab, nur weil ein Arzt an der Einsatzstelle anwesend ist.

In Zweifelsfällen sollte der Notarzt nachgefordert werden.

Bei fragwürdigen Anordnungen des Notarztes gilt in jedem Fall eine eindeutige Hinweis- und ausführliche Dokumentationspflicht.

1.3.5 Schweigepflicht

Die im Strafgesetzbuch verankerte Schweigepflicht, oder auch Verletzung von Privatgeheimnissen, ist eine schon grundgesetzlich verankerte Verpflichtung (Art. 2 Abs. 1 GG Schutz der Privatsphäre) verschiedener Berufsgruppen gegenüber den Personen, die sich ihnen anvertrauen. Diese Berufsgruppen dürfen keinerlei Informationen an Dritte über diese Personen weitergeben. Private Personen, sog. Berufsgeheimnisträger sowie Amtsträger des Staates (Amtsgeheimnisträger) können dazu nur in Ausnahmefällen verpflichtet sein. Da die Schweigepflicht nicht nur auf anvertraute Geheimnisse bezogen ist, sondern auch auf sämtliche Daten, die mit den Personen zusammenhängen – alle Informationen, an deren Geheimhaltung z.B. der Patient ein Interesse hat –, ist die Schweigepflicht eng mit dem Datenschutz (Bundesdatenschutzgesetz) verbunden. Ihre gesetzliche Grundlage findet die Schweigepflicht in § 203 StGB (Verletzung von Privatgeheimnissen), der die unberechtigte Weitergabe an Dritte strafrechtlich mit bis zu einem Jahr Freiheitsstrafe oder Geldstrafe sanktioniert.

§ §

(1) Wer unbefugt ein fremdes Geheimnis, namentlich ein zum persönlichen Lebensbereich gehörendes Geheimnis oder ein Betriebs- oder Geschäftsgeheimnis, offenbart, das ihm als Arzt, Zahnarzt, Tierarzt, Apotheker oder Angehörigen eines anderen Heilberufs, der für die Berufsausbildung oder die Führung der Berufsbezeichnung eine staatlich geregelte Ausbildung erfordert, …

… anvertraut worden oder sonst bekannt geworden ist, wird mit Freiheitsstrafe bis zu einem Jahr oder mit Geldstrafe bestraft.

…

(3) … Den in Absatz 1 … Genannten stehen ihre berufsmäßig tätigen Gehilfen und die Personen gleich, die bei ihnen zur Vorbereitung auf den Beruf tätig sind. …

§ 203 StGB

Dieses Gesetz dient dem Schutz der Privatsphäre einer Person, die sich einer bestimmten Berufsgruppe oder Institution anvertraut. Zur Schweigepflicht verpflichtet sind unter anderem die heilbehandelnden Berufe: Ärzte, Zahnärzte, Apotheker, gem. § 203 Abs. 3 auch Angehörige anderer Heilberufe, die eine staatlich geregelte Ausbildung erfordern (Gesundheits- und Krankenpfleger, Altenpfleger, Mitarbeiter des Rettungsdienstes).

Auch Personen, die „ zur Vorbereitung auf den Beruf" tätig sind (Auszubildende, Praktikanten, sanitätsdienstliches Personal), unterliegen der Schweigepflicht, nicht jedoch der Ersthelfer oder der als Privatperson helfende Sanitäts- oder Rettungsdienstler.

Die Schweigepflicht umfasst folgende Bereiche:

- Verletzungsmuster, Erkrankung (Diagnose),
- Unfallhergang, Krankheitsverlauf etc. (Prognose),

- durchgeführte Maßnahmen (Therapie),
- die Tatsache, dass überhaupt eine Behandlung durch diese Person bei diesem Patienten durchgeführt wurde,
- alle weiteren Tatsachen und Informationen, die der Helfer während der Behandlung erfährt: Lebenssituation, Vermögenslage, Sucht, Hygiene etc.

Diese Einzelheiten dürfen keinen Rückschluss auf eine bestimmte Person zulassen, so dass sie erkannt werden könnte. Dies gilt auch über den Tod des Patienten hinaus. Die Verschwiegenheit gilt gegenüber jeder Person. Dazu gehören auch Angehörige (bei Kindern abhängig vom Alter und ihrer psychischen Lage), Berufskollegen und Vorgesetzte des Schweigepflichtträgers sowie Freunde, Bekannte und Familienangehörige. Ebenso gilt diese Verpflichtung gegenüber Pressevertretern und – abhängig von gesetzlichen Regelungen – gegenüber der Staatsanwaltschaft, dem Gericht und der Polizei. Der Polizei sind die persönlichen Daten des Patienten (allgemeine Ausweispflicht) sowie das Transportziel (für die Durchführung weiterer Ermittlungen) mitzuteilen. Der Kernbereich der Schweigepflicht wird hierbei nicht berührt.

Im Rahmen der medizinischen Versorgungskette können alle Angaben weitergegeben werden, dies gilt auch für Vermutungen und Verdachtsfälle (z.B. bei Kindesmisshandlung).

Befreit wird der Pflichtträger von der Verschwiegenheitspflicht, wenn der Patient dazu einwilligt, bei Kenntnis seiner Lage einwilligen würde (mutmaßliche Einwilligung, z.B. bei bewusstlosem Opfer einer Straftat die Alarmierung der Polizei) oder eine Auskunftspflicht beispielsweise gegenüber Sozialleistungsträgern besteht. Ebenso besteht eine Pflicht zur Weitergabe von Informationen in Bezug auf das Infektionsschutzgesetz (meldepflichtige Krankheiten), wenn ein rechtfertigender Notstand nach § 34 StGB vorliegt oder aber wenn eine nach § 138 StGB geplante, anzeigewürdige Straftat bevorsteht (➤ Abb. 1.3). In allen geschilderten Fällen darf ein Geheimnis nur dann preisgegeben werden, wenn eine Güterabwägung zu dem Ergebnis kommt, dass das Geheimnis maßgeblich dazu beiträgt, die Gefahr abzuwenden, und das zu schützende Rechtsgut das beeinträchtigte Rechtsgut, hier Vertrauensbruch, wesentlich überwiegt (z.B. alkoholisierter Mitarbeiter in einem Betrieb, der nach Kollaps und Versorgung vor Ort wieder in einem sicherheitsrelevanten Bereich weiterarbeiten will; hier besteht eine akute Gefährdung Dritter, was eine Weitergabe der Alkoholisierung z.B. an den Betriebsarzt rechtfertigt). Auch öffentlich bekannte Tatsachen (z.B. aus Presseberichten) können rechtlich unbedenklich weitergegeben werden.

Werden vertraute Daten an Dritte weitergegeben, ohne dass ein oben aufgeführter Grund vorliegt, muss der Pflichtträger mit Sanktionen rechnen. Diese Sanktionen können Geldstrafen, Haft oder bei bestimmten Berufen und je nach Schwere des Vergehens ein Berufsverbot umfassen (➤ Abb. 1.4).

Schon der Eid des Hippokrates beinhaltet die Schweigepflicht für medizinische Berufsgruppen:

„Was ich bei der Behandlung sehe oder höre oder auch außerhalb der Behandlung im Leben der Menschen, werde ich, soweit man es nicht ausplaudern darf, verschweigen und solches als ein Geheimnis betrachten.“

MERKBLATT

Die Schweigepflicht bei Straftaten im Strafverfahren

I. Vorladung von Zeugen im Ermittlungsverfahren (§§160 ff. StPO)

Die Staatanwaltschaft kann Zeugen und Sachverständige einer – vermeintlichen – Straftat vorladen. Gem. § 161 a I StPO müssen die Zeugen erscheinen. Unberechtigtes Ausbleiben oder Weigerung hat gem. § 161 II StPO zur Folge, dass die entstandenen gerichtlichen Kosten zu tragen sind, eine Festsetzung von Ordnungsgeld und wenn dies nicht beigetrieben werden kann, Ordnungshaft auch zwangsweise Vorführung ist zulässig vgl. §§ 51, 70 StPO für Zeugen, § 77 StPO für Sachverständige.

II. Zeugnisverweigerungsrecht aus beruflichen Gründen

Gelten im gesamten Strafverfahren, also Ermittlungs-, Zwischen- und Hauptverfahren.

a) Notarzt/ Arzt

Ärzte können gem. § 53 I Nr. 3 StPO von diesem Recht Gebrauch machen über alles, was ihnen in ihrer Eigenschaft als Arzt anvertraut worden oder bekannt gemacht worden ist (Grundsatz). Das gilt nicht mehr, wenn sie - vom Patienten - von ihrer Pflicht zur Verschwiegenheit entbunden worden sind, § 53 II StPO (Ausnahme). Dann müssen sie aussagen.

b) Rettungsmitarbeiter

Dem Berufshelfer des Arztes stehen dieselben Zeugnisverweigerungsrechte ebenfalls zu mit dem Zusatz, dass die Entbindung von der Schweigepflicht auch für sie gilt, §53 a StPO.

Über die Ausübung des Zeugnisverweigerungsrechtes im Strafprozess entscheidet der Arzt! Es liegt ausschließlich in den Händen des Arztes, ob er sich nach Abwägung widerstreitender Interessen auf das Zeugnisverweigerungsrecht beruft, aber er muss es nicht.

III. Verweigerung der Auskunft als Zeuge

Jeder Zeuge kann die Auskunft auf solche Fragen verweigern, deren Beantwortung ihn oder seine Angehörigen der Gefahr aussetzen würde, selbst strafrechtlich verfolgt zu werden, § 55 StPO.

IV. Vernehmung als Beschuldigter

Dem einer Straftat beschuldigten Rettungsdienstmitarbeiter steht es frei, sich zu der Beschuldigung zu äußern oder eben nicht zur Sache auszusagen, § 136 StPO.

Abb. 1.3 Merkblatt: Die Schweigepflicht bei Straftaten im Strafverfahren. [M334]

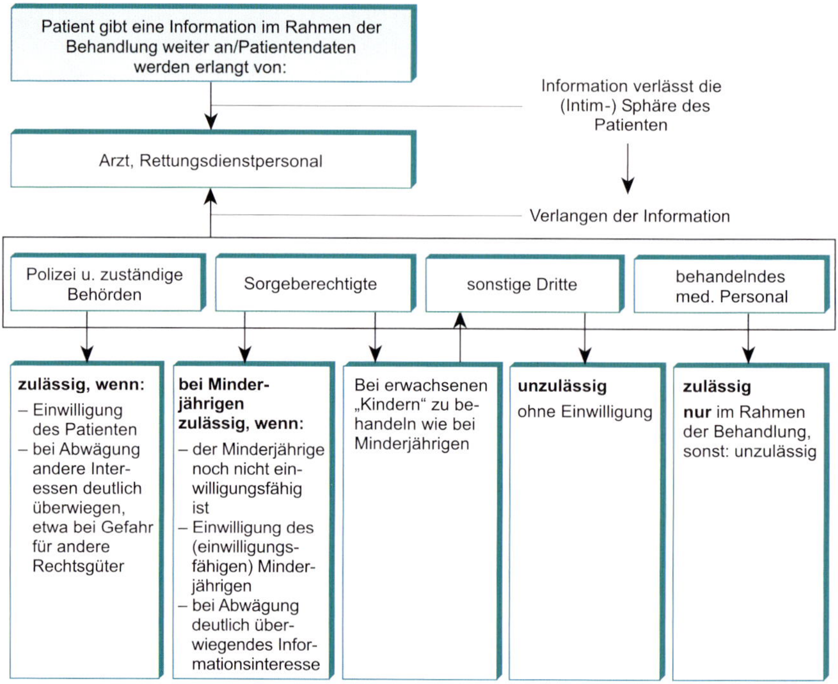

Abb. 1.4 Übersicht: Verletzung der Schweigepflicht

1.3.6 Dokumentation, Transportverweigerung

Eine umfassende Dokumentation in einsatztaktischen, medizinischen und organisatorischen Fragen bietet den besten Schutz vor einer rechtlichen Inanspruchnahme bzw. der zivilrechtlich bereits beschriebenen Beweislastumkehr: „Das, was dokumentiert wurde, gilt als durchgeführt. Das, was nicht, fehlerhaft oder unvollständig dokumentiert wurde, gilt als nicht gemacht."

Alle Dokumentationsmittel sollten im Vorfeld sorgfältig durchgesehen und im konkreten Fall vollständig, chronologisch, wahrheitsgemäß und – insbesondere bei Konfliktfällen und besonderen Vorkommnissen – in Absprache mit dem Vorgesetzten (z.B. Führungskraft, Leiter Rettungswache, Leiter Rettungsdienst) detailliert genutzt werden. Eine rechtlich verbindliche Dokumentation ist vom Ersteller mit einem Kugelschreiber auszufüllen und ggf. in Absprache mit der übergeordneten Führungskraft (z.B. Einsatzbericht) zu unterschreiben.

Bei Bagatellverletzungen kann der Patient nach ausführlicher Diagnostik, Information und Dokumentation den Transport nach Unterschrift der Transportverweigerung – verweigert er auch diese Unterschrift, ist dies ebenfalls zu dokumentieren – und unter Hinzuziehung eines Zeugen den Transport rechtsverbindlich verweigern (sog. Transportverweigerung).

Verweigert ein Patient einen Transport, der medizinisch indiziert ist, muss das nichtärztliche Personal des Sanitäts- und Rettungsdienstes bei offensichtlich nicht auszuschließender Lebensgefahr den Notarzt nachfordern. Nur dieser kann eine Aufklärung des Patienten vornehmen und die begonnene Dokumentation untermauern. Steht der Patient noch unter dem Einfluss von Drogen bzw. Alkohol oder befindet er sich in einem bewusstseinseingetrübten Zustand, ist zusätzlich die Polizei nachzufordern. Diese kann nach Polizeirecht (Landesrecht) eine Gewahrsamnahme – also Mitnahme ins Krankenhaus gegen den Patientenwillen – anordnen und durchsetzen, wenn sich der Patient in einem die freie Willensbildung ausschließenden Zustand oder sonst hilfloser Lage befindet.

Weitere wichtige Dokumentationsmittel im Sanitäts- und Rettungsdienst sind:

- Einsatzprotokoll, Transportschein, Patientenanhängetasche
- Wachbuch, Dienstplan, Verbandbuch, Unfallanzeige
- Fahrtenschreiber
- Materialchecklisten, Fahrzeugkontrolllisten
- Medizinproduktebuch, Bestandsverzeichnis, Medizinproduktepass
- Hygiene- und Desinfektionsplan
- Einsatzbefehl, Einsatztagebuch, Einsatzbericht
- Ausbildungsnachweisheft

Das bekannteste Mittel zur (medizinischen) Dokumentation ist das Rettungsdienstprotokoll oder Notarzteinsatzprotokoll. Die Protokolle nach DIVI (Deutsche Interdisziplinäre Vereinigung für Intensiv- und Notfallmedizin) bieten sanitäts- und rettungsdienstlichem Personal die Möglichkeit, alle Untersuchungsergebnisse und durchgeführten Maßnahmen zu dokumentieren.

Bei diesen Protokollen liefert die DIVI lediglich den Kerndatensatz, den ein solches Protokoll beinhalten sollte, nicht das Layout. Der Kerndatensatz ermöglicht es, unter anderem folgende Fakten zu fixieren:

- Wie wurde der Patient aufgefunden?
- Wo wurde der Patienten aufgefunden?
- In welchem Zustand war der Patient?
- Wie waren seine Vitalwerte?
- Hatte er Verletzungen?
- Wenn ja, wo und welche Verletzungen wies er auf?
- Wie war sein Zustand bei Übergabe?
- Gab es besondere Vorkommnisse (Bemerkungen)?

Für den Sanitätsdienst können inhaltlich reduzierte Protokollbögen verwendet werden, der Kerndatensatz ist jedoch zwingend auch im Sanitätsdienst zu dokumentieren.

Durch das Protokoll kann der gesamte Weg des Patienten vom Notfallort bis ins Krankenhaus nachvollzogen werden. Ebenso können wichtige Details einer eventuell vorhandenen Krankheitsgeschichte (Allergien, Medikamente, Vorerkrankungen) festgehalten werden. Durch die schriftliche Fixierung ist sichergestellt, dass alle Informationen dem Krankenhaus neben einer mündlichen Übergabe auf Dauer zur Verfügung stehen (Bestandteil der Patientenakte). Das DIVI-Protokoll besteht daher aus drei Seiten, einer Originalseite mit zwei Durchschlägen. Die Originalseite verbleibt mit dem Patienten im Krankenhaus. Ein Durchschlag bleibt zu

Abrechnungs- und Dokumentationszwecken auf der Rettungswache und die letzte Seite kann entweder beim zuständigen Notarzt oder dem Rettungsdienstpersonal verbleiben (Entscheidung liegt beim Träger, Datenschutzbestimmungen sind zu beachten).

Nach den Vorgaben der DIVI muss ein Notarzteinsatzprotokoll ebenfalls wie das Rettungsdienstprotokoll über einen minimalen Datensatz verfügen, den sogenannten MIND (Minimaler Notarztdatensatz).

Einerseits wird so der Dokumentationspflicht nachgekommen, andererseits wird gewährleistet, dass eine Beweislast nicht zum Schaden von Rettungsdienstpersonal umgekehrt werden kann.

Des Weiteren wird die Dokumentation zu Abrechnungszwecken (ausgefüllter und durch den Krankenhausaufnahmearzt unterschriebener Transportschein) zur Materialverwaltung und zu statistischen Zwecken verwendet.

Jeder sanitäts- und rettungsdienstliche Einsatz muss zur rechtlichen Absicherung und medizinischen Qualitätssicherung (z.B. für eine spätere Einsatzreflexion) dokumentiert werden.

1.4 Öffentliches Recht

1.4.1 Rettungsgesetz, Brandschutz-, Hilfeleistungs- und Katastrophenschutzgesetz Nordrhein-Westfalen

Rettungsgesetz

Die Regelung des Feuerschutzes und des Rettungsdienstes unterliegt – auch zur Berücksichtigung der geographischen und regionalen Besonderheiten – den Bundesländern selbst.

Das „Gesetz über den Rettungsdienst sowie die Notfallrettung und den Krankentransport durch Unternehmen" – kurz Rettungsgesetz NW (RettG NW) – besteht in Nordrhein-Westfalen in seiner Neufassung seit dem 18. März 2015.

Es definiert Notfallrettung und Krankentransport sowie die Qualifikation der Fahrzeugbesatzungen von Krankenkraftwagen, Luftfahrzeugen und Leitstellendisponenten. Auch Grundsätze für das Verhalten des eingesetzten Personals sind im Gesetz enthalten.

Zunächst muss definiert werden, für wen dieses Gesetz eigentlich gilt.

§ 1 Geltungsbereich

§ §

(1) Dieses Gesetz gilt für die Notfallrettung, den Krankentransport und die Versorgung einer größeren Anzahl Verletzter oder Kranker bei außergewöhnlichen Schadensereignissen im Sinne des § 2. …

…

§ 1 RettG NW

Eine der Hauptaufgaben des Rettungsdienstes ist der Umgang und die Versorgung von Notfallpatienten. Doch was ist ein Notfallpatient?

§ §

Notfallpatientinnen und Notfallpatienten sind Personen, die sich infolge Verletzung, Krankheit oder sonstiger Umstände entweder in Lebensgefahr befinden oder bei denen schwere gesundheitliche Schäden zu befürchten sind, wenn sie nicht unverzüglich medizinische Hilfe erhalten.
§ 2 (2) RettG NW

Somit legt das Gesetz genau fest, welche Patienten für den Rettungsdienst als sogenannte Notfallpatienten zählen. Deren Behandlung hat absolute Priorität und erfordert ein sofortiges Ausrücken nach Alarmierung. Für die Versorgung von Notfallpatienten gelten landesweit einheitliche Hilfsfristen, also Zeitfenster von der Alarmierung bis zum Eintreffen beim Patienten. In NRW beträgt die Hilfsfrist in Städten acht Minuten, in ländlichen Bereichen zwölf Minuten.

Um zum jeweiligen Notfallpatienten zu gelangen, benötigt der Rettungsdienst Fahrzeuge. Diese Einsatzfahrzeuge müssen über eine spezielle Ausrüstung verfügen und internationalen Qualitätsstandards (DIN EN 1789) entsprechen. Das Rettungsgesetz regelt dies folgendermaßen:

Rettungsmittel

§ §

(1) Krankenkraftwagen sind Fahrzeuge, die für die Notfallrettung oder den Krankentransport besonders eingerichtet und nach dem Fahrzeugschein als Krankenkraftwagen anerkannt sind (Notarztwagen, Rettungswagen, Krankentransportwagen).
(2) Notarzt-Einsatzfahrzeuge sind Personenkraftwagen zur Beförderung der Notärztinnen und Notärzte. Sie dienen der Notfallrettung. Notarzt-Einsatzfahrzeuge können mit Krankenkraftwagen eine organisatorische Einheit bilden, wenn die Notärztin beziehungsweise der Notarzt in Krankenkraftwagen tätig ist und das Notarztfahrzeug den Krankenkraftwagen begleitet.
(3) Ergänzend zum bodengebundenen Rettungsdienst werden für die Notfallrettung und den Krankentransport Luftfahrzeuge (Rettungshubschrauber, andere geeignete Luftfahrzeuge) eingesetzt.
(4) Die in den Absätzen 1 bis 3 genannten Fahrzeuge müssen in ihrer Ausstattung, Ausrüstung und Wartung den allgemein anerkannten Regeln von Medizin, Technik und Hygiene entsprechen. (…)
§ 3 RettG NW

Dieses Gesetz definiert lediglich die Existenz eines Rettungswagens, Notarztwagens oder Krankentransportwagens (= Krankenkraftwagen). Die Ausstattung dieser Fahrzeuge wird separat in der DIN EN 1789 festgelegt. Diese befasst sich mit der genauen Anforderung an die Ausstattung der jeweiligen Fahrzeuge sowie mit der aktiven und passiven Sicherheit von Patienten und Personal, die sich in den jeweiligen Fahrzeugen aufhalten.

Für Einsätze im Geltungsbereich des Rettungsgesetzes gelten besondere Anforderungen an die Besatzungen der einzelnen Rettungsmittel, denn nicht jeder Rettungsdienstmitarbeiter darf auch jedes Einsatzfahrzeug besetzen. Das Personal muss aber nicht nur fachliche, sondern auch gesundheitliche Voraussetzungen erfüllen. Im Einzelnen sind dies:

1

§ 4 Besetzung von Rettungsmitteln

§ §

(1) Die in der Notfallrettung und im Krankentransport eingesetzten Personen müssen für diese Aufgaben gesundheitlich und fachlich geeignet sein.
(2) Die gesundheitliche und körperliche Eignung ist aufgrund einer ärztlichen Untersuchung durch ein ärztliches Zeugnis vor Aufnahme der Tätigkeit nachzuweisen. Die ärztliche Untersuchung ist alle drei Jahre zu wiederholen.
(3) Für den Krankentransport ist mindestens eine Rettungssanitäterin oder ein Rettungssanitäter und für die Notfallrettung mindestens eine Rettungsassistentin oder ein Rettungsassistent beziehungsweise eine Notfallsanitäterin oder ein Notfallsanitäter zur Betreuung und Versorgung der Patientinnen und Patienten einzusetzen. In der Notfallrettung eingesetzte Ärztinnen und Ärzte müssen über den Fachkundenachweis Rettungsdienst einer Ärztekammer oder eine von den Ärztekammern Nordrhein oder Westfalen-Lippe als vergleichbar anerkannte Qualifikation verfügen (Notärztin oder Notarzt). Sie können dem nichtärztlichen Personal in medizinischen Fragen Weisungen erteilen.
(4) Krankenkraftwagen sind im Einsatz mit mindestens zwei fachlich geeigneten Personen zu besetzen. Als Fahrer oder Fahrerin fachlich geeignet ist

1. für den Krankentransport, wer als Rettungshelfer oder Rettungshelferin ausgebildet worden ist,
2. für die Notfallrettung, wer
   a. als Rettungssanitäter oder Rettungssanitäterin ausgebildet worden ist oder
   b. an einem Lehrgang nach § 4 RettAssG teilgenommen und die staatliche Prüfung bestanden hat,
3. für die Führung eines Notarzt-Einsatzfahrzeuges, wer die Berufsbezeichnung Rettungsassistentin oder Rettungsassistent beziehungsweise Notfallsanitäterin oder Notfallsanitäter führen darf.

(5) Für Unternehmen, die Notfallrettung oder Krankentransport im Rahmen der betrieblichen Ersten Hilfe betreiben, können in der Genehmigung nach § 17 Ausnahmen von den Absätzen 3 und 4 zugelassen werden.
(6) Das für das Gesundheitswesen zuständige Ministerium wird ermächtigt, hinsichtlich der Rettungssanitäterinnen/Rettungssanitäter und Rettungshelferinnen/Rettungshelfer Näheres über die Zulassung, zur Dauer, über die Inhalte und den Abschluss der theoretischen und praktischen Ausbildung sowie zur Prüfung und zur Führung der Bezeichnungen Rettungssanitäterin/Rettungssanitäter, Rettungshelferin/Rettungshelfer durch Rechtsverordnung zu regeln.
(7) Mit Ablauf des 31. Dezember 2026 wird die Funktion der Rettungsassistentin oder des Rettungsassistenten durch die Notfallsanitäterin oder den Notfallsanitäter ersetzt.
§ 4 RettG NW

Diese Vorgaben sind unter den Voraussetzungen des § 1 zwingend einzuhalten. Bei Großveranstaltungen und Sanitätswachdiensten ist der zuständigen Rettungsleitstelle die Fahrzeugvorhaltung sowie die Besetzung im Sinne des Rettungsgesetzes vor Einsatzbeginn mitzuteilen. Sollte ein Transport eines Patienten im Auftrag der Rettungsleitstelle oder die Übernahme eines Einsatzes für den öffentlichen Rettungsdienst stattfinden, ist die Besetzung der Rettungsmittel gem. § 4 obligat.

In Nordrhein-Westfalen gibt es landesspezifische Rechtsverordnungen zur Rettungshelfer- und Rettungssanitäter-Ausbildung analog § 4 Abs. 6.

Das Gesetz regelt neben der fachlichen Qualifikation auch soziale Verhaltensregeln von Rettungsdienstmitarbeitern. Diese beziehen sich nicht nur auf den konkreten Einsatz, sondern auf das ganze Arbeitsumfeld.

§ 5 Verhalten des Personals

§ §

(1) Das zur Notfallrettung oder zum Krankentransport eingesetzte Personal hat die besondere Sorgfalt anzuwenden, die sich aus dieser Aufgabe ergibt. Es ist ihm insbesondere untersagt,

1. während des Dienstes und der Dienstbereitschaft unter der Wirkung alkoholischer Getränke oder anderer die dienstliche Tätigkeit beeinträchtigender Mittel zu stehen,
2. in Krankenkraftwagen und Luftfahrzeugen zu rauchen.

(2) Hat ein Mitglied des Personals eine Krankheit, die es hindert, seine Aufgaben ordnungsgemäß zu erfüllen, darf der Träger rettungsdienstlicher Aufgaben oder die Leitung der nach den §§ 13 oder 17 am Rettungsdienst Beteiligten es nicht einsetzen.

(3) Betroffene haben Erkrankungen nach Absatz 2 dem Träger rettungsdienstlicher Aufgaben oder der Leitung der nach den §§ 13 oder 17 am Rettungsdienst Beteiligten unverzüglich mitzuteilen. Übertragbare Krankheiten im Sinne des Infektionsschutzgesetzes teilt der Träger rettungsdienstlicher Aufgaben oder die Leitung der nach den §§ 13 und 17 am Rettungsdienst Beteiligten der unteren Gesundheitsbehörde umgehend mit.

(4) Das in der Notfallrettung und im Krankentransport eingesetzte nichtärztliche Personal hat jährlich an einer mindestens 30stündigen aufgabenbezogenen Fortbildung teilzunehmen und dies nachzuweisen. Umfang und Inhalte der notwendigen Fortbildungen für Ärztinnen und Ärzte im Rettungsdienst werden durch die Landesärztekammern geregelt.

§ 5 RettG NW

Diese Regelung soll die Möglichkeit der Übertragung ansteckender Krankheiten durch Rettungsdienstpersonal durch präventive Meldung minimieren. Ebenso wird die jährliche Ableistung von dreißig (Zeit-) Stunden Fortbildung bei anerkannten Institutionen (Rettungsdienstschulen, Krankenhäuser, Einrichtungen des rettungsdienstlichen Trägers oder der Hilfsorganisationen) für alle rettungsdienstlich Qualifizierten (Rettungshelfer, Rettungssanitäter, Rettungsassistenten) vorgeschrieben.

Das Rettungsgesetz beschreibt zudem die durch den Träger des Rettungsdienstes einzurichtende Rettungsleitstelle, deren Aufgabe es ist, Einsätze zu koordinieren und einen zentralen Bettennachweis der Krankenhäuser (Aufnahmekapazität, Spezialbetten) im Einsatzgebiet zu führen. Zudem werden die Anforderungen an eine Rettungswache und die Luftrettung beschrieben. Des Weiteren werden Rahmenbedingungen wie die Zusammenarbeit mit den Krankenhäusern, Erstellung von Bedarfsplänen sowie die Mitwirkung von Hilfsorganisationen im Rettungsdienst dargestellt.

Den Abschluss des Rettungsgesetzes bilden Regelungen zur Finanzierung des Rettungsdienstes sowie die Einbindung privater Unternehmen in die Primär- und Sekundärrettung.

Abschließend werden im 4. Abschnitt des Gesetzes Bußgeldvorschriften vorgestellt, für den Fall, dass die beschriebenen Gesetze nicht eingehalten werden.

1

Gesetz über den Feuerschutz und die Hilfeleistung (FSHG NW)

Die gesetzliche Grundlage für die Arbeit der Feuerwehren bildet in Nordrhein-Westfalen das „Gesetz über den Feuerschutz und Hilfeleistung".

Dieses vom Landtag NRW zum 01. März 1998 beschlossene Gesetz beschreibt die Aufgaben und Pflichten der Feuerwehren und Kommunen.

Es regelt die Verpflichtung der Gemeinden, für den Brandschutz zu sorgen – sei es durch die Gründung einer Freiwilligen Feuerwehr oder (im Ausnahmefall) durch Aufstellen einer Pflicht-Feuerwehr.

In diesem Gesetz werden ferner Arten von Feuerwehren definiert sowie die Mitwirkung der privaten Hilfsorganisationen festgelegt.

Die Vorhaltung einer Leitstelle sowie die Vorbereitung von Abwehrmaßnahmen bei Großschadensereignissen werden im weiteren Verlauf spezifiziert. Die Gesamteinsatzleitung bei größeren Schadenslagen liegt grundsätzlich bei der Feuerwehr. Der Einsatzleiter hat an der Einsatzstelle zudem besondere, im FSHG NW legitimierte Befugnisse.

Hilfeleistungspflicht (§ 27 FSHG NW)

§ §

Der Einsatzleiter der Feuerwehr ist in bestimmten Fällen berechtigt, Personen zur Hilfeleistung oder zur Gestellung von Hilfsmitteln oder Fahrzeugen heranzuziehen. Der Einsatzleiter kann Eigentümer/Besitzer von Gegenständen, durch die der Einsatz der Feuerwehr behindert wird, verpflichten, diese wegzuräumen.
§ 27 FSHG

Wer den Einsatz der Feuerwehr bzw. des Rettungsdienstes stört, muss nach § 27 FSHG auf Weisung von Einsatzkräften den Einsatzort verlassen (Platzverweis).

Ein weiterer wichtiger Aspekt des Gesetzes ist die Festlegung der Rechte und Pflichten der Bevölkerung wie z.B. die Meldepflicht.

Meldepflicht (§ 35 FSHG NW)

§ §

Jeder, der ein Schadenfeuer, einen Unglücksfall oder ein anderes Ereignis, durch das Menschen oder erhebliche Sachwerte gefährdet sind, entdeckt, ist verpflichtet, unverzüglich die Feuerwehr oder Polizei zu benachrichtigen.
§ 35 FSHG

1.4.2 Straßenverkehrsordnung

Die Straßenverkehrsordnung regelt die Rechte und Pflichten aller Verkehrsteilnehmer mit dem Leitgedanken der Gefahrenprävention durch gegenseitige Rücksichtnahme nach § 1 StVO.

§ §

Die Teilnahme am Straßenverkehr erfordert ständige und gegenseitige Rücksichtnahme. Jeder Verkehrsteilnehmer hat sich so zu verhalten, dass kein anderer geschädigt, gefährdet oder mehr, als nach den Umständen vermeidbar, behindert oder belästigt wird.
§ 1 StVO

Schon mit der Alarmierung durch die Rettungsleitstelle beginnt ein (öffentlich-rechtlich autorisierter) Einsatz für den Sanitäts- und Rettungsdienst. Die weisungsbefugte Rettungsleitstelle gibt mit der

Alarmierung bekannt, unter Nutzung welcher Vorrechte ein Einsatz abgewickelt werden darf.

Ist dringende Hilfe – etwa bei einer akuten Erkrankung eines Patienten – geboten, unterscheidet die Straßenverkehrsordnung zwei wichtige Rechte für das Einsatzfahrzeug (➤ Abb. 1.5):

- die Gewährung von **Sonderrechten** für bestimmte Träger (§ 35 StVO): Das Einsatzfahrzeug wird von der Straßenverkehrsordnung befreit, eine Erkennbarkeit dieser Vorzüge gegenüber anderen Verkehrsteilnehmern besteht nicht, es wird kein Vorrecht gegenüber anderen Verkehrsteilnehmern begründet; die Sonderrechte legitimieren im Einzelfall eine Geschwindigkeitsüberschreitung, ein Parken im Halteverbot oder die Einfahrt in eine Straße entgegen der vorgeschriebenen Fahrtrichtung.
- **blaues Blinklicht** (§38 StVO): Blaulicht und Einsatzhorn werden gemeinsam eingesetzt mit der Folge, dass alle übrigen Verkehrsteilnehmer dem Einsatzfahrzeug sofort freie Bahn (= sofortige Verhaltensänderung Dritter) verschaffen müssen.

Bei Unfällen im Dienst – oder beobachteten Unfällen oder Notfallsituationen auf der Anfahrt zur Einsatzstelle – ist eine umfassende Dokumentation und sofortige Information der Rettungsleitstelle (Rückmeldung) sowie des Vorgesetzten (bei Eigenunfall auch zur Beweissicherung und Information der Haftpflichtversicherung) erforderlich. Die Absicherung der Einsatzstelle und die Erste Hilfe für Verletzte sind weitere wichtige Erstmaßnahmen (entspricht § 34 StVO Verhalten bei Unfällen).

§ 35 StVO

Die Inanspruchnahme von Sonderrechten ist an drei Voraussetzungen gekoppelt:

1. Es muss sich um eine nach der StVO befreite Organisation handeln (z.B. Feuerwehr, Polizei, Rettungsdienste, Bundeswehr sowie Organisationen des Katastrophenschutzes).

§ §

Von den Vorschriften dieser Verordnung sind die Bundeswehr, der Bundesgrenzschutz, die Feuerwehr, der Katastrophenschutz, die Polizei und der Zolldienst befreit, soweit das zur Erfüllung hoheitlicher Aufgaben dringend geboten ist.
§ 35 (1) StVO

2. Es muss sich um die Erfüllung hoheitlicher Aufgaben handeln (z.B. Rettung von Menschenleben, Brandbekämpfung).
3. Es muss höchste Eile geboten sein.

§ §

Fahrzeuge des Rettungsdienstes sind von den Vorschriften dieser Verordnung befreit, wenn höchste Eile geboten ist, um Menschenleben zu retten oder schwere gesundheitliche Schäden abzuwenden.
§ 35 (5a) StVO

§ §

Die Sonderrechte dürfen nur unter gebührender Berücksichtigung der öffentlichen Sicherheit und Ordnung ausgeübt werden.
§ 35 (8) StVO

SONDER- und WEGERECHT
– Übersicht –

Besondere Rechte im Straßenverkehr

SONDERRECHTE
§ 35 StVO

Feuerwehr und Katastrophenschutz
(Fahrzeuge und Angehörige):
Befreiung von den Vorschriften der StVO, wenn für die Erfüllung hoheitlicher Aufgaben dringend geboten.

RETTUNGSDIENST
(nur Fahrzeuge):
Befreiung von den Vorschriften der StVO, wenn höchste Eile geboten, um um Menschenleben zu retten oder schwere gesundheitliche Schäden abzuwenden.

GRENZE *(§35 Abs. 8; § 36 Abs. 1):*
- gebührende Berücksichtigung der öffentlichen Sicherheit und Ordnung
- Weisungen und Anordnungen von Polizeibeamten bleiben vorrangig

§ 1 Abs. 1 StVO:
GRUNDSATZ DER GEGENSEITIGEN RÜCKSICHTNAHME

BLAUES BLINKLICHT, EINSATZHORN
§ 38 StVO
„Wegerecht"

VORAUSSETZUNGEN
(Feuerwehr- und Rettungsdienst):
- **höchste Eile** geboten,
- um **Menschenleben** zu **retten** *oder* **schwere gesundheitliche Schäden** abzuwenden
- *oder* um eine **Gefahr für die** öffentliche Sicherheit/ Ordnung abzuwenden
- *oder* um **bedeutende Sachwerte** zu erhalten

Anordnung für übrige Verkehrsteilnehmer: „Sofort freie Bahn schaffen!"

NUR BLAUES BLINKLICHT

VORAUSSETZUNG/ZWECK
- damit **ausgerüstetes Fahrzeug**
- **Warnung** vor Einsatz- und Unfallstelle
- **Begleitung von Fahrzeugen** im geschlossenen Verband (ab 4 Fahrzeugen)
- Einsatzfahrten, bei denen das **Einsatzhorn nicht erforderlich** ist

Abb. 1.5 Sonder- und Wegerecht – Übersicht

HINWEIS:
Sonderrechte gelten ausschließlich im dienstlichen Einsatz. Die Nutzung von Sonderrechten etwa auf der Anfahrt zur Dienststelle nach der Alarmierung zu Hause ist unzulässig und bei den Hilfsorganisationen auf den Katastrophenfall beschränkt. Für Freiwillige Feuerwehren gibt es – zur Einhaltung der Hilfsfristen – bundeslandspezifische Ausnahmeregelungen der Innenministerien. In NRW beispielsweise haben Angehörige der Freiwilligen Feuerwehren die Möglichkeit, bei der Anfahrt zum Gerätehaus – unter Wahrung von § 1 StVO und Einhaltung der Verhältnismäßigkeit – Sonderrechte in Anspruch zu nehmen.

Sonderrechte führen nicht dazu, dass alle weiteren Verkehrsteilnehmer sofort freie Bahn schaffen müssen, sie regeln somit das individuelle Verkehrsverhalten des Einsatzfahrzeuges ohne direkte Auswirkung auf Dritte.

Die Verpflichtung für andere Verkehrsteilnehmer, sich anders zu verhalten, besteht erst bei gleichzeitiger Nutzung des blauen Blinklichts in Verbindung mit dem Einsatzhorn. Nur diese Kombination ordnet jedem Verkehrsteilnehmer an, sofort freie Bahn für das Einsatzfahrzeug zu schaffen.

§ 38 Blaues und gelbes Blinklicht

§ §
(1) Blaues Blinklicht zusammen mit dem Einsatzhorn darf nur verwendet werden, wenn höchste Eile geboten ist, um Menschenleben zu retten oder schwere gesundheitliche Schäden abzuwenden, eine Gefahr für die öffentliche Sicherheit oder Ordnung abzuwenden, flüchtige Personen zu verfolgen oder bedeutende Sachwerte zu erhalten. Es ordnet an: Alle übrigen Verkehrsteilnehmer haben sofort freie Bahn zu schaffen.
(2) Blaues Blinklicht alleine darf nur von den damit ausgerüsteten Fahrzeugen und nur zur Warnung an Unfall- oder sonstigen Einsatzstellen, bei Einsatzfahrten oder bei der Begleitung von Fahrzeugen oder von geschlossenen Verbänden verwendet werden.
(3) Gelbes Blinklicht warnt vor Gefahren. Es kann ortsfest oder von Fahrzeugen aus verwendet werden. Die Verwendung von Fahrzeugen aus ist nur zulässig, um vor Arbeits- oder Unfallstellen, vor ungewöhnlich langsam fahrenden Fahrzeugen oder vor Fahrzeugen mit ungewöhnlicher Breite oder Länge oder mit ungewöhnlich breiter oder langer Ladung zu warnen.
§ 38 STVO

ACHTUNG:
Die alleinige Nutzung von blauem Blinklicht dient lediglich der Warnung an Unfall- oder Einsatzstellen oder Kennzeichnung von geschlossenen Verbänden (einheitliche Kennzeichnung von mindestens vier Fahrzeugen, die dann als ein Fahrzeug im Straßenverkehr gelten) und verschafft dem Fahrer keine besonderen Rechte!
Wichtiger Grundsatz: **Sicherheit vor Schnelligkeit, unfallfreies Ankommen zählt!**
Die Inanspruchnahme von Sonderrechten birgt viele Risiken – statistisch gesehen hat ein Einsatzfahrzeug im Einsatz ein achtfach höheres Unfallrisiko – und verlangt höchste Aufmerksamkeit des Fahrers und Transportführers (Unterstützung durch aktive Beobachtung der Verkehrslage vom Beifahrersitz).

1

1.4.3 Medizinproduktegesetz, Medizinprodukte-Betreiberverordnung

Das Medizinproduktegesetz (MPG) trat am 01. Januar 1995 in Kraft, und beschäftigt sich mit der Sicherheit von Medizinprodukten (Schutzgesetz). Es betrifft – insbesondere durch die das Gesetz konkretisierende Medizinprodukte-Betreiberverordnung – alle Helfer, die dienstlich (das MPG gilt somit nicht für ausschließlich für private Zwecke eingesetzte Produkte) im Sanitäts- und Rettungsdienst mit Medizinprodukten umgehen.

Zunächst stellt sich die Frage: Was ist überhaupt ein Medizinprodukt?

§ §

Medizinprodukte sind alle einzelnen oder miteinander verbunden verwendeten Instrumente, Apparate, Vorrichtungen, Stoffe und Zubereitungen aus Stoffen oder anderen Gegenständen einschließlich der für ein einwandfreies Funktionieren des Medizinproduktes eingesetzten Software, die vom Hersteller zur Anwendung für Menschen mittels ihrer Funktion zum Zwecke

- der Erkennung, Verhütung, Überwachung, Behandlung oder Linderung von Krankheiten,
- der Erkennung, Überwachung, Behandlung, Linderung oder Kompensierung von Verletzungen oder Behinderungen,
- der Untersuchung, der Ersetzung oder der Veränderung des anatomischen Aufbaus oder eines physikalischen Vorgangs oder
- der Empfängnisregelung

zu dienen bestimmt sind und deren bestimmungsgemäße Hauptwirkung im oder am menschlichen Körper weder durch pharmakologisch oder immunologisch wirkende Mittel noch durch Metabolismus erreicht wird, deren Wirkungsweise aber durch solche Mittel unterstützt werden kann.

§ 3 Nr. 1 MPG

Gemäß dieser Definition sind alle Hilfsmittel, die wir zur Versorgung unserer Patienten benötigen, Medizinprodukte – vom Verbandpäckchen bis hin zum automatisierten externen Defibrillator (AED). Arzneimittel und Übungsgeräte beispielsweise sind keine Medizinprodukte.

Da die Gerätesicherheit für Patienten und Anwender im Vordergrund steht, sind ausgehend vom Medizinproduktegesetz in der konkretisierenden Medizinprodukte-Betreiberverordnung einige Pflichten für Betreiber und Anwender von Medizinprodukten verankert.

Betreiberpflichten

Der Betreiber, in der Regel die Person, die das Medizinprodukt besitzt (z.B. Kreisverband einer Hilfsorganisation, Träger des Rettungsdienstes), ist insbesondere dafür verantwortlich, dass das für ihn tätige Personal (Anwender) die nötige Kompetenz und Erfahrung in der Anwendung der zur Verfügung stehenden Medizinprodukte besitzt. Bei der erstmaligen Nutzung von Medizinprodukten der Anlage 1 (im Rettungsdienst: EKG/Defibrillator, Beatmungsgerät, automatische Spritzenpumpe, Transportinkubator) muss die Inbetriebnahme (Überprüfung der Funktionsfähigkeit) sowie eine Ersteinweisung der beauftragten Person (Medizinproduktebeauftragter) anhand der Gebrauchsanleitung durch den Hersteller oder eine durch den Hersteller autorisierte Person erfolgen. Dies ist in das zum Produkt gehörende Medizinproduktebuch einzutragen. Ausschließlich die beauftragte Person kann – neben dem Hersteller des Medizinprodukts – Anwender einweisen. Auch dies wird – wie alle gerätespezifischen Vorgänge – im Medizinproduktebuch („Lebenslauf" eines Medizinprodukts) dokumentiert. Folgende Daten werden in einem Medizinproduktebuch festgehalten:

- Bezeichnung des Gerätes
- Protokoll der Funktionsprüfung
- Protokoll der Einweisung
- Name des Beauftragten für die Einweisung
- Name der eingewiesenen Person(en)
- Fristen und Ergebnisse der sicherheitstechnischen Kontrollen (STK)
- Fristen und Ergebnisse der messtechnischen Kontrollen (MTK)
- Wartungsverträge/Firmenanschriften
- Funktionsstörungen/Bedienfehler
- Meldungen über Vorkommnisse

Der Betreiber muss zudem sicherstellen, dass in einem vorgegebenen Zeitraum (Herstellerangabe, sonst spätestens alle zwei Jahre) die notwendigen sicherheitstechnischen und messtechnischen Untersuchungen an seinen Geräten durchgeführt werden. Finden diese regelmäßigen Prüfungen nicht statt, darf das betreffende Medizinprodukt nicht mehr betrieben werden, da der Hersteller somit keine Garantie für die einwandfreie Funktionalität des Gerätes geben kann. Findet die Prüfung statt und es werden keine Mängel festgestellt, so darf das Produkt weiter verwendet werden. Nach erfolgreicher Geräteprüfung durch autorisierte Fachbetriebe erhält das Gerät ein Prüfsiegel.

Anwenderpflichten

Eine der wichtigsten Pflichten des Anwenders, also des sanitäts- und rettungsdienstlichen Personals, ist die bestimmungsgemäße Nutzung der Medizinprodukte (Angaben des Herstellers). Untersagt ist etwa die Mehrfachnutzung eines Einmalartikels oder die Nutzung eines Medizinprodukts nach Ablauf des Verfallsdatums (es gibt Sondervorschriften für die Bundeswehr sowie den Katastrophenschutz).

Des Weiteren müssen Materialen vor ihrer Anwendung auf Funktionstüchtigkeit (produktspezifisch: Sicht- bzw. Kontrollprüfung, Mindesthaltbarkeitsdatum, aktuelle Prüfsigel der sicherheits- und messtechnischen Kontrollen) überprüft werden. Im Sanitäts- und Rettungsdienst hat dies im Rahmen eines standardisierten (dokumentierten) Materialchecks vor Dienstbeginn zu erfolgen.

Abweichungen, plötzlich auftretende Defekte oder Funktionsstörungen sind sofort dem Betreiber (Vorgesetzter) und – nach Absprache – dem Bundesinstitut für Arzneimittel und Medizinprodukte zu melden. Zur Meldung sind Betreiber und Anwender berechtigt.

1.4.4 Infektionsschutzgesetz (IfSG)

Das Gesetz zur Verhütung und Bekämpfung von Infektionskrankheiten beim Menschen aus dem Jahr 2000 beschäftigt sich mit bestimmten übertragbaren Krankheiten, präventiven und diagnostischen Maßnahmen sowie Anordnungen zuständiger Stellen bei Auftreten von Infektionskrankheiten (Schutzgesetz).

Zu Beginn des Gesetztextes werden zunächst wichtige Begriffe definiert, die auch für uns von hinreichender Bedeutung sind (§ 2 IfSG):

Krankheitserreger Das sind zum Beispiel Viren, Bakterien, Pilze, Parasiten, die im menschlichen Körper eine Infektion oder Krankheit verursachen können.

Infektion Nimmt der menschliche Organismus einen Krankheitserreger in sich auf und vermehrt oder entwickelt sich dieser weiter, spricht man von einer Infektion.

Kranker So wird eine Person bezeichnet, die an einer übertragbaren Krankheit erkrankt ist.

Schutzimpfung Um den Körper vor einer Krankheit zu schützen, kann ein Impfstoff verabreicht werden, mit dem Ziel, dass eine Erkrankung verhindert wird.

Eine der wichtigsten Aufgaben des IfSG ist es, hochansteckende Krankheiten und deren Ausbreitung zu verhindern. Aus diesem Grund sind im Gesetz Listen der Krankheiten veröffentlicht, die bei Verdacht, Nachweis oder Ausbruch – in der Regel durch den versorgenden Arzt – sofort an das zuständige Gesundheitsamt gemeldet werden müssen. Diese Krankheiten sind:

- Botulismus
- Cholera
- Diphtherie
- humane spongioforme Enzephalopathie, außer familiär-hereditäre Formen
- akute Virushepatitis
- enteropathisches hämolytisch-urämisches Syndrom (HUS)
- virusbedingtes hämorrhagisches Fieber
- Masern
- Meningokokken-Meningitis oder -Sepsis
- Milzbrand
- Poliomyelitis (als Verdacht gilt jede akute schlaffe Lähmung außer wenn traumatisch bedingt)
- Pest
- Tollwut
- Typhus abdominalis/paratyphus
- behandlungsbedürftige Tuberkulose
- Lebensmittelvergiftung bei zwei oder mehr gleichartigen Erkrankungen
- eine über das Maß übliche Impfreaktion mit gesundheitlicher Schädigung

Ebenfalls meldepflichtig sind alle Krankheiten, die bei zwei oder mehr Betroffenen auftreten, wenn ein epidemischer Zusammenhang wahrscheinlich oder aber vermutbar ist.

Zur Meldung einer Infektionskrankheit sind verschiedene Personen verpflichtet: der feststellende Arzt, Leiter von Medizinaluntersuchungsämtern (z.B. Krankenhauslaboratorien), Leiter von pathologisch-diagnostischen Untersuchungsstätten, Tierärzte, Angehörige anderer Pflege- und Heilberufe, Luftfahrzeug- und Schiffsführer, Leiter von Pflegeeinrichtungen/Justizvollzugsanstalten/Heimen oder Lagern sowie Heilpraktiker.

§ §

Die Meldepflicht besteht nicht für Personen des Not- und Rettungsdienstes, wenn der Patient unverzüglich in eine ärztlich geleitete Einrichtung gebracht wurde.
§ 8 (2) IfSG

Kranken, Krankheitsverdächtigen und Ansteckungsverdächtigen kann vom zuständigen Gesundheitsamt oder behandelnden Arzt ein Tätigkeitsverbot bis zur vollständigen Genesung auferlegt werden.

1.4.5 Gesetz über die Hilfen und Schutzmaßnahmen bei psychischen Krankheiten NW (PsychKG NW)

Das „Gesetz über Hilfen und Schutzmaßnahmen bei psychischen Krankheiten" (PsychKG NW) befasst sich als landesspezifisches Unterbringungsgesetz (gilt auch für Minderjährige) mit allgemeinen Bestimmungen über die Hilfen für psychisch Kranke, mit der Vorsorge für psychisch Kranke (➤ Kap. 4.5.4) sowie deren Unterbringung.

Folgende Details betrachten wir nun genauer.

Anwendungsbereich (§ 1 PsychKG NW)

Dieses Gesetz gilt für Personen, die Anzeichen für psychische Erkrankungen haben, für Personen, die psychisch erkrankt sind, oder für Personen, bei denen Folgen einer psychischen Krankheit bestehen.

Die amtliche Anordnung von Schutzmaßnahmen bei einer möglichen, vom Patienten ausgehenden Gefahr werden definiert (bei Eigen- und/oder Fremdgefährdung).

Voraussetzungen der Unterbringung (§ 11 PsychKG NW)

Die Voraussetzung für eine gerichtliche Unterbringung nach dem PsychKG NW ist dann gegeben, wenn krankheitsbedingtes Verhalten (psychische Krankheit) eine erhebliche Selbstgefährdung oder eine erhebliche Gefährdung bedeutender Rechtsgüter anderer darstellt. Sind diese Gefahren nicht anders abzuwenden (Grundsatz der Verhältnismäßigkeit), bleibt nur noch eine zwangsweise Unterbringung in einer psychiatrischen Fachklinik.

Sofortige Unterbringung (§ 14 PsychKG NW)

§ §

Ist bei Gefahr im Verzug eine sofortige Unterbringung notwendig, kann die örtliche Ordnungsbehörde die sofortige Unterbringung ohne vorherige gerichtliche Entscheidung vornehmen, wenn ein ärztliches Zeugnis über einen entsprechenden Befund vorliegt, der nicht älter als vom Vortag ist.

§ 14 PsychKG NW

Beispielsweise ist bei einem suizidalen Patienten die Hinzuziehung der Ordnungsbehörde sowie eines Arztes – in der Psychiatrie erfahren, kann auch ein Arzt mit Fachkundenachweis Rettungsdienst (Notarzt) sein – für die Durchführung einer sofortigen Unterbringung erforderlich.

Erst nach gemeinsamer Entscheidung von (Not-)Arzt und örtlicher Ordnungsbehörde (handelt nach einer eigenen landesspezifischen Rechtsgrundlage, in NRW dem Ordnungsbehördengesetz) kann die sofortige Einweisung des Patienten – bei Bedarf mit Unterstützung der Polizei (handelt dann nach dem Polizeirecht des jeweiligen Bundeslandes) – erfolgen. Der Transport wird üblicherweise durch den Rettungsdienst (Krankentransport) erfolgen. Die Anwendung von Zwangsmaßnahmen ist dem Rettungsdienstpersonal untersagt (z.B. wenn der Patient während der Fahrt aggressiv wird oder aussteigen will) und ausschließlich der Ordnungsbehörde, der Polizei und (in Ausnahmefällen) dem begleitenden Arzt vorbehalten.

Wird eine sofortige Unterbringung angeordnet, ist das Vormundschaftsgericht unverzüglich zu unterrichten. Das Vormundschaftsgericht (angesiedelt beim Amtsgericht) muss binnen 24 Stunden von der Unterbringung unterrichtet werden und eine Entscheidung darüber treffen, ob eine sofortige Unterbringung gerechtfertigt ist und aufrechterhalten werden kann.

Beendigung der Unterbringung (§ 15 PsychKG NW)

Erachtet das Amtsgericht die sofortige Unterbringung für nicht notwendig, kann diese mit sofortiger Wirkung – unter Beachtung von Informationspflichten – aufgehoben werden.

Besondere Sicherungsmaßnahmen (§ 20 PsychKG NW)

Bei einer akuten Selbst- oder der akuten Gefährdung bedeutender Rechtsgüter anderer können Sicherungsmaßnahmen wie die Beschränkung des Aufenthalts im Freien, Unterbringung in einem besonderem Raum oder sogar Fixierungen durch einen Arzt (muss anwesend sein und den Patienten begleiten) angeordnet werden, solange die Gefahr akut besteht und diese Gefahr nicht durch weniger invasive Maßnahmen abgewendet werden kann (Grundsatz der Verhältnismäßigkeit). Eine umfassende Dokumentation ist in diesem Fall unerlässlich.

Sollte sich die Anwendung von Zwangsmaßnahmen anbahnen, sollte frühzeitig – auch aus Gründen des Eigenschutzes – die Polizei zur Transportbegleitung angefordert werden.

1.4.6 Arzneimittelgesetz

Medikamente begleiten uns in allen, nicht nur sanitäts- und rettungsdienstlichen, Lebensbereichen.

Doch was ist überhaupt ein Medikament? Welchen speziellen Anforderungen muss es entsprechen? Wer darf ein Medikament überhaupt auf den Markt bringen? Diese Fragen klärt eine spezialgesetzliche Grundlage.

Am 01. Januar 1978 trat das „Gesetz über den Verkehr mit Arzneimitteln" (Arzneimittelgesetz, AMG) in der Bundesrepublik Deutschland in Kraft.

Nahe an das Betäubungsmittelgesetz (besonderes Wirkungsspektrum, Betäubungsmittel sind ausschließlich dem Arzt zur Anwendung vorbehalten) angelehnt, beschäftigt es sich mit der Ein- und Ausfuhr sowie mit dem Verkehr von Arzneimitteln.

Insgesamt in achtzehn Abschnitten eingeteilt, befasst sich dieses zuletzt 2007 geänderte Gesetz mit folgenden Themen:

- einführende Definition des Wortes „Arzneimittel" und weitere wichtige Begriffbestimmungen,
- Anforderungen an die verschiedenen Arzneimittel in Bezug auf die Kennzeichnung und Packungsbeilage sowie damit zusammenhängende Verbote, zum Beispiel in Hinblick auf Sportlerdoping,

- Herstellung und Zulassung von Medikamenten und der dazu gehörenden Registrierung und Einteilung in die verschiedenen Arzneimittelgruppen,
- Schutz des Menschen bzw. Patienten bei der klinischen Prüfung, aber auch wie das Medikament später abgegeben bzw. in Umlauf gebracht werden kann (Apothekenpflicht, Verschreibungspflicht usw.),
- Regelungen zur Qualitätskontrolle,
- Sondervorschriften für Arzneimittel, die speziell bei Tieren angewendet werden,
- Sammlung, Beobachtung und Auswertung von Arzneimittelrisiken, aber auch deren Überwachung,
- Sondervorschriften für Bundeswehr, Bundespolizei, Bereitschaftspolizei und Zivilpolizei,
- Ein- und Ausfuhr von Medikamenten,
- Definitionen von Informationsbeauftragten und Pharmaberatern,
- Bestimmungen der zuständigen Bundesbehörden,
- Haftung für Schäden sowie Straf- und Bußgeldvorschriften,
- Überleitungs- und Übergangsvorschriften.

Für den Sanitäts- und Rettungsdienst gilt, dass Medikamente ausschließlich im dienstlichen Kontext unter Beachtung der Rezept- und Apothekenpflicht (ärztliche Verordnung) eingesetzt und bestimmungsgemäß gelagert (Angabe des Herstellers) werden dürfen. Die Applikation ausgewählter Notfallmedikamente durch nichtärztliches Personal unterliegt der ärztlichen Delegation bzw. den engen Regelungen der sog. Notkompetenz (für Rettungsassistenten). Die Überprüfung der Haltbarkeit vor Dienstbeginn und vor der Vorbereitung des Medikamentes gehört zu den Aufgaben des nichtärztlichen Personals.

1.4.7 Notfallhelferausbildung (Beispiel NRW)

Jörg Willems

Bundesweit gibt es zur Reduzierung des therapiefreien Intervalls – dies ist der Zeitraum, in dem der Rettungsdienst noch nicht vor Ort ist – First-Responder-Gruppen oder vergleichbare Systeme, die dank hoher Motivation und gezielter Qualifikation eine vielfach lebensrettende professionelle Erstversorgung von Notfallpatienten sicherstellen. Eine qualifizierte erste Rückmeldung gehört ebenfalls zu den Aufgaben der First Responder und macht frühzeitige Nachalarmierungen sowie die mentale und einsatztaktische Vorbereitung des anrückenden Rettungsdienstpersonals möglich.

Das Gesundheitsministerium des Landes Nordrhein-Westfalen hat im Jahre 2005 mit einem Runderlass die Einrichtung eines sog. Notfallhelfer-Systems auf eine ministerielle Basis gestellt. Der Runderlass stützt sich auf Empfehlungen des Landesfachbeirates für den Rettungsdienst. Ziel ist es, zur Vereinheitlichung und Standardisierung des Notfallhelfer-Systems beizutragen. Ein Notfallhelfer-System besteht mindestens immer aus zwei Notfallhelfern.

Die „Empfehlungen des Landesfachbeirates für den Rettungsdienst zur Einbindung von Einrichtungen der organisierten Ersten Hilfe (Notfallhelfer-Systeme) in Nordrhein-Westfalen" stehen auch mit dem vollständigen Lehrplan zum Download zur Verfügung unter:

www.intellexi.de/nfh-ausbildung.pdf

Die Empfehlungen werden im Folgenden wiedergegeben und zeigen eine enge Anbindung an den öffentlichen Rettungsdienst mit Fachaufsicht des ärztlichen Leiters Rettungsdienst sowie Einbindung bei Einsätzen mit mehreren Patienten (MANV).

Empfehlungen des Landesfachbeirates für den Rettungsdienst zur Einbindung von Einrichtungen der organisierten Ersten Hilfe (Notfallhelfer-Systeme) in Nordrhein-Westfalen

RdErl. d. Ministeriums für Gesundheit, Soziales, Frauen und Familie v. 6.4.2005
–III 8 –0710.2 –

Vorbemerkung

In Nordrhein-Westfalen kommen vereinzelt sowohl in ländlich als auch in städtisch strukturierten Regionen Kräfte zum Einsatz mit der Aufgabe, qualifizierte Erstmaßnahmen bei Notfallpatientinnen oder -patienten bis zum Eintreffen des organisierten öffentlichen Rettungsdienstes am Notfallort durchzuführen. Sie sind Angehörige einer Feuerwehr oder Hilfsorganisation.

In den folgenden Empfehlungen des Landesfachbeirates für den Rettungsdienst werden diese Kräfte als Notfallhelfer oder Notfallhelfer-Systeme bezeichnet (Hinweis: Die Bezeichnung Notfallhelfer im folgenden Text schließt die weibliche Form ein). Ein Notfallhelfer-System besteht in der Regel aus mindestens zwei Notfallhelfern. Für den Einsatz von mehreren Personen spricht die Möglichkeit der wechselseitigen Zeugenschaft, der Unterstützung und Aufgabenteilung.

Der Einsatz der Notfallhelfer oder Notfallhelfer-Systeme soll den therapiefreien Zeitraum bis zum Eintreffen des öffentlichen Rettungsdienstes verkürzen. Er kann somit für das Überleben von Patientinnen und Patienten oder zur Vermeidung schwerwiegender Schäden von entscheidender Bedeutung sein. Da der Zeitfaktor eine wesentliche Rolle spielt, ist Voraussetzung für ihren Einsatz die frühzeitige Alarmierung durch die jeweils zuständige Leitstelle.

Verhältnis zum organisierten öffentlichen Rettungsdienst

Notfallhelfer bzw. Notfallhelfer-Systeme, die die Aufgabe haben, an Notfallorten qualifizierte Erstmaßnahmen bei schwer Verunglückten oder akut Erkrankten durchzuführen, bis der alarmierte organisierte Rettungsdienst am Einsatzort eintrifft, sind weder Teil des organisierten öffentlichen Rettungsdienstes noch treten sie an dessen Stelle, sondern sie ergänzen diesen lediglich. Mit ihrem Einsatz werden also in keinem Fall die Alarmierung und der Einsatz des organisierten öffentlichen Rettungsdienstes ersetzt.

Der Einsatz der Notfallhelfer bzw. Notfallhelfer-Systeme ist nicht hilfsfristrelevant und führt weder zur Senkung der im Rettungsgesetz NW festgeschriebenen Qualitätsstandards noch geht er zu Lasten der finanziellen Mittel des organisierten Rettungsdienstes.

Rechtsgrundlage

Rechtliche Grundlage der Aufgabenwahrnehmung sind bei den Hilfsorganisationen die jeweiligen Satzungen. Feuerwehren können Notfallhelfer-Einsätze nach entsprechender Entscheidung ihres kommunalen Trägers als zusätzliche freiwillige Aufgabe – außerhalb des Gesetzes über den Feuerschutz und die Hilfeleistung (FSHG NW) – übernehmen.

Einsatzindikationen

In folgenden Fällen alarmiert die Leitstelle nach Eingang der Notfallmeldung zur Verkürzung des therapiefreien Intervalls parallel zum organisierten Rettungsdienst ein Notfallhelfer-System:

- Nach dem Meldebild liegt ein medizinischer Notfall (schwere Verletzung oder akute Erkrankung) vor, bei dem von einer Bedrohung bzw. einem Ausfall der Vitalfunktionen oder schweren sonstigen körperlichen Beeinträchtigungen bei einem oder mehreren Patientinnen bzw. Patienten auszugehen ist, und
- nach Feststellung der Leitstelle ist davon auszugehen, dass ein Notfallhelfer-System voraussichtlich frühzeitiger am Notfallort eintreffen wird –z.B. aus personellen, organisatorischen oder topographischen Gründen – als Kräfte der Notfallrettung des primär zuständigen organisierten Rettungsdienstes im notfallmedizinisch vertretbaren Zeitrahmen.

Im Übrigen kann das Notfallhelfer-System bei einem Massenanfall von Verletzten und Erkrankten ergänzend alarmiert werden, um den organisierten Rettungsdienst zu unterstützen.

Die Entscheidung über die Alarmierung eines Notfallhelfer-Systems trifft die Leitstelle nach sorgfältiger Abwägung im Einzelfall, ggf. nach kurzer Rücksprache mit der Ärztlichen Leitung Rettungsdienst (ÄLR). Sie kann auch auf Anforderung des Leitenden Notarztes bzw. der Leitenden Notärztin bei einem Massenanfall von Verletzten und/oder Erkrankten erfolgen.

Qualifikation von Notfallhelfern

Notfallhelfer müssen:

- mindestens 17 Jahre alt sein,
- geistig, körperlich sowie gesundheitlich zur Erfüllung der Aufgaben, die sie freiwillig übernehmen, geeignet sein und
- eine 50 Unterrichtseinheiten (UE) einschließlich Prüfung umfassende Ausbildung zum Notfallhelfer nachweisen.

Voraussetzung für die Ausbildung zum Notfallhelfer ist eine Erste-Hilfe-Ausbildung (16 UE), die nicht länger als 1 Jahr zurück liegen darf. Aufbauend erhalten die Teilnehmerin oder der Teilnehmer eine 22 UE umfassende Ausbildung zum Notfallhelfer, die sich aus einer sanitätsdienstlichen Ausbildung (16 UE) und einer Einweisung in die Frühdefibrillation (6 UE) gemäß der beigefügten Anlage zusammensetzt. Ein 10 UE umfassendes Fallbeispieltraining bereitet den Notfallhelfer auf seine Aufgabe vor. Die Ausbildung schließt mit einer Prüfung (2 UE) ab.

Gleichwertig anzusehen sind folgende mit einer Prüfung abgeschlossene Ausbildungen:

- Arbeiter-Samariter-Bund (ASB): Sanitätshelferlehrgang (SHL)
- Deutsches Rotes Kreuz (DRK): Sanitätsdienstausbildung (San A/San B)

- Johanniter-Unfall-Hilfe (JUH): Sanitätshelferausbildung B 2
- Malteser Hilfsdienst (MHD): Allgemeine Fachausbildung Sanitätsdienst.

Soweit diese Ausbildungen eine Einweisung in die Frühdefibrillation (6 UE) nicht beinhalten, ist sie ergänzend zu absolvieren.

Notfallhelfer haben jährlich an einer mindestens 8-stündigen aufgabenbezogenen Fortbildung teilzunehmen und dies nachzuweisen. Fortbildungen gemäß dem RdErl. d. Ministeriums für Arbeit, Gesundheit und Soziales v. 21.1.1997 –V C 6 –0717.8 – Fortbildung des nichtärztlichen Personals in der Notfallrettung und im Krankentransport – (SMBl. NRW. 2129) werden angerechnet.

Ausstattung der Notfallhelfer

Die schnellstmögliche Alarmierung der Notfallhelfer muss durch entsprechende technische Voraussetzungen sichergestellt sein.

Zur Anwendung qualifizierter Erstmaßnahmen ist mindestens folgende Ausstattung erforderlich, die im Einsatz in einem Notfallkoffer oder Notfallrucksack mitzuführen ist:

- Erste-Hilfe-Material (gemäß DIN 13 155)
- Einmalhandschuhe
- Beatmungsbeutel mit drei Masken/drei Guedel-Tuben in unterschiedlichen Größen
- Absaugpumpe mit Absaugkathetern in unterschiedlichen Größen
- Blutdruckmessgerät und Stethoskop
- Kleiderschere
- Dokumentationsbögen, Schreibmaterial

Die das Notfallhelfer-System tragende Organisation hat in Abstimmung mit dem/der ÄLR zu entscheiden, ob ein automatisierter externer Defibrillator (AED) mitgeführt und eingesetzt werden darf.

Tätigkeitsbereich von Notfallhelfern

Die Maßnahmen der Notfallhelfer können insbesondere sein:

- Erste Hilfe an schwer Verletzten oder akut Erkrankten mit Hilfsmitteln und betreuende Maßnahmen,
- erweiterte Maßnahmen nach Ausbildungsstand und Ausrüstung,
- die Frühdefibrillation mit automatischen externen Defibrillatoren (AED),
- personelle Unterstützung des rettungsdienstlichen Personals nach dessen Eintreffen am Notfallort oder bei größeren Schadensereignissen.

Daneben können Notfallhelfer auch organisatorische Maßnahmen durchführen:

- Absicherung des Notfallortes,
- Abgabe einer qualifizierten Rückmeldung über Art und Umfang des Notfallereignisses an die Leitstelle,
- Einweisung der Rettungsmittel zum Notfallort, z.B. in entlegenen Gebieten.

Weitere Aufgaben können in Abstimmung mit der das Notfallhelfer-System tragenden Organisation übernommen werden.

Qualitätsmanagementmaßnahmen

Über jeden Notfallhelfer-Einsatz ist im Rahmen eines medizinischen Qualitätsmanagements ein Dokumentationsbogen auszufüllen, dessen Form und Inhalt vom ÄLR festgelegt werden.

Bei der Kontrolle und Bewertung der durchgeführten Notfallhelfer-Einsätze ist der ÄLR hinzuzuziehen.

1.4.8 Rettungshelferausbildung am Beispiel NRW (RettAPO NW)

Die Ausbildungs- und Prüfungsverordnung für Rettungssanitäter und Rettungshelfer vom 30. Juni 2012 regelt als landesspezifische Rechtsverordnung die Ausbildung und staatliche Prüfung zum Rettungshelfer NRW. Interessant ist hierbei, dass ein 80-stündiges Praktikum an einer anerkannten Lehrrettungswache nach der staatlichen Prüfung zu absolvieren ist.

Nach Rettungsgesetz NW können Rettungshelfer als Fahrer im Krankentransport eingesetzt werden.

Zu Beginn des Gesetzes definiert der erste Paragraph kurz und knapp die Zielsetzung der Ausbildung.

§ 1 Ausbildung

§ §

Die Ausbildung von Rettungshelferinnen und Rettungshelfern ist ausgerichtet auf die Funktion als Fahrerin und Fahrer und die Unterstützung der Rettungssanitäterin und des Rettungssanitäters beim Krankentransport. Sie umfasst mindestens 160 Ausbildungsstunden und gliedert sich in

- eine theoretische Ausbildung einschließlich Prüfung von mindestens 80 Stunden nach Anlage 1 und
- eine praktische Ausbildung von mindestens 80 Stunden nach Anlage 2 in einer Rettungswache im Sinne des 2. Abschnitts des Rettungsgesetzes NRW mit notärztlicher Versorgung.

Sie darf nicht im Wege des Fernunterrichts erteilt werden.

Die Ausbildungspläne sind von der Ausbildungsstätte nach Absatz 1 Satz 2 Nr. 1 der zuständigen Behörde zur Genehmigung vorzulegen.

vgl. § 1(2) RettAPO

Die theoretische Ausbildung ist grundsätzlich an einer staatlich anerkannten Berufsfachschule für den Rettungsdienst durchzuführen. Der praktische Ausbildungsabschnitt muss auf einer anerkannten Lehrrettungswache absolviert werden. Hier sind mindestens 20 Krankenkraftwageneinsätze dokumentiert nachzuweisen, von denen mindestens 5 Notfalleinsätze sein müssen.

Folgende Voraussetzungen gelten für die Zulassung zur Ausbildung:

Denn zur Ausbildung wird nur zugelassen, …

§ §

… wer das 17. Lebensjahr vollendet hat und

1. körperlich, geistig und persönlich zur Ausübung der Rettungshelfertätigkeit geeignet ist,
2. den Hauptschulabschluss oder einen entsprechenden Bildungsstand besitzt oder eine abgeschlossene Ausbildung hat,
3. eine Erste-Hilfe-Ausbildung (16 Stunden), die nicht länger als ein Jahr zurückliegt, nachweisen kann und
4. ein amtliches Führungszeugnis vorlegt.

§ 4 (1) RettAPO NW

Die Zulassung zur staatlichen Prüfung ist in § 7 RettAPO geregelt:

§ 7 Zulassung zur Prüfung

§ §

Der Antrag des Prüflings auf Zulassung muss zwei Wochen vor Abschluss der theoretischen Ausbildung bei der jeweiligen Behörde vorliegen.
Mit dem Antrag sind folgende Unterlagen vorzulegen:

- Personalausweis in beglaubigter Form,
- gegebenenfalls Nachweise über die Verkürzung der theoretischen Ausbildung (§ 3).

Auf Antrag des Prüflings entscheidet der Vorsitz des Prüfungsausschusses über die Zulassung zur Prüfung. Er setzt die Prüfungstermine im Einvernehmen mit der Leitung der Ausbildungsstätte fest. Die Entscheidung über den Antrag soll dem Prüfling rechtzeitig vor Prüfungsbeginn schriftlich vorliegen.
vgl. § 7 RettAPO

Sind alle oben genannten Voraussetzungen erfüllt, kann der Prüfling an der Prüfung teilnehmen.

Im weiteren Verlauf der Prüfungsverordnung wird die eigentliche Gliederung, Durchführung und Benotung der Rettungshelferprüfung festgelegt, die unter der Leitung des zuständigen Gesundheitsamtes und unter der Fachaufsicht der jeweiligen Bezirksregierung (NRW) durchgeführt wird.

Die Anrechnung gleichwertiger Ausbildungen – z.B. für sanitätsdienstliche Ausbildungen der Hilfsorganisationen – sowie die Anerkennung von Ausbildungen außerhalb der Bundesrepublik Deutschland werden ebenfalls in der RettAPO NW behandelt.

1.5 Rechte und Pflichten bei sanitätsdienstlichen Veranstaltungen

Organisatoren von Veranstaltungen verschiedener Größenordnungen wenden sich an Hilfsorganisationen, um diese Veranstaltungen sanitätsdienstlich zu betreuen.

Mögliche sanitätsdienstliche Veranstaltungen mit individuellem Risikopotenzial sind u.a. die Betreuung von:

- (Karnevals-)Umzügen
- Schützenfesten
- Kirmesmärkten
- St.-Martinsumzügen
- Seniorenveranstaltungen
- Sportveranstaltungen (z.B. Judo-, Fußball- oder Volleyballturniere)

Zu den Pflichten der Hilfsorganisationen gehören:

- dokumentierte Gefährdungsanalyse vor Veranstaltungsbeginn nach anerkannten Standards (z.B. Maurer-Algorithmus) oder Landes-Vorgabe
- Einhaltung der auftragsrelevanten Auflagen der zuständigen Behörden (z.B. Polizei, örtliche Ordnungsbehörde)
- Sicherstellung der erforderlichen Helferanzahl mit entsprechender Qualifikation (auch Erfüllung der geforderten Pflichtfortbildung bzw. Einweisungen; Personalreserve bei Krankheitsausfall wurde berücksichtigt)

- Material- und Fahrzeugausstattung gem. aktueller Vorgaben (wichtig bei Rettungsmitteln)
- Sicherstellung der medizinischen Versorgung am und um den festgelegten Veranstaltungsort (Materialreserve berücksichtigt)
- Zusammenarbeit mit Ansprechpartnern des Veranstalters, dem Sicherheitsdienst, dem öffentlichen Rettungsdienst, zuständigen Behörden, anderen Dienstleistern und Dritten

Beauftragt ein Veranstalter eine Hilfsorganisation mit der Durchführung eines Sanitätsdienstes, wird in der Regel ein (am besten schriftlicher) Vertrag (= verbindlich für beide Seiten) zwischen den beiden Parteien geschlossen. In erster Linie ist der Veranstalter dafür verantwortlich, dass die Hilfsorganisation die vereinbarte Vergütung erhält (insbesondere Material-, Fahrzeug- und ggf. Verpflegungs- und Mietkosten).

Die Hilfsorganisation ihrerseits ist für die vertragsgemäße Durchführung des Sanitätsdienstes mit allen vereinbarten Leistungsmerkmalen verantwortlich.

- Der Veranstalter ist bei Änderungen der dem Vertrag zugrunde liegenden Ausgangslage unverzüglich zu informieren. Die verantwortliche sanitätsdienstliche Führungskraft hat der Gefahrenlage angepasste (Präventiv-) Maßnahmen vorzuschlagen und – auch um ein persönliches Haftungsrisiko auszuschließen – die Absprache mit dem Veranstalter sowie Lagebesprechungen mit Führungskräften und Helfern chronologisch zu dokumentieren (z.B. im Einsatztagebuch).
- Die verantwortlich eingesetzte Führungskraft ist für die Umsetzung des Einsatzauftrags gem. Einsatzbefehl verantwortlich und allen unterstellten Einsatzkräften gegenüber weisungsbefugt. Sie hat insbesondere eine Fürsorgepflicht hinsichtlich der eingesetzten Kräfte (z.B. Einschreiten bei Überforderung, psychischer Belastung) und eine Überwachungsverantwortung bezüglich erteilter Aufträge (Kontrollpflicht). Die Nutzung privater Ausstattung durch die Helfer sollte bereits im Einsatzbefehl – denn im Falle einer Nutzung ist die Organisation bzw. die Führungskraft (mit-)verantwortlich – untersagt werden.

Jeder Helfer ist verpflichtet, den erhaltenen Einsatzbefehl bzw. Einsatzauftrag umzusetzen und zum festgelegten Dienstbeginn pünktlich mit vollständiger und sauberer persönlicher Schutzausrüstung zum Dienst zu erscheinen. Auf Nachfrage ist die Qualifikation – sowie die ggf. erforderliche Fortbildung – nachzuweisen (z.B. Eintrag im Dienstbuch). Eine umfassende Kenntnis aller Fahrzeuge und Materialien ist – je nach Einteilung und Aufgabe – unabdingbar. Bei Unsicherheiten oder Fragen ist die zuständige Führungskraft sofort zu informieren („Melden macht frei und belastet den Vorgesetzten"). Dies gilt auch für besondere Vorkommnisse (z.B. aggressive Besucher, Beleidigung, Materialdefekt) oder Beobachtungen (z.B. Auftreten besonderer Gefahrenpunkte, Wetteränderungen) im Einsatz sowie eigene Krankheit oder Verletzung.

Ein kollegiales, teamorientiertes Verhalten gegenüber Kollegen und Dritten sowie patientenorientierte Kommunikation und Versorgung muss für jeden im Sanitätsdienst Tätigen selbstverständlich sein. Dazu gehört auch die – aus rechtlicher Sicht bedeutsame – Beachtung der Unfallverhütungsvorschriften, der Arbeitsschutzbestimmungen sowie der Hygienerichtlinien, insbesondere die persönliche Hygiene betreffend.

1.6 Versicherungsschutz

Das gesamte Personal im Sanitäts- oder Rettungsdienst genießt während seiner gesamten Dienstzeit (schriftlicher Nachweis anhand Anwesenheitsliste und Dienstplan) sowie auf dem (direkten) Hin- und Rückweg zur Dienstelle einen umfassenden Schutz der gesetzlichen Unfallversicherung. Jeder Helfer bei Unglücksfällen (Ersthelfer) fällt ebenfalls unter diesen Anwendungsbereich (analog zu sanitätsdienstlichem Personal ist dies die Unfallkasse des Bundes).

Die gesetzliche Unfallversicherung ist Bestandteil der Sozialversicherung (Sozialgesetzbuch VII). Der zuständige Unfallversicherungsträger ergibt sich im Rettungsdienst aus der zuständigen Berufsgenossenschaft (Berufsgenossenschaft für Gesundheitsdienst und Wohlfahrtspflege).

Anspruch auf eine Leistung der gesetzlichen Unfallversicherung hat jeder Versicherte, der seine Arbeit laut einschlägiger Dienst- und Unfallverhütungsvorschriften durchgeführt, seine vollständige Schutzkleidung getragen und nicht unverantwortlich aus hohem Risiko gehandelt hat.

Bei allen Unfällen ist eine umfassende Dokumentation (Verbandbuch, Unfallanzeige) zwingend erforderlich und der zuständige Unfallversicherungsträger bei ärztlicher Versorgung anzugeben.

Die gesetzliche Unfallversicherung sorgt bei Arbeitsunfällen, Berufskrankheiten und arbeitsbedingten Gesundheitsgefahren nach Eintritt von Unfällen oder Erkrankungen durch umfassende therapeutische und Rehabilitationsmaßnahmen dafür, dass der geschädigte Helfer schnellstmöglich wieder über eine einwandfreie Gesundheit und uneingeschränkte Leistungsfähigkeit verfügt.

Leistungen, die der Helfer zu erwarten hat, sind von medizinischer und berufsfördernder Natur. Dies können Rehabilitationsmaßnahmen, Lohnersatzzahlungen, Entschädigungsleistungen und Renten jeglicher Art sein.

1.7 Krankenhauswesen und Gesundheitssystem

Die definitive Versorgung von Patienten wird im Krankenhaus vorgenommen.

Träger von Krankenhäusern können Kommunen, Hilfsorganisationen, Kirchen, Stiftungen, Berufsgenossenschaften oder andere Einrichtungen sein.

Die Leitung eines Krankenhauses bilden die Pflegedienstleitung (PDL), der Ärztliche Direktor sowie der Verwaltungsdirektor.

Es gibt Krankenhäuser der Grund- (internistische und chirurgische Klinik), Regel- (zusätzlich zur Grundversorgung mit Fachabteilungen sowie einer intensivmedizinischen und operativen Versorgung), Schwerpunkt- (Versorgungsschwerpunkt, z.B. Unfallkrankenhaus) und Maximalversorgung (umfassende Versorgung durch alle Fachdisziplinen, z.B. Universitätsklinikum). In den jeweiligen Kliniken werden die Abteilungen durch einen Chefarzt, dem Oberärzte und Assistenzärzte zugeordnet sind, geführt.

Die ersten Vorläufer der Krankenhäuser, die sogenannten Hospitäler, wurden im frühen 13. Jahrhundert errichtet. Diese Hospitäler wurden von Bischöfen oder Klöstern gegründet. Die Betreuung fand meist in psychologischer und pflegerischer Hinsicht statt, da die medizinische Ausbildung noch nicht in der Lage war, Leiden zu lindern oder gar zu heilen. Finanziert wurden die damaligen Hospitäler von der Kirche, durch die Gemeinden oder Spenden. Durch die Säkularisation im Jahre 1803 wurde den Gemeinden die Verantwortung für die Hospitäler übertragen. Im Jahre 1710 wurde als eine der ersten Universitätskliniken die Charité in Berlin gegründet. Durch große Fortschritte in der Medizin im 19. Jahrhundert erlebte das Krankenhauswesen einen ungeahnten Fortschritt. Die große Bedeutung der Krankenhäuser für den Bürger und dessen medizinische Versorgung wurde auch dem Staat bewusst. So führte dieser 1883 den Vorläufer der heutigen gesetzlichen Krankenversicherung ein. Durch die Krankenversicherung der Bürger eröffnete sich den Krankenhäusern ein völlig neuer Finanzierungsaspekt, der in der heutigen Zeit zu einer tragenden Säule im Finanzierungssystem wurde. Mit der umfassenden medizinischen Versorgung der Patienten bildet das Krankenhaus einen festen Bestandteil des Gesundheitssystems.

Für den Rettungsdienst ist die Voranmeldung des Patienten im Krankenhaus (etwa bei vital instabilen Schwerverletzten, um eine schnelle Diagnostik und Therapie initial zu beginnen) – üblicherweise über die Rettungsleitstelle nach Aufnahme- und Bettenkapazität – die erste wichtige Schnittstelle zu diesem letzten Glied der medizinischen Versorgungskette. Jedes Krankenhaus ist grundsätzlich – selbst bei vorheriger Abmeldung – aufnahmepflichtig und muss durch den diensthabenden Arzt die erste ärztliche Hilfe sicherstellen. In der Notaufnahme stehen die Übergabe des Patienten – grundsätzlich wird jeder Patient an einen Arzt übergeben – sowie die Weitergabe der Transportdokumentation (Protokoll mit Transportschein) und des Patienteneigentums im Vordergrund. Der durch den Arzt unterschriebene Transportschein dient der späteren Abrechnung mit dem Kostenträger (Krankenkasse).

Die Struktur des Gesundheitssystems auf Bundesebene kann man sich als ein Fünf-Säulen-Modell vorstellen. Das Dach dieses Modells stellt das Bundesministerium für Gesundheit mit seinem Bundesminister und seinen Staatssekretären dar. Die Säulen des Gesundheitssystems bilden folgende Elemente:

- Verwaltung
- gesetzliche Krankenversicherung
- Gesundheitsvorsorge
- gesundheitlicher Verbraucherschutz
- Grundsatzabteilung

Das Gesundheitssystem der Bundesrepublik Deutschland legt unter anderem fest, dass jeder Bundesbürger über eine gesetzliche Krankenversicherung verfügen muss. Außerdem wird eine Gesundheitsvorsorge empfohlen. Diese beinhaltet regelmäßige Besuche beim Hausarzt und Fachärzten wie beispielsweise Urologen, Gynäkologen, Zahnärzten, Augenärzten, um eine Verschlechterung bestehender Krankheiten frühzeitig zu erkennen und neu auftretende Krankheiten schnellstmöglich behandeln zu können.

Da es in der heutigen Zeit eine Vielzahl von Krankenkassen, Versicherungsmöglichkeiten und Zusatzversicherungen gibt, bietet das Bundesministerium für Gesundheit einen gesundheitlichen Verbraucherschutz an, um den Bürger aufzuklären, welche Versicherungen und Zusatzleistungen geeignet sind.

Das Gesundheitssystem muss eine Vielzahl von Aufgaben übernehmen, von denen einige beim Bund bleiben, andere auf die Länder verteilt werden.

Der Bund nimmt folgende Aufgaben wahr:

- Prüfung und Zulassung von Impfstoffen, Medikamenten und Medizinprodukten über verschiedene Institute (→ z.B. Bundesinstitut für Arzneimittel und Medizinprodukte)
- gesundheitliche Aufklärung der Bevölkerung zusammen mit unterstellten Instituten (→ z.B. Robert-Koch-Institut)

Aufgaben, die an die Länder weitergeben wurden:

- Krankhauswesen (→ bundeslandspezifisches Krankenhausgesetz)
- Koordinierung des Rettungswesens (→ bundeslandspezifisches Rettungsgesetz)
- generelle Gesundheitsüberwachung (→ durch das Gesundheitsamt des Kreises/der kreisfreien Stadt sowie das Landesgesundheitsamt)

Das Gesundheitssystem befindet sich analog zu medizinischen Versorgungsstandards in einem ständigen, von verschiedenen Einflüssen (z.B. Beitragsaufkommen der gesetzlich Krankenversicherten, Ärztemangel, minimalinvasive Diagnostik- und Therapieverfahren) zunehmend beschleunigten Wandel. Daher ist es wichtig, dass der Bürger stets von den Institutionen des Gesundheitswesens aufgeklärt und optimal versorgt wird.

KAPITEL

2 Medizinische Grundlagen

Christoph Andres, Michael Lopalewski,
Robin C. Fritzemeier, Marc Scheffer

2.1 Einführung

Gewisse Vorgänge im Körper bzw. in der Medizin werden besser verstanden und durchschaut, wenn sie auf einer guten Grundlage fundamentiert sind. Hierfür muss man aber den Blick auf andere Naturwissenschaften, z.B. Biologie, Physik und Chemie/Biochemie, aber auch in das umfassende Gebiet der Anatomie wagen. Mit Hilfe dieses Fundamentes ist eine eindeutige Dokumentation und Konversation möglich.

2.2 Grundlagen der Biologie und Histologie

2.2.1 Aufbau und Funktionen der Zelle

Die *Zellen* sind die kleinsten selbstständig lebensfähigen Bau- und Funktionseinheiten des Organismus. Sie können verschiedene Stoffe aufnehmen, umbauen und ausscheiden, mit anderen Worten, sie nehmen am Stoffwechsel des Organismus teil.

MERKE

Zellverbände stellen ein Gewebe dar; mehrere Gewebe zusammen ergeben ein Organ.

Die Bauart von Zellen kann verschieden sein und hängt mit ihrer Funktion zusammen. Eine Nervenzelle ist anders aufgebaut als eine Muskelzelle, die Grundlagen sind aber identisch.

Der Mensch gehört zu den Vielzellern und besitzt ca. 30–60 Billionen Zellen, die unterschiedlich groß sind (eine durchschnittliche Zelle ist ca. $\frac{1}{1000}$ mm lang, eine Nervenzelle bis zu 1 m!!!).

Die Zellen haben folgende Funktionen:

Aufnahme und Abgabe von Reizen

Die Zelle muss auf Reize z.B. von den Hormonen oder vom Nervensystem reagieren können, um ihre Aufgabe zu erfüllen.

Ernährung/Stoffwechsel

Da die Zelle für ihre regelrechte Funktion Energie benötigt, ist sie in der Lage, Nährstoffe aufzunehmen und Stoffwechselprodukte abzugeben.

Zu den wichtigsten Bausteinen der Nahrung gehören:

- Kohlenhydrate (kurzzeitige Energieversorgung)
- Fette (langzeitige Energieversorgung)
- Proteine (Aufbau von körpereigenen Eiweißen)

Beweglichkeit

- Geißel zur Fortbewegung (Samenzellen)
- amöboide Beweglichkeit (z.B. Granulozyten)
- Flimmerbewegung (z.B. Atemwege und Eileiter)

Regeneration

Zugrunde gegangene Zellen werden ständig erneuert und ersetzt (ausgenommen Nerven- und Knorpelzellen, Herz- und Skelettmuskelfasern).

Vermehrung

- **Zellteilung (Mitose).** In den Körperzellen laufen regelmäßig Zellteilungsvorgänge ab. Dieser Vorgang ist in verschiedene Phasen unterteilt. Am Ende entstehen aus einer Mutterzelle durch Teilung zwei identische Tochterzellen.
- **Meiose (Verminderung).** Bei der Reifung von Geschlechtszellen muss der diploide Chromosomensatz (2 × 23 Chromosomen) zu einem haploiden Chromosomensatz (1 × 23 Chromosomen) halbiert werden. Bei der Meiose finden im Gegensatz zur mitotischen Teilung zwei Zellteilungen statt und es entstehen vier Tochterzellen (statt zwei wie bei der Mitose).

Vererbung

Kinder gleichen oft im Erscheinungsbild ihren Eltern oder Verwandten, weil das Erbgut über die Keimzellen an die nächste Generation weitergeben wird. Somit werden die Eigenschaften der Eltern (z.B. Haarfarbe, Augenfarbe, Körperbau) an die Kinder vererbt.

Wachstum

Um wachsen zu können, bildet die Zelle Strukureiweiße.

Sekretion

Bestimmte Zellen haben die Aufgabe, Schleim, Hormone oder Fermente zu produzieren und abzusondern.

Phagozytose

Einige Zellen, z.B. Granulozyten, besitzen die Fähigkeit, Fremdkörper und Bakterien zu „fressen“.

2.2.2 Zellaufbau

➤ Abb. 2.1

Zellmembran

- Sie grenzt die Zelle von der Umgebung ab und umgibt das Zytoplasma.
- Viele Funktionen, z.B. Stoffwechsel oder Reizaufnahme, finden an oder in der Membran (semipermeabel/halbdurchlässig) statt.

Zytoplasma

Das Zytoplasma besteht zu ca. 75% aus Wasser und zu 25% aus anderen Stoffen,

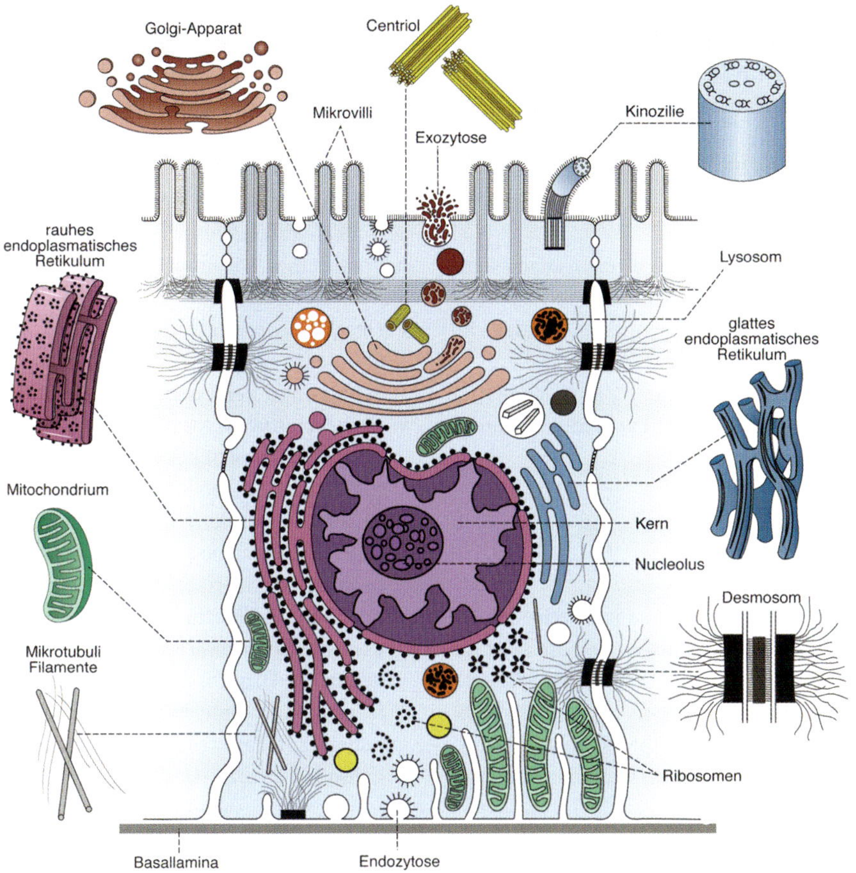

Abb. 2.1 Zelle und Zellorganellen [S005]

wie Proteinen, Kohlenhydraten, Salzen und fettähnlichen Stoffen.

Zellkern (Nukleus)

Alle menschlichen Zellen (mit Ausnahme der Erythrozyten/roten Blutkörperchen) besitzen einen Zellkern, der das genetische Material enthält. Die Erbsubstanz ist in spiralig gewundenen Leiterstrukturen aus DNA gespeichert. Diese Leiterstrukturen liegen in Form von 46 Chromosomen (23 Chromosomenpaare) vor.

Endoplasmatisches Retikulum (ER)

Der Innenraum des ER nimmt etwa 10% des gesamten Zellvolumens in Anspruch. Wir unterscheiden zwei Typen von ER:

- Das raue ER ist mit Ribosomen besetzt (Funktion: Proteinsynthese).
- Das glatte ER besitzt keine Ribosomen (Funktion: Lipidsynthese).

Golgi-Apparat

- Der Golgi-Apparat ist ein Kanalsystem, in dem Proteine vom ER modifiziert und dabei entstehende Sekrete nach außen transportiert werden.
- Er ist besonders ausgeprägt in Zellen mit sekretorischer Funktion, z.B. hormonbildende Zellen.

Zentriolen

- Die Zentriolen liegen paarweise in Kernnähe, sie stabilisieren die Zelle und bilden bei der Zellteilung den Spindelapparat aus.
- Zellen, die sich nicht teilen (z.B. Nervenzellen), besitzen keine Zentriolen.

Ribosomen

Die Ribosomen bestehen zu 40% aus RNA (Ribonukleinsäure) und zu 60% aus Eiweißen (Proteinen). Sie sind für die Proteinbiosynthese zuständig.

2.2.3 Die Gewebe

Zellen, welche die gleiche Arbeit verrichten, also dieselbe Funktion haben, bilden sogenannte Zellverbände, die *Gewebe*. So bestehen z.B. Drüsen aus einer Vielzahl von Zellen, die sich auf die Bildung von Sekreten spezialisiert haben.

Je nach Bau und Funktion unterscheidet man mehrere Gewebearten.

Epithelgewebe

Das Epithelgewebe bildet einen geschlossenen Zellverband ohne geformte Interzellulärsubstanz. Wir unterscheiden zwei Arten von Epithelgewebe:

- *Oberflächenepithel* kleidet innere und äußere Oberflächen aus und hat eine Schutz- und Reizvermittlungsfunktion.
- *Drüsenepithel* ist spezialisiert auf die Produktion von Sekreten. Die endokrinen Drüsen stellen Stoffe (z.B. Hormone) her, die direkt in die Blutbahn abgegeben werden. Die exokrinen Drüsen produzieren Sekrete, die an eine innere oder äußere Oberfläche abgegeben werden (z.B. Schweißdrüsen). Es gibt auch gemischte Drüsen, die sowohl eine exokrine als auch eine endokrine Funktion haben (z.B. Pankreas/Bauchspeicheldrüse).

Muskelgewebe

Muskelgewebe wird aufgrund der unterschiedlichen Zellformen in glatte, quer gestreifte und die Sonderform der Herzmuskulatur eingeteilt.

Quer gestreifte Muskeln findet man in der Skelettmuskulatur (z.B. Arm- oder Beinmuskulatur). Sie werden willkürlich gesteuert und ermüden relativ schnell.

Glatte Muskelfasern befinden sich in den Wänden von Gefäßen oder Magen-Darm-Organen, arbeiten unwillkürlich und können ihren Tonus (Spannung) aufrechterhalten, ohne dabei zu ermüden.

Der Herzmuskel als eine besondere Form weist zwar quer gestreifte Muskelfasern auf, arbeitet jedoch unwillkürlich und ermüdet nicht so leicht wie die „normale" quer gestreifte Muskulatur.

Die Herzmuskelzellen sind hoch spezialisiert und können sich nicht mehr teilen. Nach einem Herzinfarkt werden die durch Sauerstoffmangel abgestorbenen Zellen durch minderwertiges Bindegewebe ersetzt.

Binde- und Stützgewebe

Das Binde- und Stützgewebe hat sowohl eine stützende als auch eine Stoffwechselfunktion. Zum Bindegewebe gehören:

- das lockere Bindegewebe (Unterhaut, Beckenboden),
- das straffe Bindegewebe (Lederhaut, Sehnen, Bänder, Knochenmark),
- das Fettgewebe. Wir unterscheiden ein Speicherfett, das als Kaloriendepot und Schutz vor Wärmeverlust dient, sowie ein Baufett, das sich z.B. in Fußsohlen, Handtellern und im Gesäß befindet. An diesen Stellen sorgt es für die Polsterung und Formgebung.

Zum Stützgewebe gehören das Knorpel- (Rippenknorpel, Bandscheiben, Gelenkknorpel, Trachea/Luftröhre) und das Knochengewebe (alle Knochen).

Das Knochengewebe kann sich (z.B. nach einem Bruch) sehr gut regenerieren, lediglich ein zerstörter hyaliner Knorpel kann nicht mehr aufgebaut werden.

Nervengewebe

Das Nervengewebe besteht aus einzelnen *Nervenzellen* (Neuronen) und speziellen *Hüll- und Stützzellen* (Gliazellen). Die Neuronen befinden sich im Rückenmark und im Gehirn und besitzen einen langen (Neurit oder Axon = sendender Fortsatz) und viele kurze Fortsätze (Dendrite = empfangender Fortsatz). Über letztere Fortsätze kann ein Neuron Erregungen empfangen und über die Neurite z.B. an die Muskulatur weiterleiten.

Die Nervenzellen sind, ähnlich wie die Herzmuskelzellen, hoch spezialisiert, können sich nicht regenerieren und werden beim Absterben durch Bindegewebe ersetzt.

2.3 Grundlagen der Chemie

Die Naturwissenschaft Chemie befasst sich im Allgemeinen mit den Eigenschaften der Elemente und Verbindungen sowie mit den möglichen Umwandlungen eines Stoffes in einen anderen Stoff (Reaktionen).

Alle Stoffe, alle Materialien auf dieser Welt bestehen aus relativ wenigen Grundbausteinen, den chemischen Elementen. Es handelt sich hierbei um eine Anzahl von etwa 80 bis 100 der bekannten Elemente. So bestimmt zum Beispiel lediglich die Konfiguration der Kohlenstoff-Atome, ob es sich um Graphit oder um einen Diamanten handelt.

Neue Erkenntnisse in der Chemie sind häufig die unabdingbare Voraussetzung für neue Erkenntnisse in z.B. der Biologie und der Pharmakologie. Für die Medizin ist die Chemie bei der Suche nach neuen Medikamenten und bei der Herstellung von Arzneimitteln unentbehrlich.

2.3.1 Atome, Moleküle, Elektrolyte, Infusion

Atome sind die kleinsten chemischen Bausteine der Materie. Sie sind mit chemischen Mitteln nicht weiter teilbar, mit bloßem Auge nicht sichtbar und weisen eine neutrale Gesamtladung auf. Aufgrund ihrer geringen Größe wurden in der Vergangenheit verschiedene Atommodelle (➤ Abb. 2.2) entwickelt. Atome sind am ehesten kugelförmig. In ihrem Zentrum findet sich der Atomkern, der Protonen enthält und Neutronen enthalten kann. Die Elektronen befinden sich gleichmäßig verteilt in „Hüllen" oder „Schalen" um den Kern herum.

Verbinden sich mindestens zwei Atome kovalent miteinander, entsteht ein Molekül (➤ Abb. 2.3). Moleküle können aus demselben Element bestehen (z.B. Sauerstoff: O_2), aber auch aus unterschiedlichen Elementen, z.B. Nichtmetall und Nichtmetall oder Nichtmetall und Halbmetall. Somit wird das Ergebnis einer chemischen Reaktion, im Sinne einer Bindung, als *Molekül* bezeichnet.

Als Infusion bezeichnet man die Zufuhr von größeren Flüssigkeitsmengen meist intravenös, intraossär, intraarteriell, selten auch rektal oder subkutan. Häufig werden in der Notfallmedizin sog. Vollelektrolytlösungen appliziert (➤ Kap. 3.7.2), das sind Lösungen aus Aqua ad injectionem (steriles Wasser zur medizinischen Verwendung) und zusätzlichen Elektrolyten. Als *Elektrolyt* wird eine Substanz bezeichnet, die in wässriger Lösung (oder in geschmolzener Form) der sog. „elektrolytischen Dissoziation" unterliegt, d.h. zum Teil in positiv und in negativ geladene Bestandteile (Ionen) zerfällt.

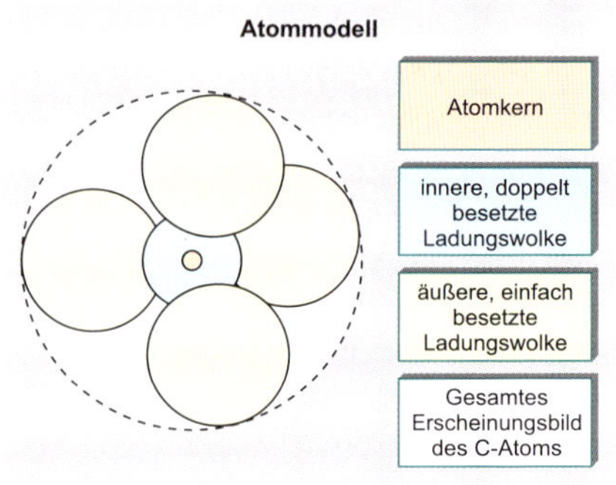

Abb. 2.2 Atommodell [O492]

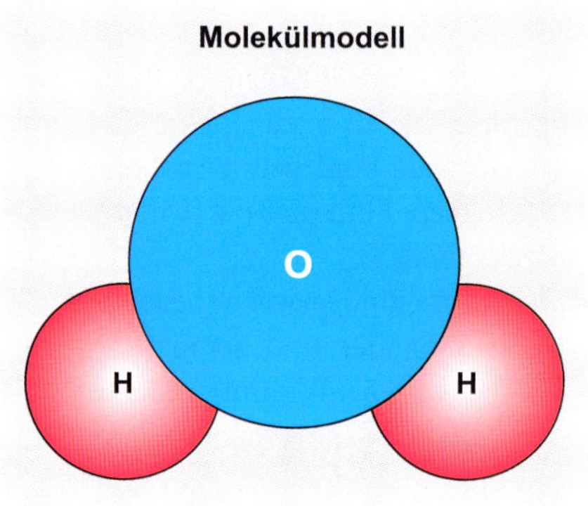

Abb. 2.3 Molekülmodell [O492]

Beispiel:
$NaCl \rightarrow Na^+ + Cl^-$
Kochsalz → Natrium-Ionen + Chlorid-Ionen

2.3.2 Diffusion/Osmose

Alle Teilchen befinden sich in ständiger, regelloser Bewegung. In Gasen ist die „Bewegungsfreiheit" größer als in Flüssigkeiten und in Flüssigkeiten größer als im festen Zustand. Je höher die Temperatur ist, umso intensiver ist die Bewegung (Brown-Molekularbewegung).

Die in einer Flüssigkeit gelösten Teilchen, die Flüssigkeitsteilchen selbst sowie Gasmoleküle streben in einem abgeschlossenen Raum aufgrund ihrer Eigenbewegung eine gleichmäßige Verteilung an. Sobald diese Verteilung erreicht ist, bleibt diese trotz der Molekularbewegung erhalten. Diesen Konzentrationsausgleich bezeichnet man als *Diffusion* (➤ Abb. 2.4).

Werden zwei Räume durch eine sog. semipermeable Membran (diese Membran ist für die Teilchen des Lösungsmittels, nicht aber für die Teilchen eines gelösten Stoffes durchgängig) voneinander getrennt und enthalten sie unterschiedliche Konzentrationen eines gelösten Stoffes, so wird auch hier der Konzentrationsausgleich angestrebt. Bedingt durch diese besondere Membran findet nun eine einseitig gerichtete Diffusion statt, denn nur die Teilchen des Lösungsmittels und nicht die Teilchen des gelösten Stoffes können durch die Membran diffundieren. Statisch gesehen kommt es so zu einem Niveauunterschied in den beiden Kammern. Diesen Diffusionsvorgang durch eine semipermeable Membran nennt man *Osmose* (➤ Abb. 2.5). Er folgt immer dem sog. Konzentrationsgradienten mit dem Ziel, den Konzentrationsunterschied auszugleichen.

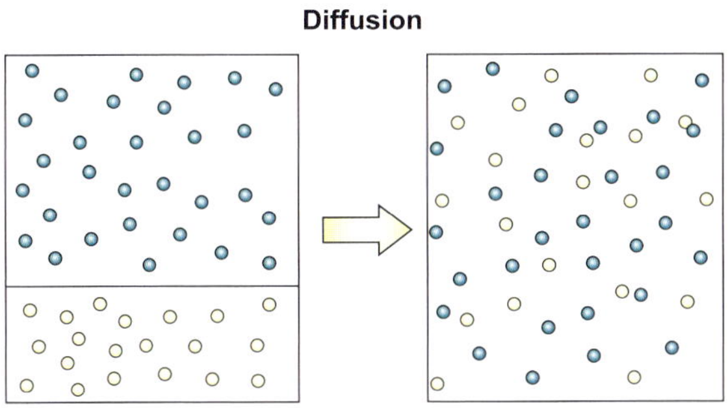

Abb. 2.4 Diffusion [O492]

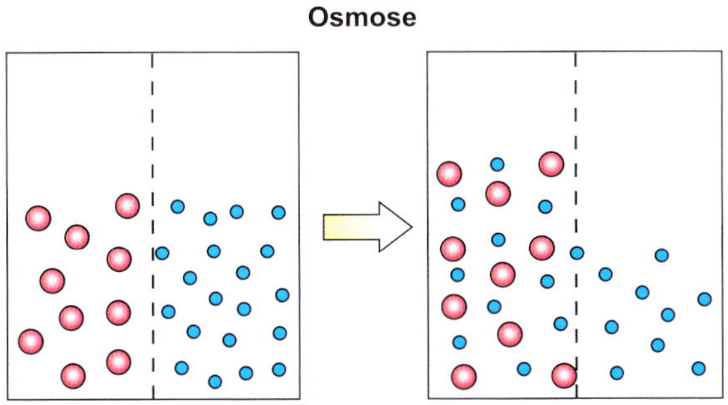

Abb. 2.5 Osmose [O492]

2

2.4 Anatomie und Physiologie

2.4.1 Der Stütz- und Bewegungsapparat

Der menschliche Körper besteht aus über 200 *Knochen*. Je nach Alter und Geschlecht kann die genaue Zahl variieren. Die Knochen- und Knorpelstrukturen sind es, die dem Körper erst Gestalt und Stabilität verleihen, anderenfalls würde unsere Körpermasse von der Erdanziehungskraft zu Boden gedrückt und wir hätten ein amöbenähnliches Aussehen.

Knochenverbindungen sind häufig in Form von *Gelenken* beweglich gestaltet. Diese werden dann über den aktiven Bewegungsapparat – die Muskeln und in deren Verlängerung die Sehnen – bewegt. Die Gelenke werden zur Verstärkung von Bändern umgeben, die auch die Beweglichkeit zusammen mit der jeweiligen Gelenkart beschränken.

Typische Gelenkarten (➢ Abb. 2.6) sind Scharniergelenke (z.B. Fingergelenke), Kugelgelenke (z.B. Schulter- oder Hüftgelenk) oder Eigelenke (z.B. Handgelenk).

Die Gelenkflächen, d.h. die Stellen, an denen Gelenkkopf und Gelenkpfanne aufeinander treffen, sind stets mit einer Schutzschicht aus Knorpel ausgestattet (➢ Abb. 2.7). Für zusätzliche reibungslose Bewegung sorgt die Gelenkschmiere, eine gelartige Flüssigkeit, im Gelenkspalt.

Die Gelenkkapsel wird aus Bändern gebildet.

Die *Knochen* selbst sind lebendes Gewebe und weisen einen vielschichtigen Aufbau auf. Eine besondere Rolle spielen die Knochenbälkchen im Innern, die sich je nach auftretender Belastung ausrichten und stets für eine optimale Kraftverteilung bei gleichzeitig geringem Eigengewicht sorgen. In der hohlen Knochenmitte befindet sich bei Röhrenknochen das Knochenmark. Rotes Knochenmark enthält blutbildende Zellen, gelbes Knochenmark besteht aus Fettgewebe. Im Laufe des Lebens wird rotes Knochenmark vermehrt zum gelben Knochenmark umgewandelt. Nach außen hin wird der Knochen umgeben von einer Knochenhaut, die gut durchblutet und äußerst schmerzsensibel ist.

Muskeln

Im Gegensatz zum passiven Stützapparat aus Knochen- und Knorpelstrukturen besteht der aktive Bewegungsapparat aus Muskeln, die durch das willkürliche (also das bewusst gesteuerte) Nervensystem innerviert sind und gezielte Bewegungen ausführen können. Anders als die glatte Eingeweidemuskulatur, die unwillkürlich und kontinuierlich arbeitet (Magen-Darm-Trakt), und die Herzmuskulatur kann die Skelettmuskulatur viel Kraft aufbringen und schnelle Bewegungen vollführen, braucht allerdings auch Regenerierungsphasen.

Die Muskulatur selbst besteht aus feinen *Muskelfasern* mit einem mehrschichtigen Aufbau, an dessen Ende feine Proteinstrukturen stehen, die gegeneinander verschiebbar sind und – ähnlich wie bei einer Zahnstange – zur eigentlichen Muskelverkürzung dienen. Durch Nervenimpulse und unter Aufwendung von Stoffwechselenergie wird diese Verkürzung eingeleitet; dabei entsteht als Nebeneffekt Wärme, die

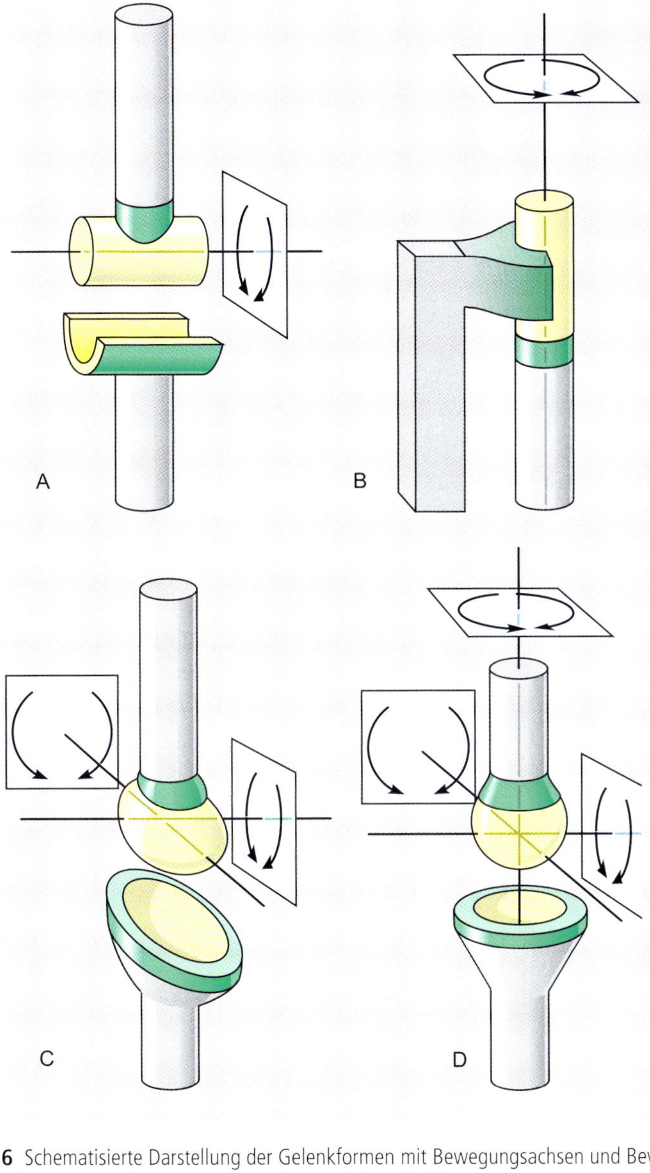

Abb. 2.6 Schematisierte Darstellung der Gelenkformen mit Bewegungsachsen und Bewegungsrichtungen (Pfeile) in den jeweiligen Bewegungsebenen. [L123-R127]
(A) Scharniergelenk
(B) Dreh- oder Radgelenk
(C) Eigelenk
(D) Kugelgelenk

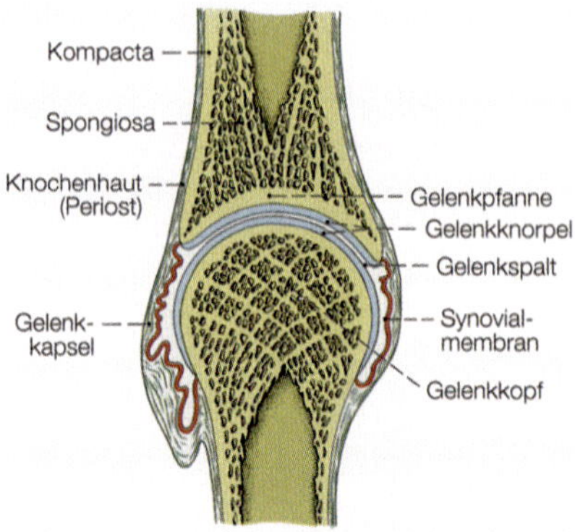

Abb. 2.7 Aufbau eines Gelenks [S005]

über den Körper verteilt wird und zur Temperaturregulation beiträgt.

2.4.2 Nervensystem

Der Begriff „Nervensystem" bezeichnet die Gesamtheit aller Nervenzellen in einem Organismus. Es wird zum Teil als Organsystem bezeichnet, das bei höher entwickelten Lebewesen anzutreffen ist. Die Aufgabe des Nervensystems ist, Informationen über die Umwelt und den Organismus aufzunehmen, zu verarbeiten und (Re-)Aktionen des Organismus zu veranlassen. Das Nervensystem ermöglicht eine der Grundeigenschaften des Lebens: die Reizbarkeit.

Das Nervensystem des Menschen lässt sich grob in zwei Hauptgruppen differenzieren (➤ Abb. 2.8), in das zentrale und das periphere Nervensystem.

Das zentrale Nervensystem

Das zentrale Nervensystem (ZNS) besteht aus dem Teil des Nervensystems in Schädel und Wirbelkanal, umfasst also das Gehirn (➤ Abb. 2.9) und das Rückenmark. Mit seinen in Zentren sowie Kerngebieten organi-

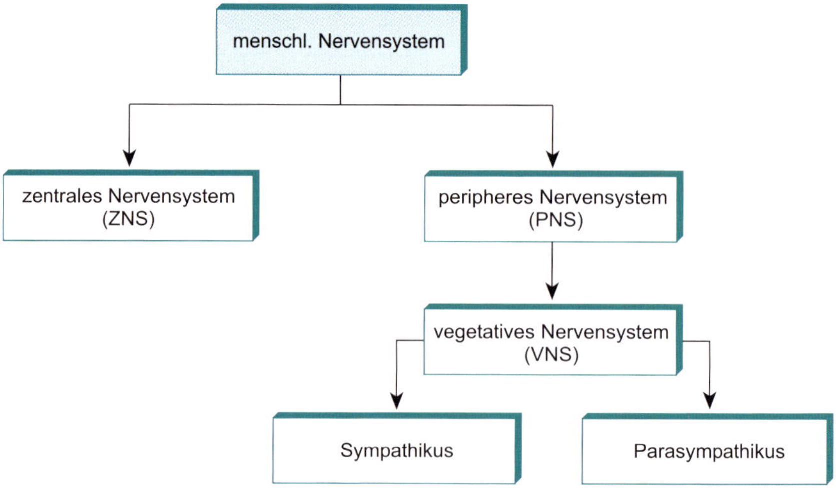

Abb. 2.8 Aufteilung des menschlichen Nervensystems [O492]

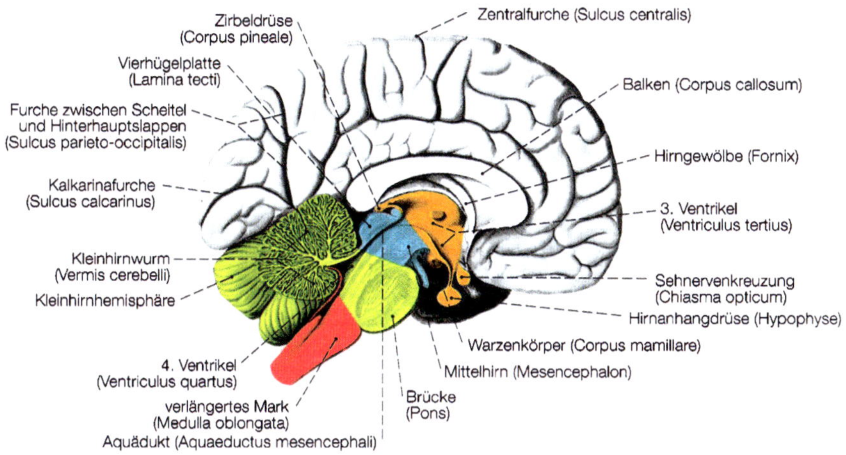

Abb. 2.9 Hirnstrukturen in einem Medianschnitt des Gehirns [S005]

sierten und durch Nervenbahnen miteinander verbundenen Neuronenverbänden stellt es ein kompliziert vernetztes biologisches Informationsverarbeitungssystem dar. Das ZNS besitzt zum einen die Fähigkeit der Aufnahme von Informationen aus Sinnesorganen und Rezeptoren sowie die Weiterleitung von Informationen aus Nervenbahnen. Zum anderen hat es die Fähigkeit zur kurz- und langfristigen Speicherung der Information, im Allgemeinen als *Gedächtnis* bezeichnet. Wichtige Elementartätigkeiten des ZNS sind die bedingten und die unbedingten Reflexe. Durch die Verbindung zu den endokrinen Drüsen stellt das ZNS eine übergeordnete Steuereinheit für die Gesamtheit der endokrinen Organe dar.

Das *Großhirn* ist der Ort des Bewusstseins und der geistigen Leistungen. Hier finden die Aufnahme bzw. Wahrnehmung und die Speicherung von Einflüssen, Informationen o. ä. statt. Das Großhirn stellt das eigentliche Gedächtnis dar. Des Weiteren werden die willkürlichen Bewegungen von hier aus gesteuert.

Das *Kleinhirn* steuert die unwillkürlichen Bewegungen. Handlungsabläufe dieser Bewegungen sind hier gespeichert und können bei Bedarf abgerufen/durchgeführt werden. Auf diese Art übt das Kleinhirn großen Einfluss auf den Einsatz von Muskeln inkl. der Muskelspannung und der eingesetzten Muskelkraft aus. Eine weitere Aufgabe des Kleinhirns ist in Zusammenarbeit mit Sinnesorganen die Orientierung im Raum.

Das *Zwischenhirn* ist Schaltstelle zwischen dem Großhirn und weiteren Strukturen des ZNS, aber auch zwischen dem Großhirn und dem vegetativen Nervensystem. Es enthält u.a. Zentren der Riech-, Seh- und Hörbahn, der Oberflächensensibilität sowie der seelischen/emotionalen Empfindung. Auch die Hirnanhangdrüse (Hypophyse) als übergeordnetes Zentrum der hormonellen Steuerung ist Teil des Zwischenhirns.

Das *verlängerte Rückenmark* (ein Teil des Hirnstamms) enthält spezielle Zentren des vegetativen Nervensystems, z.B. sind

2

hier das Atemzentrum und das Kreislaufzentrum angesiedelt.

Das *Rückenmark* ist der Teil des ZNS, der innerhalb des Wirbelkanals verläuft und über die sog. Spinalnerven die unteren und oberen Extremitäten, den Rumpf und Teile des Halses versorgt. Das Rückenmark ist ebenso wie das Gehirn von Hirnhäuten (von außen nach innen: Dura mater, Arachnoidea und Pia mater) und Nervenwasser (Liquor) umgeben. Gegliedert wird das Rückenmark in fünf Abschnitte:

1. Halsmark (Zervikalmark)
2. Brustmark (Thorakalmark)
3. Lendenmark (Lumbalmark)
4. Kreuzmark (Sakralmark)
5. Schwanzmark (Kokzygealmark)

Diese Gliederung richtet sich nicht nach der Lage der Abschnitte im Wirbelkanal, sondern nach der Austrittstelle des entsprechenden Spinalnervens aus der Wirbelsäule.

Das periphere Nervensystem

Das periphere Nervensystem (PNS) umfasst den Teil des Nervensystems, der außerhalb des Gehirns und Rückenmarks gelegen ist. Es bildet somit die Brücke des ZNS zu allen Körperteilen. Das periphere Nervensystem arbeitet zum Teil unwillkürlich, zum Teil willkürlich, d.h. teils autonom, teils somatisch. Jeder einzelne Nerv des peripheren Nervensystems ist ein Bündel aus sensorischen und motorischen Nervenfasern, meist begleitet von Blutgefäßen und Bindegewebe. Als Hauptnerven gelten 43 Nervenpaare: zwölf sog. Hirnnerven, die den Schädel an der Schädelbasis verlassen, die übrigen 31 Paare, sog. Spinalnerven, treten aus dem Rückenmark aus.

Man unterscheidet folgende Nervenbahnen:

- **afferente** (= heranleitend, auch: empfindungsleitend oder sensibel): Diese Nervenbahnen stellen eine Leitung vom Empfänger (z.B. Sinneszelle) zum weiterverarbeitenden Zentrum (z.B. ZNS) dar.
- **efferente** (= wegführend, auch: bewegungsauslösend, motorisch oder sekretorisch): Diese Nervenbahnen führen Informationen von zentral zu dem ausführenden Zielorgan.

Das vegetative Nervensystem

Das vegetative Nervensystem (VNS; ➤ Abb. 2.10), auch als autonomes Nervensystem bezeichnet, stellt eine autonome funktionelle Einheit dar. Das bedeutet, dass über das VNS biologisch festliegende, automatisch ablaufende Anpassungs- und Regulationsvorgänge im Körper vermittelt werden. Diese Vorgänge können vom Menschen willentlich nicht direkt beeinflusst werden. Über das vegetative Nervensystem werden zur Aufrechterhaltung des inneren Gleichgewichts lebenswichtige Funktionen, z.B. Herzschlag und Atmung, aber auch Verdauung und Stoffwechsel, koordiniert. Andere Organe oder Organsysteme werden ebenfalls vom vegetativen Nervensystem gesteuert (innerviert), z.B. die Sexualorgane, die Schweißdrüsen, das Blutgefäßsystem (somit der Blutdruck) oder die Augenmuskeln (somit die Pupillenreaktion). Das vegetative Nervensystem wird aus anatomischer und funktioneller Sicht in zwei Bestandteile unterteilt:

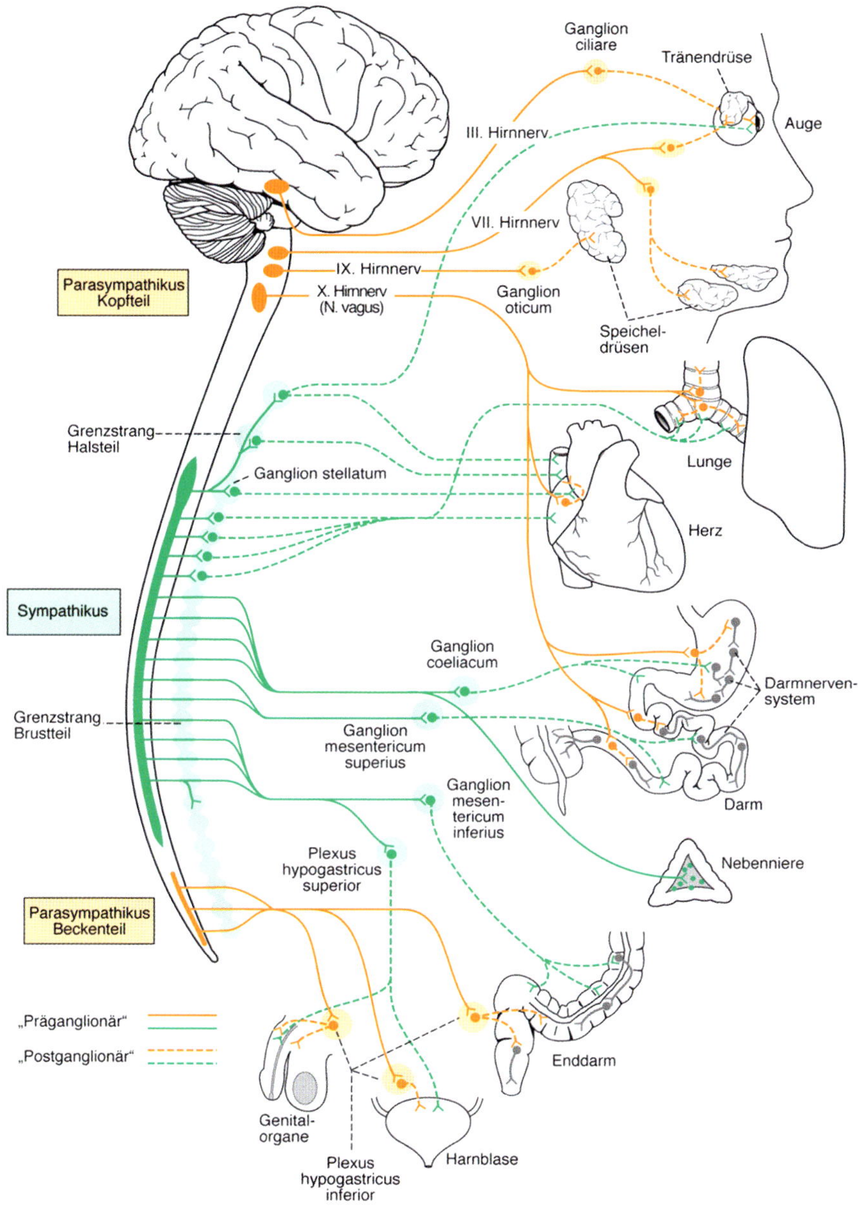

Abb. 2.10 Übersicht der sympathischen und parasympathischen Versorgung der Organe [L123]

2

- Der **Sympathikus** bewirkt insgesamt eine Leistungssteigerung des Organismus. Er versetzt den Körper in hohe Leistungsbereitschaft, bereitet ihn auf Angriff oder Flucht, meist auch umschrieben auf Sport oder andere außergewöhnliche Anstrengungen (Stressreaktion) vor.
- Der **Parasympathikus** wird auch als Ruhenerv bezeichnet, der Hauptvertreter ist der Nervus vagus (10. Hirnnerv). Er dient der Regeneration, dem Stoffwechsel und dem Aufbau körpereigener Reserven und sorgt für Ruhe, Erholung sowie Schonung.

Sowohl der Sympathikus als auch der Parasympathikus sind immer aktiv. Ob sich der Körper in einem sympathischen oder parasympathischen Zustand befindet, hängt von der Aktivitätsintensität ab.

MERKE

Sympathikus – **S**port/**S**tress
Parasympathikus – **P**ause

2.4.3 Atemsystem

Die Atmung reguliert unter anderem die Aufnahme von Sauerstoff und die Abgabe von Kohlendioxid. Das luftleitende System reicht vom Naseneingang bis zum Ende der Bronchiolen (➤ Abb. 2.11). Zum gasaustauschenden System gehört die Gesamtheit aller Lungenbläschen (Alveolen). Der Atemweg führt vom Naseneingang über die Nasenhöhle und den Nasen-Rachen-Raum, Rachen, Kehlkopf mit Kehldeckel, Luftröhre, Bronchien und deren Verzweigungen bis zu den Lungenbläschen.

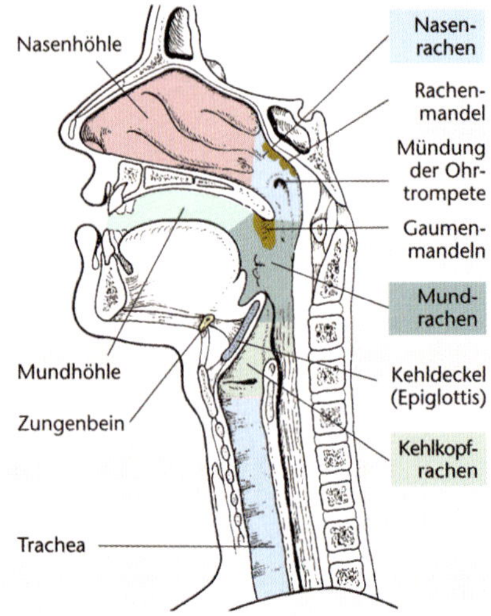

Abb. 2.11 Schnitt durch den Rachen. Man erkennt die drei Abschnitte Nasenrachen, Mundrachen und Kehlkopfrachen. [B159]

Im Naseneingang befindet sich eine Behaarung, die groben Staub aus der Einatemluft fängt. In der *Nasenhöhle* wird die Einatemluft gereinigt, erwärmt und angefeuchtet. Im *mittleren Rachenraum (Pharynx)* kreuzen sich Atem- und Speiseweg. Der *Kehlkopf (Larynx)* befindet sich am Eingang der Luftröhre. Er ist das Sprachorgan des Menschen. Der Kehlkopf wird nach oben durch den beim Atmen offen stehenden Kehldeckel (Epiglottis) abgeschlossen. Beim Schlucken verschließt er die Atemwege. Gelangt trotzdem ein Fremdkörper in die Atemwege, so wird ein Hustenreflex erzeugt. Der Hustenreiz gehört zu den Schutzreflexen. Die Schutzreflexe funktionieren nur bei erhaltenem Bewusstsein. Die *Luftröhre (Trachea)* schließt sich an den Kehlkopf an. Sie besteht aus 16 bis 20 hufeisenförmigen Knorpelspangen und ist mit Schleimhaut ausge-

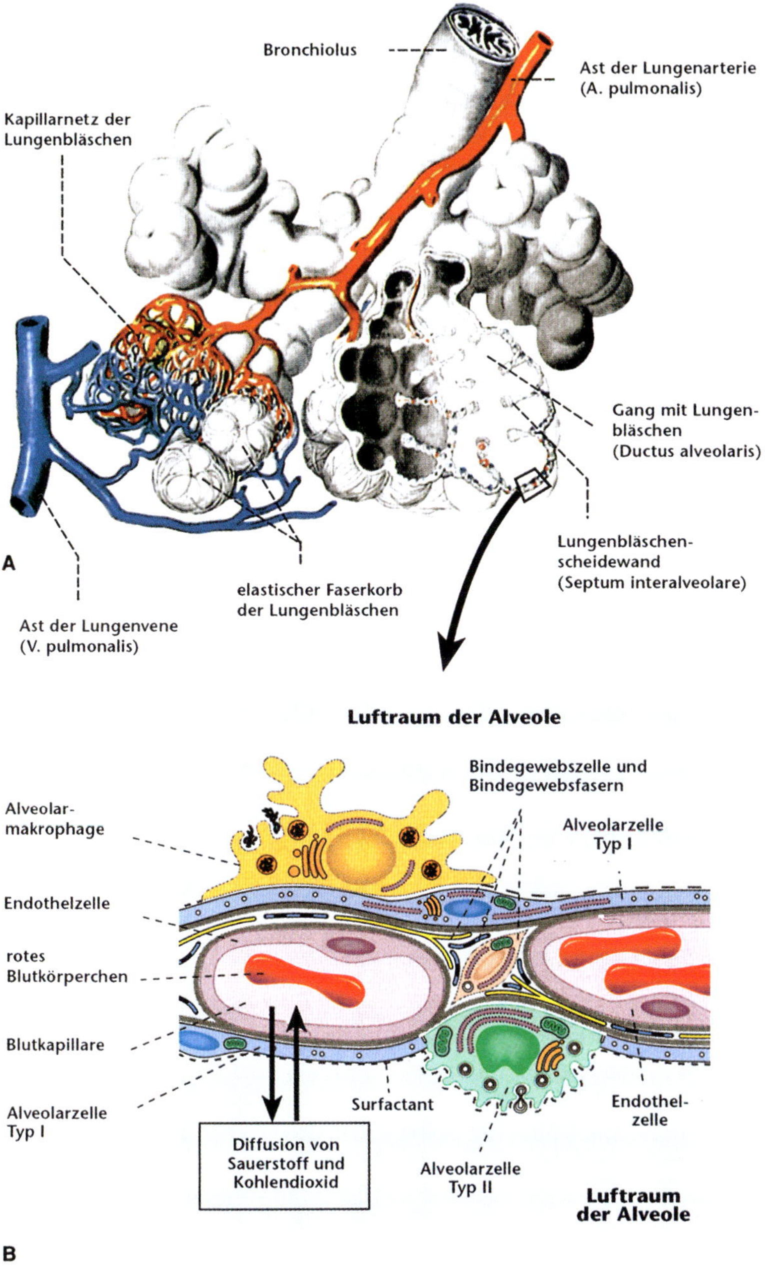

Abb. 2.12 Bau und Funktion der Alveolen [S005]

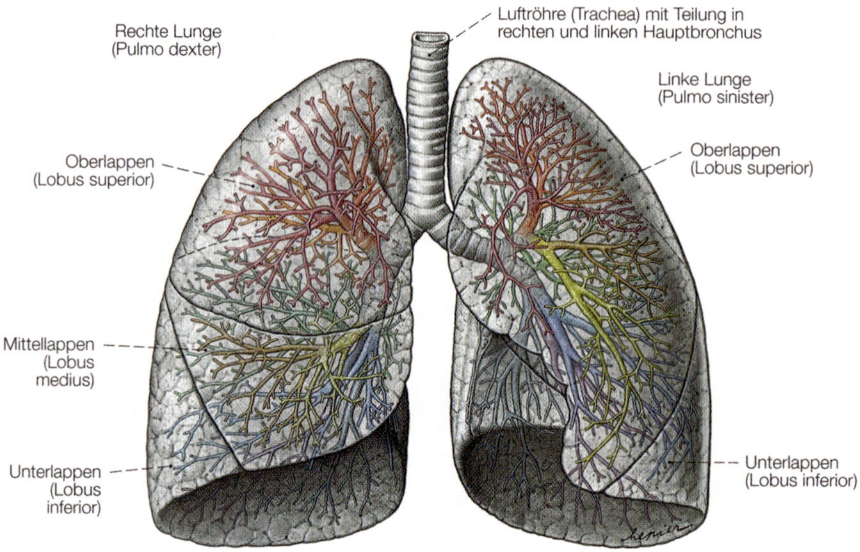

Abb. 2.13 Lungenansicht mit Luftröhre und Bronchialbaum [S005]

kleidet. Die Luftröhre reicht bis zur 4. Rippe in der Mitte des Brustkorbes, wo sie sich in zwei Bronchialäste aufzweigt. Die *Bronchien* führen in das Lungengewebe und verästeln sich dort in feinste Verzweigungen (Bronchiolen). Diese münden in die *Alveolen* (➤ Abb. 2.12). Nur hier findet der Gasaustausch statt. Die Gesamtheit der Lungenbläschen mit den kleinsten Bronchiolen bildet das Lungengewebe (rechte und linke Lunge; ➤ Abb. 2.13).

Der knöcherne *Brustkorb* mit Brustwirbelsäule, Rippen und Brustbein umschließt den Brustraum. Nach unten wird der Brustraum durch das *Zwerchfell* abgeschlossen. Durch Erweiterung des Brustraums (Heben der Rippen, Senken des Zwerchfells) wird die Luft in die Lungen eingezogen (Inspiration), durch Verkleinerung wieder ausgepresst (Exspiration; ➤ Abb. 2.14). Die Ausatmung wird durch die elastischen Fasern des Lungengewebes unterstützt, die sich nach vorheriger Dehnung (Einatmungsphase) wieder zusammenziehen (Vergleich mit einem Blasebalg). Aus der Funktion der Atmung ergeben sich Konsequenzen für die Hilfeleistung, z.B. Lagerung bei Atemnot.

Die **Atemfrequenz**, die Anzahl der Atemzüge pro Minute, beträgt im Ruhezustand:

- beim Erwachsenen ca. 15,
- beim Jugendlichen ca. 20,
- beim Kleinkind ca. 30,
- beim Neugeborenen bzw. Säugling ca. 40.

Das **Atemzugvolumen** (AZV; ➤ Abb. 2.15) ist vom Alter und von der Körpergröße abhängig. Es beträgt im Ruhezustand beim Erwachsenen ca. 500 ml pro Atemzug, d.h. ca. 6–8 Liter pro Minute, bei körperlicher Anstrengung bis zum Mehrfachen dieser Menge.

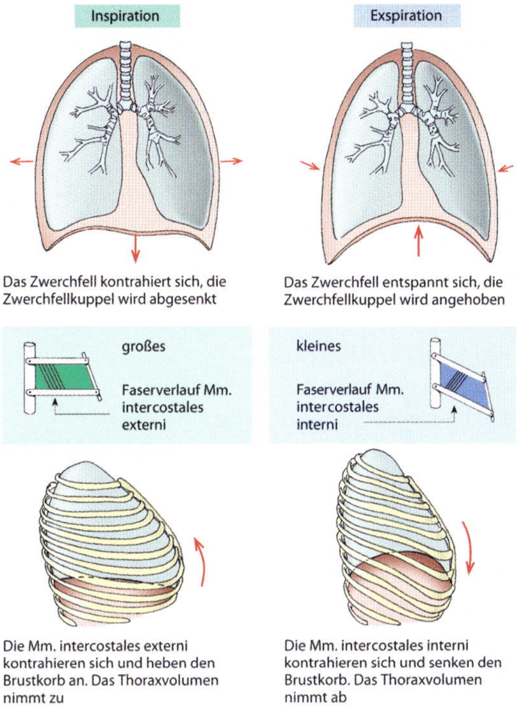

Abb. 2.14 Mechanik der Inspiration und Exspiration. Durch Kontraktion des Zwerchfells und gleichzeitiges Anheben des Brustkorbes vergrößert sich das Thoraxvolumen. Die Lunge wird gedehnt. Durch den entstehenden Sog gelangt frische, sauerstoffreiche Luft in die Lunge. Durch die Ausatmung wird kohlendioxidreiche, sauerstoffarme Luft wieder nach außen abgegeben. [A400-190]

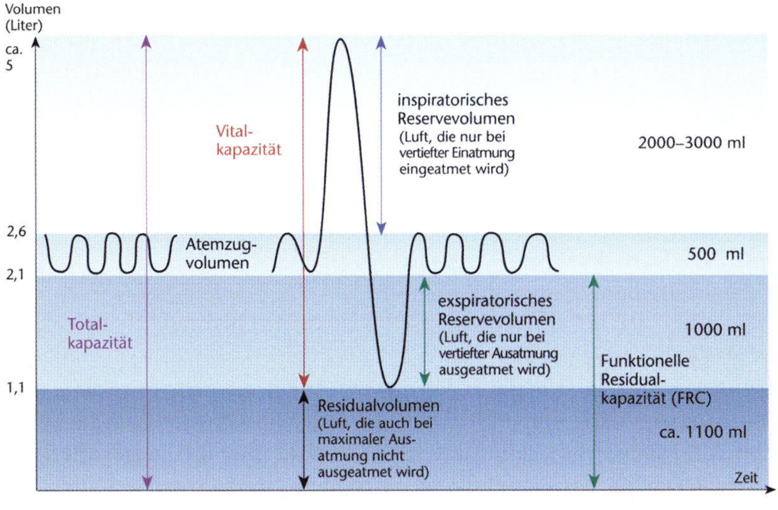

Abb. 2.15 Atemvolumina bei Ruheatmung und bei vertiefter Ein- und Ausatmung [A400-190]

Das **Atemminutenvolumen** (AMV) errechnet sich aus dem Atemzugvolumen × der Atemfrequenz.

2.4.4 Kreislaufsystem

Das Kreislaufsystem des menschlichen Körpers inkl. seiner verschiedenen Blutgefäße teilt sich in zwei große Bereiche (➢ Abb. 2.16):

- den Körperkreislauf und
- den Lungenkreislauf.

Der Motor des Kreislaufsystems ist das *Herz*, welches das Blut über Arterien und Venen durch den Körper pumpt. *Arterien* (➢ Abb. 2.17) sind muskelreiche Blutgefäße, die das Blut vom Herzen weg führen. *Venen* weisen eine schwächere Muskelschicht auf, besitzen aber Venenklappen, die das Zurückfließen des Blutes in den aufsteigenden Venen verhindern. Venen führen das Blut wieder zurück zum Herzen.

MERKE
Arterien führen Blut vom Herzen weg, Venen führen Blut zum Herzen hin.

Körperkreislauf

Der Körperkreislauf wird auch als „großer Kreislauf" oder Versorgungskreislauf bezeichnet. Den Start des Körperkreislaufs bildet die Austreibung des sauerstoffreichen Blutes aus der linken Herzkammer in die große Körperschlagader (Aorta). Von der Aorta zweigen sich alle anderen großen Arterien des Körperkreislaufs (➢ Abb. 2.16) ab, welche sich in kleinere Arterien aufteilen, die das Blut in die verschiedenen Körperbereiche transportieren.

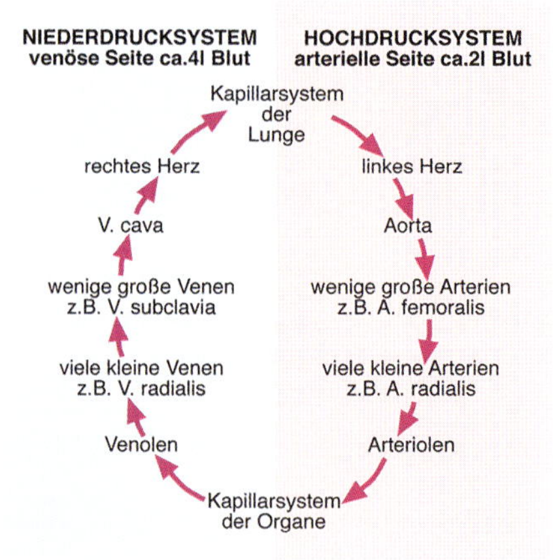

Abb. 2.16 Übersicht des Herz-Kreislauf-Systems [L108]

Die kleinen Arterienäste heißen Arteriolen, die schließlich in die sog. Haargefäße (Kapillaren) übergehen. In diesen Kapillaren findet der Austausch von Sauerstoff, Nährstoffen und Stoffwechselendprodukten statt. Sie sind das Verbindungsgebiet zwischen Arterien und Venen. Die Kapillaren gehen in die Venolen über, feine venöse Blutgefäße, die das nach dem Stoffaustausch sauerstoffarme Blut führen. Diese verbinden sich zu den im Vergleich größeren Venen, bis schließlich das Blut in die obere und untere Hohlvene fließt. Diese beiden großen Venen führen das Blut zurück ins Herz und münden im rechten Vorhof des Herzens.

Lungenkreislauf

Den Lungenkreislauf bezeichnet man auch als „kleinen Kreislauf". Das sauerstoffarme Blut wird über die Lungenarterie aus der rechten Herzkammer geführt. Das Blut fließt entweder in die linke oder rechte

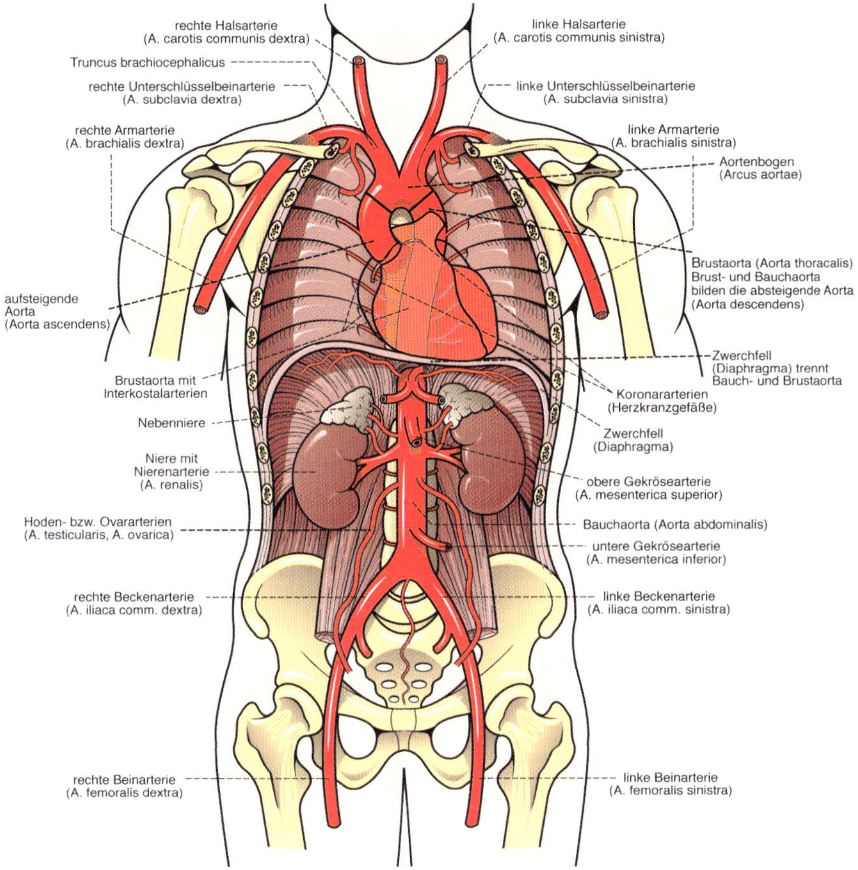

Abb. 2.17 Aorta mit den wichtigsten arteriellen Abgängen [L107-R127]

Tab. 2.1 Blutverteilungssystem im menschlichen Körper

	Körperkreislauf	Lungenkreislauf
Arterien	sauerstoffreiches Blut	sauerstoffarmes Blut
Venen	sauerstoffarmes Blut	sauerstoffreiches Blut

Lunge. Hier findet der sog. Gasaustausch an den Kapillaren der Lunge und den Lungenbläschen (Alveolen) statt, d.h., das Blut gibt Kohlendioxid ab und wird mit Sauerstoff angereichert. Das nun sauerstoffreiche Blut fließt über mehrere Lungenvenen wieder zurück zum Herzen, genauer zum linken Vorhof (➤ Tab. 2.1).

Herz

Das Herz (➤ Abb. 2.18) ist eine Ventilpumpe, die das Blut durch den Kreislauf treibt. Die Pumpleistung wird vom Herzmuskel durch Kontraktion der Muskelfasern und damit Verkleinerung dieses Hohlorgans erbracht. Diese Phase bezeichnet man als Systole. Die Herzklappen arbeiten als Ventile und ermöglichen einen gerichteten Blutstrom. Funktionell kann das Herz in einen rechten und linken Teil getrennt werden („rechtes" bzw. „linkes Herz"). Links ist der Vorhof kontrahiert (Vorhofsystole), die Segelklappen zwischen Vorhof und Herzkammer sind geöffnet, und das venöse Blut strömt in die Kammer ein. Da zwischen Vorhof und Hohlvenen keine Klappen sind, strömt bei der Vorhofsystole etwas Blut in die Hohlvenen zurück. Rechts ist der Vorhof erschlafft (Vorhofdiastole) und die Kammer kontrahiert (Kammersystole). Durch die Steigerung des Kammerinnendrucks werden die Segelklappen geschlossen und die Taschenklappen geöffnet, das Blut strömt durch die Lungenarterie in die Lunge. Im linken Herzen wird das Blut auf die gleiche Weise transportiert wie im rechten, lediglich die Segelklappe besteht rechts aus drei (Trikuspidalklappe) und links aus zwei Segeln (Mitralklappe/Bikuspidalklappe).

Die Pumpkraft der linken Kammer muss jedoch viel höher sein als diejenige der rechten Kammer, da sie das Blut durch den ganzen Körperkreislauf pumpen muss. Die rechte Kammer muss das venöse Blut nur durch das Lungengebiet mit einem vergleichsweise niedrigen Strömungswiderstand treiben. Die Wand der linken Herzkammer hat eine viel stärkere Muskelschicht als die der rechten Kammer. Entsprechend ist der Blutdruck in der Aorta bei körperlicher Ruhe um das 6-Fache höher als in der Lungenarterie, ca. 13,5 kPa (100 mmHg) gegenüber ca. 2 kPa (15 mmHg). Die Pumpkraft wird durch Verkürzung (Kontraktion) der Herzmuskelfasern aufgebracht. Die Anordnung der Muskelfaserzüge und ihre Feinstruktur spielen dabei eine wichtige Rolle. Die Faserzüge der Herzmuskulatur sind spiralig angeordnet, so dass bei der Kontraktion der Innenraum des Herzens in jeder Dimension verkleinert wird und zusammen mit den Klappen ein gerichteter Blutstrom möglich ist. Mit zunehmender Austreibung des Blutes kontrahieren sich auch die Muskeln, an denen die bindegewebigen Fäden für die Segelklappen befestigt sind, die Papillarmuskeln. Dadurch wird erreicht, dass bei der Verkürzung des Abstandes von der Herzspitze zur Vorhof-Kammergrenze die Klappen nicht in den Vorhof „durchschlagen" und das Blut nur durch die Taschenklappen aus den Kammern austreten kann.

Diese spezielle Anordnung der Herzmuskelzellen ist für die Erregungsausbreitung wichtig. Über diese Zellverbindungen kann sich die Erregung von Muskelfaser zu Muskelfaser ausbreiten. Das geschieht mit einer Geschwindigkeit von etwa 1 m/s. Sie allein wäre aber zu langsam, um eine den

Abb. 2.18 Herzkranzgefäße und Schnitt durch das Herz
(A) Außenansicht des Herzens und Verlauf der Herzkranzgefäße
(B) Lage des Herzens im Thorax und Schnittführung für Detaildarstellung
(C) Detaildarstellung eines Schnittes durch das Herz.
Rote und blaue Pfeile: Rot sind die Arterien und blau die Venen dargestellt. Beachte: In den Lungenarterien fließt sauerstoffarmes und in den Lungenvenen sauerstoffreiches Blut. [L124]

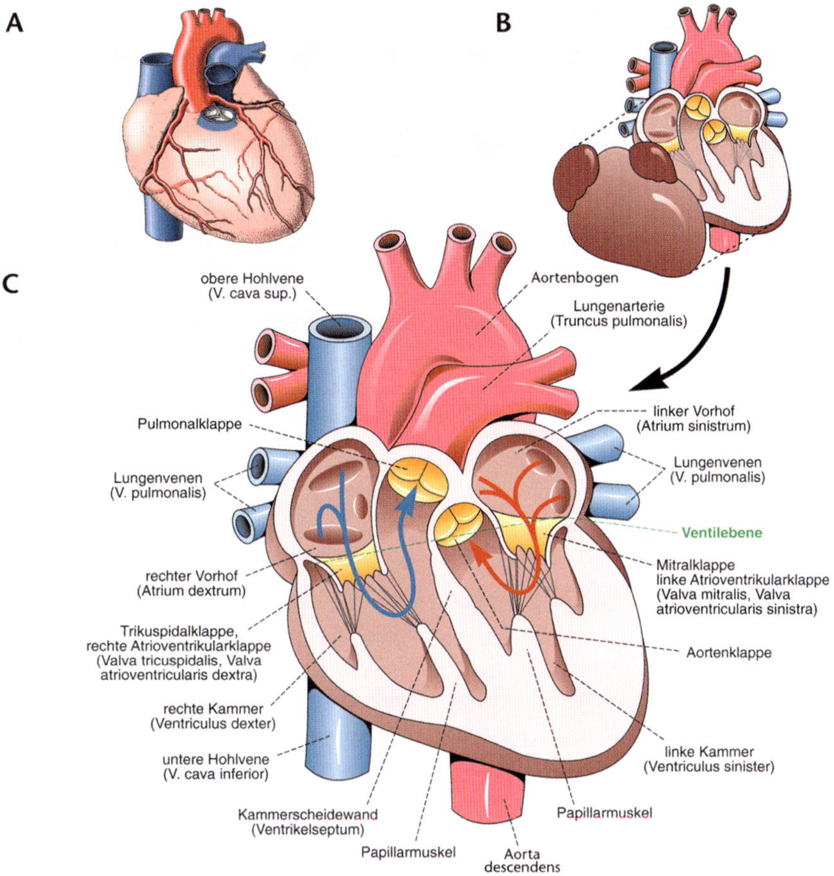
A
B
C
obere Hohlvene
(V. cava sup.)
Aortenbogen
Lungenarterie
(Truncus pulmonalis)
Pulmonalklappe
linker Vorhof
(Atrium sinistrum)
Lungenvenen
(V. pulmonalis)
Lungenvenen
(V. pulmonalis)
Ventilebene
rechter Vorhof
(Atrium dextrum)
Mitralklappe
linke Atrioventrikularklappe
(Valva mitralis, Valva
atrioventricularis sinistra)
Trikuspidalklappe,
rechte Atrioventrikularklappe
(Valva tricuspidalis, Valva
atrioventricularis dextra)
Aortenklappe
rechte Kammer
(Ventriculus dexter)
untere Hohlvene
(V. cava inferior)
linke Kammer
(Ventriculus sinister)
Kammerscheidewand
(Ventrikelseptum)
Papillarmuskel
Papillarmuskel
Aorta
descendens

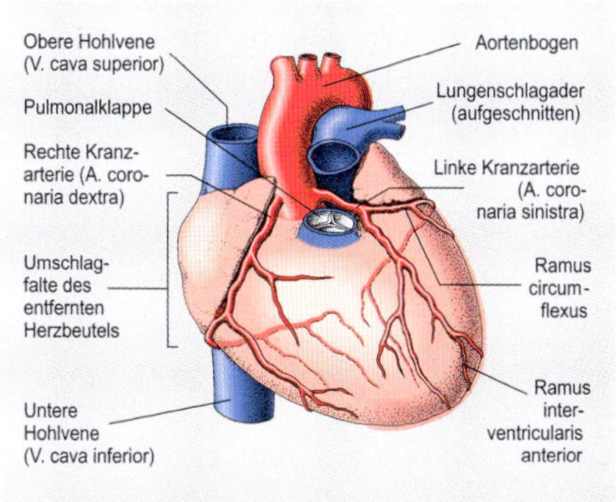
Obere Hohlvene
(V. cava superior)
Aortenbogen
Pulmonalklappe
Lungenschlagader
(aufgeschnitten)
Rechte Kranz-
arterie (A. coro-
naria dextra)
Linke Kranzarterie
(A. coro-
naria sinistra)
Umschlag-
falte des
entfernten
Herzbeutels
Ramus
circum-
flexus
Untere
Hohlvene
(V. cava inferior)
Ramus
inter-
ventricularis
anterior

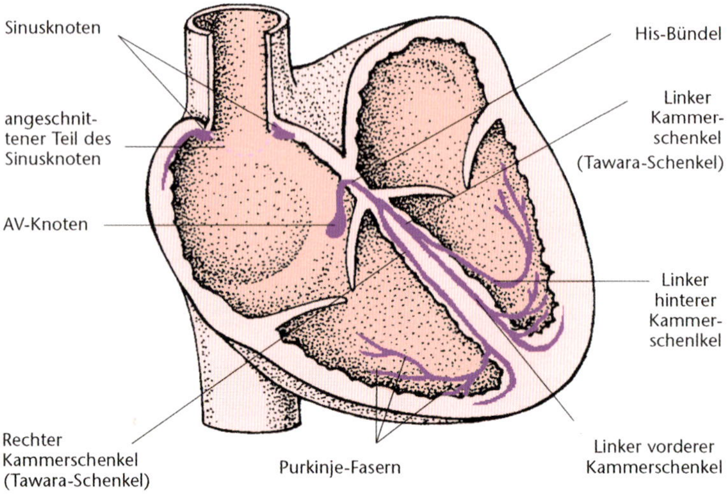

Abb. 2.19 Erregungsleitungssystem des Herzens mit schematischer Darstellung von Sinusknoten, AV-Knoten, Kammerschenkeln und Purkinje-Fasern. Das His-Bündel durchstößt die Klappenebene. [A400-190]

Anforderungen des Kreislaufs entsprechende Herztätigkeit zu bewirken. Deshalb ist ein spezielles Erregungsleitungssystem (➤ Abb. 2.19) erforderlich, das die Herzmuskelarbeit der einzelnen Herzabschnitte aufeinander abstimmt, koordiniert. Die Erregung für jeden Herzschlag geht beim normal arbeitenden Herzen von einem Schrittmacher-Gewebe im rechten Vorhof aus, das sich nahe dem Eintritt der oberen Hohlvene befindet. Diese Zellansammlung wird ihrer Lage und Form entsprechend *Sinusknoten* genannt. Er hat bei körperlicher Ruhe einen Eigenrhythmus von 60–80 Erregungen pro Minute, der zunächst auf beide Vorhöfe übertragen wird und sie zur Kontraktion bringt. Eine rein muskuläre Erregungsausbreitung von den Vorhöfen zu den Herzkammern wäre, wie bereits erwähnt, zu langsam. Dazu kommt, dass die Vorhofmuskulatur durch Bindegewebe, das teilweise die Klappen bildet, von der Kammermuskulatur elektrisch isoliert ist. Die Erregung kann sich daher nur durch Überspringen auf ein zweites Erregungsbildungszentrum an der Vorhofkammergrenze schnell genug ausbreiten. Dieser *Atrioventrikularknoten* (AV-Knoten) und das von ihm ausgehende zweischenklige Erregungsleitsystem (*His-Bündel*) dienen der raschen Fortleitung der elektrischen Aktivität zur Herzspitze und den Papillarmuskeln der Herzklappen. Dieser Erregungsstruktur schließen sich die *Purkinje-Fasern* an.

Blut

Das Blut erreicht über das Kreislaufsystem alle Organe und versorgt sie mit lebenswichtigen Stoffen. Es ist vor allem ein Transportmittel und praktisch mit allen Körperfunktionen aufs engste verknüpft.

Da sich vom Blut ohne Schwierigkeit durch Anstechen der Gefäße (Punktion) Proben entnehmen lassen, können daran viele wichtige Untersuchungen durchgeführt werden, die teils seine eigene Funktion, z.B. die Zählung der roten Blutkörperchen bei Verdacht auf Blutarmut, teils Funktionsstörungen anderer Organe betreffen, z.B. Bestimmung des Blutzuckergehaltes bei Verdacht auf Zuckerkrankheit.

Blut ist eine aus Blutkörperchen (rote und weiße Blutkörperchen, Blutplättchen) und Plasma bestehende Flüssigkeit (➤ Abb. 2.20), die ständig im Kreislauf fließt. Seine Zusammensetzung aus Blutkörperchen, Eiweißen, Wasser, aber auch sein physikalischer Zustand, wie Temperatur und Zähigkeit (Viskosität), werden durch eine Reihe von Regulationssystemen, z.B. Atmung und Nierenfunktion, weitgehend konstant gehalten. Das auffälligste Merkmal des Blutes ist seine rote Farbe, die durch den Blutfarbstoff (Hämoglobin) hervorgerufen wird. Hämoglobin hat die Aufgabe, den lebenswichtigen Sauerstoff, chemisch am roten Blutkörperchen (Erythrozyt) gebunden, zu transportieren. Gase, Sauerstoff und Kohlendioxid werden zum größten Teil chemisch gebunden, Stickstoff nur physikalisch gelöst im Blut transportiert. Nährstoffe werden zum großen Teil im Plasma an Eiweißen gebunden befördert. Blutzucker (Glukose) ist wasserlöslich und liegt in einer Konzentration von 0,8–1,2 g/l Blut vor. Im Gegensatz zum Blutfettgehalt, der abhängig von vorangegangenen fettreichen Mahlzeiten über längere Zeit hoch sein kann, ist die Blutzuckerkonzentration beim Gesunden innerhalb der oben angegebenen Grenzen konstant. Wärme wird ebenfalls vom Blut transportiert und je nach den Bedürfnissen der Wärmeregulation zu den bestimmten Körperteilen geleitet. Das zirkulierende Blutvolumen beträgt beim Erwachsenen durchschnittlich 7% seines Körpergewichts. Bei einem 70 kg schweren Menschen sind dies etwa 5 Liter Blut. Ein Neugeborenes mit einem Durchschnittsgewicht von 3 kg hat eine Blutmenge von 300 ml, das sind 10%, ein Wert, der beim Erwachsenen bereits als pathologisch angesehen und als Hypervolämie bezeichnet wird. Ein normales Blutvolumen wird ent-

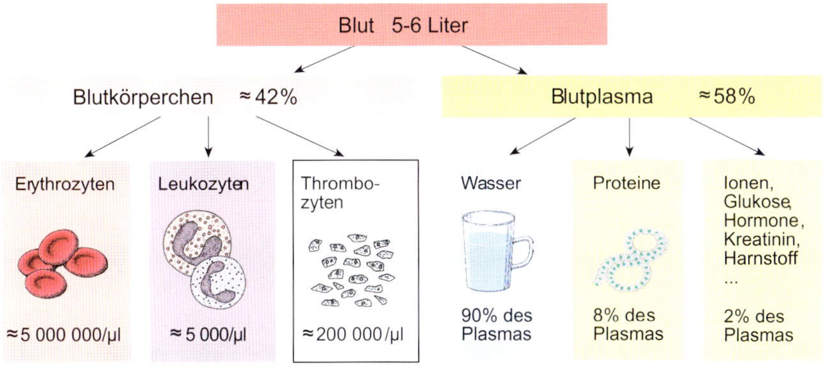

Abb. 2.20 Die Bestandteile des Blutes [L190]

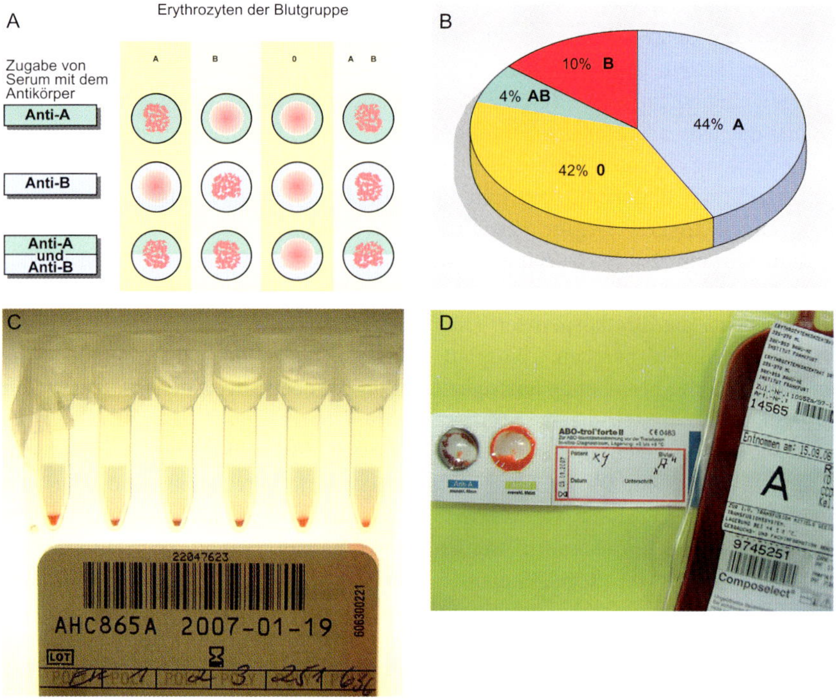

Abb. 2.21 Blutgruppen
(A) Blutgruppenbestimmung. Schematische Darstellung der Agglutinationsreaktion bei Zugabe von Testseren mit verschiedenen Antikörpern zu Erythrozyten der vier Gruppen des AB0-Systems.
(B) Häufigkeitsverteilung der vier Blutgruppen für die deutsche Bevölkerung.
(C) Kreuzprobe im Labor eines Krankenhauses. Dabei wird das Blut auf weitere seltene Blutgruppen überprüft. In diesem Fall sind alle getesteten Proben negativ, d.h., der Empfänger kann das Blut erhalten. [M232]
(D) Foto eines Bedside-Tests (Detailaufnahme und Übersicht mit Erythrozytenkonzentrat). Bevor das Blut transfundiert wird, erfolgt am Patientenbett die nochmalige Testung des Empfängers mit dem Bedside-Test (Test am Patientenbett). Die in diesem Fall ermittelte Blutgruppe A ist mit der Konservenblutgruppe identisch, die Transfusion wurde durchgeführt. [M232]

sprechend Normovolämie genannt. Ein zu geringes Blutvolumen, eine Hypovolämie, kann z.B. nach starkem Blutverlust bei Verletzungen, nach schweren Durchfällen oder unstillbarem Erbrechen auftreten.

Eine Blutgruppe (➢ Abb. 2.21) ist die Beschreibung der individuellen Zusammensetzung der Eiweiße auf der Oberfläche der roten Blutkörperchen von höheren Lebewesen, speziell des Menschen. Das AB0-System ist das wichtigste Blutgruppenmerkmal bei der Bluttransfusion und umfasst vier verschiedene Hauptgruppen: A, B, AB und 0, welche kodominant vererbt werden. Des Weiteren differenziert man in „Rhesusfaktor positiv“ und „Rhesusfaktor negativ“. Wird unverträgliches Blut transfundiert, verklumpen die roten

Blutkörperchen und es kann zu lebensbedrohlichen Zuständen kommen.

Lymphe

Als Lymphe wird die in den Lymphgefäßen enthaltene wässrige, hellgelbe Flüssigkeit bezeichnet, die das Zwischenglied zwischen der Gewebsflüssigkeit und dem Blutplasma bildet. Das Lymphsystem mit den Lymphgefäßen als Leitungsbahnen ist neben dem Blutkreislauf das wichtigste Transportsystem im menschlichen Körper. Es ist auf den Transport von Nähr- und Abfallstoffen spezialisiert und entsorgt in den Lymphknoten auch Krankheitserreger wie Bakterien und Fremdkörper.

2.4.5 Gastrointestinaltrakt

Als Gastrointestinaltrakt (Gaster = Magen + Intestinum = Darm) wird der Hauptteil des Verdauungsapparates bezeichnet, der von der Speiseröhre bis zum Anus reicht (➤ Abb. 2.22). Ziel der Passage dieses Trakts ist, die aufgenommenen Speisen zu verdauen und die darin enthaltenen Nährstoffe für den Körper aufzuspalten/verwertbar zu machen. Der Gastrointestinaltrakt besteht aus der Speiseröhre (Ösophagus), dem Magen-Darm-Trakt inkl. aller Darmabschnitte (Zwölffingerdarm, Leerdarm, Krummdarm, Blinddarm, Wurmfortsatz, Grimmdarm, Enddarm, Mastdarm), dem After sowie den anhängenden Drüsen und Organen (Bauchspeicheldrüse, Leber, Gallenblase). Wie oben beschrieben, findet hier der eigentliche enzymatische Aufschluss der Nahrung, die Resorption von Nahrungsstoffen und Wasser sowie die Ausscheidung unverdaulicher oder nicht verwertbarer Nahrungsbestandteile statt.

Neben dem Magen-Darm-Trakt (Gastrointestinaltrakt) gehören zum Verdauungssystem noch die Mundhöhle, wo vorwiegend die mechanische Zerkleinerung der Nahrung durch die Zähne erfolgt, und der Rachen (Pharynx).

- Die *Speiseröhre (Ösophagus)* dient dem Transport der Nahrung vom Mund zum Magen.
- Der *Magen (Gaster)* wandelt die Nahrung in Nahrungsbrei um und reichert sie mit Magensaft an.
- Der *Zwölffingerdarm (Duodenum)* dient der pH-Neutralisierung des sauren Mageninhaltes durch die Beimischung eines Bicarbonat-reichen Sekretes. Daneben wird der Verdauungsbrei (Chymus) hier auch mit den Enzymen der Verdauung aus Pankreas und Duodenaldrüsen versetzt.
- Der *Leerdarm (Jejunum)* bildet zusammen mit dem *Krummdarm (Ileum)* den Hauptteil des Dünndarms. Der Dünndarm dient der Verdauung und Resorption der verschiedenen Nahrungsbestandteile. Der Speisebrei wird dabei durch die peristaltischen Bewegungen der Darmwand vorwärts bewegt.
- Der *Blinddarm (Caecum)* scheint eine Rolle für die Verdauung faserreicher Nahrungsbestandteile zu spielen. Darüber hinaus dient er als Reservoir für die bakterielle Besiedelung des Dickdarms. Sein lymphatisches Gewebe macht ihn zusammen mit dem *Wurmfortsatz (Appendix)* zu einem wichtigen Teil des gastrointestinalen Immunsystems.
- Als Teil des Dickdarms ist der *Grimmdarm (Colon)* an der Resorption von Wasser aus dem Darminhalt und damit

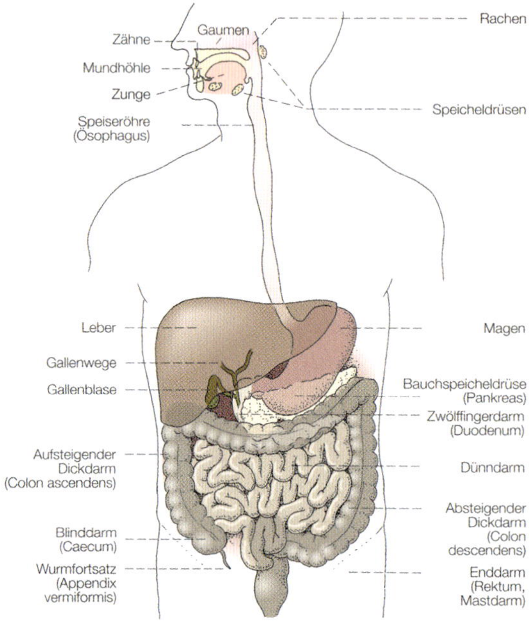

Abb. 2.22 Übersicht über die Verdauungsorgane [L190]

an seiner Eindickung beteiligt. Das Colon ist dicht bakteriell besiedelt und kann das von Bakterien synthetisierte Vitamin K aufnehmen.

- Der *Mastdarm (Rektum)* dient durch das Zusammenwirken mit der Muskulatur des Kontinenzorganes der Speicherung des Stuhles und ermöglicht somit eine willentliche und zeitlich steuerbare Stuhlentleerung (Defäkation). Durch die Dehnung der Mastdarmwand erhöht sich reflektorisch der Muskeltonus des Schließmuskels (Sphinkters), so dass die Stuhlkontinenz gewährleistet ist.
- Der *After (Anus)* ist die Ausscheidungsöffnung des Darms. Seine Aufgabe ist die Kontrolle der Defäkation.
- Die *Bauchspeicheldrüse (Pankreas)* unterteilt sich in einen endokrinen und einen exokrinen Teil.
  - Vom endokrinen Drüsenanteil werden Hormone (u.a. Insulin und Glukagon) direkt ins Blut abgegeben: Ungefähr 5% der Zellen sind inselförmig zu sog. Langerhans-Inseln zusammengefasst und werden insgesamt auch als Inselapparat bezeichnet. Dieser ist hauptsächlich im Körper und im Schwanz des Pankreas zu finden.
  - Das exokrine Pankreas stellt die wichtigste Verdauungsdrüse des Menschen dar und sezerniert zahlreiche Verdauungsenzyme. Die Menge und Zusammensetzung des Pankreassekrets hängt von der Art der aufgenommenen Nahrung ab. Bis zu 1,5 Liter Sekret können täglich produziert werden. Das Sekret enthält unter anderem Enzyme zur Eiweißspaltung, zur Kohlenhydratspaltung und zur Fettspaltung. Um eine Selbstverdauung des

Drüsegewebes zu vermeiden, liegen einige Enzyme als inaktive Vorstufe in der Bauchspeicheldrüse vor. Sie werden erst im Duodenum aktiviert.

- Die *Leber (Hepar)* ist fest in die Steuerung des Stoffwechsels eingebunden. Glukose wird vom Darmblut aufgenommen und kontrolliert an den restlichen Körper weitergegeben. Ein Überschuss wird als Glykogen gespeichert. Im Hungerzustand wird dieser Speicherstoff zu Glukose abgebaut. Somit beeinflusst die Leber u.a. den Blutzuckerspiegel und kann ihn, von der Nahrungsmittelzufuhr unabhängig, konstant halten. Weitere Aufgaben neben der Speicherung sind die Bildung von Eiweißen, der Galle, der Abbau von Hämoglobin, Ammoniak, Hormonen und Medikamenten sowie Abwehrfunktionen.
- Die *Gallenblase (Vesica biliaris)* dient der Speicherung von maximal 30–80 ml Galle, die in der Leber gebildet wird. Durch den Entzug von Wasser wird die Galle eingedickt, so kann mehr Galle gespeichert werden. Eine Entleerung der Gallenblase erfolgt durch Kontraktion der Wandmuskulatur. Im Dünndarm bildet die Galle mit den über die Nahrung aufgenommenen und durch Spaltung entstandenen Fetten sog. Mizellen. Diese Mizellen ermöglichen erst die Resorption der Fette im Darm. Daneben bildet die Galle eine wichtige Ausscheidungsflüssigkeit.

2.4.6 Gynäkologie und Urologie

Im Rettungsdienst sind gynäkologische und urologische Notfälle sowie Hilfeleistungen bei einer Geburt seltene Ereignisse. Dennoch sollten zukünftige Mitarbeiter fundierte Kenntnisse über die Anatomie und Physiologie der weiblichen und männlichen Geschlechtsorgane besitzen. Die Kenntnisse über den Ablauf einer Geburt und damit verbundene Maßnahmen sollten auch nicht in Vergessenheit geraten. Dieses Kapitel gibt einen Überblick, was im Rettungsdienst gefordert wird.

Anatomie und Physiologie der weiblichen Geschlechtsorgane

Die weiblichen Geschlechtsorgane (➤ Abb. 2.23) bestehen aus:

- paarig angelegten Eierstöcken (Ovarien)
- paarig angelegten Eileitern (Tuben)
- Gebärmutter (Uterus)
- Scheide (Vagina)
- kleinen und großen Schamlippen (Vulva)

Sie lassen sich in äußere (Vulva) und innere (Eierstock, Eileiter, Uterus, Vagina) Geschlechtsorgane einteilen.

Äußere Geschlechtsorgane

Vulva Als Vulva bezeichnet man die Gesamtheit der äußeren Geschlechtsorgane einer Frau. Die zwei von Fettgewebe unterpolsterten Hautfalten bilden die großen Schamlippen (Labia majora). Sie bilden die äußere Begrenzung des Scheidenvorhofs, in den die Scheidenöffnung und die Harnröhre münden. Der Scheideneingang wird durch die seitlich angeordneten kleinen Schamlippen begrenzt. Der Scheiden-

2

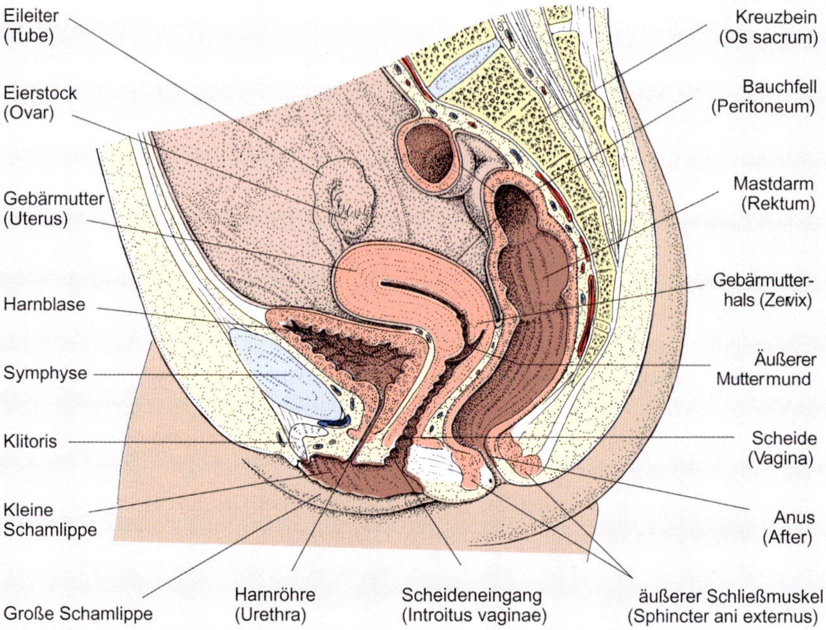

Abb. 2.23 Die weiblichen Geschlechtsorgane (Sagittalschnitt) [A400-190]

eingang ist zum Teil von einer Haut (Hymen) verschlossen, die beim ersten Geschlechtsverkehr einreißt und sich zurückbildet. Die vorderen Enden der kleinen Schamlippen umschließen die Klitoris, diese besteht aus zwei Schwellkörpern.

Innere Geschlechtsorgane

Eierstöcke (Ovarien) Eierstöcke sind etwa pflaumengroße Organe, die seitlich links und rechts von der Gebärmutter liegen. Im Ovar reifen die Eizellen heran, bis sie zum Zeitpunkt des Eisprungs an den Eileiter abgegeben werden. Mit Beginn der Embryonalentwicklung lagern in beiden Eierstöcken circa 400.000 Eibläschen. Die Ovarien werden durch zahlreiche Bandstrukturen elastisch in ihrer Lage fixiert.

Eileiter (Tuba uterina) Die beiden Eileiter transportieren das Ei in die Gebärmutter. Der Anfangsteil der Eileiter ist trichterförmig erweitert. Der trichterförmige Anfangsteil nimmt das Ei auf und gibt es an Flimmerhärchen innerhalb des Eileiters weiter. Vor der Einmündung in den Uterus (Gebärmutter) wird der Eileiter immer enger. Über eine Mündungsstelle gelangt das Ei in die Gebärmutter.

Gebärmutter (Uterus) Die Gebärmutter besteht aus einem Gebärmutterkörper und einem Gebärmutterhals, die jeweils mit einer Schleimhaut ausgestattet sind. Der un-

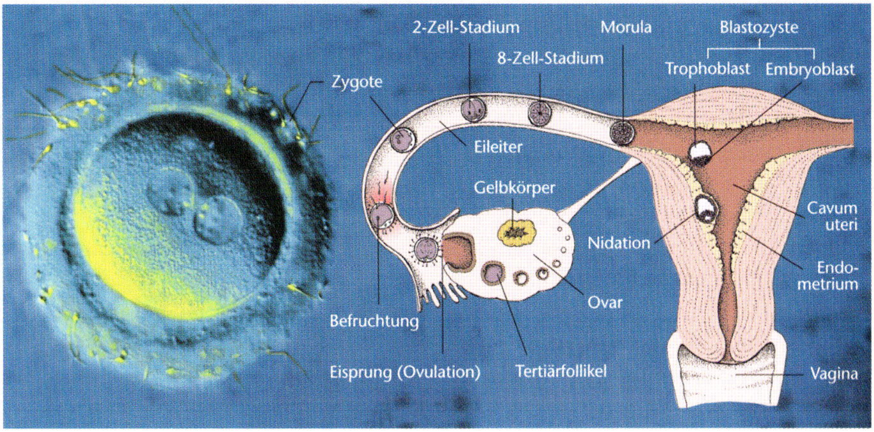

Abb. 2.24 Entwicklung des Keimes von der Eizelle bis zur Blastozyste, die sich im Endometrium einnistet (Blastogenese) [J520-233] [L190]

tere Bereich des Gebärmutterhalses, der in die Scheide mündet, wird Muttermund genannt.

Die *Monatsblutung (Menstruation)* ist der Beginn eines neuen Zyklus. Dieser Zyklus dauert etwa 28 Tage. Er verläuft folgendermaßen (> Abb. 2.24):

In den ersten 10–14 Tagen reift in den Eierstöcken ein Ei heran. In dieser Zeit wird vermehrt das weibliche Hormon Östrogen gebildet. Aus dem vorerst kleinen Eifollikel (Ei in Hülle) wächst ein bis zu 2 cm großer Follikel heran, der sich etwa in der Mitte des Zyklus spontan öffnet und das Ei freigibt. Dieser Vorgang wird als Eisprung (Ovulation) bezeichnet. Nach der Ovulation entwickelt sich aus dem Follikel der sogenannte Gelbkörper, dieser bildet das Gelbkörperhormon Progesteron. Dieses Hormon verändert die Gebärmutterschleimhaut entsprechend, um die eventuelle Einnistung einer befruchteten Eizelle zu ermöglichen. Wird die Eizelle nicht befruchtet, wird die Progesteronbildung eingestellt und es kommt zum Abstoßen der Gebärmutterschleimhaut in der Menstruation. Sollte eine Eizelle befruchtet werden, wandert diese im Verlauf von vier bis sechs Tagen in die Gebärmutterhöhle und nistet sich in der Gebärmutterschleimhaut ein. Diese Einnistung (Nidation) kann an verschiedenen Stellen stattfinden.

MERKE

Die Geschlechtsorgane der Frau werden durch ein gut ausgestattetes Gefäßsystem versorgt. Kommt es bei Gewebsschädigungen, zum Beispiel durch Verletzungen, zu einer Gewebszerreißung, kann dies zu lebensbedrohlichen Blutungen innerhalb des Bauchraumes führen.

Nach diesem Vorgang bildet sich der Mutterkuchen (Plazenta), dieser gibt in die mütterliche Blutbahn ein Hormon ab. In einer Blut- oder Urinprobe ist dieses Hormon nachweisbar. Die Frucht wird vom Tage der Befruchtung an bis zur 12. Schwangerschaftswoche (SSW) als Embryo und danach als Fetus bezeichnet.

Mit dem Heranwachsen des Fetus lässt sich dieser ab der 20. Schwangerschaftswoche durch die Bauchdecke ertasten. Schwangere spüren zwischen der 18. und 20. SSW erstmals Kindsbewegungen.

Eine frühe Ultraschalluntersuchung ermöglicht eine Bestimmung der Anzahl der Embryonen; Alter, Größe sowie Fehlbildungen können frühestmöglich erkannt werden.

Die normale Schwangerschaft (Gravidität) dauert ca. 38 bis 42 Wochen und endet mit der Geburt. Von einer Frühgeburt spricht man bis zur vollendeten 37. SSW. Dauert eine Schwangerschaft länger als 42 Wochen, spricht man von einer Übertragung. Ab der 42. SSW wird die Geburt künstlich eingeleitet.

Männliche Geschlechtsorgane

Die Geschlechtsorgane des Mannes (➤ Abb. 2.25) werden in äußere (Penis, Hodensack) und innere (Hoden, Nebenhoden, Samenleiter, Vorsteherdrüse) Geschlechtsorgane eingeteilt.

Äußere Geschlechtsorgane

Penis Der Penis besteht aus einem paarigen Schwellkörper. Ein weiterer Schwellkörper umgibt die im unteren Bereich verlaufende Harnröhre. Der Penisschaft geht in die Eichel über, diese wird von einer Hautfalte, die sogenannte Vorhaut, bedeckt. Die Vorhaut ist an der Unterseite mittels eines zarten Gewebebandes mit der Eichel verbunden. Eine Versteifung des Gliedes (Erektion) wird durch eine Reizung der Eichel und durch psychogene Einflüsse hervorgerufen. Dabei strömt arterielles Blut in die Penisschwellkörper ein, dessen venöser Rückstrom allerdings erschwert wird.

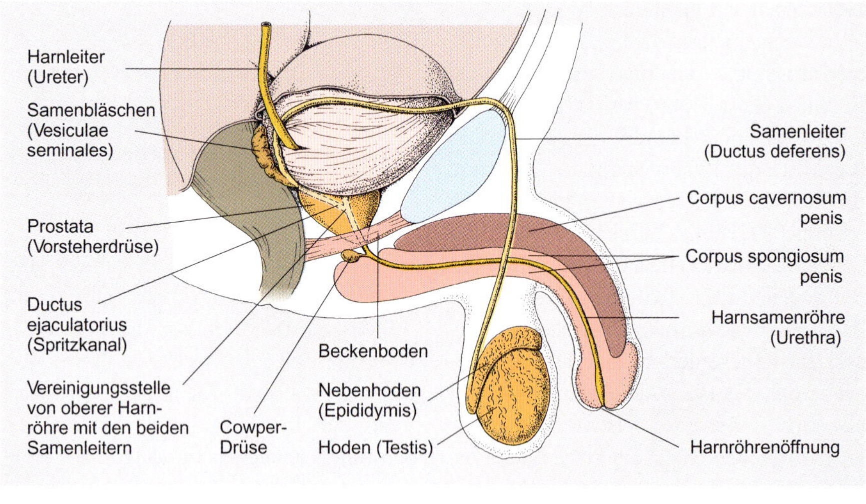

Abb. 2.25 Männliche Geschlechtsorgane [A400-190]

Hodensack (Skrotum) Die Haut des Hodensacks ist fettfrei und durch eingelagerte glatte Muskelzellen im Aussehen gerunzelt. Seine Aufgabe ist die Aufbewahrung und somit auch Schutz der Hoden und Nebenhoden. Kontrahieren diese Muskelzellen, zieht sich der Hodensack in Richtung Körper. Im Hodensack liegt die Temperatur normalerweise 2–4 °C unterhalb der Körpertemperatur. Durch das Heranziehen des Hodensacks in Richtung Körper werden die Samenzellen, die im Hoden produziert werden, vor Kälte geschützt.

Innere Geschlechtsorgane

➢ Abb. 2.26

Hoden (Testis) Die paarigen, eiförmigen Hoden sind die primären Geschlechtsorgane des Mannes. Sie haben wie die Eierstöcke der Frau eine doppelte Funktion. Die Samenkanäle produzieren im Lauf des Lebens (ab etwa dem 15. Lebensjahr) Milliarden von Spermien (Samenzellen) und außerdem die männlichen Sexualhormone, die sogenannten Androgene. Der Samenstrang enthält Blutgefäße, die diese Hormone abtransportieren. Beginnt beim Jungen die Pubertät, wird vermehrt das in den Androgenen enthaltene Testosteron gebildet. Dieses Hormon fördert die Entwicklung der sekundären Geschlechtsmerkmale. Dazu gehören kräftige Skelettmuskeln und Knochen, die typische männliche Körperform mit breiten Schultern und schmaler Hüfte, Bartwuchs sowie zunehmende Scham-, Achsel- und Brustbehaarung. Zusätzlich löst Testosteron einen Wachstumsschub aus; das Wachstum des Kehlkopfes führt zum Stimmbruch und anschließend zur tiefen Stimme. Beim Erwachsenen steigert dieses Hormon die Samenbildung und den Sexualtrieb (Libido).

Nebenhoden (Epididymis) Die Nebenhoden liegen körpernah den Hoden an und enthalten ein Gangsystem, das als Samenspeicher dient. Im Nebenhoden werden die noch unreifen Samenzellen vom Flimmerepithel durch das Kanalsystem transportiert. Dabei reifen sie zu vollständigen Samenzellen heran.

Samenleiter (Ductus deferens) Die Samenleiter sind die Fortsätze des Kanalsystems der Nebenhoden. Sie leiten die in ihnen enthaltenen Samenzellen und Samenflüssigkeit bei der Ejakulation mit großer Schnelligkeit durch die Spritzkanälchen der Harnröhre. Die Länge der Samenleiter beträgt ca. 50–55 cm.

Vorsteherdrüse (Prostata) Die Vorsteherdrüse liegt mit ihrer Basis der Blase an. Sie besitzt die Form und Größe einer Kastanie. Sie ist ein Muskelkörper, in den Drüsen eingebettet sind. Diese Drüsen halten die

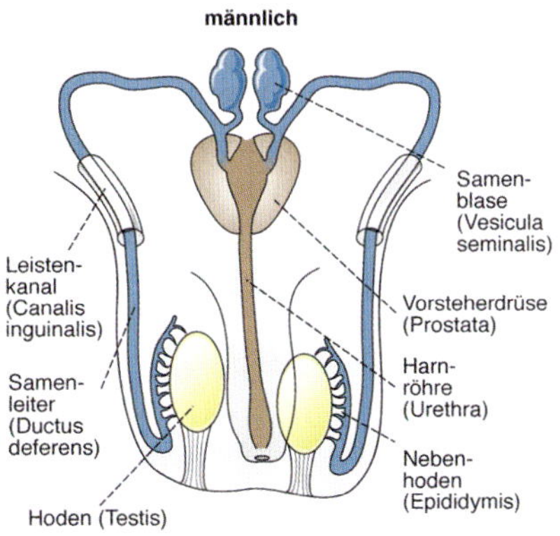

Abb. 2.26 Männliche innere Geschlechtsorgane [S005-106]

Beweglichkeit und Befruchtungsfähigkeit der Samen aufrecht. Die Vorsteherdrüse umgibt den Hals der Harnröhre und verursacht an dieser Stelle eine Verengung. Bei übermäßigem Wachstum des Vorsteherdrüsengewebes kommt es zu Problemen bei der Harnausscheidung, da die Harnröhre abgedrückt wird. Dies verursacht erhebliche Schmerzen für den Betroffenen.

2.4.7 Exkurs: Geburt

Bei ca. 90–96% der Geburten verläuft der Geburtsvorgang regelrecht. Der Kopf des Kindes liegt voran und führt den Köper durch den Geburtskanal. Dabei passt sich das Kind den Begebenheiten des weiblichen Beckens an.

Jede Geburt lässt sich in drei Phasen einteilen:

- Eröffnungsphase
- Austreibungsphase
- Nachgeburtsphase

Eröffnungsphase

Die Eröffnungsphase beginnt mit regelmäßigen Wehen im Abstand von 10 Minuten. Der Muttermund weitet sich langsam auf eine Weite von 3–5 cm, dabei löst sich ein Schleimpfropfen, der als blutiger Schleim über die Vagina abgegeben wird. Diesen Vorgang nennt man Zeichnen. Dies ist nun der Zeitpunkt, wo der Kopf des Kindes tiefer ins Becken rutscht. Der Muttermund öffnet sich auf eine Weite von ca. 10 cm. Die Dauer der Eröffnungsphase liegt zwischen einer und 24 Stunden. Die Wehen werden während der Eröffnungsphase immer stärker, halten länger an (40–60 s.) und treten in immer kürzeren Abständen auf (bis zu 2 Minuten).

Austreibungsphase

Die Austreibungsphase beginnt, nachdem der Muttermund vollständig geöffnet ist. Während dieser Phase wird das Kind durch den Geburtskanal geschoben. Wenn der Kopf des Kindes den Beckenboden erreicht hat, drückt er auf das Rektum (Enddarm), dabei verspürt die Patientin oft Stuhldrang. Die Patientin unterliegt jetzt einem Drang, der sie zwingt zu pressen. Sie kann sich diesem Presszwang nicht widersetzten, solange das Kind nicht geboren ist. Der kindliche Körper kann nun schneller durch den Geburtskanal gleiten. Der Kopf des Kindes wird von außen sichtbar. Wenn der Kopf vollständig geboren ist, dreht er sich zur Seite und nach unten, damit die vordere Schulter durch den Geburtskanal durchtreten kann. Nachdem die vordere Schulter sichtbar wird, hebt sich der Kopf leicht an, damit die hintere Schulter ebenfalls den Geburtskanal verlassen kann. Danach tritt der restliche Körper aus dem Geburtskanal aus.

Nachgeburtsphase

Die Nachgeburtsphase beginnt nach der Austreibungsphase mit einer erneuten Wehentätigkeit, die den Presswehen ähnlich ist. Der Mutterkuchen (Plazenta) wird ausgestoßen.

MERKE

Die Nachgeburtsphase ist für die Mutter gefährlicher als die eigentliche Geburt, da es hier zu starken Blutungen kommen kann.

Geburtshilfe

Solange sich die Patientin noch in der Eröffnungsphase befindet, wird ein schnellstmöglicher Transport in eine Zielklinik mit Geburtshilfeabteilung angestrebt. Die Patientin sollte während des Transports in eine Linksseitenlagerung gebracht werden.

MERKE

In den meisten Fällen wird der Rettungsdienst zu Patientinnen gerufen, deren Entbindung bereits fortgeschrittener ist. Häufig handelt es sich um Mehrfachgebärende, deren Geburtskanal entsprechend vorgeweitet ist. In diesem Fall kann es zu einer raschen Geburt kommen, die sogenannte Sturzgeburt. Ein Transport ist dann nicht mehr möglich.

Ein sicheres Zeichen für eine Sturzgeburt ist der offensichtliche Pressdrang. Die Patientin befindet sich bereits in der Austreibungsphase. Nun muss das Rettungsdienstpersonal kontrollieren, ob der Kindskopf bereits zwischen den Schamlippen sichtbar ist. Ist dies trotz Spreizung der Beine der Patientin nicht der Fall, wird dennoch ein rascher Transport veranlasst. Während des Transports wird das Becken der Patientin hochgelagert und ggf. die Fritsch-Lagerung (➤ Abb. 2.27) eingenommen.

Sollten Symptome des Vena-cava-Kompressionssyndroms auftreten, wird eine Linksseitenlagerung (➤ Abb. 4.45/4.48) durchgeführt. Während der Presswehen sollte die Patientin hecheln, damit das Kind nicht weiter in den Geburtskanal gepresst wird. Wehenhemmende Medikamente können durch den Notarzt verabreicht werden. Die Sauerstoffgabe über eine Maske verbessert die Sauerstoffversorgung des Kindes. Sollte es trotz der Bemühungen zum Erscheinen des kindlichen Kopfes zwischen den Schamlippen kommen, ist der weitere Transport zu unterlassen, und das Rettungsdienstpersonal muss bei der Geburt (➤ Abb. 2.28) unterstützend tätig werden. Eine Hinzuziehung eines Arztes oder einer Hebamme ist ratsam. Die Patientin wird aufgefordert, eine geburtstypische Haltung einzunehmen. Dabei sollte sie mit ihren Händen die Füße oder die Kniekehlen festhalten und während der Wehen kräftig, wie beim Stuhlgang, pressen. In den meisten Fällen kommt es zu Einrissen des Dammbereiches, was durch den Dammschutz verhindert werden kann.

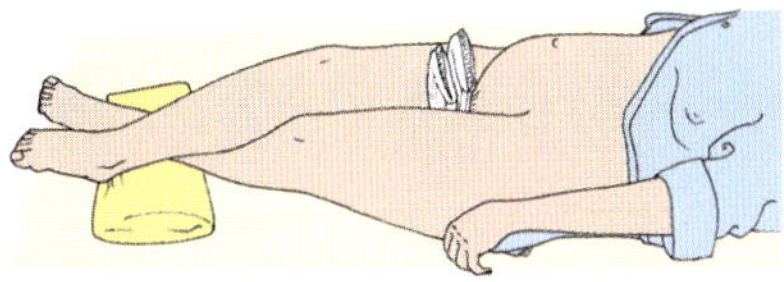

Abb. 2.27 Lagerung nach Fritsch. Die Beine sind gestreckt, die Unterschenkel übereinander geschlagen. Eine saugstarke Vorlage liegt vor der Vulva. [L215]

HINWEIS

Bei Frühgeborenen kann ein Inkubator („Brutkasten") notwendig sein. Der Inkubator ist eine Transportkammer, welche dem Klima einer Gebärmutter nahe kommt. Es ist auf einen schonenden Transport zu achten. Dies ist gerade für Frühgeborene wichtig, die durch den Transport weitere Schäden (z.B. Hirnblutungen) erleiden können.

Der kindliche Kopf wird mit der ersten Wehe geboren, mit der zweiten die Schultern. Dazu wird der Kopf des Kindes in die

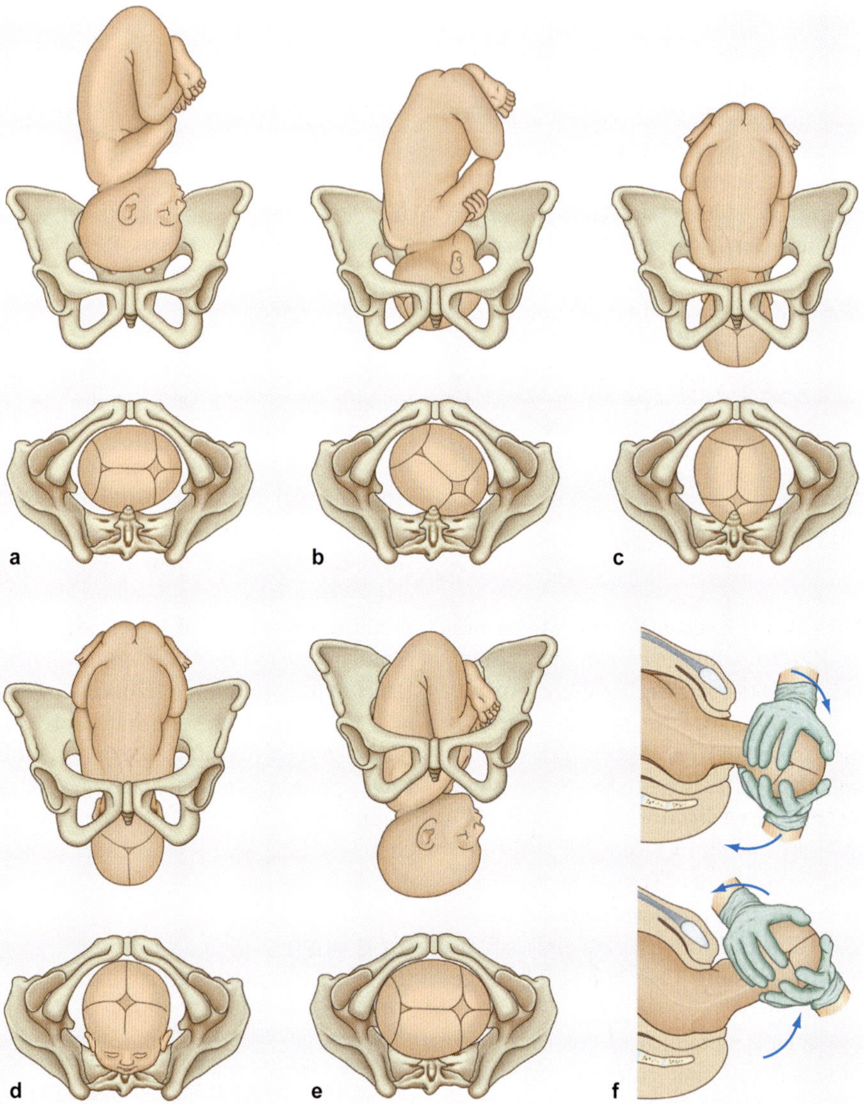

Abb. 2.28 Die Geburt [L106]

Hände genommen und vorsichtig nach unten gedrückt, die vordere Schulter tritt aus. Anschließend wird der Kopf nach oben gedrückt, bis die hintere Schulter austritt. Nach der Geburt des Kindes ist ein sofortiges Säubern der Nase und des Mundes von Fruchtwasser anzustreben. Dies kann mit einem Orosauger durchgeführt werden.

Tab. 2.2 APGAR-Schema

Beurteilungskriterium	Bewertung		
Punkte	**0**	**1**	**2**
Atmung	keine	unregelmäßig	regelmäßig, kräftig
Puls	fehlend	< 100/Min.	> 100/Min.
Grundtonus	schlaff	träge Bewegungen	Spontanbewegungen
Aussehen (Hautfarbe)	blau, weiß/blass	Stamm rosig, Extremitäten blau	vollständig rosig
Reflexe	keine	Grimassieren	Schreien, Husten, Niesen
Beurteilung anhand der Gesamtpunktzahl: 7–10 (sehr) gut; 4–6 (mittel-)schwere Störung; < 4 schwere Depression, akute Gefährdung			

HINWEIS

Das Absauggerät des RTW darf dafür nicht verwendet werden! Der starke Sog kann die Schleimhäute des Kindes verletzen.

Nach dem Absaugen wird das Kind mit einer sterilen Stoffwindel abgerieben. Dies dient dazu, eine Unterkühlung zu verhindern und zusätzlich einen Atemanreiz zu geben. Das Kind ist mit äußerster Vorsicht festzuhalten, da es durch Fruchtwasser und Käseschmiere sehr glitschig sein kann. Um das Kind vor weiterer Auskühlung zu schützen, wird es in Silberwindeln (Metaline-Folie) oder in eine warme Decke eingewickelt. Ein Abklemmen der Nabelschnur wird spätestens nach dem Ende ihres Pulsierens vorgenommen.

MERKE

Solange die Abnabelung noch nicht stattgefunden hat, darf das Kind nicht über Körperniveau der Mutter gelagert werden! Dadurch würde ein Blutrückstrom zur Plazenta entstehen, wobei das Kind einen Volumenmangelschock erleiden kann.

Bei der Abnabelung werden zwei Nabelklemmer ca. 15 cm vom Nabel des Kindes platziert. Die Nabelschnur wird mittels Skalpell oder Nabelschere zwischen den beiden Nabelklemmen durchtrennt. Zur Wärmeerhaltung und zur psychologischen Unterstützung sollte das Kind nach der Abnabelung in den Armen der Mutter gelagert werden. Voraussetzung hierfür ist ein stabiler Zustand des Kindes. Dieser Zustand kann mit Hilfe des APGAR-Schemas (➤ Tab. 2.2) ermittelt werden.

MERKE

Nahezu alle Neugeborenen-Notfälle werden durch Sauerstoffmangel ausgelöst und können durch adäquate Sauerstoffgabe behoben werden.

Auch wenn die Nachgeburt noch nicht vorliegt, kann der Transport in die Zielklinik mit Geburtshilfeabteilung begonnen oder fortgesetzt werden. Das Austreiben der Plazenta darf auf keinen Fall unter Zug geschehen. Nach der Nachgeburtsphase und dem Austritt der Plazenta wird diese mit in die Zielklinik genommen. Dort wird sie auf Vollständigkeit untersucht.

KAPITEL

3 Allgemeine Notfallmedizin

Christian Adam, Marc Scheffer, Charlotte Kemperdick, Jörg Willems, Christian Götz, Robin Fritzemeier, Christoph Andres

3.1 Einführung

Christian Adam

Das Kapitel „Allgemeine Notfallmedizin" beschreibt systematisch unabdingbar wichtige Grundlagen und Techniken einer strukturierten präklinischen Patientenversorgung.

Eine gezielte Anamnese ist entscheidend für die Findung einer Verdachts- und damit Arbeitsdiagnose. Diesem Thema wurde daher ein Schwerpunkt gewidmet. Einfache Merkschemata ermöglichen eine vollständige und strukturierte Befragung des Patienten, diese werden im Folgenden vermittelt. Die Verlegung der Atemwege eines Notfallpatienten stellt eine stetige Lebensbedrohung dar. Sehr gute Kenntnisse des Themenkomplexes Airwaymanagement sind daher essentiell von Bedeutung. Die leitliniengerechte Reanimation gemäß ERC (European Resuscitation Council) ist entscheidend für die Prognose eines Patienten mit Herz-Kreislauf-Stillstand. Sie erfordert jedoch umfassende Kenntnisse theoretischer Natur und eine intensive praktische Schulung der Handlungsabläufe. Mit der Reanimation ist in diesem Kapitel ein weiterer Schwerpunkt gelegt worden.

3.2 Vitalfunktionen

Marc Scheffer

3.2.1 Bewusstsein

Das Bewusstsein ist die Gesamtheit aller Gedanken, Eindrücke, Willensvorgänge und Orientierung, die ein Mensch besitzt. Es gibt vielfältige Einflüsse, die das Bewusstsein stören können. Man unterscheidet drei Stadien der Bewusstlosigkeit.

Gefahren in der Bewusstlosigkeit

- **Zurückfallen der Zunge:** Bei der Bewusstlosigkeit erschlafft die Muskulatur. Dadurch kann die Zunge in den Rachenraum fallen.
- **Erbrechen:** Bedingt durch die Erschlaffung der Speiseröhrenmuskulatur, kann Mageninhalt in den Rachen zurückfließen und in die Luftröhre gelangen.
- **Aspiration:** Bedeutet Einatmen von Fremdkörpern oder Flüssigkeiten. Bei fehlenden Schutzreflexen können Fremdkörper oder Flüssigkeiten (z.B. Mageninhalt) in die Luftröhre gelangen.
- **Ausfall der Schutzreflexe:** Reflexe wie Schlucken, Husten und Würgen fallen in der Bewusstlosigkeit aus. Fremdkör-

per können somit leichter in die Luftröhre gelangen.

Beurteilung der Schwere

- **Somnolenz:** Schläfrige Teilnahmslosigkeit, der Patient reagiert sofort auf Reize und ist kurzzeitig ansprechbar.
- **Sopor:** Schlafähnlicher Zustand, der mit massiven Reizen (Kneifen, Rütteln oder lautes Ansprechen) durchbrochen werden kann. Der Patient reagiert mit Abwehrreaktionen, wird aber nicht richtig „wach".
- **Koma:** Zustand der Bewusstlosigkeit, bei dem der Patient auch auf stärkste Reize nicht mehr reagiert. Alle Reflexe (auch die Schutzreflexe) sind erloschen. Dies ist ein lebensbedrohlicher Zustand.

Zur Dokumentation der Schwere einer Bewusstseinsstörung hat sich im Rettungsdienst die sogenannte **Glasgow Coma Scale** (GCS; ➤ Tab. 3.1) bewährt. Das Öffnen der Augen, die verbale Kommunikationsfähigkeit und die motorische Reaktion des Betroffenen werden mittels einer festgelegten Punktzahl beurteilt. Anhand dieser Bewertung ist es möglich, sich schnellstens ein Bild vom Patientenzustand zu erstellen.

Tab. 3.1 Glasgow Coma Scale

Prüfung	Reaktion	Bewertung
Augen öffnen	spontan	4 Punkte
	auf Ansprache	3 Punkte
	auf Schmerzreiz	2 Punkte
	nicht	1 Punkt
Bewegung	nach Aufforderung	6 Punkte
	gezielte Abwehrbewegung	5 Punkte
	ungezielte Reaktion auf Schmerzreiz	4 Punkte
	Beugekrämpfe	3 Punkte
	Streckkrämpfe	2 Punkte
	keine	1 Punkt
Sprache	orientiert, klar (Kind: verständlich)	5 Punkte
	verwirrt	4 Punkte
	einzelne Wörter	3 Punkte
	einzelne Laute (Kind: nur Schreien)	2 Punkte
	keine	1 Punkt
Bewertung der Gesamtpunktzahl	keine spezifischen Maßnahmen erforderlich	15–14 Punkte
	engmaschige Überwachung	13–12 Punkte
	Seitenlage, engmaschige Überwachung, Notarztruf	11–9 Punkte
	zusätzlich Vorbereitung von Intubation, Reanimationsbereitschaft und Transport nur im NAW	8–3 Punkte

Auffinden einer leblosen Person

Damit ein einheitliches Handeln gewährleistet ist, sollte immer nach dem gleichen Schema vorgegangen werden. Der Helfer spricht den Patienten laut an und schüttelt ihn an den Schultern. Erfolgt keine Reaktion, wird der Patient als ohne Bewusstsein eingestuft. Anschließend wird der Mundraum mittels Esmarch-Handgriff (➤ Abb. 3.1) inspiziert und die Atmung überprüft.

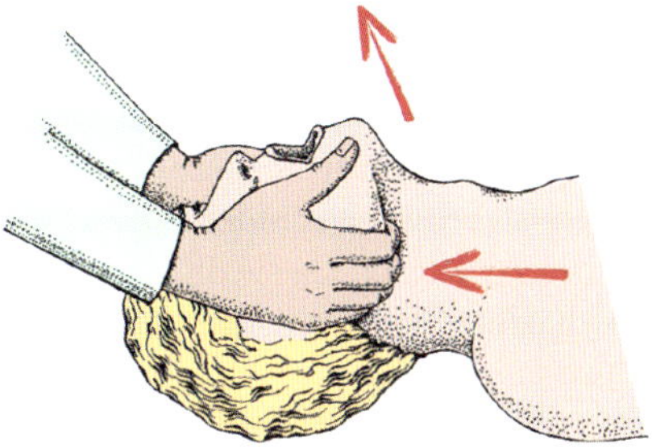

Abb. 3.1 Esmarch-Handgriff [L190]

Dazu fasst der Helfer mit einer Hand die Stirnpartie und mit der anderen Hand das Kinn des Patienten. Durch Herunterdrücken des Kinns wird der Mund geöffnet und auf Fremdkörper untersucht (Auf Eigenschutz achten!). Befinden sich keine Fremdkörper im Mund, wird der Kopf durch Druck auf die Stirn und Ziehen am Kinn überstreckt. Anschließend beugt sich der Helfer mit seinem Ohr über den Mund-Nasen-Bereich des Patienten mit Blickrichtung Brustkorb. Durch Hören und Fühlen des Atemstroms und die Beobachtung der Brustkorbbewegungen wird die Atmung überprüft.

Die Atemkontrolle (➤ Abb. 3.2) soll nicht länger als 10 s dauern. Falls noch nicht geschehen, den Notarzt alarmieren bzw. den Notruf absetzen. Bei ausreichen-

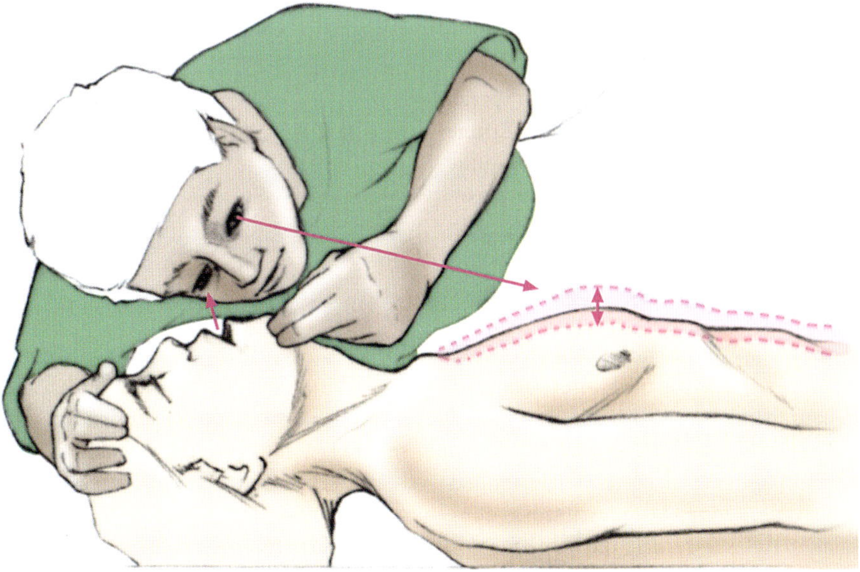

Abb. 3.2 Durchführung der Atemkontrolle [L108]

der Atmung wird der Patient in die stabile Seitenlage (➤ Kap. 3.4.1) gebracht.

3.2.2 Atmung und Kreislauf

Atmung und Kreislauf sind von lebenswichtiger Bedeutung und gelten deshalb zusammen mit dem Bewusstsein als die drei *Vitalfunktionen*. Alle drei Funktionen bedingen einander. Fällt eine Funktion aus, sind auch die beiden anderen zumindest akut gefährdet. Die genauen Funktionen der Atmung und des Kreislaufes sind bereits in ➤ Kap. 2 ausführlich erläutert worden, so dass wir auf eine Wiederholung der physiologischen Vorgänge hier verzichtet haben.

3.3 Akutanamnese

Charlotte Kemperdick

Der Begriff „Anamnese“ leitet sich sprachlich aus den Worten „Amnesie“ – Erinnerungslücke und „An-Amnesie“ – Aufhebung der Erinnerungslücke ab; das Anamnesegespräch hilft dem Patienten, seine medizinische Vorgeschichte zu erinnern.

Je nach Situation wird eine Eigen- oder Fremdanamnese durchgeführt. Ideal ist immer die Kombination dieser beiden Anamnesearten, die nach ihrer Zielgruppe benannt sind:

- Bei der *Eigenanamnese* wird der Patient selbst befragt – der Vorteil liegt eindeutig im Erkennen und Beschreiben der akuten Beschwerden, die niemand so gut einschätzen kann wie der Betroffene selbst.
- Bei der *Fremdanamnese* können zwei grundsätzliche Gruppen der „Fremden“ unterschieden werden – solche, die den Patienten kennen, wie Angehörige, Pflegekräfte oder der betreuende Arzt, und solche, die in keiner Beziehung zum Patienten stehen, aber vielleicht ein Akutgeschehen beobachtet haben (z.B. Krampfanfall in der Fußgängerzone).

Besonders wichtig ist die Anamnese durch Fremde dann, wenn der Patient bewusstlos, nicht voll orientiert oder aber dement ist. Aber auch wenn der Betroffene selbst Auskunft geben kann, sollten Angehörige und Umstehende nach Möglichkeit immer mit befragt werden, da sie oft eine andere Einschätzung abgeben können und andere Schwerpunkte setzen.

3.3.1 Erste Anamnesefragen

Um die Orientierung eines Patienten schnell und gut abschätzen zu können, eignet sich das POST-Schema.

MERKE

P = Person (Name, Alter, Vorerkrankungen)
O = Ort (Wohnort, wo befindet sich der Patient jetzt?)
S = Situation (Was ist passiert?)
T = „Time“ = Zeit (Alter? Geburtsdatum? Welcher Tag ist heute?)

Die Akutanamnese ist die für den Rettungsdienst relevante Form der Anamnese: Was ist akut passiert, was hat sich jetzt verändert, warum wird nun der Rettungsdienst benötigt?

Dennoch müssen auch in der Notfallmedizin weitergehende Fragen gestellt und geklärt werden, um eine zielorientierte Therapie zu gewährleisten, die den Patienten und seine Erkrankung(en) und Verletzung(en) als Ganzes beachtet.

Um sich die wichtigsten Eckpunkte einer kurzen Erhebung der medizinischen Vorgeschichte vor Augen zu führen, kann man sich den Leitsatz des SIMPLE- oder SAMPLE-Schemas merken.

MERKE

S = Symptome, Schmerzen: Beginn der Beschwerden/Schmerzen, wo sind die Beschwerden/Schmerzen? Verlauf/Dauer, Einflüsse, die zur Verschlimmerung/Verschlechterung führen, Art/Stärke der Schmerzen
I/A = Immunreaktionen/Allergien? Ggf. Allergiepass geben lassen.
M = Medikamente: Welche Medikamente nimmt der Patient regelmäßig? Welche Medikamente hat er jetzt schon akut genommen? Medikation beachten, wenn Notfallmedikamente gegeben werden sollen!
P = Patientenvorgeschichte: Welche (chronischen) Erkrankungen hat der Patient (z.B. Bluthochdruck, koronare Herzkrankheit, Diabetes)? Liegen Unterlagen darüber vor (z.B. Ausweis bei Schrittmacher-Patienten, Pflegeakten)?
L = Letzte Mahlzeit, Operation, Krankenhausaufenthalt, Stuhlgang, Urin, Periode. Wann? War daran etwas ungewöhnlich? Wie viel? Fest? Flüssig?
E = Ereignis: Was ist neu? Was hat zum Notruf/Notfall geführt? Begleitumstände? Bei Verletzungen: Verletzung/Sturz aufgrund internistischer Ursache?

3.3.2 Fragetechnik

„Wer fragt, der führt" – dieser Grundsatz der Rhetorik bekommt besondere Bedeutung in der Anamneseerhebung. Einerseits muss das medizinische Fachpersonal durch geschickte Fragestellung führen, um schnell und sicher an die relevanten Informationen zu kommen, andererseits muss dem Gegenüber Raum gegeben werden, von sich aus auch ungewöhnliche oder unerwartete, aber wichtige Hinweise zu geben.

Deswegen gilt es, die Fragetechniken in der Anamnese so zu wählen, dass eine möglichst vollständige Erhebung der medizinischen Vorgeschichte und des akuten Geschehens gelingen kann. Dazu empfehlen sich besonders zwei Fragetypen:

Offene Fragen – auch „W"-Fragen; sie lassen Raum für jede erdenkliche Antwort. Außerdem bieten sie die Möglichkeit, ein Gespräch zu eröffnen, der Gefragte fühlt sich ernst genommen, steht im Mittelpunkt und kann das Gespräch selbst lenken. Die Gefahr besteht in einem möglichen Abschweifen von der akuten Problematik.

Geschlossene Fragen – „ja/nein"-Fragen; sie lassen nur kurze, knappe Antworten – ein „ja" oder ein „nein" – zu und geben damit dem medizinischen Personal die Chance, eine Verdachtsdiagnose schnell und gezielt entweder zu bestätigen oder zu verwerfen.

Alternativ-Fragen – „entweder/oder"-Fragen; sind eine probate Alternative zu geschlossenen Fragen zur Abgrenzung verschiedener Krankheitsbilder (z.B. „Tut es beim Einatmen mehr weh oder beim Ausatmen?"). Sie geben dem Befragten außerdem das Gefühl, das Geschehen mit bestimmen zu können und die eigene Handlungsfähigkeit zu erhalten.

Vermieden werden sollten rhetorische Fragen, bei denen gar keine Antwort erwartet wird, und Suggestivfragen, die dem Befragten eine Antwort in den Mund legen.

3

Zusätzlich zum Gespräch besteht die Anamnese natürlich auch aus der Untersuchung des Patienten und der Einschätzung der Situation und Umgebung.

Zunächst sollte eine Gefahr für das medizinische Personal, den Patienten und Dritte ausgeschlossen oder zumindest erkannt und minimiert werden; dann sind die allgemeine Lage, die Umgebung, das soziale Umfeld und anwesende Personen kurz einzuschätzen. Auch Einrichtungsgegenstände können bereits hier als mögliche Transporthindernisse identifiziert werden, ebenso wie besondere Gerüche auf Intoxikationen, Erkrankungen oder Gefahrstoffe hinweisen können.

Zur ersten körperlichen Untersuchung besonders bei Bewusstlosen oder Verletzten empfehlen sich die sechs „Bs".

HINWEIS

B = Birne
B = Brustkorb
B = Bauch
B = Becken
B = beide Beine
B = beide Arme

Diese Körperteile sollten – besonders bei Bewusstlosigkeit unklarer Ursache und bei Traumen – vorsichtig und gründlich untersucht werden.

- Sehe oder fühle ich austretendes Blut oder Flüssigkeiten?
- Sehe oder fühle ich Verletzungen? Offene oder geschlossene?
- Sind Knochenstrukturen stabil?
- Rieche ich etwas Besonderes?
- Kann der (bewusstseinsklare) Patient alle Extremitäten vorsichtig schmerzfrei bewegen?

Für die Kontrolle der Extremitäten: DMS = Durchblutung – Motorik – Sensibilität (➤ Kap. 4.6) beachten!

Durch diese Basisuntersuchung erlangt man einen guten Überblick über das Verletzungsmuster des Patienten, mögliche Ursachen der Notfallsituation und hat gleichzeitig die Prioritäten auf die lebenserhaltenden Körperstrukturen gesetzt (Birne/Bewusstsein – Brustkorb/Atmung und Kreislauf – Bauch/Kreislauf und schwere Erkrankungen – Becken/hoher Blutverlust möglich).

Zur Untersuchung gehört außerdem das Erheben der ersten relevanten Werte: Beurteilung des Bewusstseinszustandes, Blutdruckmessung, Auswertung des Pulses und Beurteilung der Sauerstoffversorgung des Patienten (Zyanose erkennbar? Gegebenenfalls Pulsoxymetrie anschließen.).

All diese so gewonnen Informationen über den Patienten, das Akutgeschehen und seine Vorgeschichte müssen unbedingt – unter Beachtung der Schweigepflicht gemäß §203 StGB (➤ Kap. 1.3.5) – an das weiterbehandelnde Personal übergegeben werden. Dieses Personal kann der eintreffende Rettungsdienst oder Notarzt sein, Pflegepersonal oder Personal des Krankenhauses.

Die Übergabe sollte in kurzer, präziser Form und mit Schwerpunkten auf den wichtigsten Aspekten erfolgen. Dazu kann man sich auch wieder am **SIMPLE-/SAMPLE-Schema** orientieren und erhobene Werte und Informationen auf einem formlosen Protokoll vermerken.

Letztlich gehören auch eine angemessene Begrüßung sowie Verabschiedung zur Anamneseerhebung und Kommunikation mit dem Patienten, Angehörigen und Dritten.

Gegenüber betroffenen Personen sollte das medizinische Personal ruhig und freundlich auftreten, Verständnis zeigen, sich mit Funktion und Namen vorstellen und durch Festlegung einer Bezugsperson für den Patienten eine Vertrauensbasis schaffen – denn nur dann ist das Gegenüber auch bereit, sich zu öffnen und persönliche und intime Informationen preiszugeben.

Die persönliche Verabschiedung mit Geben der Hand, Blickkontakt und Finden der richtigen, angemessenen Worte schließt diesen Prozess des Anamnese- und Betreuungsgespräches mit den Betroffenen ab.

3.4 Lagerung

Jörg Willems

Eine an die individuelle Erkrankung oder Verletzung des Patienten angepasste Lagerung gehört zum grundlegenden Zuständigkeitsbereich des nichtärztlichen Personals im Sanitäts- und Rettungsdienst.

Aus diesem Grund sollte jeder Notfallhelfer (oder First Responder, Helfer vor Ort) die wichtigsten Lagerungsarten, die gängigsten Rettungstechniken und -griffe sowie den Umgang mit den verschiedenen Tragen und dem Krankentragenlagerungsbock kennen.

Hier werden die gängigsten Standardlagerungsarten vorgestellt. Bei den speziellen Krankheitsbildern werden die einsatzspezifischen Lagerungsarten noch einmal separat dargestellt.

3.4.1 Allgemeine Lagerungsarten

MERKE

Sollten die Patienten bei Bewusstsein sein, nehmen sie häufig die Haltung ein, die für sie bei der aktuellen Situation als die geeignetste erscheint. Es sollte daher nur unter strengster Indikationsstellung ein Lagerungswechsel vorgenommen werden!

Stabile Seitenlage (ERC-Lagerung/NATO-Lagerung)

Voraussetzung für die stabile Seitenlage (➤ Abb. 3.3) ist eine ausreichende Spontanatmung des Patienten.

MERKE

Wenn der bewusstlose Patient unmittelbar von einem Notarzt (oder im Rahmen der Notkompetenz auch vom Rettungsassistenten) intubiert wird, kann auf eine stabile Seitenlage verzichtet werden!

Bei Bewusstlosen (➤ Kap. 3.2 und ➤ Kap. 4.2) besteht durch den Ausfall der Schutzreflexe die Gefahr, dass Erbrochenes, Schleim und Blut eingeatmet werden und die Zunge die Atemwege blockiert.

Auch krankheitsbedingte Schluckbeschwerden bei Apoplex (➤ Kap. 4.5.1) machen eine stabile Seitenlage notwendig.

Patienten mit Wirbelsäulenverletzungen sollten nur unter strengster Indikationsstellung in die stabile Seitenlage gelegt werden!

- Bei Patienten mit Brille die Brille entfernen.
- Den helfernahen Arm im 90°-Winkel zum Körper abwinkeln, mit der Handinnenfläche nach oben (➤ Abb. 3.3a).

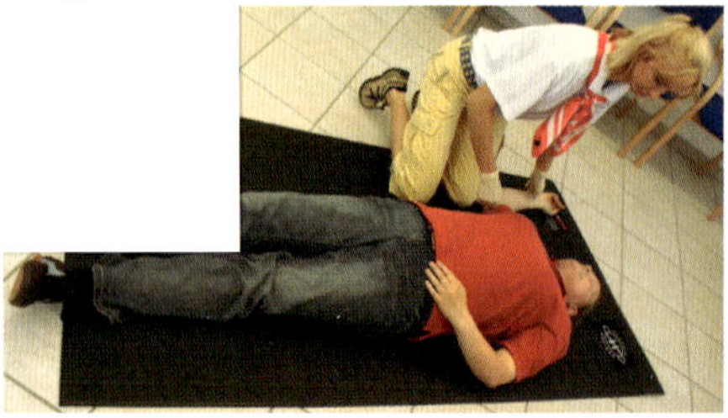

a) Der zugewandte Arm wird im 90°-Winkel hochgelagert.

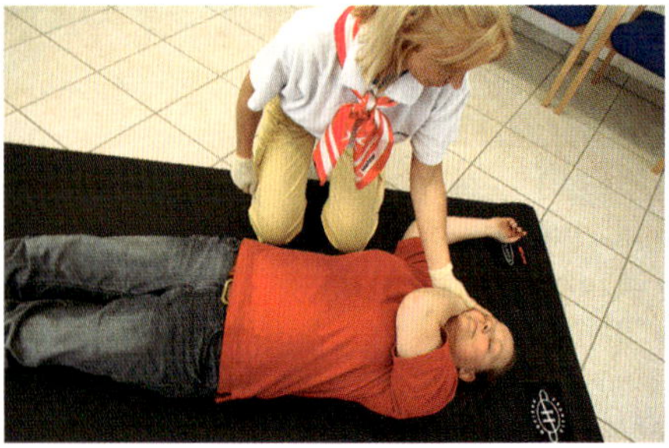

b) Die abgewandte Hand wird an die zugewandte Wange gelegt.

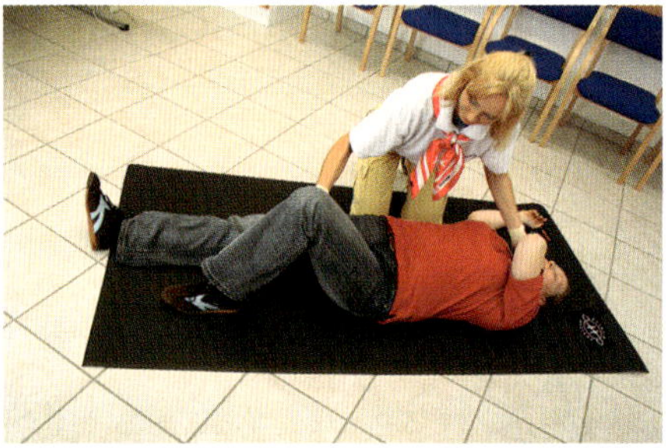

c) Anwinkeln des abgewandten Beins

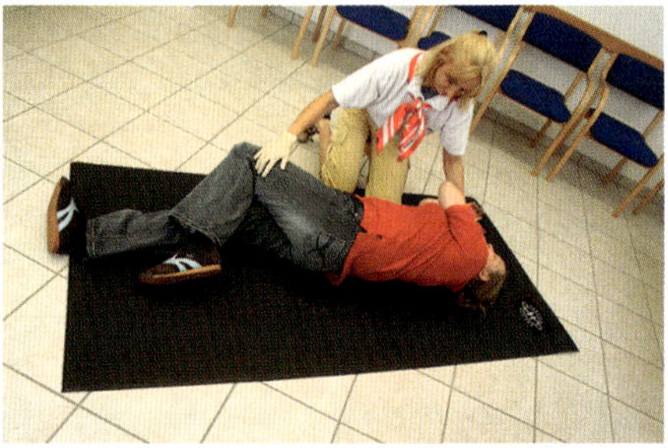

d) Patienten vorsichtig zu sich drehen, das angewinkelte Bein dabei als Hebel verwenden.

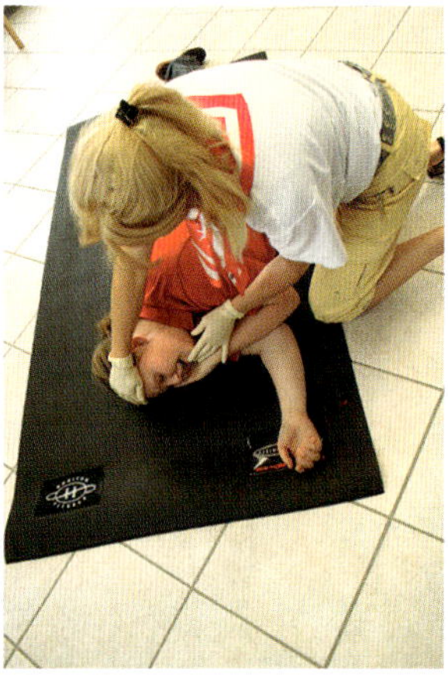

e) Kopf überstrecken und Mund geöffnet nach unten richten.

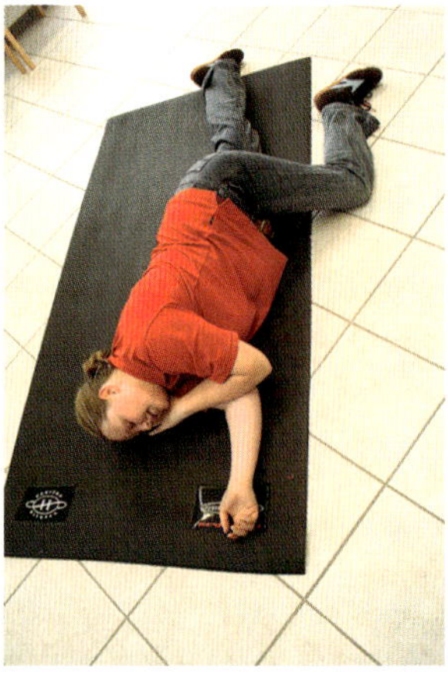

f) Der Patient befindet sich in der stabilen Seitenlage.

Abb. 3.3 a–f Stabile Seitenlage [J747]

- Den helferfernen Arm vorsichtig am Handgelenk fassen und herüberholen, wobei der Handrücken an der helfernahen Wange anliegen soll (➤ Abb. 3.3b).
- Das helferferne Knie am Oberschenkel fassen und aufstellen (➤ Abb. 3.3c).
- Das Bein vorsichtig herüberziehen und den Körper drehen; dabei das obere Bein rechtwinklig ablegen (➤ Abb. 3.3d).
- Gesicht des Patienten nicht auf den Fußboden drücken, den Kopf überstrecken, den Unterkiefer hervorziehen und den Mund öffnen (➤ Abb. 3.3e, f).
- Absaugbereitschaft herstellen/evtl. Guedel-Tubus einlegen.
- Kontinuierliche Überwachung von Atmung, Bewusstsein und Kreislauf.

Schocklage

Die Schocklage ist in allen drohenden oder bereits vorliegenden Schocksituationen, die weder durch ein akutes Linksherzversagen (➤ Kap. 4.4.3) noch durch ein Hängetrauma verursacht werden, anzuwenden. Durch Anhebung der Beine über die Herzebene des Patienten wird eine „Autoinfusion“, also ein verstärkter Rückfluss des Blutes aus den Beinen und dem Bauchraum zum Herzen, bewirkt, wodurch es zu einer besseren Füllung des Herzens mit Blut kommt und eine bessere Durchblutung der lebenswichtigen Organe erfolgen kann.

MERKE

Bei Schädel-Hirn-, Brustkorb- und Bauchtraumata sowie bei Patienten mit akuten Herzbeschwerden, Atemnot und schwerer Unterkühlung darf **keine** Schocklage eingesetzt werden!

Bei Traumapatienten mit Verletzungen an Becken, Wirbelsäule und/oder den Beinen ist der Patient vorsichtig (z.B. mit der Schaufeltrage) auf eine Vakuummatratze und Trage zu lagern, bevor die Schocklage mit der Trage/dem Tragentisch erfolgen kann.

- **ohne Hilfsmittel:**
  - Anheben der Beine in 20–30°-Position („Getränkekistehöhe“) mit Unterlegen von geeigneten Materialien (➤ Abb. 3.4),
  - bei schwerem Schock: kurzzeitige „Taschenmesserposition“, also Anheben der Beine im Winkel von 60°, um die in den unteren Gliedmaßen vorhandene Blutmenge dem Körperkern zuzuführen und den arteriellen Zufluss in die Beine zu vermindern. Anschließend Schocklage auf der Trage im 10–15°-Winkel.
- **auf der Trage:**
  - 10– 15°-Kopftieflage durch Unterlage eines 20–30 cm hohen Gegenstandes am Fußende; im Rettungs- oder Notarztwagen durch Einstellung des Tragentisches (➤ Abb. 3.5),
  - bei Bewusstlosen: zuerst stabile Seitenlage; nach Lagerung auf der Trage werden Bewusstlose ebenfalls in der stabilen Seitenlage mit 10–15°-Kopftieflage gelagert.

Erhöhte Oberkörperlage

Erkrankungen, die die Ein- und/oder Ausatmung erschweren, sowie kardiogene und intrakranielle Erkrankungen bedingen eine Oberkörperhochlage (➤ Abb. 3.6).

Durch eine erhöhte Oberkörperlage wird u.a. die Beweglichkeit der Atemmus-

3

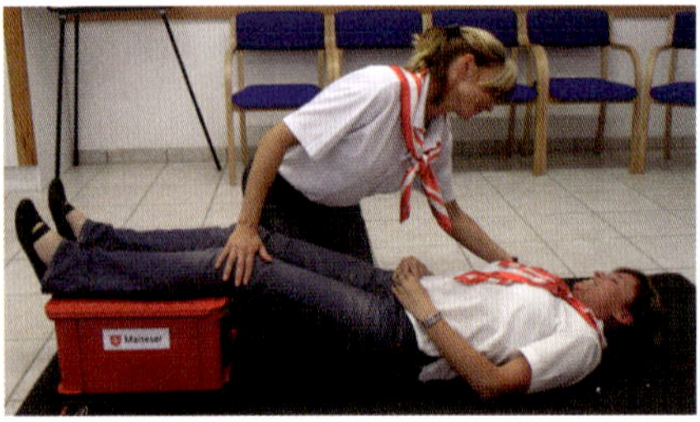

Abb. 3.4 Schocklage durch Helfer [W291]

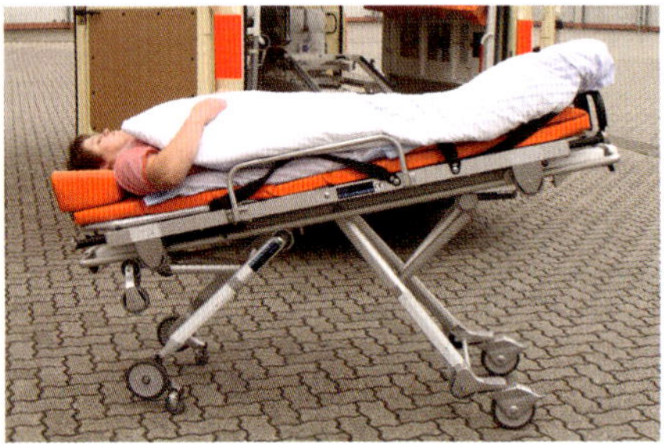

Abb. 3.5 Schocklage auf der Trage [W289–001]

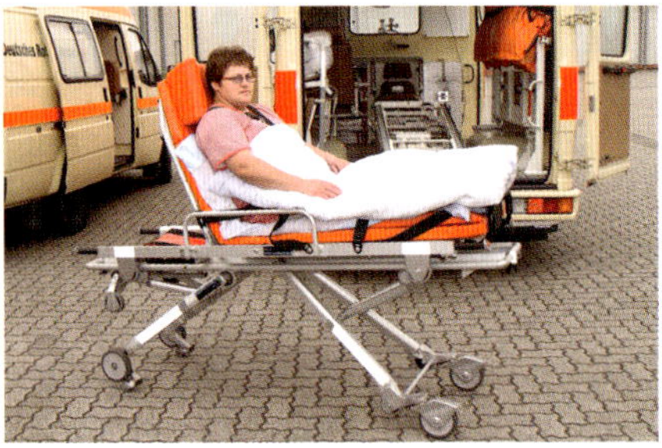

Abb. 3.6 Erhöhte Oberkörperlage [W289–001]

kulatur, der Zwischenrippenmuskulatur, der Atemhilfsmuskulatur und des Zwerchfells erhöht. Bei kardiogenem Schock werden durch die Oberkörperhochlage der venöse Rückstrom und die Stauung des Blutes in der Lunge vermindert, was eine Entlastung des linken Herzens herbeiführt. Bei intrakranieller Druckerhöhung wird durch die Oberkörperhochlagerung der Druck gesenkt.

Indikation

- Asthma bronchiale (➤ Kap. 4.3.1)
- Lungenödem (➤ Kap. 4.3.2); erhöhte Oberkörperlage (80–90°-Stellung mit Unterpolsterung oder Schulterhaltung) mit herabhängenden Beinen
- Thoraxverletzungen (➤ Kap. 4.6.7) mit Lagerung auf die verletzte Seite
- akute Atemnot (u.a. ➤ Kap. 4.9.2)
- kardiogener Schock (u.a. ➤ Kap. 4.4.2, Kap. ➤ 4.4.3); ca. 45°-Winkel
- Hängetrauma; mäßig erhöht; ca 45°-Winkel
- Schädel-Hirn-Trauma (➤ Kap. 4.6.4); leicht erhöht; bei Abfall des syst. RR < 100 mmHg → Flachlagerung

3.4.2 Rettungstechniken und -griffe

Die Abwendung einer Lebensgefahr von Menschen durch lebensrettende Maßnahmen oder die Befreiung aus einer lebensbedrohlichen Lage wird als Rettung bezeichnet. Ziel der Maßnahme ist es, die Verunfallten möglichst sicher und schnell einer ärztlichen Versorgung und Behandlung zuzuführen.

Im Sanitätswachdienst, bei Großschadensereignissen und beim MANV (➤ Kap. 5.5) beginnt die Hilfe meist mit der Rettung der Betroffenen aus dem Gefahrenbereich. Auch im Straßenverkehr oder auf der Arbeitsstelle kann als Erstes die Rettung der betroffenen Personen notwendig werden.

Besondere Probleme können an Einsatzstellen entstehen, an denen für den Helfer akute Zusatzgefahren, z.B. durch Rauch, Brand, Absturz, Explosion, Elektrizität usw., bestehen und die Beteiligten aus ihrer Zwangslage befreit werden müssen.

Aus diesem Grund ist es sehr wichtig, vorab zu überlegen, ob eine Rettung mit eigenen Mitteln aus dieser Gefahrenlage überhaupt möglich ist oder ob nicht zusätzliche Hilfe der anderen Fachdienste (z.B. Feuerwehr, Technisches Hilfswerk, Bergwacht, DLRG, Bundesbahn o.a.) nötig ist. Oft ist die Rettung nur durch die vorgenannten Fachdienste möglich und die Verletzten werden anschließend an den Sanitäts- und/oder Rettungsdienst übergeben. Je nach Umfang und Art der Verletzung kann es nötig sein, bestimmte Erstmaßnahmen (z.B. Anlegen eines Stifneck®) noch im Fahrzeug vor der Rettung durchzuführen. In manchen Lagen ist die Rettung aber auch schon durch einfache Mittel, z.B. durch den Rautek-Rettungsgriff, möglich. Der Patient wird nach der Rettung aus der Gefahrenstelle in sicherer Entfernung vom Unfallort vorsichtig auf eine Trage abgelegt. Er ist sodann anzusprechen, und je nach Notwendigkeit sind anschließend die entsprechenden Versorgungsmaßnahmen durchzuführen.

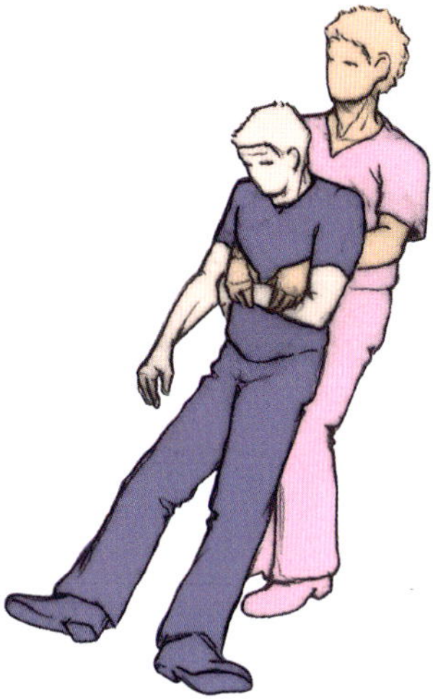

Abb. 3.7 Rautek-Rettungsgriff [L108]

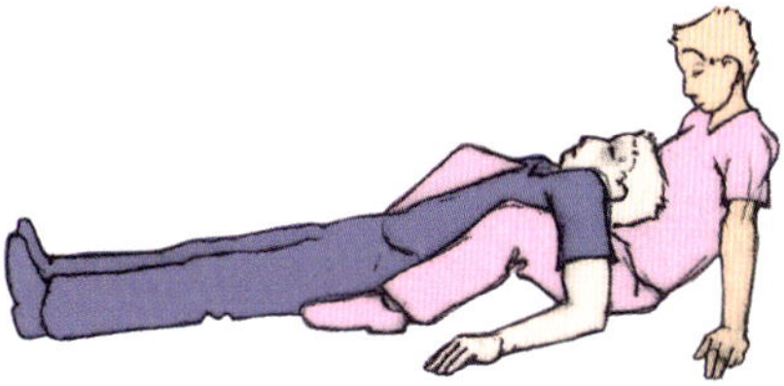

Abb. 3.8 Rückenschleiftrick nach Rautek [L108]

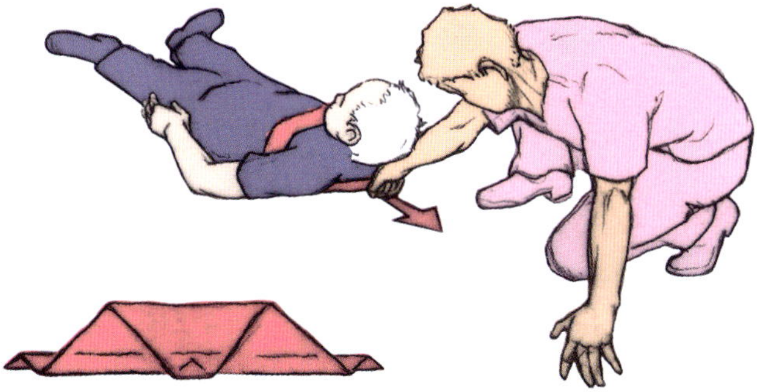

Abb. 3.9 Schleifen mit der Dreieckstuchkrawatte [L108]

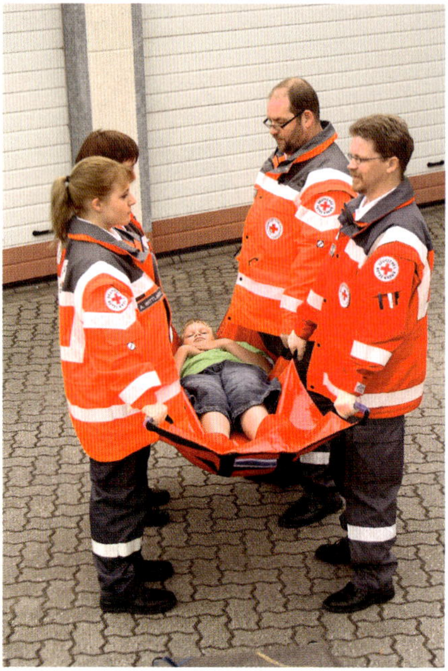

Abb. 3.10 Transport mit dem Rettungstuch [W289–001]

Häufig verbietet sich z.B. aufgrund der räumlichen Verhältnisse der Einsatz einer Krankentrage. Dann muss der Patient auf andere Art und Weise gerettet werden. Die bekanntesten Alternativen je nach den Verhältnissen vor Ort sind:

- Rautek-Rettungsgriff (➤ Abb. 3.7)
- Rückenschleiftrick nach Rautek (➤ Abb. 3.8)
- Schleifen mit einer Dreiecktuchkrawatte (➤ Abb. 3.9)
- Transport mit dem Rettungstuch (➤ Abb. 3.10)
- Schleifen mit dem Rettungstuch (➤ Abb. 3.11)

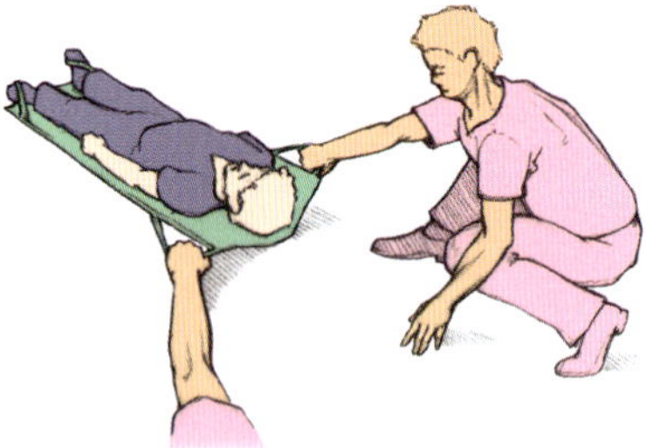

Abb. 3.11 Schleifen mit dem Rettungstuch [L108]

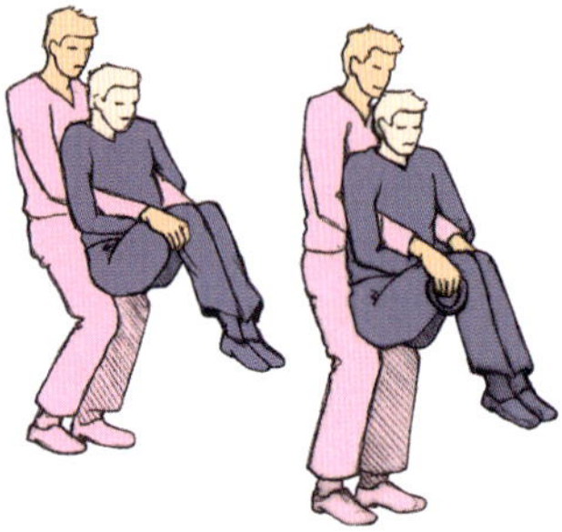

Abb. 3.12 Hocksitzgriff [L108]

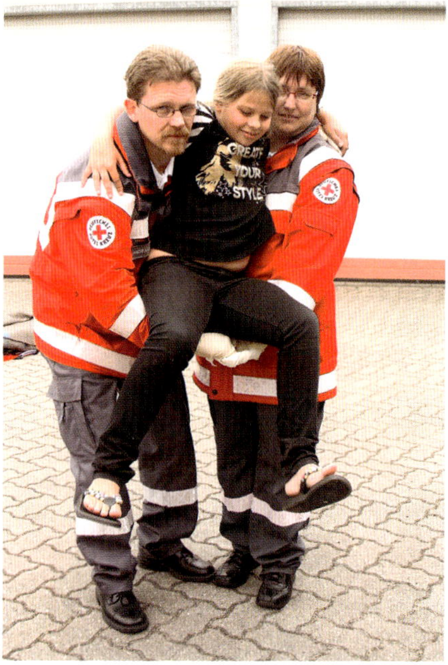

Abb. 3.13 Transport mit dem Tragering [W289–001]

- Hocksitzgriff (➤ Abb. 3.12)
- Transport mit dem Tragering (➤ Abb. 3.13)

3.4.3 Umgang mit der Trage

Grundsätzliches

Das übliche Transportmittel für Patienten ist im Sanitäts- und Rettungsdienst die Krankentrage. Untenstehend finden Sie die grundsätzlichen Regeln zum sicheren Umgang mit der Trage:

- Die Trage ist mit mindestens zwei, besser vier Helfern zum sicheren Transport des Patienten zu besetzen.
- Der Träger am rechten Kopfende bzw. am Kopfende gibt die notwendigen Kommandos.
- Um Schaukelbewegungen zu vermeiden, wird die Trage **nicht** im Gleichschritt getragen.
- Auf der Trage liegende Patienten sind grundsätzlich mit einer Decke zuzudecken.
- Zur Sicherung des Patienten ist dieser grundsätzlich mit den an der Trage vorhandenen Gurten zu sichern; bei ansprechbaren und bewusstseinsklaren Patienten werden die Arme nicht mit eingegurtet.
- Bei bewusstlosen Patienten werden die Arme mit eingegurtet.
- Bewusstsein, Atmung und Kreislauf sind auch während des Transportes mit der Trage regelmäßig zu überwachen.
- Sollte der bereits auf der Trage liegende Patient bewusstlos werden, ist nach der Atemkontrolle unverzüglich die stabile Seitenlage auf der Trage anzuwenden.

Tragen eines Patienten mit zwei Helfern

Der Patient liegt zugedeckt und gesichert auf der Trage. Die Trage steht in Blickrichtung des Patienten, so dass er mit den Füssen voran getragen wird. Die Helfer treten an die Trage heran, mit Blick in Transportrichtung. Auf das Kommando des **Tragenführers** (der Helfer am Kopfende) „Fasst an!“ knien beide Helfer mit einem Bein und fassen die beiden vorher herausgezogenen Tragengriffe an. Der Tragenführer fragt „Fertig?“, und wenn der zweite Helfer mit „Fertig“ antwortet, wird vom Tragenführer das Kommando „Hebt auf!“ gegeben. Hierbei erheben sich beide Helfer gleichzeitig und langsam, bis sie stehen. Der Tragenführer gibt das Kommando „Trage marsch!“ und bei der Ankunft am Transportziel das Kommando „Trage halt!“. Der Tragenführer gibt zum Abschluss das Kommando „Setzt ab!“ und beide Helfer setzen die Trage gleichmäßig und vorsichtig ab. Anschließend werden die Tragegriffe eingeschoben.

Tragen eines Patienten mit vier Helfern

Hierbei tritt je Haltegriff ein Helfer an die Trage heran, mit Blick in Transportrichtung. Das Kommando führt nun der Helfer am rechten Kopfende (**Tragenführer**).

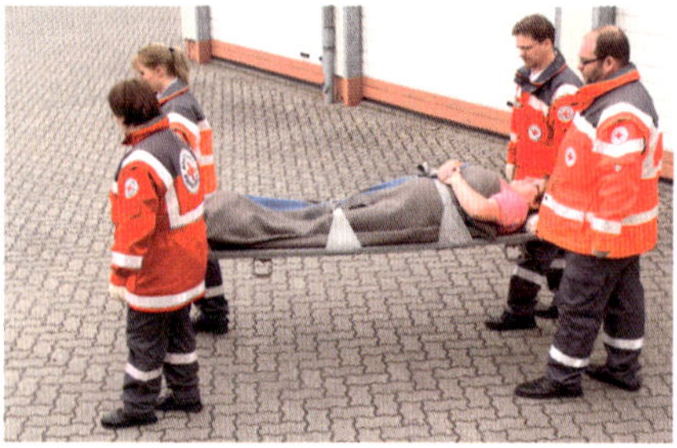

Abb. 3.14 Tragen eines Patienten mit vier Helfern [W289–001]

Das weitere Vorgehen entspricht dem Tragen mit zwei Helfern (➤ Abb. 3.14).

Einladen eines Patienten in den Krankenkraftwagen

Am einfachsten ist das **Be- und Entladen** mit einer Rollentrage (➤ Abb. 3.15). Hierbei wird die Trage nur auf das heruntergeschwenkte und herausgezogene Trageblech des Rettungsmittels geschoben, der Fahrgestellhebel der Trage entriegelt (das Fahrgestell kann jetzt eingefahren werden) und die Trage eingeschoben. Anschließend wird die Trage mit Tragegestell und Trageblech in den Krankenraum geschoben. Mit Hilfe der Hydraulik kann das Tragegestell im Krankenraum hochgefahren oder in andere Positionen gebracht werden.

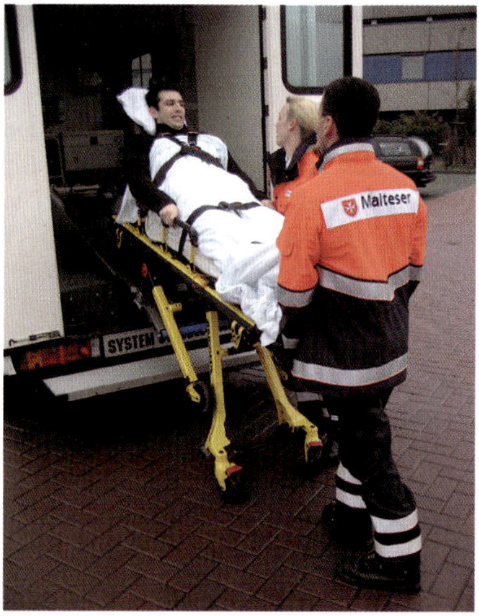

Abb. 3.15 Be- und Entladen einer Rollentrage [W241]

Bei Tragen **ohne** Fahrgestell muss die Trage zunächst auf das Trageblech gestellt werden. Hierzu wird die Trage mit zwei oder vier Helfern an das Trageblech getragen. Auch hierbei gelten die Grundsätze des Tragens.

MERKE

Grundsätze des Tragens:
- Niemals rückwärts gehen.
- Nur an den herausgezogenen Tragegriffen anfassen.
- Auf Kommando arbeiten.

Überheben eines Verletzten auf die Trage

Drei Helfer stehen im Grätschstand (➤ Abb. 3.16) über dem Patienten, dessen Arme auf der Brust gekreuzt sind, mit Blickrichtung zum Gesicht des Patienten. Der erste Helfer steht in Höhe des Brustkorbes, der zweite Helfer in Höhe des Beckens und der dritte Helfer über den Beinen. Alle Helfer beugen sich zum Patienten herab und drehen seine Kleidung in der Körpermitte so ein, bis sie eng anliegt. Der erste Helfer hält nun mit einer Hand den Nacken und mit der anderen Hand die Mitte des Brustkorbes. Der zweite Helfer fasst die eingedrehte Kleidung bzw. in den

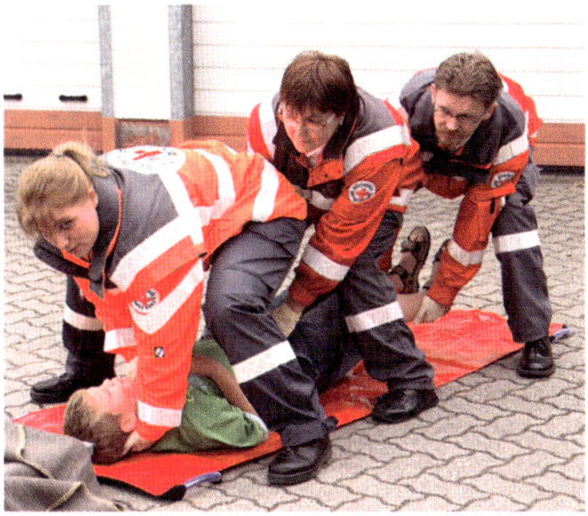

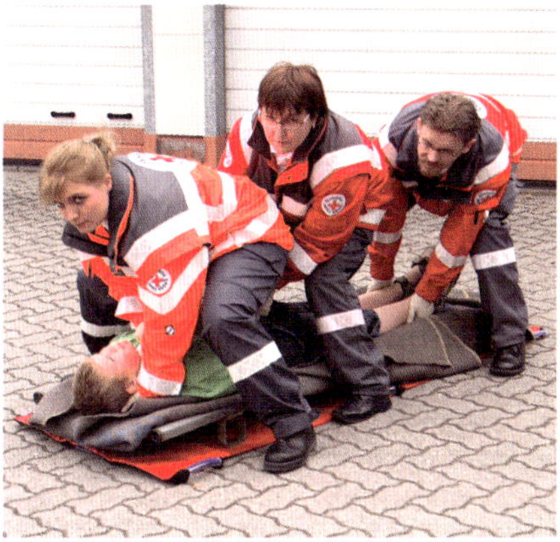

Abb. 3.16 Überheben eines Verletzten im Grätschstand [W289–001]

Hosenbund in Höhe der Hüften, der dritte Helfer die Beine. Nachdem der am Kopf befindliche Helfer die anderen Helfer gefragt hat „Fertig?“, gibt er das Kommando „Hebt auf!“. Darauf richten sich alle Helfer in Hüfte und Knien gleichmäßig auf, wobei die Arme gestreckt bleiben. Der vierte Helfer schiebt nun vom Kopf her die Trage unter den angehobenen Patienten. Auf das Kommando „Setzt ab!“ wird der Patient vorsichtig und behutsam auf die Trage abgelegt. Alternativ kann man den Patienten auch mit den Händen im Becken- und Schulterbereich unterfassen. Evtl. muss ein zusätzlicher Helfer den Kopf des Patienten halten, dann wird die Trage vom Fußende darunter geschoben.

3.4.4 Tragenlagerungsbock

Der Tragenlagerungsbock (➤ Abb. 3.17) dient der Ablage von Tragen in Tischhöhe, um dem Notarzt und den Rettungskräften (Notfallhelfer, Rettungshelfer, Rettungssanitäter oder Rettungsassistenten) eine rückenfreundliche Arbeitshöhe zur Behand-

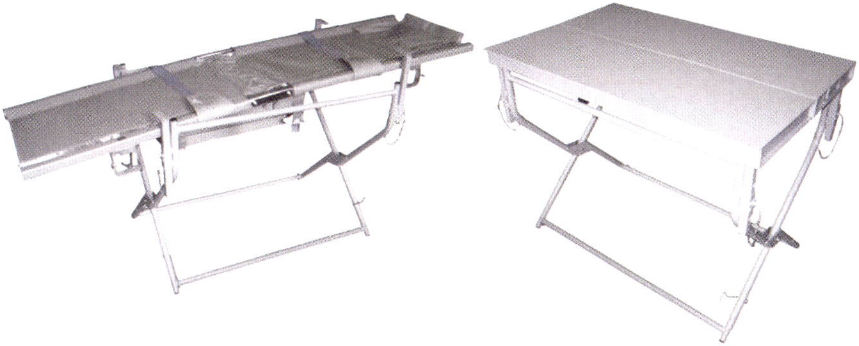

Abb. 3.17 Tragenlagerungsbock (links) als Ablage für die Trage; (rechts) als Mehrzwecktisch [W292]

lung von Patienten zu ermöglichen. Außerdem kann er als Mehrzwecktisch genutzt werden.

Die wichtigsten Einsatzbereiche sind bei MANV (➢ Kap. 5.5) und Ü-MANV auf dem Behandlungsplatz. Hier werden Lagerungsböcke u.a. in den Stationen

- Aufnahme und Sichtung,
- Behandlung von Patienten und
- Ausgangssichtung, Übergabe der Patienten zum Abtransport ins Krankenhaus

benötigt.

Eine detaillierte Aufbau- und Pflegeanleitung ist den einzelnen Modellen beigefügt. Bitte informieren Sie sich hierzu separat beim Hersteller.

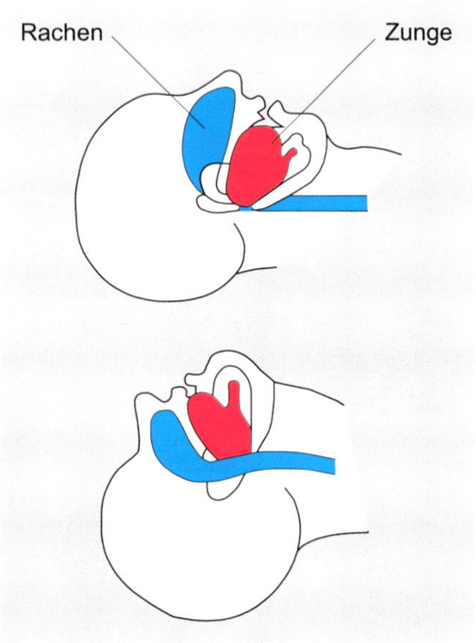

Abb. 3.18 Kopfschnittmodell [W291]

3.5 Airwaymanagement

Christian Götz, Jörg Willems

3.5.1 Freimachen und Freihalten der Atemwege

Für das Freimachen der Atemwege werden die im Folgenden beschriebenen Verfahren verwendet.

Überstrecken des Kopfes

Die Atemwege werden häufig durch den zurückgesunkenen Zungengrund blockiert (➢ Abb. 3.18). Bei jedem Bewusstlosen wird zur Überprüfung der Atmung der Kopf in den Nacken überstreckt. Dieser Handgriff (Esmarch-Handgriff, ➢ Abb. 3.1) wird insbesondere bei Patienten in Rückenlage angewendet. Dadurch werden Unterkiefer und Zugengrund angehoben.

Bei vorhandener Spontanatmung soll der Patient in der stabilen Seitenlage gelagert werden. Auch bei korrekt durchgeführter stabiler Seitenlage ist die Überstreckung des Kopfes erforderlich. Grundsätzlich ist diese Maßnahme bei allen bewusstlosen Patienten durchzuführen. Jedoch kann es bei einigen Patienten aufgrund anatomi-

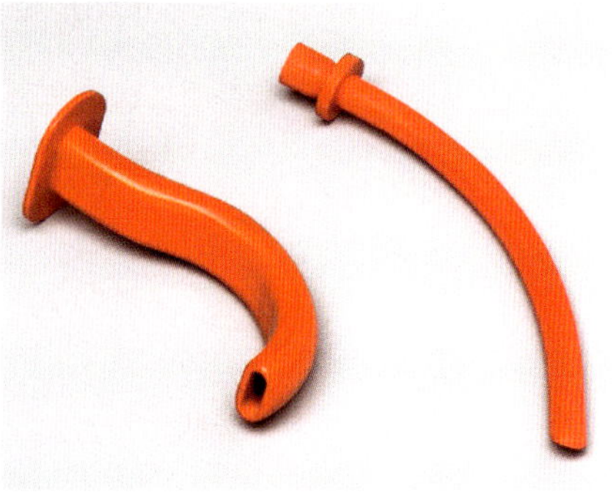

Abb. 3.19 Pharyngeale Tuben: (links) Guedel-, (rechts) Wendl-Tubus [K183]

scher Gegebenheiten (z.B. dicke, kurzhalsige Patienten) dazu kommen, dass der gewünschte Effekt nicht eintritt.

Um den Kopf in den Nacken zu überstrecken, fasst man mit einer Hand die Stirn-Haar-Grenze des Patienten. Mit der anderen Hand wird das Kinn des Patienten gefasst und der Unterkiefer angehoben. Mit beiden Händen wird nun der Kopf nackenwärts geschoben.

ACHTUNG

Bei Verdacht auf HWS-Verletzungen sollte bei ausreichend erscheinender Atmung der Kopf unter stetigem Zug in Längsachse gehalten werden, ggf. zum Zurückhalten des Zunge einen Oro-/Nasopharyngealtubus einlegen.

Zum Freihalten der Atemwege wird dem Bewusstlosen ein Guedel- oder Wendl-Tubus (➤ Abb. 3.19) eingelegt. Sie verhindern, dass Zunge und Zungengrund die oberen Atemwege verlegen.

Gebräuchliche Guedel-Tuben sind in den Größen 000 für Säuglinge bis 5 für Erwachsene erhältlich. Die passende Größe ergibt sich durch Abmessen des Abstandes zwischen Mundwinkel und Ohrläppchen des Patienten. Der Guedel-Tubus wird, mit der Spitze zum Gaumen zeigend, zunächst zu ca. ⅔ seiner Gesamtlänge eingeführt. Anschließend wird er unter 180°-Drehung ganz eingeschoben (➤ Abb. 3.20). Sollte es zu Würgereizung beim Patienten kommen, ist der Tubus evtl. zu groß und muss durch einen kleineren Tubus ersetzt werden.

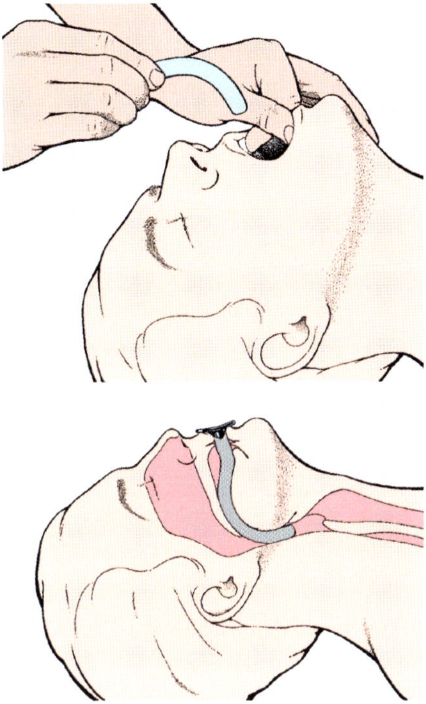

Abb. 3.20 Freihalten der Atemwege durch oropharyngeale Tuben (Guedel-Tubus) [L108]
Oben: Manöver der gekreuzten Finger und Einführen des Tubus.
Unten: korrekte Lage des Tubus oberhalb des Kehlkopfeingangs.

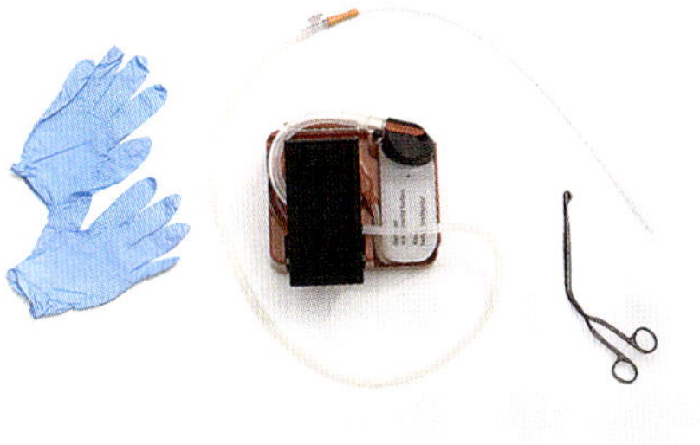

Abb. 3.21 Equipment zur Absaugung [J747]

Absaugen des Rachenraumes

Bei einer Ansammlung von Blut und Schleim im Rachenraum wird bei nicht ausreichend schluckenden oder hustenden bewusstseinseingetrübten oder bewusstlosen Patienten in Rückenlage – auch in Seitenlage – mit den im Rettungsdienst/Sanitätsdienst verfügbaren Pumpen abgesaugt (➤ Abb. 3.21). Nach Möglichkeit soll der Absaugkatheter über den Mund zugeführt werden. Ist dies aufgrund fehlender Kooperation des Patienten nicht möglich, muss der nasale Weg gewählt werden.

HINWEIS

Zur Festlegung der Katheterlänge wird bei der nasalen Absaugung die Entfernung „Nasenspitze zum Ohrläppchen" (➤ Abb. 3.22a) und bei der oralen Absaugung die Entfernung „Lippe zum Ohrläppchen" (➤ Abb. 3.22b) festgestellt.

Für den oralen Zugang wird der Mund mittels Esmarch-Handgriff (➤ Abb. 3.1) geöffnet. Der Katheter wird ohne Sog in der festgelegten Länge eingeführt und dann mit Sog herausgezogen (➤ Abb. 3.23). Den Vorgang ggf. mehrmals wiederholen.

Beim nasalen Zugang wird die Nasenspitze angehoben und der Katheter parallel zum Nasenboden eingeführt. Bei Kontakt der Katheterspitze mit der Rachenhinterwand den Katheter leicht drehen und danach weiter vorschieben (➤ Abb. 3.23).

ACHTUNG

Verletzungen der Rachen- und Nasenschleimhaut mit folgenden Blutungen durch zu starre Katheter sind möglich. In sehr seltenen Fällen kann es bei Berührungen der Katheterspitze mit den Stimmbändern zu einem Laryngospasmus führen.

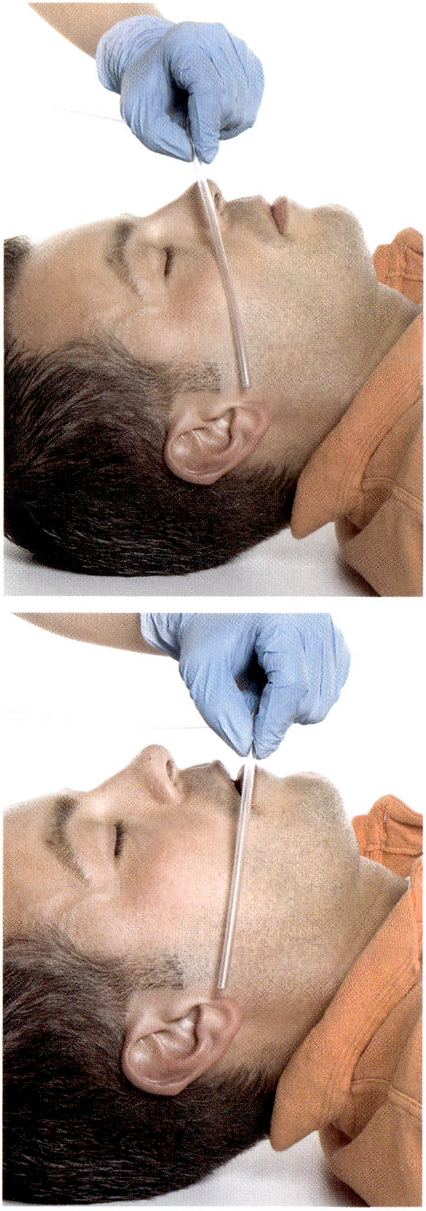

Abb. 3.22 Ausmessen Absaugkatheter: a) nasale, b) orale Absaugung [J747]

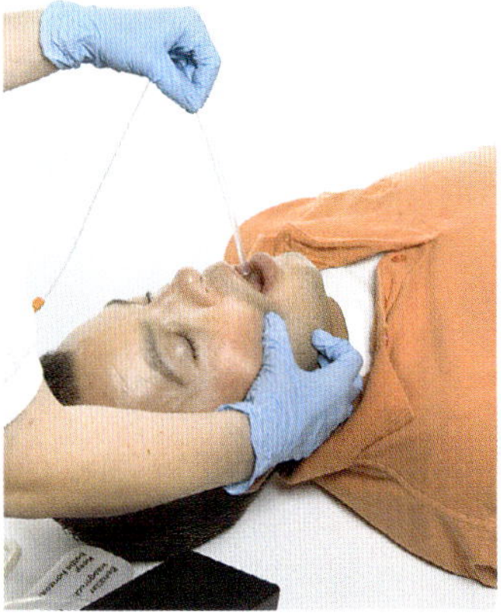

a) Einführen Absaugkatheter orale Absaugung

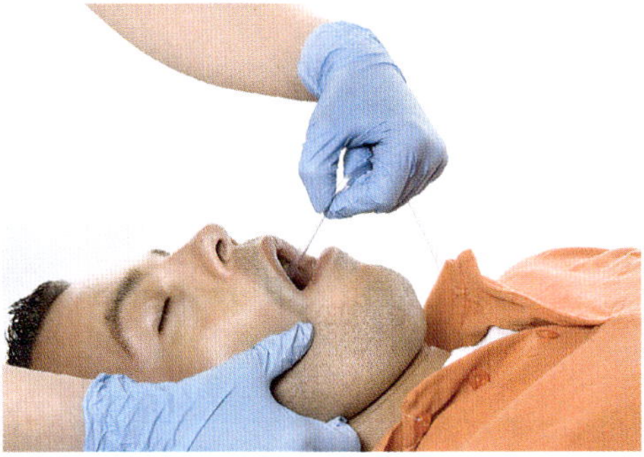

b) Einführen Absaugkatheter orale Absaugung

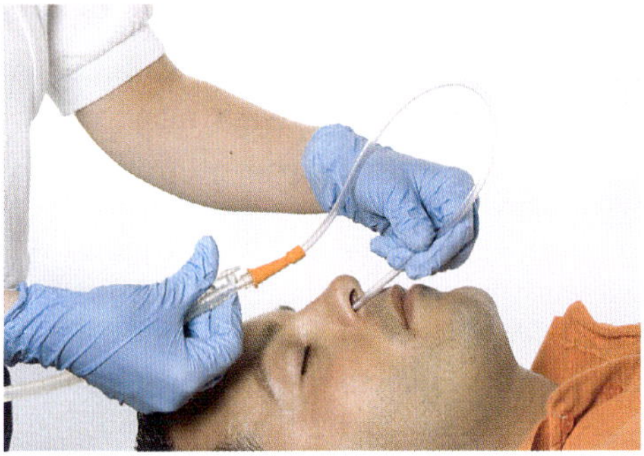

c) Einführen Absaugkatheter nasale Absaugung

Abb. 3.23 Absaugung [J747]

Ausräumen des Rachenraums

Sind feste Fremdkörper, Koagel oder breiiges Erbrochenes Ursache für die Verlegung der Atemwege, empfiehlt es sich, den Rachen manuell oder unter Einsatz einer Magill- oder Kornzange auszuräumen. Ebenso sollte auf diese Maßnahme zurückgegriffen werden, wenn eine Absaugpumpe nicht sofort zur Verfügung steht.

Der Mund sollte mit Hilfe des Esmarch-Handgriffes (➤ Abb. 3.1) geöffnet werden. Dann kann die Mundhöhle mit Zeige- und Mittelfinger ausgeräumt werden (➤ Abb. 3.24).

ACHTUNG

Zunehmende Kieferspannung des Patienten aufgrund eintretender Hypoxie kann zu Einklemmungen und Bissverletzungen an den Fingern des Helfers führen. Ein gewisser Schutz entsteht, wenn der Helfer die Wangenschleimhaut zwischen die Zahnreihen von Ober- und Unterkiefer schiebt.

Stehen weitere Hilfsmittel zur Verfügung, sollten diese alternativ zum Einsatz kommen. So kann z.B. der Rachen mit Hilfe einer Magill-Zange ausgeräumt werden (➤ Abb. 3.25). Die Fremdkörper werden einfach „herausgefischt".

ACHTUNG

Jede Manipulation im Rachen kann zu erneuten Erbrechen und somit weiteren Fremdkörpern führen!

3.5.2 Basisbeatmung mit und ohne Hilfsmittel

Mund zu Mund/Nase

Bei einem Patienten mit unzureichender Eigenatmung oder bei Atemstillstand ist eine Atemspende erforderlich. Sie wird als Mund-zu-Mund-, alternativ als Mund-zu-Nase-Beatmung durchgeführt. Die Atemspende ist eine Maßnahme der Ersten Hilfe. Sie sollte im Sanitäts- und Rettungsdienst nur ausnahmsweise erforderlich sein, da dort in der Regel eine materielle Ausstattung (z.B. Beatmungsbeutel) vorhanden ist.

Der Helfer kniet seitlich neben dem Patienten. Dann wird der Kopf des Patienten im Nacken überstreckt und gleichzeitig

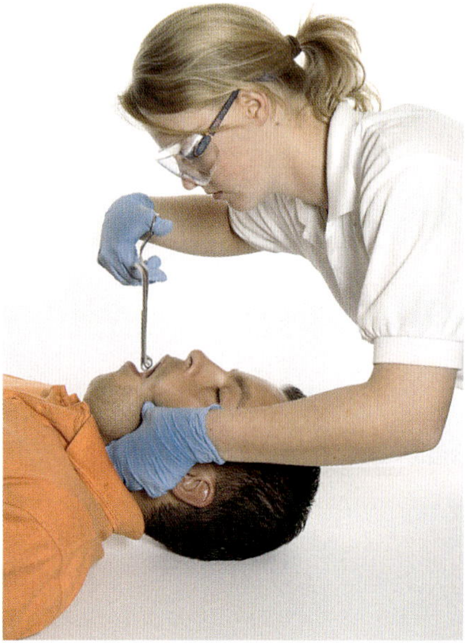

Entfernen des Fremdkörpers

Abb. 3.25 Entfernen des Fremdkörpers mit der Magill-Zange [J747]

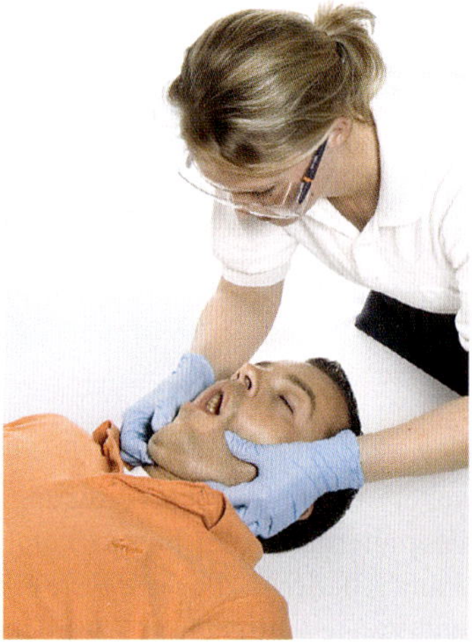

a) Öffnen des Mundraumes

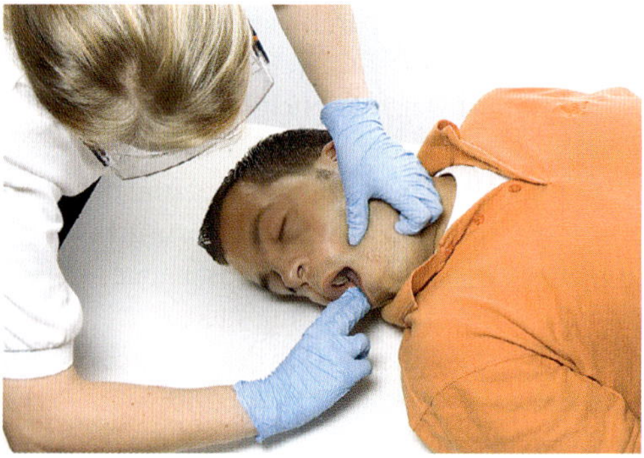

b) Ausräumen des Mundes mit der freien Hand

Abb. 3.24 Ausräumen des Mundes [J747]

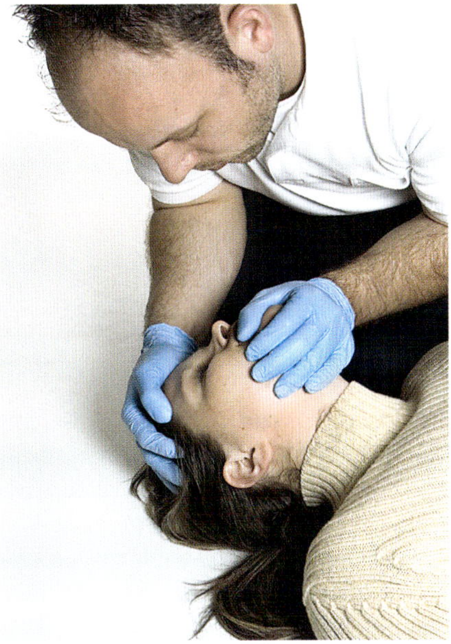

a) Kopf überstrecken

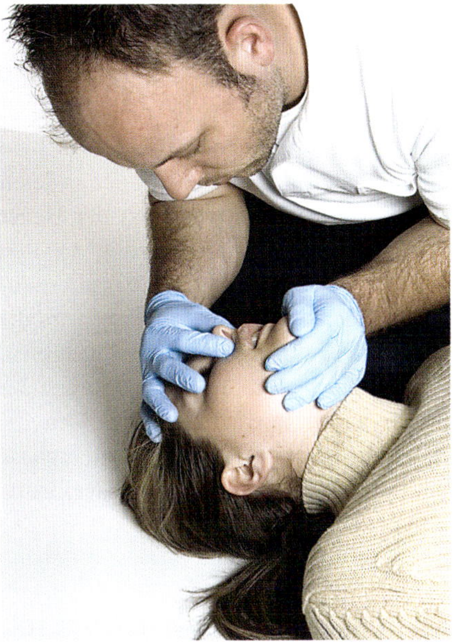

b) Abdichten der Nase und Anheben des Kinns

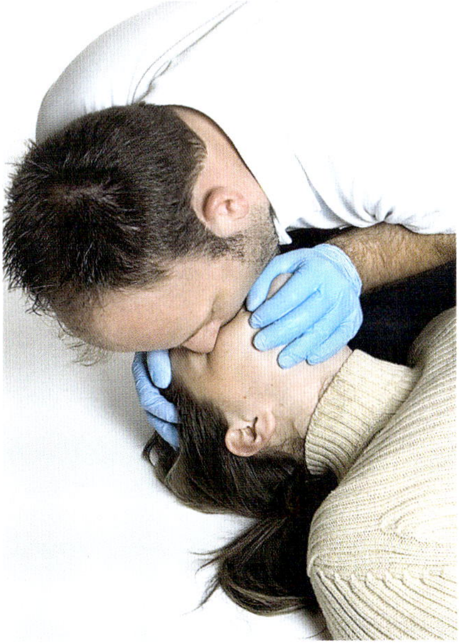

c) Mund-zu-Mund-Beatmung

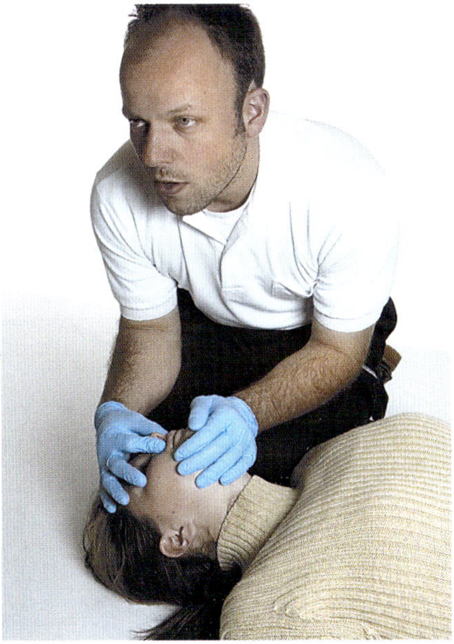

d) Haltung des Helfers bei der Exspiration

Abb. 3.26 Mund-zu-Mund-Beatmung [J747]

der Unterkiefer vorgezogen. Dadurch wird der Zungengrund von der Rachenhinterwand abgehoben. Bei der Mund-zu-Mund-Technik (➤ Abb. 3.26) hebt man den Unterkiefer des Patienten mit der einen Hand an und hält mit zwei Fingern der anderen Hand die Nase zu. Dann bläst der Helfer seine Ausatemluft gleichmäßig in den Mund des Patienten ein. Bei der alternativen Möglichkeit „Mund-zu-Nase" wird die Luft in die Nase des Patienten eingeblasen. Hier wird der Mund mit dem Daumen der jetzt freien zweiten Hand verschlossen.

Während der passiven Ausatemphase des Patienten wird das Senken des Brustkorbes beobachtet.

Manuelle Beatmung mit Beutel und Sauerstoff

Eine Beatmung im Sanitäts- und Rettungsdienst sollte stets mit einem Beatmungsbeutel oder einem maschinellen Beatmungsgerät erfolgen. Durch den Einsatz von Beatmungsbeuteln mit entsprechendem Material können hohe Sauerstoffkonzentrationen in der Einatemluft angeboten

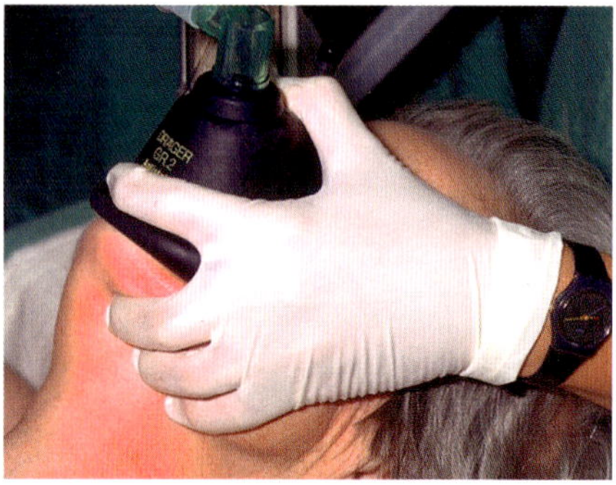

Abb. 3.28 Maskenhaltung mit C-Griff [K183]

werden. Dies macht die Beatmung wesentlich effizienter als eine einfache Atemspende. Die Luft im Beutel wird durch den Helfer in das Ein-Ausatemventil gepresst. Von dort gelangt die Luft in den Patienten. Das Ventilsystem verhindert, dass die Ausatemluft zurück in den Beutel fließt (➤ Abb. 3.27). So wird dem Patienten mit jedem Beatmungshub frischer Sauerstoff zugeführt.

Der Kopf des Patienten wird im Nacken überstreckt, gleichzeitig wird der Unterkiefer angehoben. Zur leichteren Durchführung der Beatmung können Beatmungshilfen (z.B. Guedel-Tuben) zum Freihalten der Atemwege eingelegt wer-

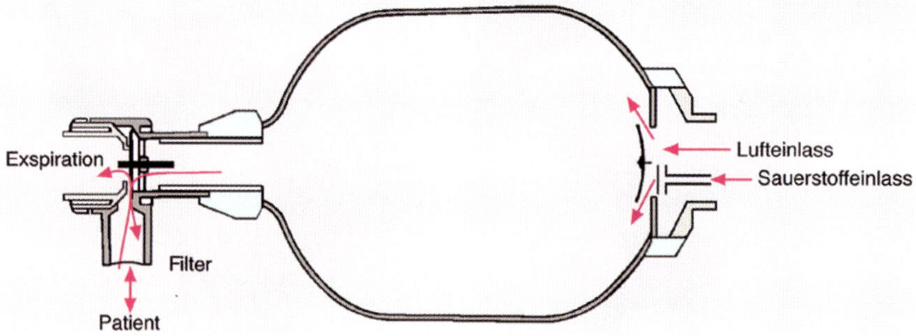

Abb. 3.27 Funktion des Nicht-Rückatem-Ventils in Inspiration und Exspiration (Pfeile geben die Richtung von Luft und Sauerstoff an) [L108]

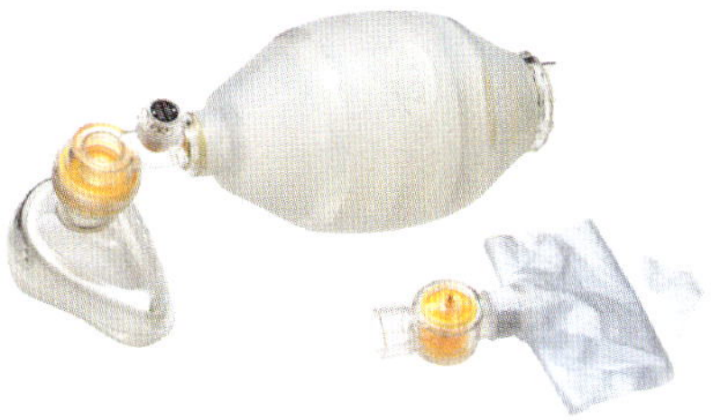

Abb. 3.29 Beatmungsbeutel mit Sauerstoffreservoir [V083]

den. Mit Daumen und Zeigefinger einer Hand wird die Beatmungsmaske fest auf das Gesicht des Patienten aufgesetzt („C-Griff", ➤ Abb. 3.28). Die übrigen Finger halten den Unterkiefer.

Mit der anderen Hand wird der Beatmungsbeutel ausgedrückt. Die Lungen füllen sich mit Luft. Die Ausatmung geschieht passiv. An dem Beatmungsbeutel sollten Sauerstoff mit einem Flow von 10–15 l/Minute und ein Sauerstoffreservoir angeschlossen werden (➤ Abb. 3.29).

Die Maskenbeatmung erfolgt mit Überdruck. Bei Leckagen an undichten Verbindungen zwischen Beutel und Maske kann Luft entweichen. Bei zu hohem Druck kann Luft in den Magen gelangen und zum Erbrechen führen. Deshalb muss bei der Maskenbeatmung auf eine gleichmäßige, gefühlvolle Kompression geachtet werden.

Bei Problemen oder zu hohem Atemwegsdruck müssen umgehend die Atemwege überprüft und die Maskenposition ggf. korrigiert werden.

3.5.3 Umgang mit Sauerstoff

Ein dem Patienten angepasstes Atemminutenvolumen und Sauerstoffangebot stellen eine ausreichende Sauerstoffversorgung sicher. Weiterhin müssen die Aufnahme, die Abgabe und der Transport insbesondere von Sauerstoff und Kohlendioxid gesichert sein. In der Notfallmedizin kann dies situationsabhängig beim ateminsuffizienten Patienten mit einer Hochlagerung des Oberkörpers, die es ermöglicht, die Atemhilfsmuskulatur einzusetzen und die Zwerchfellbeweglichkeit zu erhöhen, oder mit einer assistierten oder kontrollierten Beatmung mit hohem Sauerstoffgehalt erreicht werden.

Bei einem ausreichenden Atemminutenvolumen wird dem Patienten Sauerstoff

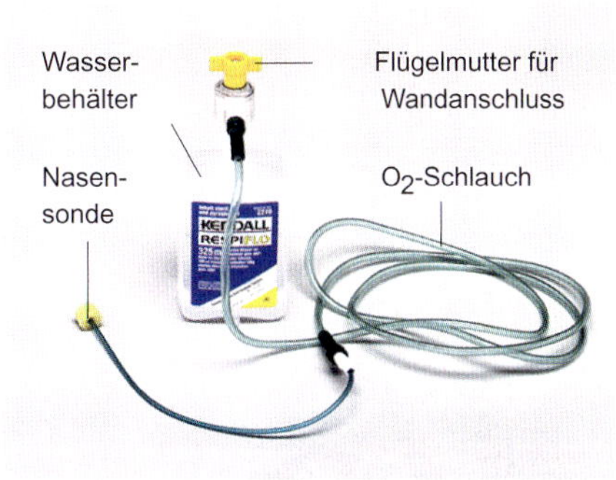

Abb. 3.30 Nasensonde (hier mit Sauerstoffwandanschluss im Klinikbereich) [K183]

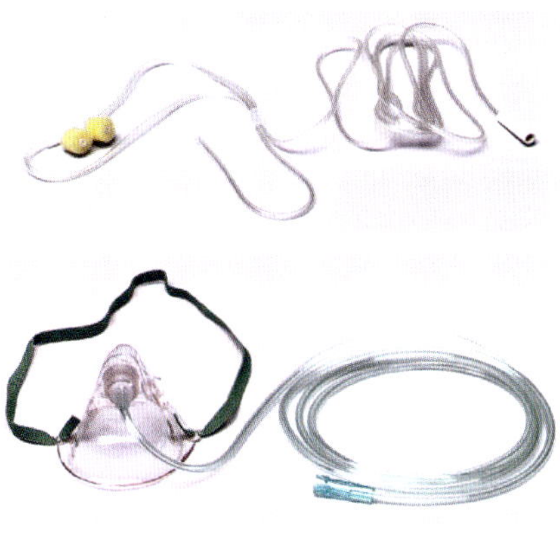

Abb. 3.31 Sauerstoffbrille (oben); Sauerstoff-Gesichtsmaske (unten) [K183]

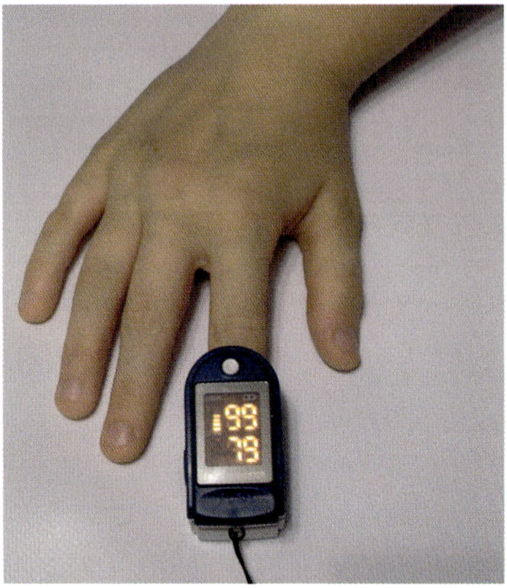

Abb. 3.32 Finger-Pulsoxymeter zur Kontrolle der Sauerstoffsättigung [E289]

angeboten. Sollte aber der Patient ein unzureichendes Atemminutenvolumen aufweisen, so muss er mit möglichst hohem Sauerstoffanteil beatmet werden.

Bei erhaltener Spontanatmung kann Sauerstoff über eine Nasensonde verabreicht werden. Sie besteht aus einem Katheter mit Schaumstoffschwamm und wird am Naseneingang platziert. Es gibt auch Nasensonden (➤ Abb. 3.30), die direkt in den Rachenraum eingelegt werden.

Neben den Nasensonden können Sauerstoffbrillen oder Sauerstoffmasken verwendet werden (➤ Abb. 3.31). Sie sind bei schwerer Atemnot vorzuziehen. Bei bewusstseinsgetrübten Patienten können Sauerstoffmasken Probleme bereiten: Sie können als Auffangbehälter für Erbrochenes wirken und so eine Verlegung der Atemwege durch Aspiration begünstigen.

Bei der Verwendung am bewusstlosen Patienten ist daher besonderes Augenmerk auf freie Atemwege zu richten. Hinweise für die erforderlichen Mengen der Sauerstoffzufuhr sind die Sauerstoffsättigung (➤ Abb. 3.32) des Patienten und seine Hautfarbe.

Zum Beispiel sollte jeder bewusstlose, spontan atmende Patient zur Optimierung der Sauerstoffversorgung im Gehirn 4–6 l/Min. Sauerstoff erhalten. Zeigt der Patient jedoch Zeichen eines akuten Sauerstoffmangels im Gewebe, z.B. eine Zyanose, benötigt er deutlich mehr Sauerstoff in der Einatemluft (10–15 l/Min.).

3.5.4 Intubationsvorbereitung

Bei der Intubationsvorbereitung sollte man die planmäßige Narkose und Intubation durch einen Arzt sowie die zügige Intubation ohne Medikamente bei Schnappatmung oder Atemstillstand durch den Rettungsassistenten (im Rahmen der sogenannten Notkompetenz) oder Notarzt unterscheiden.

Es werden nachfolgend die Materialien (➤ Abb. 3.33) und Maßnahmen zur planmäßigen Intubation vorgestellt.

Benötigtes Material zur Intubation

- Absaugpumpe mit großlumigem Katheter
- (sterile) Unterlage, z.B. Verbandtuch
- Tubus mit Blockerspritze (10 ml), weitere Alternativgrößen des Tubus bereithalten (eine Nummer größer/eine Nummer kleiner)

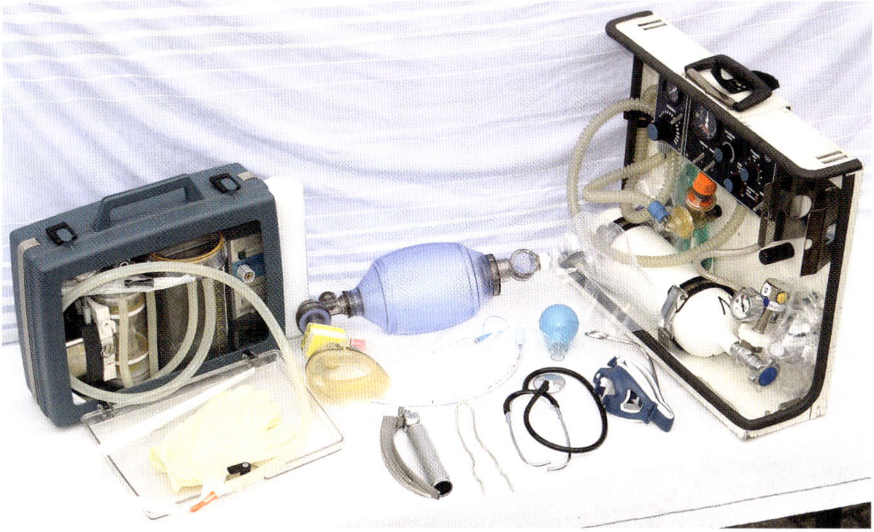

Abb. 3.33 Equipment zur Intubation [W289–001]

- Mandrin (optional als Einführungshilfe, je nach Auftrag desjenigen, der intubiert)
- Gleitmittel (Einsprühen des Tubus sowie des Mandrins)
- Thomas-Holder® als Fixierung inkl. Beißschutz, alternativ Guedel-Tubus als Beißschutz und Mullbinde zur Fixierung
- Stethoskop
- Laryngoskop mit korrekter Spatelgröße
- Magill-Zange
- Beatmungsbeutel mit Reservoir und angeschlossenem Sauerstoff (15 l/Min.)

Im Rahmen der Vorbereitung der Intubation sind die Absaugpumpe auf Funktionstüchtigkeit, das Laryngoskop (Licht brennt, kein Flackern) sowie die Dichtigkeit des Cuffs (Tubus kann korrekt ohne feststellbare Leckage geblockt werden) zu prüfen. Auf ein hygienisches Vorgehen bei der Materialvorbereitung und -kontrolle ist zu achten.

Assistenz bei der Intubation

- Anreichen des gebrauchsfertigen Laryngoskops in die linke Hand des Arztes.
- Anreichen des mit Gleitgel versehenen Endotrachealtubus in die rechte Hand.
- Bei Ansammlung von Sekret und/oder Blut im Rachenraum wird vor dem Einführen des Tubus abgesaugt. Aus diesem Grund muss daher immer ein einsatzfertiges Absauggerät bereitgestellt werden.
- Anschließend wird der Beatmungsbeutel bzw. das Beatmungsgerät an den Tubus angeschlossen. Der Arzt überprüft durch Abhören des Brust- und Bauchraums die richtige Lage des Tubus. Die Lagekontrolle kann auch durch den Anschluss eines Tube-Checks geschehen.
- Blocken des Tubus und Anbringen des Beißschutzes (z.B. Guedel-Tubus oder kombinierter Beißschutz und Fixierung

mittels Thomas-Holder®) sowie Fixierung des Tubus mittels Thomas-Holder® oder z.B. Mullbinde, Heftpflaster

Das benutzte Einwegmaterial wird anschließend entsorgt, das Laryngoskop in Desinfektionslösung gelegt und nach der Einwirkzeit gereinigt. Die Batterien im Laryngoskophandgriff sind immer auf einen ausreichenden Ladezustand zu überprüfen und gegebenenfalls auszutauschen.

3

3.6 Reanimation

Marc Scheffer

Jährlich versterben in Deutschland ca. 80.000 Menschen an den Folgen des plötzlichen Herztodes. Daher muss jeder Mitarbeiter im Rettungsdienst die Maßnahmen der Reanimation perfekt beherrschen. Aber nicht nur die praktischen Maßnahmen sind wichtig, auch das theoretische Hintergrundwissen sollte dabei nicht außer Acht gelassen werden.

3.6.1 Grundlagen

MERKE

Der gleichzeitige Ausfall der Vitalfunktionen Bewusstsein, Atmung und Herz-Kreislauf wird als Kreislaufstillstand bezeichnet.

Beim Kreislaufstillstand liegt ein vollständiges Pumpversagen des Herzens vor. Das Herz muss hierbei nicht unbedingt stillstehen. Einige Formen des Kreislaufstillstandes können noch elektrische oder mechanische Aktivitäten besitzen. Diese Aktivitäten sind so hochfrequent bzw. unkoordiniert, dass keine Pumpleistung mehr besteht. Die Aussage „Herzstillstand" ist hier nicht ganz richtig, wir sprechen daher vom Kreislaufstillstand. Die Maßnahmen zur Wiederherstellung der Atmungs- und Kreislauffunktion werden **Reanimation** (Wiederbelebung) genannt.

Beim Kreislaufstillstand unterscheidet man zwischen Störungen der Herzfunktion (kardiale Ursachen), Störungen der Atmung (respiratorische Ursachen) und Störungen anderer Ursachen. Die häufigste Ursache eines Herz-Kreislauf-Stillstandes im Erwachsenenalter ist eine Minderversorgung des Herzmuskels mit Sauerstoff (Ischämie). Der Angina-pectoris-Anfall, Herzinfarkt und die Herzinsuffizienz (Minderleistung des Herzens) kommen hierfür in Frage. Mögliche respiratorische Ursachen sind die Verlegung der Atemwege durch Fremdkörper oder Erbrochenes, entzündliche Ereignisse der Atemorgane (z.B. Asthma bronchiale, Epiglottitis) oder auch zentrale Atemregulationsstörungen (z.B. Schlaganfall). Andere Ursachen für einen Kreislaufstillstand können z.B. Volumenmangel, thermische Schäden, Vergiftungen oder auch Traumata sein.

Kommt die Kreislauffunktion zum Erliegen, dann ist der Patient sofort pulslos. Aufgrund des Sauerstoffmangels im Gehirn kommt es nach ca. 15 bis 20 Sekunden zur Bewusstlosigkeit. Nach weiteren 10 Sekunden tritt der Atemstillstand ein. Sehr häufig wird in dieser Phase die sogenannte Schnappatmung beobachtet. Diese darf nicht mit einer Atemtätigkeit verwechselt werden. Bedingt durch den Sauerstoffmangel im Gehirn, kommt es bei normaler Temperatur nach 3 bis 5 Minuten zu nicht wieder korrigierbaren Gehirnschäden. Bei Kälte kann diese Zeit verlängert werden. In der heutigen Medizin spricht man auch von der Reanimation unter Hypothermie (Unterkühlung). Werden zu diesem Zeitpunkt Wiederbelebungsmaßnahmen eingeleitet, kann der Patient unter Umständen ohne bleibende Schäden gerettet werden. Werden hingegen keine Maßnahmen eingeleitet, tritt der unwiderrufliche Tod ein.

3.6.2 Basisreanimation

Die Anzeichen eines Kreislaufstillstandes sind ohne Hilfsmittel zu erkennen. Die Ansprechbarkeit wird durch lautes Ansprechen und Rütteln an den Schultern festgestellt. Reagiert der Patient nicht, muss eine lebensbedrohliche Situation angenommen werden. Daher sollen weitere Personen zur Hilfe gerufen werden. Der Helfer verlässt den Patienten nicht, da der Zustand des Patienten durch nachfolgende Maßnahmen eventuell verbessert werden kann. Nach Feststellung der Bewusstlosigkeit wird die Atmung überprüft. Dabei kniet der Helfer seitlich am Kopf und fasst mit einer Hand die Stirn des Patienten und mit zwei Fingern der zweiten Helferhand an das Kinn des Betroffenen. Den Kopf nun nach hinten überstrecken und das Kinn nach vorne ziehen (Esmarch-Handgriff, ➤ Abb. 3.1). Um die Atmung zu überprüfen, hält der Helfer sein Ohr über den Mund-Nasen-Bereich des Patienten, mit Blickrichtung Brustkorb. Der Helfer kann mittels **Sehen** (Brustkorbbewegungen), **Hören** (Atemgeräusche des Betroffenen) und durch **Fühlen** (Luftbewegungen an der Wange des Helfers) die Atmung überprüfen. Die Atemkontrolle (➤ Kap. 3.2) soll nicht länger als 10 Sekunden dauern.

Wird keine Atmung festgestellt, ist (falls noch nicht geschehen) der Rettungsdienst zu alarmieren. Der Helfer soll jemanden schicken, um Hilfe zu holen, oder, wenn er alleine ist, zu diesem Zeitpunkt selbst den Notruf absetzen. Direkt nach dem Feststellen des Atemstillstandes (bzw. nach Rückkehr vom Notruf) werden 30 Brustkorbkompressionen durchgeführt (➤ Abb. 3.34).

Thoraxkompression und Beatmung

Der Helfer kniet an der Seite des Patienten (➤ Abb. 3.35). Um den Druckpunkt zu suchen, setzt der Helfer den Handballen seiner Hand auf den Mittelpunkt des Brustkorbes (Thorax) des Patienten, den Ballen der zweiten Hand auf den Rücken der ers-

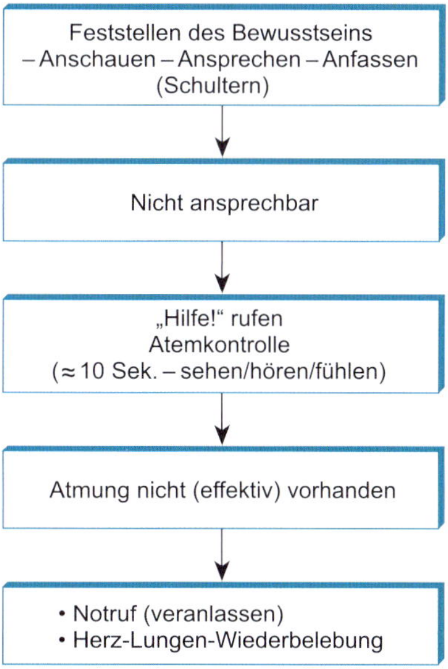

Abb. 3.34 Reanimationsalgorithmus A [W289]

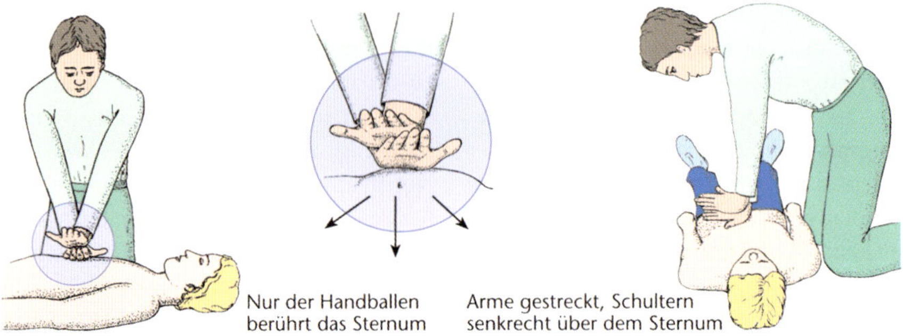

Abb. 3.35 Korrekte Körperhaltung bei der Thoraxkompression [A400-190]

ten Hand. Es muss beachtet werden, dass kein Druck auf die Rippen ausgeübt wird. Die Schultern und durchgedrückten Arme des Helfers sollen eine gerade, senkrechte Linie zum Boden bzw. zum Brustkorb (Thorax) des Patienten bilden. Das Brustbein (Sternum) wird bei jeder Thoraxkompression 5–6 cm tief in Richtung Wirbelsäule gedrückt. Nach der Kompression ist der Druck vom Brustkorb zu nehmen (vollständige Entlastung), dabei dürfen die Hände nicht den Kontakt zum Thorax verlieren. Eine Frequenz der Thoraxkompressionen von 100–120/Minute sollte unbedingt angestrebt werden (➤ Abb. 3.36).

Nach 30 Thoraxkompressionen werden die Atemwege für die Mund-zu-Mund-Beatmung erneut frei gemacht:

- Kopf überstrecken, Kinn vorziehen, Mund leicht öffnen.
- Nase mit Zeigefinger und Daumen der an der Stirn befindlichen Hand zusammendrücken.
- Nach normalem Einatmen den eigenen Mund über den Mund des Patienten legen.
- Über eine Sekunde Luft in den Mund des Patienten einblasen und dabei die Bewegung des Brustkorbes beobachten.
- Anschließend die zweite Beatmung nach dem gleichen Schema durchführen.
- Nach der zweiten Beatmung erneute 30 Thoraxkompressionen durchführen.

Die Thoraxkompressionen und Beatmungen müssen ohne Unterbrechung im Verhältnis 30:2 weitergeführt werden bis:

- qualifizierte Hilfe eintrifft und die Reanimation übernimmt,
- der Betroffene normal atmet oder
- der Ersthelfer erschöpft ist.

Ersthelfer, die nicht in der Lage sind, Mund-zu-Mund-Beatmung durchzuführen, sollen ihre Wiederbelebungsmaßnahmen auf durchgehende Thoraxkompressionen beschränken. Wenn zwei oder mehr Helfer zur Verfügung stehen, sollte der reanimierende Helfer alle 2 Minuten, möglichst ohne Verzögerung der Maßnahmen, ausgewechselt werden.

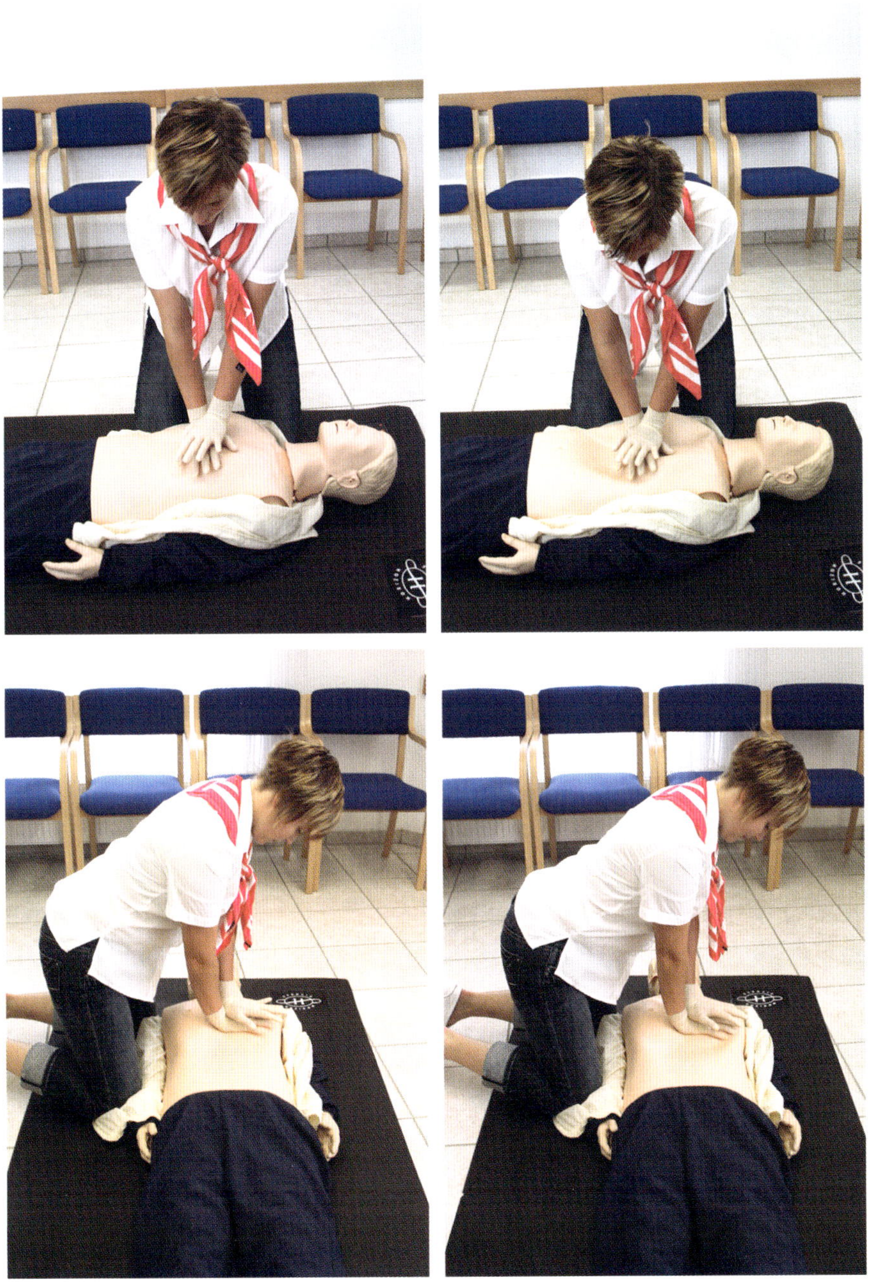

Abb. 3.36 Ablauf der Reanimation [W291]

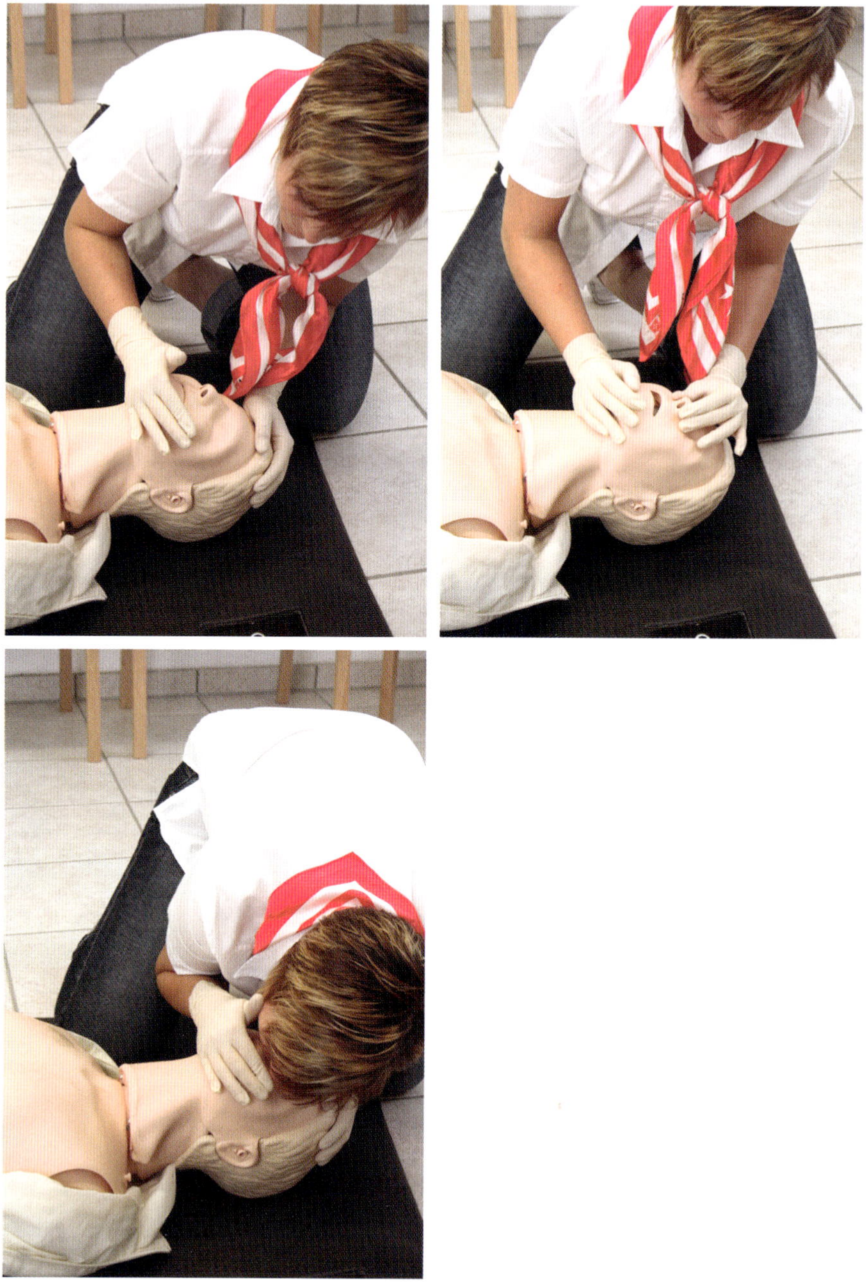

Abb. 3.36 (Forts.)

3.6.3 Erweiterte Reanimationsmaßnahmen

Die erweiterten Reanimationsmaßnahmen werden auch als **ALS (Advanced Life Support)** des ERC (European Resuscitation Council) bezeichnet. Dieses Schema ist prinzipiell auf alle Herz-Kreislauf-Stillstände anwendbar, sobald entsprechend qualifiziertes Personal und auch Material zur Verfügung stehen. Sind mehrere Helfer verfügbar, kann die Reanimation optimiert werden. Der erste Helfer übernimmt die Kontrolle der Lebenszeichen und die Beatmung, während der zweite Helfer den Brustkorb des Patienten freilegt und die Kompressionen durchführt. In der Zwei-Helfer-Methode wird mit Beatmungshilfen, z.B. mit dem Beatmungsbeutel, beatmet. Das Beatmungsvolumen beträgt 400–600 ml pro Beatmung. Auch im ALS-Algorithmus stehen einfache lebensrettende Maßnahmen und Defibrillation an erster Stelle.

Der ALS-Algorithmus beginnt mit der Suche nach Lebenszeichen, diese sind:

- Bewegungen
- Atmung
- Husten des Patienten

Zusätzlich für **Helfer mit klinischer Erfahrung** soll parallel für maximal 10 Sekunden der Karotispuls (Halsschlagader) getastet werden. Bei fehlenden Lebenszeichen werden Thoraxkompressionen und Beatmungen im Verhältnis 30:2 durchgeführt, bis ein EKG/Defibrillator angeschlossen ist. Die Form des Kreislaufstillstandes kann ausschließlich mit einem EKG festgestellt werden. Ist das Gerät mit dem Patienten verbunden, erfolgt eine Rhythmusanalyse. Im Falle von Kammerflimmern oder Kammertachykardie ist ein Schock indiziert. Die Energie des Defibrillators wird geladen und der Schock mit einer Energie von 150–200 Joule biphasisch (herstellerabhängig) oder 360 Joule monophasisch abgegeben. Nach dem Schock erfolgt keine Kontrolle von EKG, Puls oder Atmung, man beginnt sofort mit den Thoraxkompressionen und der Beatmung im Verhältnis 30:2. Nach zwei Minuten Reanimation wird eine erneute Rhythmusanalyse gestartet. Ist daraufhin kein Schock indiziert, wird umgehend mit Thoraxkompressionen und Beatmung im Verhältnis 30:2 fortgefahren. Es folgt eine erneute Rhythmusanalyse nach zwei Minuten Reanimation. Ist ein Schock indiziert, erfolgt dieser mit einer Energie von 150–360 Joule biphasisch (herstellerabhängig) oder 360 Joule monophasisch. Nach dem Schock sofort mit Thoraxkompressionen und Beatmung beginnen.

Treten während der Reanimation Lebenszeichen (normale Atmung, Husten, Bewegungen) auf, erfolgen sofortige Rhythmusanalyse und Pulskontrolle. Ansonsten wird die Reanimation nicht unterbrochen!

Eine Intubation sollte bei jeder Reanimation frühzeitig durchgeführt werden. Die Intubation ist eine Art der Atemwegssicherung und erfolgt meistens orotracheal (durch den Mund in die Luftröhre). Sie verhindert, dass der Patient während der Beatmung aspiriert (Einatmen von Erbrochenem). Die Durchführung sollte innerhalb von 30 Sekunden erfolgen; ist dies nicht der Fall, muss mittels Maske weiterbeatmet werden. Eine Intubation darf die Defibrillation oder die Reanimation nicht verzögern.

Neben den Maßnahmen der Thoraxkompression, Beatmung, Defibrillation und Intubation sollte auch die Medikamentengabe nicht vergessen werden. Es gibt verschiedene Wege, Medikamente während der Reanimation zu verabreichen. Eine sichere Möglichkeit bietet der intravenöse Zugang. Das Legen des Zuganges kann periphervenös, zum Beispiel in der Ellenbeuge, oder zentralvenös am Hals erfolgen. Nach der Medikamentengabe über einen periphervenösen Zugang muss jeweils mit mindestens 20 ml Infusion nachgespült werden, dabei wird die Extremität für ca. 10–20 Sekunden hochgehalten. Wenn sich die Anlage eines periphervenösen Zuganges schwierig oder sogar unmöglich gestaltet, ist auch bei Erwachsenen ein intraossärer Zugang als Alternative zu erwägen.

MERKE

Umgang mit Sauerstoff (➤ Kap. 3.5.3):
Bei Defibrillationsversuchen kann es zur Funkenbildung kommen, besonders wenn Defipaddles nicht fest auf den Brustkorb gepresst werden. Bei Sauerstoffgabe und somit einer erhöhten Sauerstoffkonzentration in der Umgebung können kleine Funken Feuer verursachen. Verbrennungen können die Folge sein. Daher gelten folgende Sicherheitsregeln:

1. Sauerstoffquellen vor der Defibrillation mindestens einen Meter vom Brustkorb entfernen.
2. Aufgesetzten Beatmungsbeutel auf dem Tubus belassen oder absetzen und einen Meter entfernen.

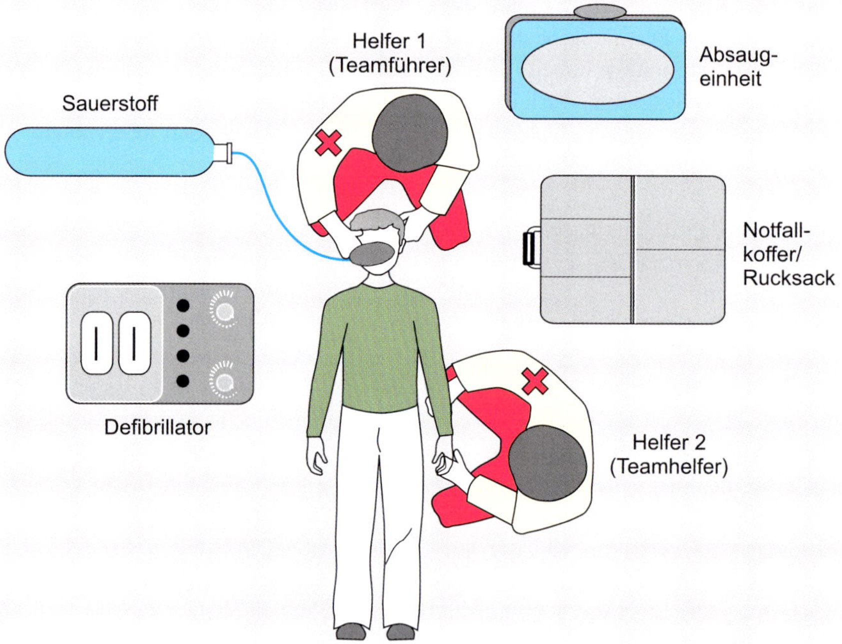

Abb. 3.37 Gerätemanagement [W291]

Gerätemanagement

Voraussetzung für eine optimale Reanimation sind die Kommunikation zwischen dem Team, die ständige Weiterbildung und auch das Gerätemanagement. ➤ Abb. 3.37 zeigt eine Platzierung der Geräte und Notfallausrüstungen am Einsatzort.

3.6.4 Kinder-/ Säuglingsreanimation

Eine besondere Herausforderung im Rettungsdienst stellt die Kinder- und Säuglingsreanimation dar. Atem- und Kreislaufstillstände sind sehr seltene Notfälle. Die anatomischen und physiologischen Gegebenheiten, Techniken und Bezugsgrößen, z.B. Volumen, sind anders als beim Erwachsenen. Die häufigste Ursache eines Atem- und Kreislaufstillstandes im Kindesalter sind respiratorische Störungen. Sollte eine kardiale Ursache vorliegen, ist diese meist als Vorerkrankung bekannt. Weitere Ursachen können sein:

- Fremdkörperaspiration
- Vergiftungen
- Trauma
- Ertrinken
- Hypothermie
- Hypovolämie

3

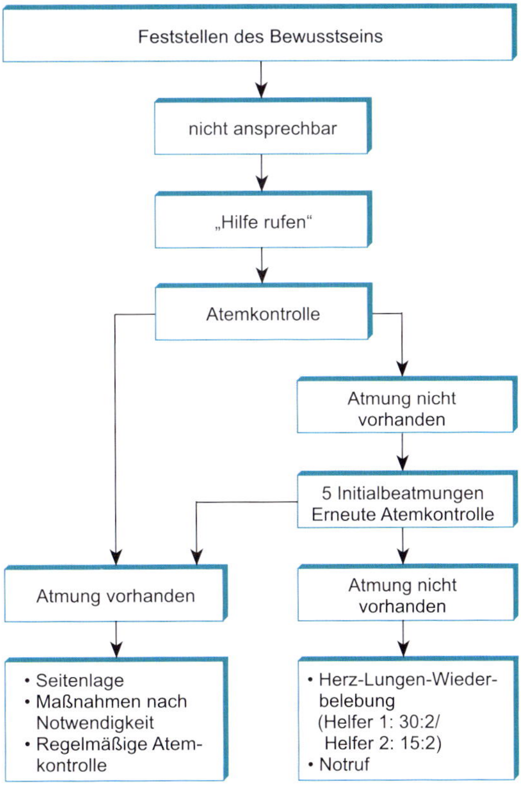

Abb. 3.38 BLS-Kinder

- SIDS (Sudden Infant Death Syndrome)

Das grundsätzliche Vorgehen bei der Reanimation unterscheidet sich jedoch nur gering von dem beim Erwachsenen.

Basic Life Support (BLS)

Ziel der Basismaßnahmen ist es, eine ausreichende Sauerstoffversorgung herzustellen. Die Basismaßnahmen setzen sich aus Beatmung und Thoraxkompressionen zusammen.

Das Vorgehen bei den BLS-Maßnahmen (➤ Abb. 3.38) ist bis auf einige Ausnahmen gleich mit den Basismaßnahmen der Erwachsenen. Folgende Ausnahmen und Ergänzungen müssen daher beachtet werden:

- Beim Überstrecken des Kopfes nicht zu fest unter das Kinn drücken, da dies zu Atemwegsverlegungen führen kann.
- Beim Säugling den Kopf nicht überstrecken, sondern nur die sogenannte Neutralposition anwenden (➤ Abb. 3.39).
- Beatmung Mund-zu-Mund- und -Nase.
- Beim bewusstlosen Kind ohne Atemtätigkeit werden zunächst fünf Initialbeatmungen durchgeführt.
- Reanimationsbeginn bei einer Pulsfrequenz von < 60/Min.

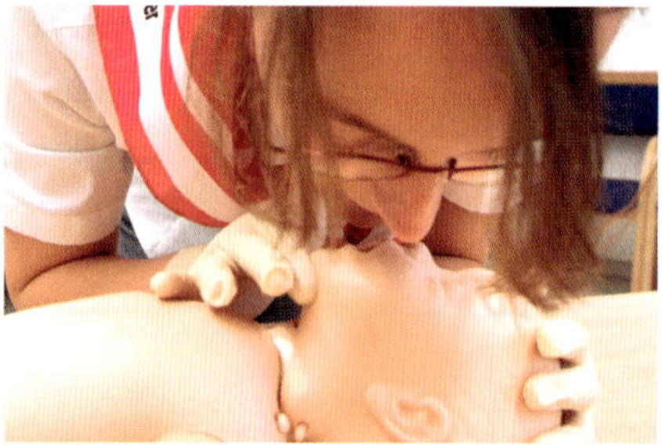

Abb. 3.39 Beatmung beim Säugling [W291]

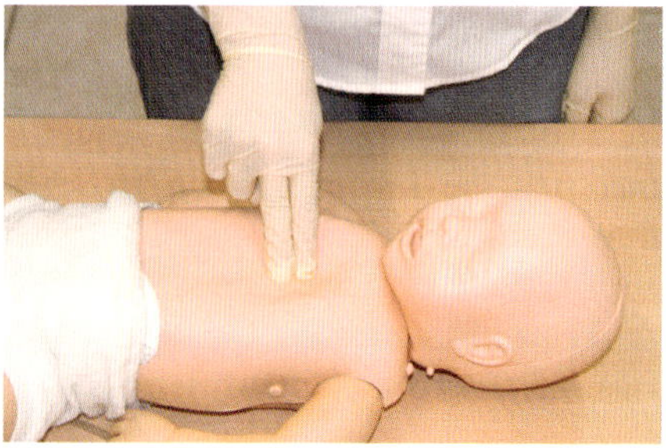

Abb. 3.40 Zwei-Finger-Kompression [W291]

Um dem Laien die Maßnahmen der Reanimation Erwachsener und Kinder zu erleichtern, wird das Verhältnis Thoraxkompressionen zu Beatmung 30:2 empfohlen. Für das medizinische Fachpersonal wird für die Ein-Helfer-Methode sowie für die Zwei-Helfer-Methode das Verhältnis 15:2 angegeben.

Der Druckpunkt für die Thoraxkompressionen befindet sich auf dem unteren Drittel des Brustbeins. Eine Frequenz von 100/Min. sollte angestrebt werden. Die Drucktiefe beträgt ca. 2 cm (⅓ bis ½ der Thoraxtiefe).

Steht nur ein Helfer zur Verfügung, werden die Kompressionen mit zwei Fingern einer Hand (➤ Abb. 3.40) durchgeführt, bei der Zwei-Helfer-Methode mittels Zangengriff (➤ Abb. 3.41). Ab dem 3. Lebensjahr bis zum 11. Lebensjahr wird

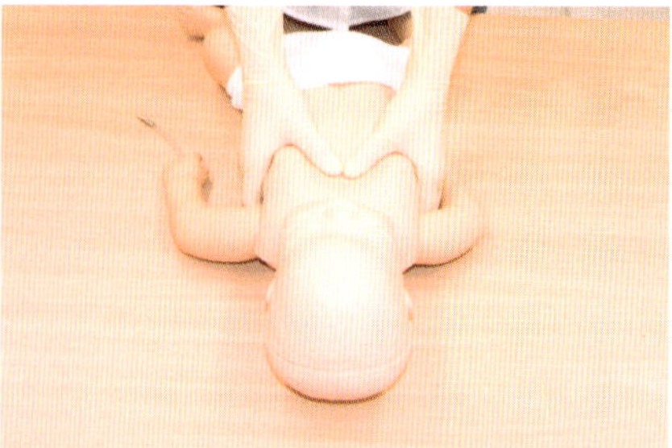

Abb. 3.41 Zangengriff [W291]

empfohlen, den Handballen einer Hand zu nutzen. Mit dem 12. Lebensjahr wird der Algorithmus auf die Erwachsenenreanimation umgestellt, dabei wird auch die zweite Hand des Helfers für die Thoraxkompressionen zur Hilfe genommen.

Erweiterte Reanimationsmaßnahmen (ALS)

Die Defibrillation erfolgt wie beim Erwachsenen als Einzel-Schock-Strategie (> Abb. 3.42). Für monophasische und biphasische Geräte werden 4 Joule/kg KG berechnet. Für Patienten unter 10 kg Körpergewicht müssen sogenannte Reduzierpaddels (> Abb. 3.43) benutzt werden. Wie auch beim Erwachsenen-ALS, so darf auch beim Kinder-ALS die Medikamentengabe nicht in Vergessenheit geraten. Periphervenöse Zugänge sind auch beim Kind erstes Mittel der Wahl. Nach maximal drei Fehlversuchen einer peripheren Punktion wird die Anlage eines intraossären Zugangs empfohlen.

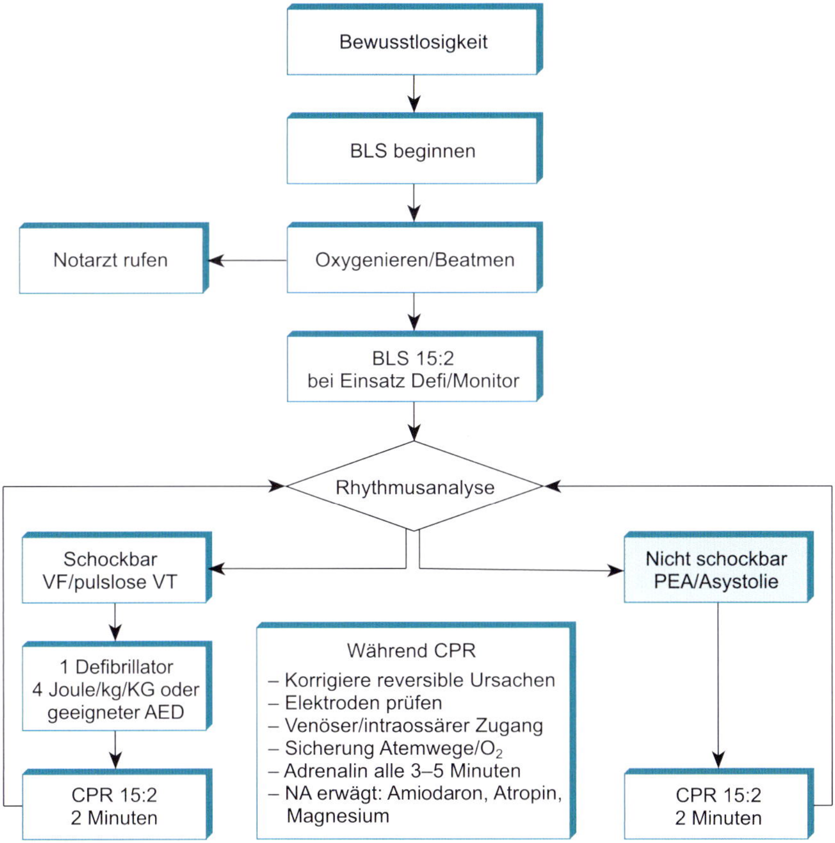

Abb. 3.42 ALS-Kinder [W291]

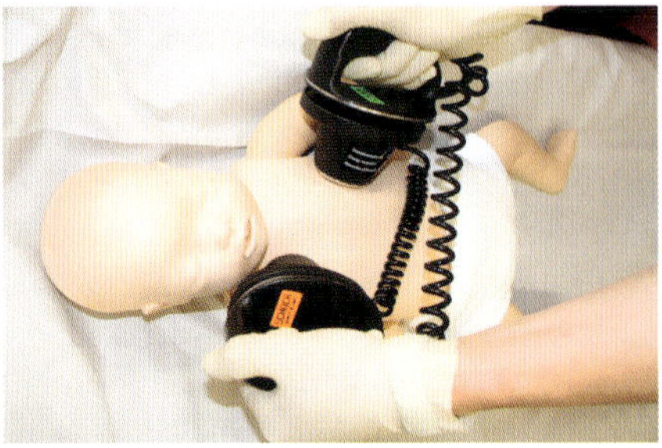

Abb. 3.43 Reduzierpaddles bei Kinder-ALS [W291]

3.6.5 Einsatz von automatisierten externen Defibrillatoren (AED)

Mit geschätzten 80.000 Fällen jährlich stellt der plötzliche Herztod in Deutschland die häufigste Todesursache außerhalb von Krankenhäusern dar. Etwa 70 bis 80% der Patienten, bei denen vom Rettungsdienst ein Reanimationsversuch vorgenommen wird, weisen bei der ersten Rhythmusanalyse Kammerflimmern bzw. pulslose ventrikuläre Tachykardie auf. Die elektrische Defibrillation ist die einzig wirksame Behandlung des Kammerflimmerns.

„Die Wahrscheinlichkeit einer erfolgreichen Defibrillation wird entscheidend durch den Faktor Zeit begrenzt. Je früher die Defibrillation stattfindet, umso größer sind die Erfolgsaussichten."

(Deutscher Beirat für Erste Hilfe und Wiederbelebung)

Da der Rettungsdienst nicht immer innerhalb kürzester Zeit vor Ort sein kann, sollen die Maßnahmen der Frühdefibrillation auch von darin ausgebildetem nichtärztlichem Personal durchgeführt werden. Die Industrie kommt dieser Forderung nach, indem halbautomatische externe Defibrillatoren (AED) entwickelt wurden (➤ Abb. 3.44). Diese Geräte verfügen über ein Analysesystem, welches das EKG des Patienten auswertet und bei Kammerflimmern und pulsloser ventrikulärer Tachykardie eine Defibrillation empfiehlt. Die eigentliche Defibrillation muss durch den Helfer mittels Knopfdruck ausgelöst werden.

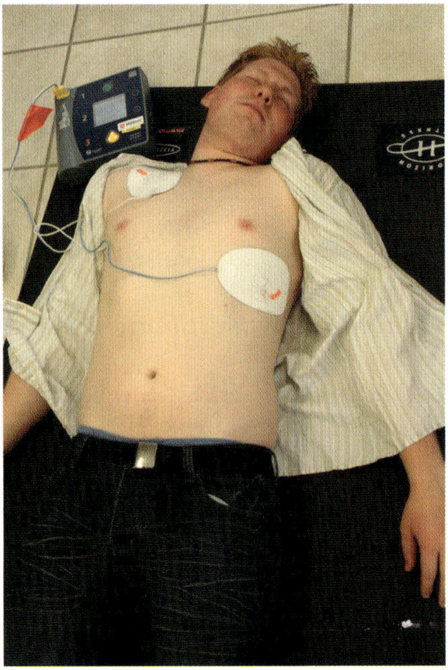

Abb. 3.44 Patient mit angeschlossenem AED [W291]

Ablauf der Defibrillation mit dem AED

Wird ein Herz-Kreislauf-Stillstand festgestellt, wird sofort die Herz-Lungen-Wiederbelebung eingeleitet, bis ein AED-Gerät eintrifft. Ist das Gerät eingetroffen, einschalten und den gesprochenen oder gezeigten Anweisungen folgen. Die Defibrillationselektroden werden wie angegeben auf den entkleideten Oberkörper des Patienten, eine unter das rechte Schlüsselbein, die andere auf der linken Körperseite an die Herzspitze, geklebt. Eventuell muss vorhandene Brustbehaarung vor dem Aufkleben der Elektroden mit einem Rasierer entfernt werden, da sie das Haften der Elektroden beeinträchtigen kann. Außerdem sollte Körperschweiß an den entsprechenden Stellen kurz abgewischt werden, um die Klebekraft der Elektrode sicherzustellen. Einwegrasierer und -handtücher sollten deshalb in der AED-Tasche nicht fehlen.

ACHTUNG

Bei der Defibrillation werden hohe Energien freigesetzt, deshalb ist Kontakt mit dem Patienten unbedingt zu vermeiden.

Der Helfer, der den Schock am Gerät mittels Knopfdruck auslöst, hat sich vorher zu vergewissern, dass er keinen Kontakt zum Patienten hat. Anschließend vergewissert er sich, dass keine andere Person, ob zweiter Helfer oder Schaulustiger, den Patienten berührt. Er spricht eine laute Warnung aus: „Vorsicht, Defibrillation, weg vom Patienten!" Anschließend erfolgt eine zweiminütige Herz-Lungen-Wiederbelebung. Danach erfolgt eine erneute Analyse und gegebenenfalls ein weiterer Schock, wieder gefolgt von zwei Minuten Herz-Lungen-Wiederbelebung und so weiter. Auch wenn kein Schock empfohlen wird, wird zwischen den Analysen eine zweiminütige Herz-Lungen-Wiederbelebung durchgeführt. Grundsätzlich ist immer den Anweisungen des AED Folge zu leisten. Er ist auf das in ➤ Abb. 3.45 dargestellte Ablaufschema programmiert und fordert den Helfer, soweit erforderlich, bei-

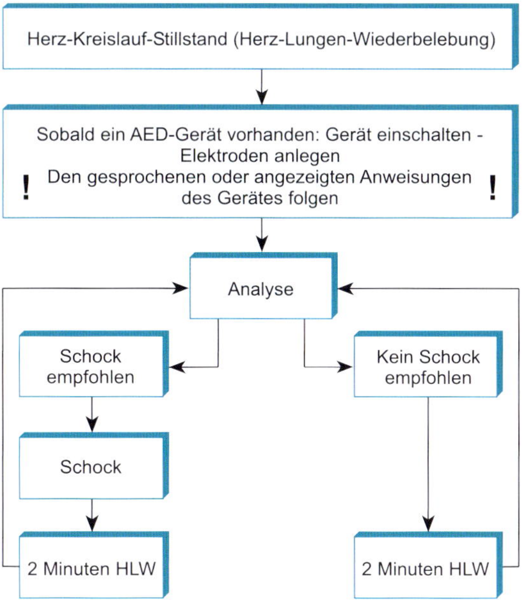

Abb. 3.45 HLW-AED-Schema [W291]

spielsweise zur Kontrolle der Kreislaufzeichen, zum Drücken der Analyse- oder Schock-Taste und zum Durchführen der Herz-Lungen-Wiederbelebung auf.

3.6.6 Besondere Reanimationssituationen

Schwangerschaft

Besonderheiten:
- Es gibt zwei Patienten: **Mutter und Kind**.
- Bedingt durch den Hochstand der inneren Organe, besteht vermehrte Aspirationsgefahr.
- Vena-cava-Kompressionssyndrom.

Unter Reanimationsbedingungen sollte die rechte Hüftseite z.B. mittels einer Decke unterpolstert werden. Dies vermeidet die Entstehung eines Vena-cava-Kompressionssyndroms. Bedingt durch den Hochstand der inneren Organe, muss bei der Reanimation der Druckpunkt in Richtung Kopf der Patientin verlagert werden.

Stromschlag

Ein Stromschlag birgt nicht nur Gefahren für den Patienten, sondern auch für das helfende Personal. Todesursache nach Stromschlag ist ein Atem-Kreislauf-Stillstand. Als direkte Folge eines Stromschlags kann es zu Kammerflimmern oder anderen schwerwiegenden Herzrhythmusstörungen kommen.

Symptome

- Muskelverkrampfungen, solange Stromeinwirkung besteht.
- An den Ein- und Austrittsstellen des Stroms entstehen beim Durchströmen des Körpers Verbrennungen mit Brandwunden, sog. Strommarken.
- Patient ist eventuell bewusstlos.

Maßnahmen

- Eigen- und Fremdgefährdung ausschließen.
- Für Stromunterbrechung sorgen.
- Kontrolle der Vitalfunktionen, ggf. Reanimation.
- Nach Beendigung der akuten Lebensgefahr Brandwunden keimfrei bedecken.
- Jegliche Anstrengung des Patienten vermeiden.

Beinahe-Ertrinken

Der Begriff „Ertrinken" beinhaltet das Versterben im Rahmen von Untertauchen in Flüssigkeiten innerhalb der ersten 24 Stunden nach dem Ereignis. Beinahe-Ertrinken umfasst alle anderen Verläufe, auch Tod, nach den ersten 24 Stunden, die auf das Ereignis folgen. Im Hinblick auf die Standard-Basismaßnahmen sind keine Besonderheiten erforderlich.

Zusätzliche Maßnahmen

- Sauerstoffgabe in hoher Konzentration
- frühzeitige Intubation

Auch nach längerem Untertauchen und langen Reanimationszeiten ist eine völlige Wiederherstellung möglich, besonders wenn sich der Vorfall im kaltem Wasser ereignete.

Hypothermie (Unterkühlung)

Bei unterkühlten Patienten kann es schwierig sein, noch vorhandene Vitalfunktionen festzustellen. Der Unterkühlte erscheint aufgrund der stark herabgesetzten Funktionen klinisch tot, obwohl ein Überleben ohne neurologische Schäden möglich ist. Bedingt durch die Hypothermie wird der Sauerstoffbedarf des Körpers herabgesetzt.

Maßnahmen

- Basismaßnahmen
- Zügiger Transport unter Reanimation
- Sauerstoffgabe und frühzeitige Intubation

Trauma

Im Bereich der Versorgung von reanimationspflichtigen Traumapatienten (➤ Kap. 4.6) sind einige grundlegende Sachen zu beachten. Bei Patienten, bei denen der Verdacht einer Halswirbelsäulenverletzung besteht, sollte das Überstrecken des Kopfes vermieden werden. Eine leichte Rückwärtsbewegung in Neutralstellung vermindert die Gefahr einer Rückenmarksschädigung. Bevor die Basismaßnahmen der Beatmung eingeleitet werden, muss der Mundraum auf Blut, Erbrochenes oder andere Sekrete untersucht werden. Eine frühestmögliche Intubation unter achsengerechter Stabilisierung muss erfolgen. Eine Stillung äußerer Blutungen hat Priorität, um während der Reanimation genügend Blutvolumen zu erhalten. Bei einem Traumapatienten mit Kreislaufstillstand sollte daran gedacht werden, dass ein Spannungspneumothorax (➤ Kap. 4.6) die zugrunde liegende Ursache sein kann.

3.7 Medikamentenapplikation

Robin Fritzemeier

Von jedem Helfer in der Notfallmedizin wird erwartet, dass er gewissenhaft und pflichtbewusst mit Medikamenten umgeht. Natürlich werden die Anforderungen mit dem Stand der Ausbildung konkretisiert und angehoben. In diesem Kapitel wird das nötige Grundwissen vermittelt.

Arzneimittel sind in Deutschland gesetzlich (§ 2 Gesetz über den Verkehr mit Arzneimitteln) definiert als Stoffe und/oder Zubereitungen aus Stoffen, die dazu bestimmt sind, durch Anwendung am oder im menschlichen oder tierischen Körper

- Krankheiten, Leiden, Körperschäden oder krankhafte Beschwerden zu heilen, zu lindern, zu verhüten oder zu erkennen,
- die Beschaffenheit, den Zustand oder die Funktionen des Körpers oder seelische Zustände erkennen zu lassen,
- vom menschlichen oder tierischen Körper erzeugte Wirkstoffe oder Körperflüssigkeiten zu ersetzen,
- Krankheitserreger, Parasiten oder körperfremde Stoffe abzuwehren, zu beseitigen oder unschädlich zu machen oder
- die Beschaffenheit, den Zustand oder die Funktionen des Körpers oder seelische Zustände zu beeinflussen.

Die in der Notfallmedizin verwendeten Medikamente (kurz: Notfallmedikamente) sollen in der Regel die Kriterien der „schnellen Wirkung“, „guten Lagerbarkeit“, „einfachen Applikation“ und „guten Steuerbarkeit“ erfüllen.

Wie bei jedem Medikament müssen hier auf den Behältnissen und auf den äußeren Umhüllungen, z.B. Verpackungskarton, auf dauerhafte Weise u.a. der Name des pharmazeutischen Unternehmers (Hersteller), die Bezeichnung des Arzneimittels (Medikamentenname), gefolgt von der Angabe der Stärke (Dosierung) und der Darreichungsform (Applikationsform) angegeben sein. Des Weiteren müssen die Zulassungsnummer mit der Abkürzung „Zul.-Nr.“, die Chargenbezeichnung (soweit das Arzneimittel in Chargen in den Verkehr gebracht wird – mit der Abkürzung „Ch.-B.“), der Inhalt nach Gewicht, Rauminhalt oder Stückzahl, die Art der Anwendung, die Wirkstoffe und weitere Bestandteile nach Art und Menge sowie das Verfallsdatum mit dem Hinweis „verwendbar bis“ aufgedruckt sein. Der Hinweis, dass Arzneimittel unzugänglich für Kinder aufbewahrt werden sollen, und der Verwendungszweck bei nicht verschreibungspflichtigen Arzneimitteln dürfen natürlich nicht fehlen.

Medikamente dürfen nur nach Anordnung eines Arztes verabreicht werden. Der Helfer ist für die Überprüfung der Rahmenbedingungen (Haltbarkeit, Zustand, Anwendungsform) verantwortlich. Jedes Medikament darf nur so verabreicht werden, wie es vom Hersteller vorgesehen ist (siehe Beipackzettel). Wichtig ist in jedem Fall die korrekte und vollständige Dokumentation der Maßnahme.

3.7.1 Applikationsarten

Je nach Anwendungsgebiet und den enthaltenden Inhaltsstoffen unterscheidet man zwischen verschiedenen Applikationsformen von Medikamenten:

Aerosol Als Aerosol bezeichnet man ein Gemisch aus Luft und festen oder flüssigen Schwebeteilchen. Das Medikament wird über eine Düse zerstäubt und kann so vom Patienten inhaliert werden.

Creme Hier befindet sich der Wirkstoff in einer Emulsion aus Fett und Wasser und kann so auf (Körper-)Oberflächen aufgetragen werden.

Dragee Als Dragee bezeichnet man eine Tablette, die mit einem Überzug aus Zucker(-sirup) versehen ist. Der Überzug kann dazu eingesetzt werden, dass ein Dragee erst z.B. im Magen- oder Darmmilieu zerfällt und erst hier den Wirkstoff freigibt („Retard-Wirkung“).

Gas Gasförmige Medikamente sind meist in Druckgasbehältern anzutreffen. Zur Applikation werden entsprechende Applikationshilfen, z.B. Inhalationsmasken, sowie ggf. Druckminderer benötigt. Das klassische gasförmige Notfallmedikament ist Sauerstoff.

Gel Ein Gel ist eine Mischung aus mindestens einer festen und einer flüssigen Substanz; welche Substanz der Wirkstoff ist, ist nicht festgelegt. Gele können so auf (Körper-)Oberflächen aufgetragen werden.

Kapsel Als Kapsel wird eine feste Arzneiform bezeichnet, die eine festgelegte Dosis eines Wirkstoffes oder einer Wirkstoffkombination enthält. Meist werden Kapseln peroral angewandt. Kapseln bestehen aus einer Kapselhülle (meist aus Gelatine) und einer Füllung (Wirkstoff[e]). Die Kapselhülle kann auch hier eine Retard-Wirkung ermöglichen.

Lösung Eine Lösung ist ein homogenes Gemisch, das aus in einer Flüssigkeit gelöstem Wirkstoff besteht. Diese Medikamentenform kann vielseitig verabreicht werden, z.B.
- in die Vene (intravenös = i.v.)
- in die Arterie (intraarteriell = i.a.)
- in den Muskel (intramuskulär = i.m.)
- unter die Haut (subcutan = s.c.)
- in den Knochen (intraossär = i.o.)

Pastille Durch das Ausstreichen einer pastenartigen, wirkstoffhaltigen Masse und deren aschließende Festigung erhält man Lutschtabletten, Pastillen.

Saft Säfte sind Arzneimittel, die größtenteils für Kinder hergestellt werden. Es handelt sich hierbei um eine flüssige Arznei, in der meist durch Zuckerzusätze, Lebensmittelfarben und Geschmacksstoffe der Eigengeschmack und Geruch des Wirkstoffs überdeckt wird.

Salbe/Paste Eine Salbe ist ein halbfestes, homogen aussehendes Arzneimittel, das zur Anwendung auf (Körper-)Oberflächen bestimmt ist. Sie dient der lokalen Wirkstoffapplikation und/oder Pflege/Schutz der entsprechenden (Körper-)Oberflächen. Sie besteht meist aus einer fettigen Grundlage (z.B. Vaseline). Als Paste wird eine Salbe mit erhöhtem Anteil an festen Ingredienzien bezeichnet.

Spray Bei einem Spray wird eine wirkstoffhaltige Flüssigkeit mit Hilfe einer Düse zerstäubt, so dass ein Flüssigkeitsnebel entsteht, der sich dann auf einer (Schleim-) Hautoberfläche niederlegen/wirken kann.

Tablette Tabletten sind aus pulverförmigen Wirk- und Hilfsstoffen in einheitlicher Dosierung zu einer entsprechenden Form (Diskus-, Zylinder-, Ei-, Kugelform etc.) gepresste Arzneimittel. In Deutschland ist diese Medikamentenform meist in sog. Blisterpackungen erhältlich. Tabletten müssen je nach Art geschluckt, gekaut oder gelutscht werden. Form, Farbe und Größe geben primär keinen Anhalt auf die pharmakologische Wirkung.

Tinktur Hierbei handelt es sich um einen alkoholisch hergestellten Auszug aus pflanzlichen oder tierischen Substanzen, der zur Anwendung auf (Körper-)Oberflächen oder zum Einnehmen produziert wird.

Tropfen Tropfen sind eine flüssige Arzneimittelzubereitung (Lösung), die tropfenweise dosiert und meist oral aufgenommen wird.

Zäpfchen (= Suppositorium)/Rektiole Dieses ist eine Applikationsart in Kegel-, Walzen- oder Eiform zum Einführen in Körperöffnungen (z.B. After und Scheide). Hergestellt werden Zäpfchen aus formstabiler, bei Körpertemperatur erweichender und zerfließender Masse (z.B. Kakaobutter, Fette) und dem entsprechenden Wirkstoff(-gemisch). Angewendet wird diese Applikationsform, wenn eine orale Darreichung erschwert ist (z.B. bei Kindern) oder eine lokale Wirkung erzielt werden soll. Eine Rektiole ist eine klistierähnliche Art, Medikamente zu applizieren. Hier wird die in der Rektiole enthaltene Flüssigkeit in den Mastdarm eingebracht.

3.7.2 Infusion

Unter einer Infusion bzw. einer Infusionstherapie versteht man die Verabreichung von (körperfremden) Flüssigkeiten in den Kreislauf. Werden Blutbestandteile oder Blut substituiert, spricht man von Transfusion. Die Standardanwendung ist die intravenöse Applikation über einen Venenverweilkatheter, der je nach Verwendungszweck peripher oder zentral angelegt wird. Ebenfalls je nach Indikation werden verschiedene Infusionslösungen (Infusionen) verwendet; welche ausgewählt wird, bestimmt der Arzt. Die Behältnisse, in denen die Infusionslösungen enthalten sind, variieren je nach Einsatzgebiet; so werden Glas- und Plastikflaschen, aber auch Plastikbeutel benutzt.

Bevor eine Infusion „angehängt" werden kann/darf, muss eine Sichtkontrolle der entsprechenden Infusionslösung durchgeführt werden. Hierzu gehört, dass der Behälter keinerlei Schäden aufweist, das Verfallsdatum nicht überschritten wurde und die Lösung keine Verfärbung, Trübung oder Ausflockung aufweist. Es empfiehlt sich, alle benötigten Gegenstände für die Infusion vorzubereiten, damit der Handlungsablauf selbst nicht durch das Suchen von Material unterbrochen werden muss.

Benötigt werden:

- Infusionslösung
- Infusionssystem
- Unterlage zum Anrichten der Materialien (z.B. Dreiecktuch)

Bei der Vorbereitung und dem Anschließen einer Infusion ist unbedingt darauf zu achten, dass sauber und steril gearbeitet wird und keine Luft in den Kreislauf des Patienten gelangt. Je nach Infusionsflasche wird der Kunststoffdeckel am Flaschenhals entfernt und die Gummidichtung mit dem Dorn des Infusionssystems, nach vorheriger Entfernung der Schutzkappe, durchstochen (Achtung: steril!). Die Verschlussvorrichtung (Rad) wird zugedreht und die Tropfenkammer durch Zusammendrücken zur Hälfte gefüllt (Achtung: Der Anschlusskonus darf niemals unsteril werden!). Nun kann das System durch Öffnen der Verschlussvorrichtung entlüftet werden. Die Infusion ist einsatzbereit!

Beim Anlegen einer Infusion ist ebenfalls auf ein steriles und luftfreies Arbeiten zu achten. In der Regel werden Infusionen in der Notfallmedizin an einen periphervenösen Katheter angeschlossen (➤ Kap. 3.7.4), der zuvor durch den Arzt gelegt wurde. Der Anschlusskonus des Infusionssystems wird am Luer-Anschluss des Katheters aufgeschraubt, hierfür muss vorher die Schutzkappe vom Konus entfernt werden. Nach Öffnen der Verschlussvorrichtung (Tropfgeschwindigkeit nach Angaben des Arztes) kann die richtige Lage des Katheters überprüft werden. Treten keine Komplikationen wie starke Schwellungen, Quaddeln, Hämatome oder Blutungen an der Einstichstelle auf, muss der Katheter fixiert werden. Hierzu empfiehlt es sich, entsprechende Fixierungspflaster nach

Angaben des jeweiligen Herstellers zu verwenden. Eine sog. Sicherungsschleife (Doppeltlegen des zugangsnahen Infusionsschlauchs), die mit einem Pflasterstreifen am Patienten fixiert wird, wirkt protektiv vor einem versehentlichen Entfernen des Katheters durch Zug am System.

Ist die Infusionsflasche leer und soll ersetzt werden oder soll aus therapeutischer Sicht ein Wechsel stattfinden, muss als Erstes die Verschlussvorrichtung geschlossen werden. Ist der neue Infusionsbehälter vorbereitet (siehe oben), wird der Dorn aus dem alten Behälter gezogen und durch die Gummidichtung des neuen Behälters gestochen. Ist die Tropfenkammer gefüllt, kann die Verschlussvorrichtung geöffnet werden, sonst muss die Tropfkammer durch Zusammendrücken gefüllt werden.

Soll die Infusionstherapie beendet werden, muss zunächst die Verschlussvorrichtung geschlossen werden. Ein Arzt entfernt den Venenverweilkatheter, und die Wundversorgung wird vorgenommen. Infusionsbehälter, Infusionssystem, Fixierung und Katheter werden entsorgt. Soll der Katheter noch nicht entfernt werden, kann der Konus des Infusionssystems abgedreht werden. Mit einem „Stopfen" oder Mandrin wird der Katheter verschlossen.

3.7.3 Injektion

Bei einer Injektion wird dem Patienten ein Medikament mit Hilfe einer Spritze und einer Kanüle verabreicht. Benötigt wird folgendes Material (➤ Abb. 3.46):

- Spritze
- zwei Kanülen
- Hautdesinfektion
- Kanülenabwurf

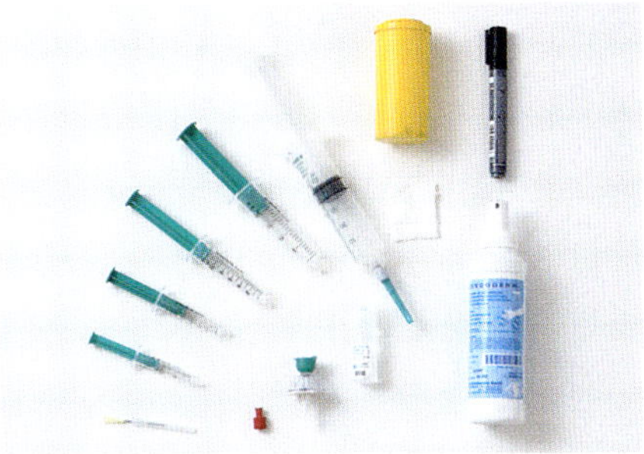

Abb. 3.46 Equipment zum Medikamentenaufziehen [J747]

- Wundschnellverband
- ggf. Stauschlauch
- ggf. Ampullensäge

Entsprechend dem vom Arzt angeordneten Medikament wird eine Spritze ausgewählt (das Fassungsvolumen der Spritze sollte dem Volumen des zu verabreichenden Medikamentes entsprechen). Beim Umgang mit Spritze und Kanüle ist penibelst auf Sterilität und Eigenschutz zu achten. Bevor eine Ampulle geöffnet wird, sollte man leicht gegen den Ampullenkopf klopfen, damit sich die Lösung vollständig im unteren Teil der Ampulle sammelt. Ist die Ampulle als Knickampulle gekennzeichnet (z.B. durch einen Punkt am Ampullenhals), kann sie ohne Säge geöffnet werden. Hierzu bedeckt man den Hals mit einem Tupfer oder einer Kompresse und knickt den Ampullenkopf ab (Achtung scharf!).

Muss die Ampulle aufgesägt werden, wird dieses mit einer entsprechenden Ampullensäge durchgeführt. Zum Aufziehen der Lösung wird die Schutzkappe der Kanüle entfernt und die Kanüle in die Ampulle eingeführt. Durch Heraufziehen des Spritzenkolbens wird das Medikament in die Spritze gezogen (➤ Abb. 3.47). Diese Kanüle wird aus hygienischen Gründen

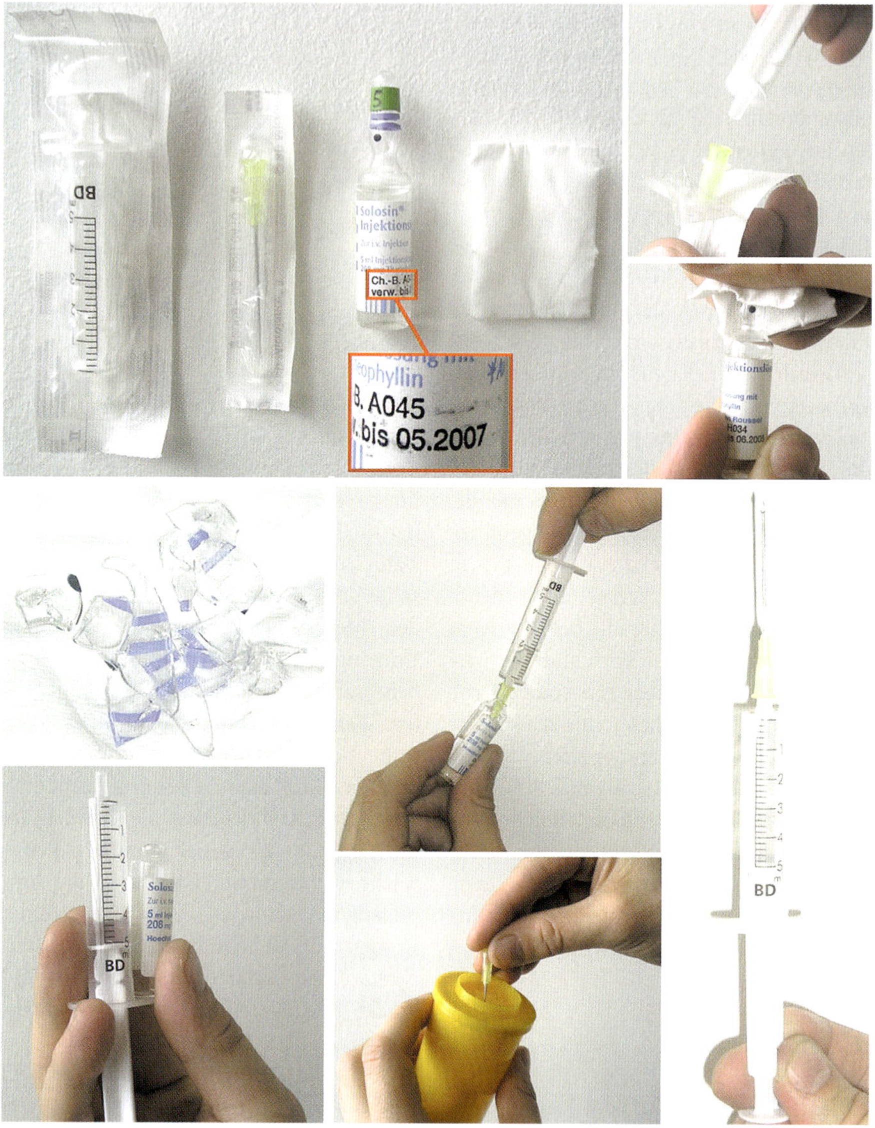

Abb. 3.47 Aufziehen einer Ampulle [M302]

verworfen, eine neue Kanüle aufgesteckt und die Luft aus der Spritze und der Kanüle entfernt.

Vor der Injektion muss die entsprechende Einstichstelle desinfiziert werden. Die vorbereitete Spritze wird dem Arzt gereicht, erst jetzt wird die Schutzkappe entfernt. Bevor das Medikament verabreicht wird, zeigt der Helfer dem Arzt die leere Ampulle zwecks Kontrolle des Medikaments. Nun erfolgt die Injektion. Nach Applikation werden Kanüle und Ampulle entsorgt, die Einstichstelle mit einem Wundschnellverband versorgt und die Maßnahme dokumentiert.

Ist die Ampulle eine Stechampulle, so wird wie oben verfahren, nur das Öffnen der Ampulle entfällt. Auch hier wird je eine Kanüle zum Aufziehen und zum Applizieren verwendet.

Manche Medikamente werden als Trockensubstanz gelagert und müssen zuvor mit einem Lösungsmittel in eine flüssige Form überführt werden. Das Lösungsmittel wird mit der Spritze aufgezogen und in die Ampulle der Trockensubstanz gespritzt. Ist die Lösung homogen, wird diese fertige Lösung aufgezogen und kann dem Patienten appliziert werden.

3.7.4 Periphervenöser Zugang

Als periphervenösen Zugang bezeichnet man das Legen eines Venenverweilkatheters. Dies stellt eine ärztliche Maßnahme dar. Dieser Handlung muss eine Vorbereitung von Materialien vorausgehen (➢ Abb. 3.48):

- Venenverweilkanüle
- Kanülenabwurf
- Hautdesinfektion
- Tupfer
- Stauschlauch/Staubinde
- Fixierungsmaterial, z.B. Pflaster, Mullbinde
- Unterlage zum Anrichten der Materialien, z.B. Dreiecktuch

Die richtige Einstichstelle wird prinzipiell von peripher nach zentral gesucht, wobei die oberen Extremitäten klar bevorzugt

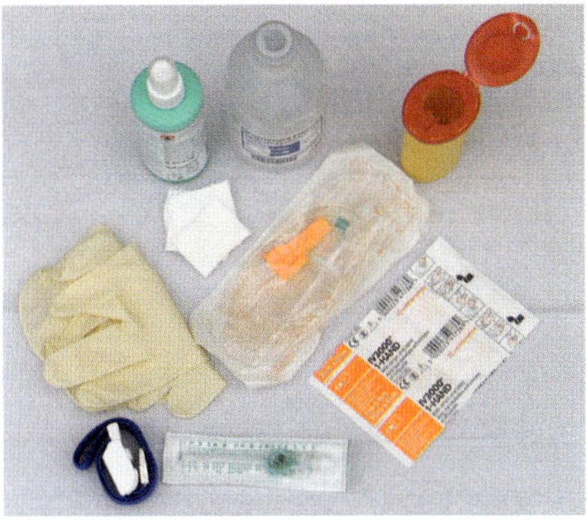

Abb. 3.48 Material zur Infusion [W289–001]

werden sollen. Der Arzt gibt an, welche Kathetergröße er verwenden möchte. Die entsprechende Extremität wird mit dem Stauband gestaut, die Einstichstelle desinfiziert und die Vene punktiert. Hierfür wird durch den Helfer der Katheter aus der Verpackung genommen und, falls notwendig, entfaltet. Die Schutzkappe des Katheters wird erst kurz vor der Punktion entfernt. Nach Zurückziehen des Stahlmandrins muss am Katheter eine Infusion oder ein „Stopfen" (Kunststoffmandrin) angeschlossen werden. Der Stahlmandrin ist sofort im Kanülenabwurf zu entsorgen. Treten keine Komplikationen an der Einstichstelle auf, muss der Katheter fixiert werden. Hierzu empfiehlt es sich, entsprechende Fixierungspflaster nach Angaben des jeweiligen Herstellers zu verwenden.

3.7.5 Exkurs: Wichtige Medikamente

Die Auswahl der hier aufgelisteten Medikamente stellt nur eine grobe Auswahl dar.

Tab. 3.2 Wichtige Medikamente in der Notfallmedizin

Name (Wirkstoff)	Indikation	Hinweis/Bemerkung
Berotec N 100 µg® Fenoterol (1 Hub) = 0,1 mg Notkompetenz	Asthma bronchiale, COPD, (Tokolyse – Off-Label-Use)	D = 0,1 mg – 0,2 mg (1–2 Hübe) K = ausgeprägte Tachykardie/Tachyarrhythmie N = Unruhe, Tachykardie, Tachyarrhythmie, Tokolyse
Diazepam® Diazepam Rectiole (5 mg, 10 mg) Notkompetenz	hauptsächlich kindlicher Fieberkrampf	D = Kinder <15 kg : 5 mg Kinder >15 kg : 10 mg K = Myasthenia gravis Schwere Ateminsuffizienz N = Benommenheit, Atemdepression, ZNS-Störung und paradoxe Wirkung
Glukose Amp. (10 ml) = 40% = 4 g Notkompetenz	Hypoglykämie	D = 20 ml 40 % (= 8 g) langsam unter Infusion i.v. N = Venenreizung, Nekrosen bei paravenöser Injektion
Nitrolingual® Glyceroltrinitrat Spray (1 Hub = 0,4 mg) Notkompetenz	Myokardinfarkt, Linksherz-insuffizienz, Angina pectoris	D = 0,4 mg – 1,2 mg (1 - 3 Hübe) K = Einnahme von PDE5-Hemmern (Viagra®, Cialis®, Levitra®, Generika) < 48h kardiogener Schock, Hypotonie (< 100 mmHg syst.) N = Hypotonie, Tachykardie, Flush, Kopfschmerz, Übelkeit
Sauerstoff Med. Druckgasflasche Notkompetenz	jede Form der Hypoxie	D = 2 – 15 l/min Sonde: 2-4 l Brille: 4-6 l Maske: ab 6 l K = Cave: bei COPD N = Cave: senkt die Krampfschwelle
Suprarenin® i.v. Epinephrin = Adrenalin Amp. (1 ml) = 1 mg Notkompetenz	a) Herz-Kreislauf-Stillstand b) Anaphylaktischer Schock	D = a) 1 mg i.v. Kinder: 0,01 mg / kg KG b) 0,1 mg i.v. titriert nach Wirkung K = tachykarde Arrhythmia absoluta, Hypertonie, Glaukom N = Tachykarde Rhythmusstörungen, Kammerflimmern, Vasokonstriktion
NaCl 0,9 % Kochsalzlösung Notkompetenz	Medikamententräger, kurz andauernde Volumensubstitution	D = nach Bedarf initial 500 – 1000 ml i.v. K = Hypernatriämie, Hyperhydratation N = Hypernatriämie, Hyperhydratation, Hyperchloridämie

Tab. 3.2 Wichtige Medikamente in der Notfallmedizin *(Forts.)*

Name (Wirkstoff)	Indikation	Hinweis/Bemerkung
Ringer-Lactat **Ringer-Lösung** Notkompetenz	Medikamententräger, kurz andauernde Volumensubstitution, Flüssigkeits- und Elektrolytersatz	D = nach Bedarf 500 – 1000 ml i.v. K = dekompensierte Herzinsuffizienz, Lungenödem, Niereninsuffizienz N = bei korrekter Anwendung keine
D = Dosierung, K = Kontraindikation, N = Nebenwirkung		

3.8 Hygiene und Desinfektion

Christoph Andres

3.8.1 Grundbegriffe

Hygiene (abgeleitet von „hygieia", der griechischen Göttin der Gesundheit) ist die Lehre von der Verhütung von Krankheiten und der Gesunderhaltung des Menschen.

Hygiene im Sanitäts- und Rettungswesen hat herausragende Bedeutung, zum einen, weil in unseren Fahrzeugen eine Vielzahl von Personen mit unterschiedlichen Keimen und infektiösen Erregern (➤ Abb. 3.49) transportiert wird, zum anderen, weil sich die transportierten Personen – Erkrankte und Verletzte – meist in einem immungeschwächten Zustand befinden und so nur unzureichende Abwehr gegen die Krankheitserreger besitzen. Zusätzlich sind gerade die Fahrzeuge des Rettungsdienstes im Prinzip „verlängerter Arm der Klinik" und damit prädestiniert zur Verbreitung der sogenannten nosokomialen Infektionen – Erkrankungen mit besonders widerstandsfähigen Erregern, die der Patient aufgrund von Lücken in der Hygiene im Rahmen der medizinischen Versorgung erwirbt.

Ziel aller Hygienemaßnahmen im Rettungsdienst ist also,

1. den Schutz des Personals (Eigenschutz) sicherzustellen,
2. den Schutz des Patienten zu gewährleisten und
3. eine Keimausbreitung zu unterbinden.

Um diese Schutzfunktionen zu realisieren, gibt es zwei prinzipielle Wege. Der erste baut Barrieren auf, welche die Krankheitserreger

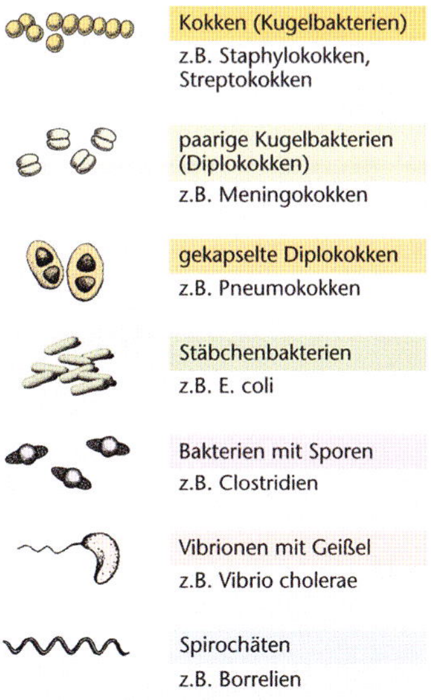

Abb. 3.49 Verschiedene Bakterienformen, die lichtmikroskopisch zu unterscheiden sind [A400]

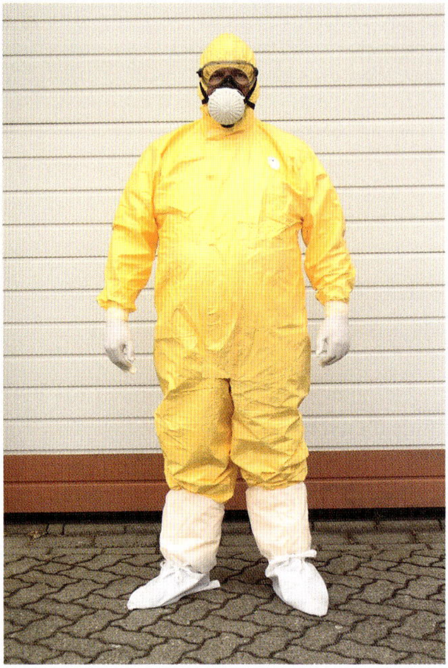

Abb. 3.50 Infektions-Schutzanzug [W289–001]

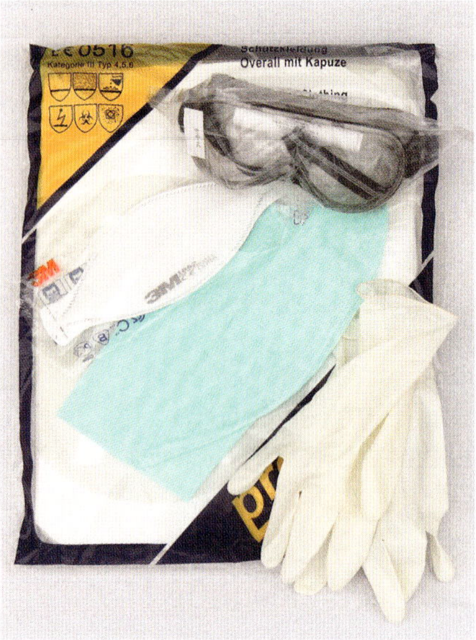

Abb. 3.51 Equipment zum Infektionsschut [W289–001]

bei ihrer Ausbreitung blockieren. Beispiele hierfür sind das Tragen von Handschuhen, Schutzanzug und Mundschutz (Helfer und Patienten) oder auch eine räumliche Isolation (➢ Abb. 3.50, ➢ Abb. 3.51).

Der zweite Weg greift die krankmachenden Keime direkt an und macht sie unschädlich. Dies geschieht in der Regel durch Maßnahmen der Desinfektion oder sogar Sterilisation (Abtöten aller Keime).

Die wichtigste Hygienemaßnahme ist dabei die regelmäßige Händedesinfektion (➢ Kap. 3.8.3), da die Hände des Helfers/Arztes den Hauptübertragungsweg für Keime im Gesundheitswesen darstellen.

MERKE

Desinfektion: Unschädlichmachen krankmachender Keime
Sterilisation: Abtöten **aller** Keime

Die gesamten hygienischen Maßnahmen werden übersichtlich in einem Hygieneplan (➢ Abb. 3.52) festgelegt. Dieser Plan ist verbindlich vom Gesetzgeber (§ 36 IfSG) vorgeschrieben. Er kann in tabellarischer Form angelegt werden und beantwortet die Frage,

- was (Fahrzeug, Gegenstand, Raum)
- wann (täglich, wöchentlich, bei Bedarf)
- womit (Desinfektionsmittel/Konzentration)
- wie (Art der Desinfektion/Verfahren)

desinfiziert wird.

In analoger Weise werden auch Reinigungsplan (Putzplan) und Hautschutzplan definiert.

DESINFEKTIONSPLAN

BODE

0000
Musterplan — - Rettungsdienst - — Stand:

Gegenstand/Maßnahme	Produkt/Verfahren	Konz. %	Ein-wirk-zeit	Häufigkeit	Ausführung
Hygienische Händedesinfektion	STERILLIUM 3 ml - einreiben	gebr.-fertig	30Sek.	Nach pflegerischen und vor therapeutischen Maßnahmen	Aus dem Spender direkt in die trockenen Hände geben und gleichmäßig einreiben. Besonders auf Fingerzwischenräume und Nagelfalz achten.
Händedesinfektion bei sichtbarer Kontamination	STERILLIUM 2 x 3 ml - einreiben	gebr.-fertig	60Sek.	Bei Bedarf	Beschmutzte Stellen vor der eigentlichen Händedesinfektion mit einem mit Desinfektionsmittel angefeuchteten Tuch reinigen. Anschl. ist die hygienische Händedesinf. 2 x durchzuführen.
Händewaschung	BAKTOLIN soft - waschen	gebr.-fertig		Nach Toilettenbesuch, Naseputzen, bei Verschmutzung	Waschlotion in die angefeuchteten Hände geben, gleichmäßig aufschäumen lassen und gründlich mit Wasser nachspülen. Mit Einmalhandtuch trocknen.
Hautdesinfektion	CUTASEPT F - sprühen / wischen	gebr.-fertig	30Sek.	Vor Blutentnahmen und Injektionen	Mit einem sterilisierten Tupfer die aufgebrachte Menge gründlich einreiben und auftrocknen lassen.
Instrumente incl. Schläuche	ASEPTISOL - einlegen	0,5 %	15Min.	Nach Gebrauch	Instrumente u. Schläuche in Lösung einlegen. Vollständig benetzen. Luft muß aus Hohlräumen beseitigt werden. Nach EWZ mit Wasser nachspülen, trocknen u. der Sterilisation zuleiten.
Blutdruckmanschetten/ Stethoskope	BACILLOL plus - sprühen / wischen	gebr.-fertig	15Min.	Bei Bedarf, bei Patientenwechsel	Mit einem befeuchteten Einmaltuch die Flächen abwischen. Die behandelten Flächen nicht trockenwischen, sondern auftrocknen lassen. Nicht abwischware Flächen einsprühen.
Inkubatoren	DISMOZON pur - wischen	0,5 %	60Min.	Nach jedem Transport	Inkubator nach Herstellerangaben demontieren und alle zu desinfizierenden Flächen abwischen.
Transportliege	BACILLOL plus - sprühen / wischen BACILLOCID rasant - wischen	gebr.-fertig 0,5 %	15Min. 15Min.	Nach jeder Benutzung, Bei Verunreinigung	Flächen lückenlos benetzen und mit einem Wischtuch die Flächen abwischen.
Rettungswagen	BACILLOCID rasant - wischen	0,5 %	15Min.	Bei Bedarf, mindestens 1 x täglich	Alle Flächen sind mit einem sauberen Wischtuch mit Desinfektionsmittel abzuwischen. Es ist auf eine gleichmäßige Benetzung der Flächen zu achten. Nicht nachtrocknen.
Arbeitsflächen	BACILLOCID rasant - wischen	0,5 %	15Min.	Mehrmals täglich	Alle Arbeitsflächen sind mit einem sauberen Wischtuch mit Desinfektionsmittel abzuwischen. Es ist auf eine gleichmäßige Benetzung der Flächen zu achten. Nicht nachtrocknen.
Steckbecken und Urinflaschen	BACILLOCID rasant - wischen	0,5 %	15Min.	Nach Patientenbenutzung, bei Bedarf	Grobe Verunreinigungen entfernen. Materialien von innen und außen gründlich ausspülen, reinigen und trocknen.
Entsorgung von Spritzen, Kanülen etc., infektiöse Abfälle	Abwurf in entsprechende Behältnisse BACILLOCID rasant - wischen	0,5 %	15Min.	Nach jedem Transport	Abwischbare Behältnisse sind mindestens 1 x täglich gründlich von innen und außen abzuwischen.
Wäscheentsorgung	Einmalwäsche - verwerfen Mehrfachwäsche - waschen			Nach Patientenbenutzung, bei Verschmutzung	Nach jedem Transport ist die Wäsche sachgerecht zu entsorgen. Anerkanntes thermisches bzw. chemo-thermisches Waschverfahren einsetzen.
Rettungswache	BACILLOCID rasant - wischen	0,5 %	15Min.	1 x täglich	Arbeitsflächen und Fußboden naß wischen. Auf die vollständige Benetzung achten. Feucht nachwischen und auftrocknen lassen.
B SeuchG	KOHRSOLIN - wischen	3,0 %	4 Std.	Nach ärztlicher Anordnung	Durchführung nur von Personen mit entsprechender Fachkenntnis.

DIE UVV VBG 103 UND DIE BGA-RICHTLINIE MÜSSEN BERÜCKSICHTIGT WERDEN

Abb. 3.52 Beispiel eines Desinfektionsplans für den Rettungsdienst [U120]

3.8.2 Persönliche Hygiene

Im Gesundheitswesen ist die Hygiene auch im Hinblick auf Qualität eines der wesentlichen Aushängeschilder. Während der medizinische Laie die Qualität der medizinischen Maßnahmen nur in Ansätzen beurteilen kann, sind Ordnung und Sauberkeit im Rettungsmittel, das Auftreten des Personals und das hygienische Arbeiten für ihn sofort ersichtlich und tragen ganz wesentlich auch zum Wohlbefinden des Patienten im Rahmen der Behandlung bei.

Zur persönlichen Hygiene zählen neben der regelmäßigen hygienischen Händedesinfektion und dem zusätzlichen Tragen von Schutzhandschuhen auch der Wechsel sowie die Desinfektion und Reinigung der Dienstkleidung und der Schuhe.

Außer der Reinigung und Desinfektion der Wäsche durch ein zertifiziertes Waschverfahren (Industriewäsche) ist darauf zu achten, dass Freizeitbekleidung und Dienstbekleidung voneinander räumlich getrennt aufbewahrt werden (Keimbarriere).

Darüber hinaus ist auf das Tragen von Schmuck und Uhren nicht nur aus arbeitsrechtlichen Erwägungen heraus (Unfallverhütung), sondern auch aus hygienischen Gesichtspunkten zu verzichten (s.a. BGVA1/TRBA 250).

3.8.3 Händedesinfektion

Bei der hygienischen Händedesinfektion ist die Reihenfolge „Desinfektion vor Reinigung" einzuhalten (➤ Abb. 3.53). Ausnahme sind grobe Verunreinigungen, die zuvor entfernt und anschließend geeignet

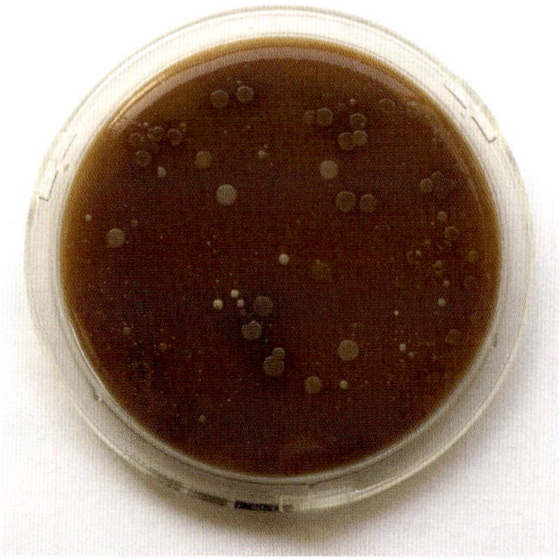

Abb. 3.53 Abklatschuntersuchung der Hand. Der Abklatsch erfolgte nach der hygienischen Händedesinfektion. Anhand des starken Bakterienwachstums auf dem Nährboden wird deutlich, dass diese mangelhaft durchgeführt wurde. [K115]

Abb. 3.54 a–f Standard der hygienischen Händedesinfektion nach Commité Européen de Normalisation (CEN) und DIN 1500 [V120]
a) Desinfektionsmittel mittels Dosierspender in die vollkommen trockenen und seifenfreien Handinnenflächen geben und verteilen.
b) Linke Handinnenfläche über den rechten Handrücken reiben, dann umgekehrt verfahren. Finger bei den Bewegungen spreizen.
c) Handinnenflächen aufeinander legen, dazwischen das Desinfektionsmittel bis zu den Handgelenken 30 Sekunden lang kräftig verreiben.
d) Handinnenflächen aufeinander legen und Finger ineinander verschränken, dann Fingerendglieder aneinander reiben.
e) Daumen der linken Hand umgreifen und mit kreisenden Bewegungen reiben, gleichermaßen mit dem Daumen der rechten Hand verfahren.
f) Fingerkuppen der rechten Hand eng aneinander legen und in der Handinnenfläche der linken Hand hin und her drehen (und umgekehrt).
Nach Verteilen des Desinfektionsmittels bis zu den Handgelenken müssen die einzeln gezeigten und beschriebenen Bewegungen fünfmal durchgeführt werden. Nach dem letzten Schritt wieder mit dem ersten Schritt beginnen und Händedesinfektion so lange fortführen, bis die Einwirkzeit erreicht ist. Darauf achten, dass die Hände während des gesamten Einwirkzeitraumes mit dem Desinfektionsmittel benetzt sind.

entsorgt werden können. Die Händedesinfektion sollte vor jedem Patientenkontakt, nach dem Patientenkontakt (vor Wiederherstellung der Einsatzbereitschaft) und bei Bedarf erfolgen. Wenn die Möglichkeit besteht – in Unfallhilfsstelle, Klinik oder Rettungswache –, sollte sich eine Reinigung der Hände anschließen. Ebenso selbstverständlich sollte die Desinfektion/Reinigung der Hände vor und nach jedem Toilettengang sowie zu den Mahlzeiten sein.

Um die optimale Wirkung der hygienischen Händedesinfektion (➤ Abb. 3.54) zu erreichen, sind folgende Aspekte zu beachten:

- Nur zugelassene Desinfektionsmittel für die Händedesinfektion verwenden.

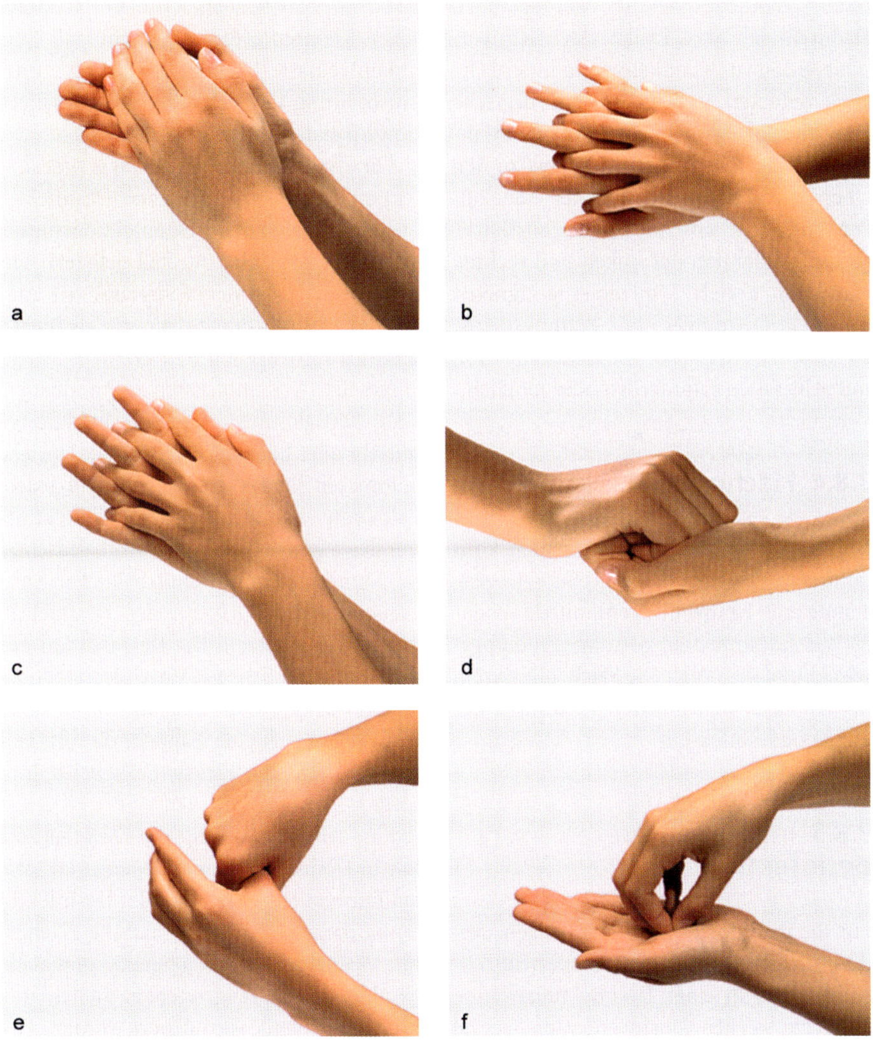

- Einwirkzeit für den jeweiligen Einsatzzweck einhalten.
- Eine Menge von ca. 3 ml Desinfektionsmittel in die hohle Hand geben und die gesamte Haut damit benetzen (Nagelbetten, Fingerkuppen, Daumen und Fingerzwischenräume nicht vergessen).

Daneben wird in Arztpraxen und Kliniken vor einem operativen Eingriff eine chirurgische Händedesinfektion durchgeführt. Dadurch soll das Risiko der Keimverschleppung von Hautkeimen in innere Organe reduziert werden. Die chirurgische Händedesinfektion beginnt mit einer intensiven Waschung der Hände bis zu den Oberarmen, einem Bürsten der Nagelfalzen und einer anschließenden ausführlichen Desinfektion der linken und rechten Hand mit jeweils 5 ml eines geeigneten Desinfektionsmittels. Im Rettungsdienst ist eine chirurgische Händedesinfektion nur sehr selten erforderlich oder möglich.

3.8.4 Flächendesinfektion

Bei der Flächendesinfektion werden kontaminierte Flächen oder größere Gegenstände (z.B. Krankentragen) mittels Scheuer-Wischdesinfektion desinfizierend abgewischt und gereinigt. Die Flächendesinfektion ist auch wesentlicher Bestandteil der Fahrzeugdesinfektion.

3.8.5 Instrumentendesinfektion

Für die Desinfektion kleinerer Gegenstände und Instrumente gibt es spezielle Lösungen, die in einer Desinfektionswanne angesetzt werden. Dort werden die Geräte nach grober Reinigung für die Einwirkdauer eingelegt, anschließend gründlich gereinigt, getrocknet und – besonders im klinischen Bereich – ggf. noch sterilisiert.

3.8.6 Fahrzeugdesinfektion

Die routinemäßige Fahrzeugdesinfektion ist Teil des Hygieneplans zur prophylaktischen Keimreduzierung. Hiermit soll eine unkontrollierte Keimvermehrung und -ausbreitung in den Fahrzeugen des Rettungsdienstes unterbunden werden.

Für die routinemäßige Fahrzeugdesinfektion (sogenannte laufende Desinfektion) werden spezielle Desinfektionsmittel verwendet (VAH- bzw. RKI-gelistet), für die Desinfektion des Fahrzeugs im Anschluss an Infektionstransporte (Schlussdesinfektion) werden RKI-gelistete Mittel eingesetzt. Am einfachsten zu handhaben sind Fertiglösungen von Desinfektionsmitteln oder Lösungen, die mittels Dosierautomaten hergestellt werden. Auf jeden Fall sollte man sich bei der Desinfektion durch geeignete dickere Gummihandschuhe, Mundschutz und Schutzbrille vor Ausdünstung und Spritzern des Desinfektionsmittels schützen. Die Desinfektion erfolgt dann als Scheuer-Wischdesinfektion in der „Zwei-Eimer-Technik“ (➢ Abb. 3.55) mit geeigneten Lappen, die im Anschluss an die Desinfektion möglichst entsorgt werden sollten.

Eine Alternative stellt die Desinfektion mit in Desinfektionsmittellösung getränkten Einwegtüchern dar. Bei der Desinfektion ist darauf zu achten, dass alle Flächen mit Desinfektionslösung benetzt und auch Nischen im Fahrzeug, unebene Stellen und lose Gegenstände desinfiziert werden. Fä-

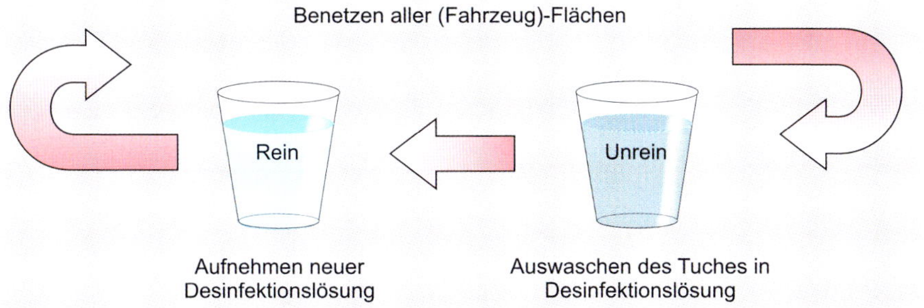
Benetzen aller (Fahrzeug)-Flächen
Rein
Unrein
Aufnehmen neuer Desinfektionslösung
Auswaschen des Tuches in Desinfektionslösung

Abb. 3.55 Zwei-Eimer-Technik zur Desinfektion [M337]

cher, z.B. für Notfallkoffer, werden ebenfalls komplett ausgeräumt und desinfiziert.

Das Vernebeln von Desinfektionslösung ist unzulässig, das Verdampfen von Formalinlösung nur nach Erwerb eines „Begasungsscheines" (TRGS 552) und bei nicht unerheblicher apparativer und technischer Ausstattung möglich. Nur wenn eine Scheuer-Wischdesinfektion nicht ausreichend ist oder besondere Infektionsgefahr besteht, kommt diese Form der Desinfektion zum Tragen (Beispiele: Pest, Milzbrand).

Im Anschluss an alle Desinfektionsmaßnahmen sind Datum, verwendetes Mittel, Einwirkzeit und durchführende Person zu dokumentieren.

3.8.7 Umgang mit Desinfektionsmitteln

Desinfektionsmittel müssen einer Vielzahl von Anforderungen genügen und sollen dabei trotzdem mehr oder weniger harmlos für den Menschen sein. Je nach ihrer Wirkweise bergen jedoch alle ein gewisses Gefahrenpotenzial, dessen man sich im Umgang mit den jeweiligen Mitteln bewusst sein sollte. Alkoholische Desinfektionsmittel etwa verdunsten sehr schnell und können zur Reizung der Atemwege führen; sauerstoffaktive Mittel greifen Schleimhäute ähnlich an wie Säuren. Bei Formaldehyd ist erwiesen, dass es krebserzeugend ist. Sorgfältiges Arbeiten und die Einhaltung gewisser Schutzmaßnahmen sind also geboten.

Grundsätzlich sollte auf den Anwendungsbereich und die richtige Dosierung geachtet werden, gebrauchsfertigen Lösungen oder dem Dosierautomaten sollte stets der Vorzug gegenüber eigenem Abmischen gegeben werden (Dosierungsfehler). Schutzbrille, geeignete Handschuhe (dickere Gummihandschuhe) und Mundschutz gehören zur selbstverständlichen Ausstattung, auch der prophylaktischen (laufenden) Fahrzeugdesinfektion. Auf das Versprühen alkoholischer Lösungen sollte ganz verzichtet werden (feinste Tröpfchen können eingeatmet werden). Desinfektionsmittellösungen können bis zu 24 Stunden nach dem Ansetzen verwendet werden. Voraussetzungen sind die Beschriftung (Mittel, Konzentration, Zeit) und Abdeckung des Behältnisses.

Anforderungen an Desinfektionsmittel

- Schädigung bzw. Abtötung von Mikroorganismen,
- Die Wirkung muss auch über längere Zeit erhalten bleiben.
- in Grenzen ungiftig, wenig haut- und schleimhautreizend,
- wasserlöslich und benetzende Wirkung (auf glatter und poröser Oberfläche),
- möglichst geringer Eiweißfehler (Wirksamkeitsverlust bei Anwesenheit von Eiweißen),
- möglichst geringer Seifenfehler (Wirksamkeitsverlust bei Kontakt mit Seife),
- keine Schädigung von Material und Oberflächen,
- biologische Abbaubarkeit/möglichst geringe Umweltbelastung.

3.8.8 Ausgewählte Infektionskrankheiten

Einige der krankmachenden Keime verursachen Krankheiten, die als sogenannte Infektionskrankheiten eingestuft werden. Einige dieser Krankheiten unterliegen gemäß Infektionsschutzgesetz einer Meldepflicht bei Ausbruch, im Todesfall oder auch schon bei bloßem Krankheitsverdacht.

Im Folgenden werden die am häufigsten verbreiteten Infektionskrankheiten kurz vorgestellt, wobei durchaus mit regionalen und saisonalen Abweichungen zu rechnen ist.

- Der **MRSA** (Methicilin-resistenter *Staphylococcus aureus*) ist einer der am weitesten verbreiteten nosokomialen Keime in Deutschland. 60% aller Patienten erwerben in Kliniken einen nosokomialen Keim, nicht selten ist es der MRSA. *Staphylococcus aureus* ist eigentlich ein sogenannter „Bagatellkeim", der bei jedem Menschen Bestandteil der Hautflora ist. Die resistenten Formen sind aber gegen praktisch alle gängigen Antibiotika resistent und lassen sich daher nur schwer therapieren. Sie befallen besonders geschwächte, also ältere oder kranke Menschen. Das gesunde Immunsystem wird in der Regel mit diesen Keimen problemlos fertig, es gibt allerdings auch Personen, die Keimüberträger sind, ohne selbst zu erkranken (latentes Gefahrenpotenzial).
- Der Erreger der **Virushepatitis A** ist ein weltweit vorkommendes Virus, das sich meist in Form von Schmutz- und Schmierinfektionen überträgt. Eine Übertragung über Blut, verunreinigte Nahrungsmittel, Wasser (auch Badewasser) und Trinkwasser ist ebenfalls möglich. Der Erreger ist in Blut, Speichel und anderen Sekreten nachweisbar.
  Ein an Hepatitis A erkrankter Patient leidet an Appetitlosigkeit, Übelkeit, Bauchschmerzen und fühlt sich krank. Als typisches Zeichen gilt die Gelbfärbung der Skleren, später auch der Haut (Ikterus) – dieses kann jedoch gerade bei Kindern auch ausbleiben.
  Die Hepatitis A ist eine meldepflichtige Krankheit (Verdacht, Erkrankung, Tod), gegen die man sich mittels Impfung (meist in Kombination mit Hepatitis-B-Impfschutz) schützen kann.
- Die **Virushepatitis B** kommt wie die Virushepatitis A weltweit vor und kann auch von klinisch gesunden Menschen übertragen werden. Der Hauptübertra-

gungsweg ist das Blut: Kleinste Spuren reichen aus, um eine Infektion über Hautverletzungen hervorzurufen (z.B. Nadelstichverletzungen bei der Patientenversorgung, Blutübertragung, bei der Dialyse oder beim Tätowieren). Daneben kann das Virus auch oral aufgenommen oder beim Geschlechtsverkehr übertragen werden. Das Virus ist plazentagängig.
Der Krankheitsbeginn ist meist schleichend und uncharakteristisch, ähnelt im weiteren Verlauf dem der Virushepatitis A. Meldepflicht und Desinfektionsmaßnahmen entsprechen denen bei der Virushepatitis A.
Dem Sanitätshelfer und sonstigem medizinisch tätigen Personal ist die aktive Schutzimpfung gegen das Hepatitis-B-Virus vorgeschrieben.
- **Noro-Viren** verursachen als Gastroenteritiden Erbrechen und starke Durchfälle. Die Erkrankung bricht innerhalb weniger Stunden nach der Infektion aus und die akuten Symptome halten 10 bis 70 Stunden an. Auch 48 Stunden nach Abklingen der Symptome kann das Virus noch übertragen werden. Bis zu zwei Wochen nach Ansteckung kann der Patient das Virus ausscheiden und weiter übertragen. Neben den Leitsymptomen Erbrechen (eher Kinder) und Durchfall (eher Erwachsene), die in schweren Fällen durch den Flüssigkeitsverlust bis zum Tode führen können, entwickeln sich ein starkes Krankheitsgefühl, Übelkeit und Kopfschmerzen. Nur durch strikte Einhaltung von Hygieneregeln (Händedesinfektion, Mundschutz, Desinfektion sämtlicher Kontaktflächen) und Kontaktvermeidung kann man sich vor der Infektion schützen.
- Die **echte Virusgrippe** (Influenza) wird als Tröpfcheninfektion übertragen und kommt sowohl beim Menschen als auch bei Pferden, Schweinen, Hühnern und Enten vor. Das Krankheitsbild beginnt mit starkem Krankheitsgefühl (Schwäche, Abgeschlagenheit) und führt zu Fieber, Kopf- und Gliederschmerzen. Mögliche Komplikationen sind Entzündungen im Hals-Nasen-Rachen-Raum sowie eine Meningitis. Die echte Virusgrippe ist eine meldepflichtige Krankheit (Verdacht, Erkrankung, Tod), eine aktive Immunisierung ist möglich, aber jährlich zu wiederholen.
- Eine **Meningitis** (Hirnhautentzündung) kann durch unterschiedliche Ursachen hervorgerufen werden. Die im Rahmen der Infektiologie gefährlichste Form ist die bakterielle, durch Meningokokken hervorgerufene Meningitis. Sie wird wie die Influenza als Tröpfcheninfektion übertragen, meist durch Überträger, die selbst keine Symptome zeigen. Kennzeichnend für die Meningitis sind plötzliches hohes Fieber, Erbrechen und starke Kopfschmerzen. Daneben sind eine deutliche Nackensteifigkeit und Lichtscheu oder Lärmempfindlichkeit ausgeprägt. Lähmungen, Krämpfe und Bewusstseinsstörungen können eintreten. Die Meningokokken-Meningitis ist meldepflichtig (Verdacht, Erkrankung, Tod). Nach ungeschütztem Kontakt kann ein Krankheitsausbruch durch eine einmalige hochdosierte Antibiotikagabe verhindert werden.
- Kinderkrankheiten (Scharlach, Röteln, Windpocken; ➢ Kap. 4.9.3).

3.8.9 Ablauf eines Infektionstransportes/ Meldewege

Infektionstransport als Sekundäreinsatz Eine besondere Form des Krankentransportes stellt der Infektionstransport dar (> Abb. 3.56). Hier ist – je nach Art der Erkrankung des Patienten – auf besondere Schutzmaßnahmen für Personal und/ oder Patienten zu achten. Um eine Keimverschleppung auf nachfolgende Patienten auszuschließen, wird das Fahrzeug im Anschluss an den Transport mehr oder weniger umfangreich desinfiziert. Es ist die Aufgabe des Desinfektors einer Rettungswache, die genauen und aktuellen Informationen zu einzelnen Infektionskrankheiten im Bedarfsfall an die Fahrzeugbesatzung weiterzugeben. Die Grundlage hierzu liefert

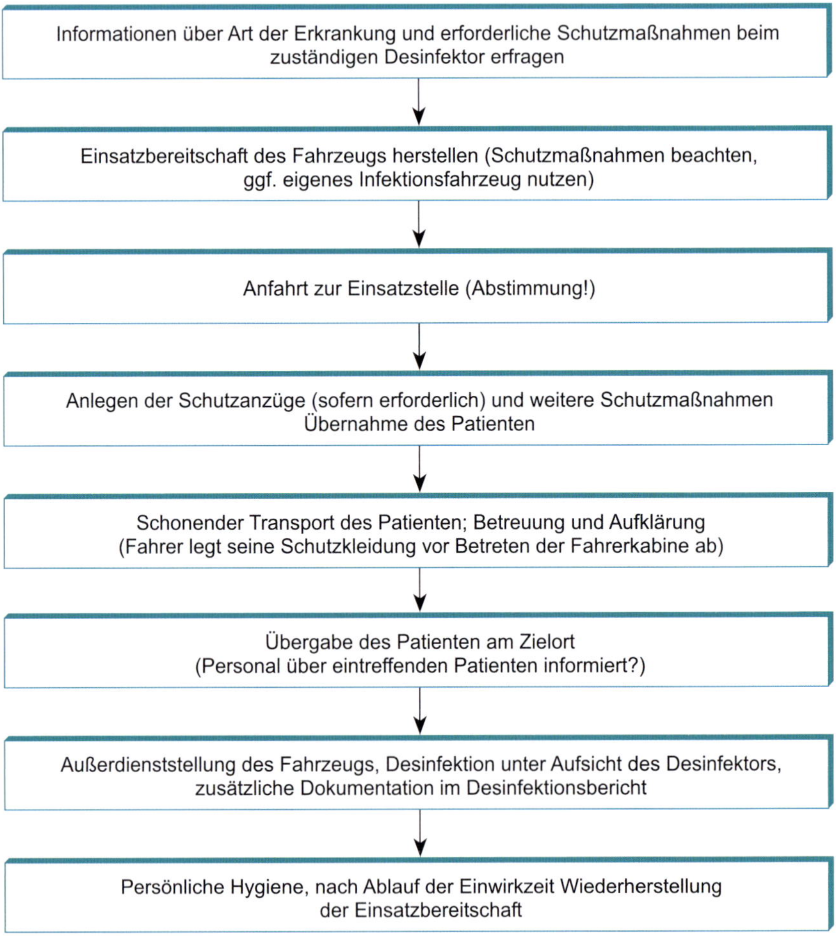

Abb. 3.56 Ablauf eines Infektionstransportes

das Robert-Koch-Institut auf seiner umfangreichen Internetpräsenz (http://www.rki.de/www.baua.de ➤ TRBA 250).

Infektionstransport als Primäreinsatz In seltenen Fällen kommt es vor, dass im Rahmen eines Primäreinsatzes offenkundig wird (oder der Verdacht besteht), dass der Patient an einer Infektionskrankheit leidet. In diesem Fall sind unverzüglich dieselben Schutzmaßnahmen für Personal und Patienten einzuleiten wie beim oben beschriebenen Sekundäreinsatz. Im Anschluss an den Transport ist ggf. eine prophylaktische Behandlung des eingesetzten Personals durch den Betriebsarzt erforderlich, um das Ansteckungsrisiko zu minimieren.

Meldepflicht Gemäß § 6 f. Infektionsschutzgesetz (IfSG) muss bei bestimmten Infektionskrankheiten eine Meldung an das Gesundheitsamt erfolgen. Dies gilt grundsätzlich **auch** für den Sanitäts- und Rettungsdienst, entfällt aber, wenn der Patient in eine ärztlich geleitete Einrichtung gebracht wird. Die Meldepflicht überträgt sich dann auf den Arzt, der die Behandlung weiterführt.

KAPITEL

4

Charlotte Kemperdick, Jörg Willems, Christian Götz, Christoph Andres, Paul Hemsen, Robin Fritzemeier, Marc Scheffer, Marion Dorissen, Sven Möllenbrink

Spezielle Notfallmedizin

4.1 Einführung

Charlotte Kemperdick

Notfallmedizin ist das Teilgebiet der Medizin, das sich mit dem Erkennen und Behandeln von Notfällen befasst. Die rettungsdienstliche Versorgung von Patienten ist ein bedeutender Aspekt der Notfallmedizin. Es ist sehr wichtig, dass sich das Fachpersonal des Rettungsdienstes – also Menschen, die es sich zur Aufgabe machen, Patienten aus Notsituationen zu retten – mit der Diagnostik und Behandlung verschiedener Krankheitsbilder und Verletzungsmuster auseinandersetzt und Grundkenntnisse aufweisen kann.

Das Kapitel „Spezielle Notfallmedizin" behandelt – anders als die „Allgemeine Notfallmedizin", die Grundlagen und Techniken aufgezeigt hat – nun vertiefend die wichtigsten Krankheitsbilder aus allen systemischen (also verschiedene Körperteile und Organstrukturen betreffende) und für die Notfallmedizin speziellen Bereichen. Einen Schwerpunkt bilden hier die Themenkomplexe Erkrankungen oder Störungen von Bewusstsein, Atmung, Kreislauf, Neurologie und Traumatologie/Chirurgie, aber auch außergewöhnliche Notfallbilder der Pädiatrie (Kinderheilkunde) oder aus dem Bereich der Wasserrettung.

Hier wird ein Kurz-Leitfaden zu Verletzungs- und Erkrankungsmustern vorgestellt, der sich an dem Schema „Ursache – Symptome – Gefahren – Maßnahmen" orientiert. Diese Struktur erleichtert das Verstehen und Merken von Zusammenhängen und ist auch in der praktischen Umsetzung eine große Hilfe.

4.2 Bewusstseinsstörungen

Charlotte Kemperdick

Bewusstseinsstörungen sind ein sehr häufig auftretendes Notfallbild. Sowohl im Rettungsdienst (auch Krankentransport) als auch auf sanitätsdienstlich betreuten Veranstaltungen sind Einsatzmeldungen zahlreich, die einen Patienten beschreiben, der nur eingeschränkt oder gar nicht mehr reaktionsfähig ist.

Die **Ursachen** dafür, dass ein Patient bewusstseinseingetrübt ist, sind sehr vielfältig und oft nicht eindeutig zu ermitteln, da sich der Patient nicht mehr klar äußern kann. Umso wichtiger ist hier die Fremdanamnese (➢ Kap. 3.3.1), um zumindest die verfügbaren Informationen und Beobachtungen Umstehender nutzen zu können (Ist der Patient auf den Kopf gestürzt?

Hat er Alkohol konsumiert? Hat er gekrampft?). Von Alkoholkonsum über Vergiftungen, chronischen Erkrankungen (z.B. Epilepsie) bis hin zu Verletzungen des zentralen Nervensystems sind sehr viele Gründe für eine Bewusstlosigkeit denkbar (➤ Tab. 4.1).

Gleichzeitig ist auch die Intensität der Bewusstseinsstörung oftmals schwierig zu beurteilen, da die im Folgenden beschriebenen drei Stadien der Bewusstlosigkeit fließend ineinander übergehen können.

Somnolenz ist die leichteste Form der Bewusstseinseintrübung. Sie ist dadurch definiert, dass der somnolente Patient nicht spontan, aber auf Aufforderung (von lauter Ansprache bis Körperkontakt) erweckbar ist und sich zumeist vollständig erinnern kann.

Sopor (lat. tiefer Schlaf) bedeutet, dass nur noch starke Reize (z.B. Schmerzreize) Reaktionen bei einem Patienten hervorrufen. Diese Reaktionen sind unkontrollierte Abwehrbewegungen, die aus Reflexen heraus entstehen. Erweckbar ist der soporöse Patient nicht mehr.

Tab. 4.1 Häufige Komaursachen (AEIOUTIPS)

A	Alkoholintoxikation
E	Epilepsie
I	Insulin: Hypo- oder Hyperglykämie
O	Overdose: Medikamentenintoxikation
U	Urämie und andere metabolische Ursachen
T	Trauma und andere Ursachen für erhöhten Hirndruck
I	Infektion
P	psychiatrische Erkrankungen
S	Schock und Schlaganfälle

Koma ist die schwerste Form der Bewusstseinsstörung. Der Patient reagiert auch auf starke Reize nicht mehr.

Jede Bewusstseinsstörung wird von vier Gefahren begleitet:

- die Gefahr, dass die Schutzreflexe des Patienten erlöschen; lebenswichtige Schutzreflexe sind zum Beispiel der Atemreflex, der Würgereflex, der Hustenreflex und andere.
- die Gefahr der Aspiration, also des Anatmens von Mageninhalt durch die Erschlaffung vieler Muskeln, auch des Magenpförtners. Dadurch kann Mageninhalt bis zum Rachenraum des Patienten (zum Beispiel in Rückenlage) zurückfließen und wird dort beim nächsten Atemzug in die Atemwege aufgenommen; dies wird durch das Ausfallen der Schutzreflexe begünstigt.
- die Gefahr des Erstickens durch das (muskuläre) Erschlaffen der Zunge und des Zungengrundes, die wiederum beispielsweise in Rückenlage durch Zurückfallen die Atemwege des Patienten blockieren,
- Vertiefung der Bewusstseinstrübung bis hin zum Koma oder völligen Erlöschen aller Schutzreflexe bis zum Atemstillstand.

Diese Gefahren für den Patienten begründen, dass bei Bewusstseinsstörungen immer ein Notarzt (und ein Rettungswagen) mitalarmiert oder nachgefordert werden sollte. Grundlage aller **Maßnahmen** ist der Algorithmus zum Auffinden einer Person; wurde hier eine Bewusstseinseintrübung bei vorhandener normaler Atmung festgestellt, ist der Patient in die stabile Seitenlage zu verbringen. Diese ist auch aus der Bauchlage möglich, so dass der Patient nicht gedreht werden muss. Besteht hier aber eine Unsicherheit bei den Helfern, so kann der Patient aus der Bauchlage unter Fixierung des Kopfes achsengerecht gedreht und dann in die stabile Seitenlage gelegt werden.

Weitere Maßnahmen

- Absaugbereitschaft herstellen, Beatmungsbeutel mit passender Maske und Guedel-Tubus bereitlegen,
- Sauerstoffgabe erwägen (in den meisten Fällen von Bewusstseinstrübung sinnvoll!) und ggf. durchführen (die Sauerstoffbrille ist hier der -maske als Applikationsmittel vorzuziehen, da bei Erbrechen Mageninhalt ungehindert abfließen kann),
- Vitalwerte erheben (Blutdruck, Puls, Atemfrequenz, ggf. Sauerstoffsättigung, Blutzuckermessung vorbereiten und durchführen) und regelmäßig kontrollieren,
- Anamnese – bei Bewusstlosen durch Angehörige und Umstehende – erheben,
- Wärmeerhaltung sicherstellen,
- periphervenösen Zugang mit Infusion und die Intubation vorbereiten,
- Dokumentation,
- Übergabe an ggf. Rettungsdienst/Notarzt/Krankenhauspersonal.

4.3 Atemstörungen

Jörg Willems, Christian Götz

4.3.1 Asthma bronchiale

Das Asthma bronchiale (oft auch vereinfachend nur Asthma genannt) ist eine chronische, entzündliche Erkrankung der

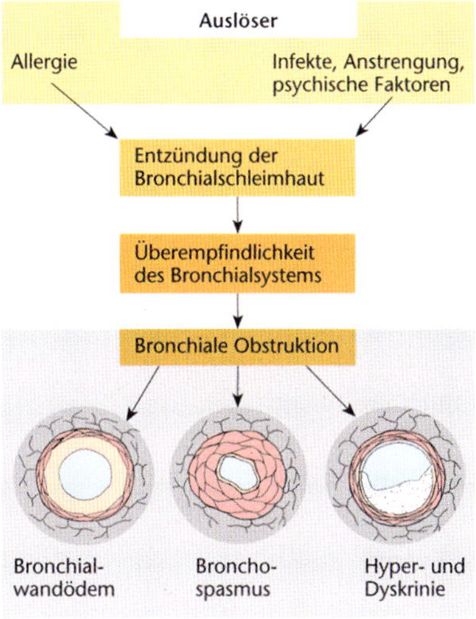

Abb. 4.1 Pathogenese des Asthma bronchiale. Zum Atemnotfall führen: Ödem der Bronchialschleimhaut (Bronchialwandödem), Spasmus der Bronchialmuskulatur (Bronchospasmus) sowie übermäßige und zähe Schleimbildung (Hyper- und Dyskrinie). [A400]

Atemwege mit dauerhaft bestehender Überempfindlichkeit. Bei entsprechend veranlagten Personen führt die Entzündung zu anfallsweiser Luftnot infolge einer Verengung der Atemwege (➤ Abb. 4.1).

Ursache

- allergische Reaktionen
- nichtallergische Reaktionen, bedingt durch Kälte, Rauch und Nebel
- psychische Einflüsse
- wiederkehrende Infektionen der Luftwege

Symptome

- **TRIAS:** Ödem, Spasmus der Muskulatur und Absonderung von Schleim in

den tiefliegenden Bronchialästen (Bronchiolen)
- Patient presst Ausatemluft pfeifend durch die Atemhilfsmuskulatur aus und ringt keuchend nach Luft.
- evtl. Zyanose
- Unruhe, Angst

Gefahr

- Sauerstoffmangel
- Bewusstlosigkeit
- Kreislaufstillstand

Maßnahmen

- Beruhigung
- Aufrechte Körperhaltung (➤ Abb. 3.6)
- Sauerstoff 4–6 l/Min.
- Notarzt nachfordern!
- Kontrolle von Puls, Temperatur, Blutdruck, Blutzucker; Wärmeerhalt, evtl. stabile Seitenlage, SpO_2

4.3.2 Lungenödem

Ein Lungenödem ist eine unspezifische Bezeichnung des Austretens von Blutflüssigkeit aus den Kapillargefäßen u.a. in die Alveolen der Lunge.

Dadurch kann die betroffene Person nicht mehr ausreichend Sauerstoff in den Blutkreislauf aufnehmen. Als Symptome treten Atemnot, brodelnde Atemgeräusche und/oder ein schaumiger Auswurf auf.

Ursachen

- kardiogener Schock
  - Störung des Gasaustausches
  - Minderleistung des linken Herzens (Linksherzinsuffizienz)
- renale Krankheiten (Niereninsuffizienz)
- toxische Einwirkungen
  - Gas, Dampf, Staub, Aerosole

Symptome

- Stauung der Halsvenen
- Tachypnoe
- Hypotonie
- Tachykardie
- Zyanose
- Unruhe, Angst
- brodelndes Atemgeräusch

Gefahren

- Sauerstoffmangel
- Kreislaufzusammenbruch
- Bewusstlosigkeit
- Ein akutes Lungenödem bei Linksherzinsuffizienz ist ein medizinischer Notfall, der unbehandelt zum Atemstillstand und damit in Minuten zum Tod des Patienten führen kann.

Maßnahmen

- Beruhigen
- Ruhe im Umfeld schaffen
- keine Anstrengung und Aufregung für den Patienten
- aufrechte Körperhaltung
- Sauerstoffgabe 8–10 l/Min. über Sonde oder Brille
- Notarzt
- Kontrolle von Blutdruck, Puls, Blutzucker, SpO_2
- Wärmeerhaltung

4.3.3 Pneumothorax

Im Pleuraspalt herrscht ein Unterdruck. Eine Verletzung, die den Pleuraspalt nach innen oder außen eröffnet, führt zu einem Einströmen von Luft, die den Unterdruck im Pleuraspalt aufhebt. Die Folge ist ein „Zusammenschnurren" der Lunge auf der betroffenen Körperseite mit einer lebensbedrohlichen Störung des Gasaustausches.

Ursachen

- traumatisch durch Verletzung von außen, z.B. Stichverletzung, Rippenserienfraktur etc.,
- spontan (ohne vorhergehende Verletzung) bei Patienten mit evtl. vorgeschädigter Lunge, z.B. Lungenemphysem, chronisch obstruktive Lungenerkrankungen.

Symptome

- Dyspnoe, erschwerte Atembemühungen
- Unruhe, Angst
- erhöhte Atemfrequenz
- ggf. Zyanose
- verminderte Atembewegungen auf der betroffenen Seite, ebenso ein abgeschwächtes Atemgeräusch auf der betroffenen Seite

Gefahren

Spannungspneumothorax: Aufgrund eines durch die Verletzung entstandenen „Ventils", bei dem die Luft aus dem Pleuraspalt nicht mehr ausdringt, entwickelt sich ein lebensbedrohlicher Zustand. Durch den stetig ansteigenden Druck im Pleuraspalt werden, wenn dieser Zustand unbehandelt bleibt, die großen Herzgefäße, das Herz selbst und die gesunde Lunge zur unverletzten Seite hin verdrängt. Dies führt zu einer Kompression der Lunge und des Herzens mit einer großen Einschränkung der Blutauswurfleistung. Die Folgen sind massiv ausgeprägte Dyspnoe und Schock.

Weitere **Zeichen** eines Spannungspneumothorax sind:

- gestaute Halsvenen
- Hypotonie
- Hautemphysem (Luftansammlung unter der Haut)

Maßnahmen

- Sauerstoffgabe mindestens 8 l/Min.
- Lagerung bei ansprechbaren Patienten mit erhöhtem Oberkörper (je nach Verletzungsart auch auf die verletzte Seite lagern!), bei nicht ansprechbaren Patienten Lagerung auf dem Rücken, sofern gewährleistet ist, dass die Atemwege freigehalten werden können. Im Zweifelsfall Lagerung in stabiler Seitenlage.
- Wundversorgung bei offenen Brustkorbverletzungen mittels eines lockeren sterilen Verbandes (➤ Abb. 4.2),

ACHTUNG

Bei Spannungspneumothorax keinen luftdichten Verband anlegen!

- Vorbereitung von Infusionen und Intubation,
- Bei Spannungspneumothorax: Anlegen einer Thoraxdrainage durch den Notarzt!

4

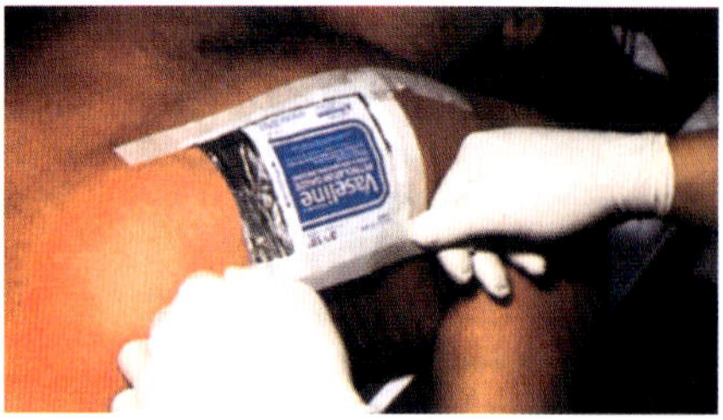

Abb. 4.2 Steriles Abdecken einer offenen Thoraxwunde [E285]

4.3.4 Aspiration

Aspiration bedeutet das Einatmen von Fremdkörpern oder Flüssigkeiten in die Atemwege.

Ursachen

- Bewusstseinseintrübung bis Bewusstlosigkeit und dadurch ausgefallene Schutzreflexe durch aufsteigende Magensäure
- Blutung aus Nasen-Rachen-Raum
- Ertrinken
- starke Oberkörpertieflagerung bei vollem/geblähtem Magen
- Reizung des Rachenraumes
- Einflößen von Getränken, Alkohol

Symptome

- Aspiration kann stumm verlaufen, d.h., sie wird nicht erkannt
- teilweises Abhusten
- danach brodelndes, pfeifendes Atemgeräusch
- zunehmende Zyanose
- evtl. Atemstillstand

Gefahren

Die Gefahren der Aspiration sind von der Menge und dem pH-Wert der Flüssigkeit abhängig. Schon wenige ml reiner Magensaft (pH-Wert unter 2,5) können zu einer tödlichen Aspirationspneumonie führen.

Maßnahmen

- Inspektion der Mundhöhle, sichtbare Fremdkörper entfernen (ausräumen, ggf. absaugen)
- stabile Seitenlagerung
- Kopf überstrecken
- Vorbereitung von Intubation und Beatmung
- nach Sicherung der Atemwege durch RD-Personal über Tubus absaugen

4.3.5 Hyperventilation

Bei Angst, Aufregung, Wut und Stress oder auch bei starken Schmerzzuständen verändert sich die normale Atmung und wird entweder rascher und flacher oder steigert sich zur Hyperventilation (schnelle und tiefe Atemzüge). Das Hyperventilationssyndrom ist als ein Symptom der Panikstörung anzusehen. Junge Frauen sind häufiger betroffen als junge Männer.

Ursachen

Das Hyperventilationssyndrom beschreibt eine über das physiologische Bedürfnis hinausgehende Beschleunigung und Vertiefung der Atmung. Es wird zuviel Kohlendioxid ausgeatmet. In Folge steigt der pH-Wert an (respiratorische Alkalose). Daraufhin wird im Blut vorliegendes freies

Calcium an Eiweiße gebunden. Hierdurch entsteht ein relativer Calciummangel. Durch diesen Calciummangel kommt es zu einer gesteigerten Erregbarkeit der Muskeln, die sich mit Kribbeln und Krämpfen beginnend an den Händen darstellt.

Symptome

- Kribbelgefühl in den Fingern und um den Mund herum
- Pfötchenstellung der Hände und Krämpfe am Mund
- Nervosität, Unruhe, Panik
- Schwindel, Kopfschmerzen
- Druckgefühl in der Brust
- Atemnot, Erstickungsgefühl
- Kollaps/Synkope/Bewusstlosigkeit

Gefahren

Das Hyperventilationssyndrom ist kein lebensbedrohliches Krankheitsbild. Die Ursachen sind meist psychogener Natur. Es kann natürlich auch bei anderen Lungenerkrankungen (z.B. Lungenembolie) auftreten.

Maßnahmen

- beruhigender Zuspruch,
- Anleitung zu ruhigem Atmen,
- Rückatmen von CO_2 ermöglichen, in Tüte oder Hyperventilationsmaske (➤ Abb. 4.3) hineinatmen lassen,
- Medikamentöse Therapie bleibt dem Notarzt vorbehalten.

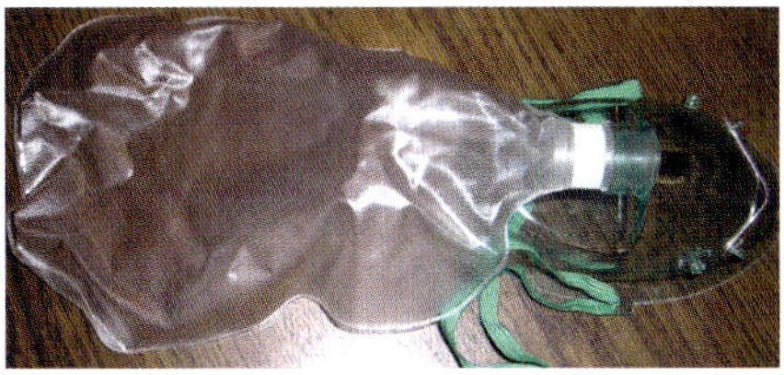

Abb. 4.3 Hyperventilationsmaske [O489]

4.4 Kreislaufstörungen

Charlotte Kemperdick, Christoph Andres

4.4.1 Schock

Ein Schock kommt bei einer Vielzahl unterschiedlicher Verletzungs- und Notfallbilder vor. Letztlich beruht sein Auftreten immer auf einer oder mehrerer der folgenden Ursachen:

- Verminderung des Blutvolumens im Körper
- reduzierte Pumpleistung des Herzens
- verringerter Gefäßtonus mit der Folge der Gefäßweitstellung

Grundsätzlich stellt der Schock eine lebensbedrohliche Störung des Kreislaufs dar, da die Sauerstoffversorgung der Körperorgane beeinträchtigt ist und die Gefahr eines akuten Kreislaufzusammenbruchs besteht. Wird der Schock nicht durch geeignete Maßnahmen bekämpft, verschlimmert er sich, solange die Ursachen weiter bestehen bleiben.

Ein Schock ist eine lebensbedrohliche Kreislaufstörung. Blutverlust, eine verminderte Herzleistung oder eine Gefäßweitung können diesen Zustand hervorrufen.

Nach ihrer Entstehung unterscheidet man verschiedene Schockarten:

4

- Volumenmangelschock/hypovolämischer Schock
- kardiogener Schock
- anaphylaktischer Schock
- septisch-toxischer Schock
- neurogener Schock

Der **Volumenmangelschock** (➤ Tab. 4.2) entsteht bei Verlust von Gefäßflüssigkeit, z.B. nach Verbrennungen oder bei stark blutenden Wunden. Bereits ein Verlust von ca. 20% bei einer erwachsenen Person führt zu den typischen Schockanzeichen:

- fahle Blässe
- kalte, schweißige Haut
- schneller, schwacher (oft schlecht tastbarer) Puls
- Hypotonie

Das Anhalten dieses Zustandes verstärkt die Symptome. Oft reichen die körpereigenen Kompensationsmechanismen noch eine Zeitlang aus, um dem Kreislaufzusammenbruch entgegenzuwirken. Dennoch ist der Betroffene bereits in diesem Stadium in Lebensgefahr, da einzelne Organe wegen der Minderdurchblutung versagen können (Schockniere/Schocklunge). Daher sind sofortige **Gegenmaßnahmen** einzuleiten:

- **Weitere Hilfe:** Rettungsdienst und Notarzt verständigen/nachfordern.
- **Lagerung:** Ansprechbaren Betroffenen in Schocklage bringen (Beine ca. 20–30 cm erhöht lagern); bei Bewusstlosigkeit: stabile Seitenlage.
- **Vitalfunktionen:** Bewusstsein (Orientierung), Atmung (Frequenz, Sättigung) und Kreislauftätigkeit (Puls, RR) überwachen.
- **Wärmeerhaltung** (Jacke, Decke, Rettungsdecke),
- **Erweiterte Maßnahmen:** Sauerstoffgabe, venösen Zugang und Infusionen vorbereiten.

Die Kompensationsmechanismen des Körpers führen zu einer massiven Verengung der peripheren Blutgefäße mit dem Ziel, den Blutdruck und damit die Durchblutung im Körperkernbereich (Gehirn, Lunge, Herz) ausreichend hoch zu halten (Zentralisation). Dadurch kommt es in den peripheren Organen und Blutgefäßen zu einer Sauerstoffunterversorgung und es bilden sich saure Stoffwechselprodukte

Tab. 4.2 Spezielle Formen des hypovolämischen Schocks (modifiziert nach: Anästhesie und Intensivmedizin, 2005)

Form	Charakteristik	Ursachen
hämorrhagischer Schock	akute Blutung ohne Gewebeschäden	isolierte Messerverletzung Aneurysmaruptur Varizenblutung
hypovolämischer Schock ohne Blutung	hohe Flüssigkeitsverluste	Diabetes insipidus Cholera Ileus
traumatisch hämorrhagischer Schock	Blutverlust, verschiedene Verletzungen und Schmerzsymptomatik	Polytrauma
traumatisch hypovolämischer Schock	Volumenverlust, keine Blutung	Verbrennung

(Azidose), die zu einer Schädigung führen. Durch den langsameren Blutfluss können außerdem Blutverklumpungen entstehen, die ein Organversagen begünstigen.

Im Zusammenhang mit schweren Störungen der Herztätigkeit kann sich ein **kardiogener Schock** durch die Minderleistung des Herzens entwickeln. Typisch sind neben den schon beim Volumenmangelschock geschilderten Schocksymptomen (fahle Blässe, kaltschweißige Haut, Tachykardie, Hypotonie) Zeichen einer Herzerkrankung (Brustenge, starke ausstrahlende Schmerzen, Atemnot) oder eine Risiko-Anamnese (Hypertonie, Nikotinkonsum, Übergewicht, hohe Blutfettwerte, Diabetes).

Bei der Versorgung von Patienten mit einem kardiogenen Schock sollte daher besonderer Wert auf die Behandlung der kardialen Ursachen gelegt werden (➤ Kap. 4.4.2). Auch die psychische Betreuung und Beruhigung spielt eine wesentliche Rolle bei der Entlastung des Herzens.

Beim kardiogenen Schock ist eine herzentlastende Oberkörperhochlage (➤ Abb. 3.6) anzustreben. Eine Schocklage wäre hier kontraindiziert, da das geschwächte Herz den vermehrten Blutrückstrom nicht bewältigen könnte.

MERKE

Was bedeutet der Schockindex?

Der Schockindex (SI) ist der Quotient aus Pulsfrequenz (P) und systolischem Blutdruckwert . Normalerweise sollte er kleiner als 1 sein (Beispiel: RR 120:80, P 80 → SI = 80/120 = 0,67). Bei einem Wert von 1 spricht man von einem beginnenden Schock, bei 2 von einem ausgeprägten Schock (Beispiel: RR 70:40, P 140 → SI = 140/70 = 2).

Eine Anaphylaxie ist eine Überempfindlichkeitsreaktion (Allergie) des Körpers auf bestimmte Stoffe (Medikamente, Insektengifte, Lebensmittel u.a.). Der **anaphylaktische Schock** ist ein plötzlich einsetzendes dramatisches Geschehen. Neben den Schockanzeichen treten typische allergische Reaktionen des ersten Stadiums (lokaler Juckreiz, Hautrötung, Quaddelbildung) und der Folgestadien auf (Übelkeit, Brechreiz, Atemnot).

Bei der Behandlung des anaphylaktischen Schocks (➤ Tab. 4.3) ist es wichtig, möglichst schnell die Ursache ausfindig zu machen und das Allergen zu beseitigen (z.B. Medikamentenzufuhr unterbinden). Bei Atemnot sollte eine atemerleichternde Haltung anstelle der Schocklage angestrebt werden.

Beim **septisch-toxischen Schock** handelt es sich im Gegensatz zum anaphylaktischen Schock nicht um eine Überreaktion des Körpers, sondern um eine („normale") Reaktion des Körpers auf Gifte (sog. Endotoxine) von Bakterien. Die Symptome – ty-

Tab. 4.3 Systemische anaphylaktische Reaktionen

Anaphylaktische Reaktionen	
Haut	Juckreiz, Brennen, Hautrötung, Ödeme
Magen-Darm-Trakt	Übelkeit, Erbrechen, Magenschmerzen, Durchfall
zentrales Nervensystem (ZNS)	Unruhe, Kopfschmerzen, Krämpfe, Bewusstseinstrübung
Atmung	Schleimhautschwellung, Verengung der Bronchien
Herz-Kreislauf	Hypotonie (Volumenmangel), verminderte Herzdurchblutung, verminderte Auswurfleistung

pische Zeichen einer bakteriellen Infektion – sind eine warme und trockene Haut, Fieber sowie Durchblutungsstörungen durch die Bildung kleinster Blutgerinnsel. Kommt es zum plötzlichen Blutdruckabfall, ist der Patient wie beim Volumenmangelschock zu behandeln. Eine ergänzende Therapie wird durch den Arzt eingeleitet.

Der **neurogene Schock** ist oft eine Folge von Schädel-Hirn- oder Wirbelsäulenverletzungen. Mit ihm muss beispielsweise bei Verkehrsunfällen, Abstürzen und vergleichbaren traumatischen Notfällen gerechnet werden. Durch die Verletzung wird die zentrale Gefäßregulation beeinträchtigt, was zu einer Weitstellung der peripheren Blutgefäße, damit zum Abfallen des Blutdrucks und zu den typischen Schockanzeichen führt. Dieser Zustand – ausgelöst durch die plötzliche Volumenvergrößerung – wird als relativer Volumenmangel bezeichnet, im Gegensatz zu dem absoluten, bei dem tatsächlich Flüssigkeit verloren geht.

Hinweise auf einen neurogenen Schock geben neben der Auffindesituation und den allgemeinen Schockanzeichen auch mögliche Gefühllosigkeit oder „Kribbeln“ in den Extremitäten oder der unkontrollierte Abgang von Stuhl und Urin.

Bei der Behandlung des neurogenen Schocks sollten mit Rücksicht auf die Verletzungen unnötige Bewegungen vermieden, eine HWS-Fixierung angelegt und der Patient möglichst auf einer Vakuummatratze oder einem Spineboard gelagert werden.

Die **vasovagale Synkope** stellt eine Sonderform des neurogenen Schocks dar. Sie wird umgangssprachlich auch als „Ohnmacht“ oder „Kollaps“ bezeichnet. Bei der vasovagalen Synkope kommt es infolge von starken psychischen Einflüssen (z.B. Schmerz) zu einer überschießenden Reaktion des Nervus vagus mit einer Weitstellung der peripheren Gefäße und „Versacken“ des Blutes in den unteren Extremitäten.

Charakteristisch sind eine kurze Bewusstlosigkeit (Gehirn nicht mehr ausreichend mit Blut bzw. Sauerstoff versorgt), fahle Blässe, eine Bradykardie und Hypotonie.

Bringt man den Betroffenen in die Schocklage, kommt er im Allgemeinen schnell wieder zu sich. Unter Umständen hat er sich jedoch beim Stürzen zusätzliche Verletzungen zugezogen, die versorgt werden müssen.

Die vasovagale Synkope ist eine Sonderform des Schocks. Sie geht einher mit einer Bradykardie und einer Hypotonie, so dass der Schockindex hier nicht anwendbar ist. Eine ärztliche Behandlung ist nur notwendig, wenn sich der Zustand nach geeigneter Lagerung nicht schnell wieder normalisiert.

4.4.2 Herzinfarkt

Die **Ursache** des Herzinfarktes ist ein Verschluss einer Koronararterie, meist durch ein Blutgerinnsel bei chronisch verengten Gefäßen (Arteriosklerose) nach einer Plaque-Ruptur. Es kommt durch diese Durchblutungsstörung zu einer Minderversorgung des Herzmuskelgewebes, das dadurch abstirbt („untergeht“).

Risikofaktoren sind unter anderem Rauchen, Diabetes mellitus, Bluthochdruck, ein erhöhter Cholesterinspiegel, das Alter, aber auch Stress und Belastung.

Die **Symptome** (➤ Abb. 4.4) können sehr genau der nachfolgenden Aufzählung entsprechen, allerdings gibt es auch Fälle, in denen beispielsweise Oberbauchschmerz zunächst das einzige Symptom war. Besonders bei Frauen und Diabetikern verlaufen Herzinfarkte häufig untypisch und stellen damit ein besonderes Risiko für die Patientinnen dar. Die Anzeichen für einen Herzinfarkt sind folgende:

- Brustschmerz, der in Arme (häufiger links), Oberkiefer, Rücken und Oberbauch ausstrahlen kann
- Atemnot
- unregelmäßiger Puls, schwankende Blutdruckwerte
- Übelkeit und Erbrechen
- Kaltschweißigkeit, Blässe
- Panik bis Todesangst
- Zyanose, evtl. gestaute Halsvenen

Die **Gefahren** für den Patienten bestehen in Herzrhythmusstörungen, Bewusstlosigkeit, einem möglichen Herz-Kreislauf-

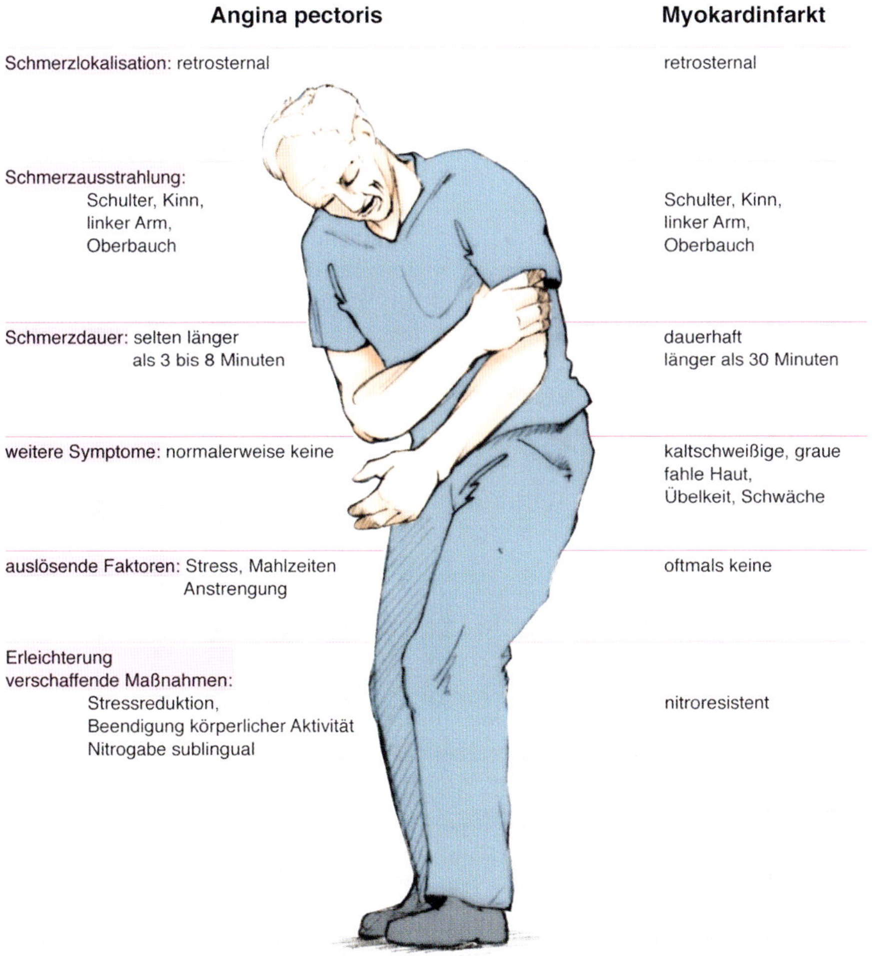

Abb. 4.4 Patient mit Schmerzausstrahlung [L108]

Stillstand und chronischen Folgeerkrankungen.

Als eine Maßnahme ist **immer** der Notarzt (und ein Rettungswagen) nachzufordern, sofern er nicht schon initial alarmiert worden ist.

Maßnahmen

- Anamneseerhebung – oft haben die Patienten eine bekannte Herzerkrankung, bereits eingenommene Medikamente (z.B. Aspirin oder ein Nitro-Präparat) asservieren,
- (enge) Kleidung an Hals und Brust öffnen/entfernen, für Lüftung sorgen, den Patienten beruhigen (Todesangst!),
- Oberkörper aufrecht lagern,
- Sauerstoffgabe (10 Liter/Min.!),
- Vitalwerte erheben (Blutdruck, Puls, ggf. Sauerstoffsättigung messen) und regelmäßig kontrollieren,
- periphervenösen Zugang mit Infusion und Intubation vorbereiten,
- der Besatzung des Rettungswagens/dem Notarzt beim Anlegen eines EKG und der Vorbereitung der Medikation assistieren,
- bei Bewusstlosigkeit oder Herz-Kreislauf-Stillstand entsprechende Maßnahmen einleiten,
- Wärmeerhalt,
- Dokumentation.

4.4.3 Herzinsuffizienz

Als Folge von Herzerkrankungen oder Vergiftungen, aber auch altersbedingt kann eine globale Herzschwäche (Herzinsuffizienz) auftreten. Kennzeichnend ist, dass sich durch die mangelnde Pumpleistung Blut in die Gefäße des Körpers oder der Lunge zurückstaut. Je nach vorherrschender Symptomatik (➤ Abb. 4.5) unterscheidet man eine Linksherz- und eine Rechtsherzinsuffizienz.

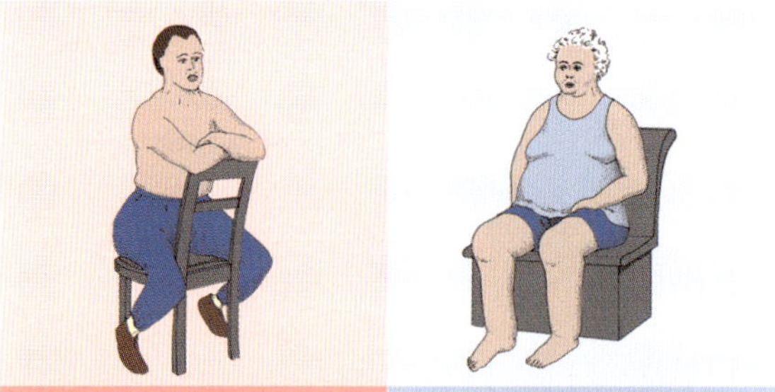

Symptome bei Linksherzinsuffizienz

- Belastungs-, Ruhedyspnoe, Orthopnoe
- Rasselgeräusche über Lunge, Husten
- Lungenödem
- Zyanose
- Einsatz der Atemhilfsmuskulatur

Symptome bei Rechtsherzinsuffizienz

- Gestaute, erweiterte Halsvenen
- Ödeme (Bauch, Unterschenkel, Füße)
- Gewichtszunahme
- Leber- und Milzvergrößerung
- Aszites
- „Magenbeschwerden"

Gemeinsame Symptome

- Eingeschränkte Leistungsfähigkeit, Schwäche und Ermüdbarkeit
- Nykturie
- Tachykardie bei Belastung, Herzrhythmusstörungen
- Herzvergrößerung, Pleura- und Perikarderguss
- Im Spätstadium niedriger Blutdruck

Abb. 4.5 Symptome der Herzinsuffizienz [A400]

Bei der **Linksherzinsuffizienz** liegt eine Schwäche der linken Herzkammer vor, so dass sich Blut in die Lungen zurückstaut und dort zur Wasseransammlung (Ödem) führt. Typische Symptome eines Patienten sind massive Atemnot, brodelnde Atemgeräusche und Zyanose, verursacht durch ein Lungenödem.

Die **Rechtsherzinsuffizienz** entsteht durch Überlastung der rechten Herzkammer, z.B. infolge chronischen Asthmas. Resultat ist ein Rückstau von Blut in die obere und untere Hohlvene und den gesamten Körper, am besten zu erkennen an gestauten Halsvenen und Ödemen in den Beinen (➤ Abb. 4.6).

Maßnahmen bei Herzinsuffizienz

- **Weitere Hilfe:** Rettungsdienst und Notarzt verständigen/nachfordern,
- **Lagerung:** atemerleichternd und herzentlastend (Oberkörperhochlagerung); bei Bewusstlosigkeit: stabile Seitenlage,
- **Vitalfunktionen:** Bewusstsein (Orientierung), Atmung (Frequenz, Sättigung) und Kreislauftätigkeit (Puls, RR) überwachen,
- **Sauerstoffgabe** 8–10 l/Min.,
- **Erweiterte Maßnahmen:** venösen Zugang und Infusion vorbereiten.

Der Notarzt wird bei Vorliegen eines Lungenödems versuchen, das Herz medikamentös zu entlasten (z.B. durch Spritzen eines entwässernden Medikaments).

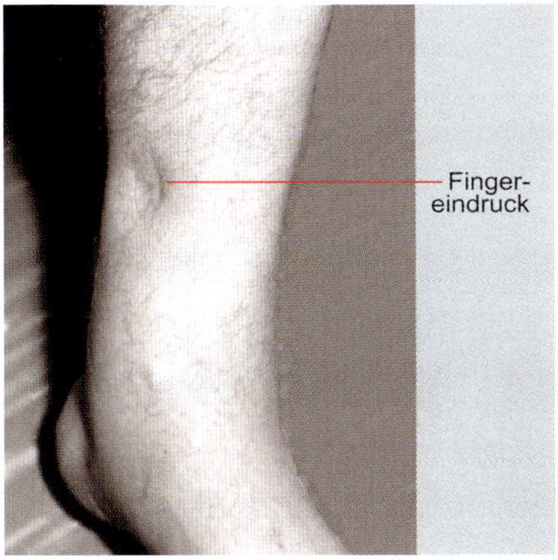

Abb. 4.6 Knöchelödem bei Herzinsuffizienz [T127]

4.4.4 Herzrhythmusstörungen

Wie bereits beschrieben, arbeitet das menschliche Herz mit elektrischen Impulsen, die über spezielle Leitungsbahnen des Reizleitungssystems an die Herzmuskelzellen weitergeleitet werden. Diese erzeugen dann eine dem Reizleitungssystem folgende koordinierte Kontraktion des Herzmuskels und somit einer Auswurfleistung.

Es gibt einige schwerwiegende Herzrhythmusstörungen, bei denen die Leitungsbahnen entweder blockiert sind oder sich zusätzliche Reizzentren bilden. Auch die beiden Formen des Kreislaufstillstands, die Asystolie (hypodynamer Kreislaufstillstand) und das Kammerflimmern (hyperdynamer Kreislaufstillstand), zählen zu den Rhythmusstörungen.

Bei der Asystolie (➤ Abb. 4.7) erfolgt keine oder nur noch eine sehr schwache elektrische Erregung am Herzen. Es erfolgt keinerlei Kontraktion, das Herz steht still.

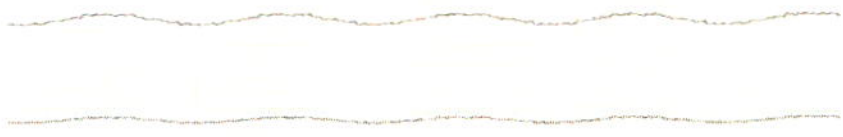

Abb. 4.7 Asystolie [M337]

4

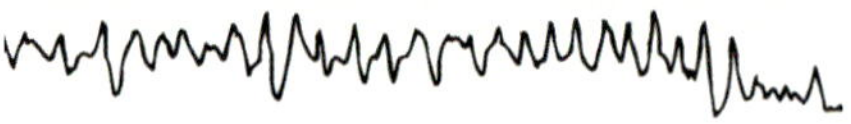

Abb. 4.8 Kammerflimmern [L108]

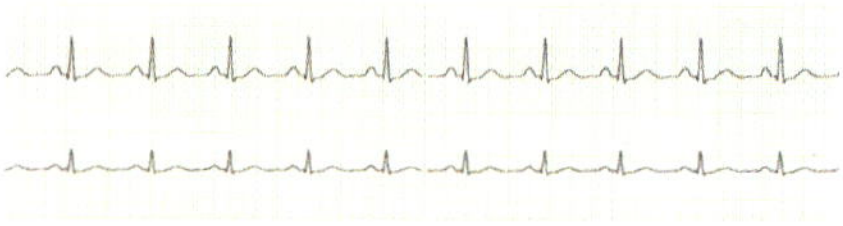

Abb. 4.9 Sinusrhythmus [M337]

Das Kammerflimmern (➤ Abb. 4.8) ist durch eine hochfrequente elektrische Aktivität der Herzmuskelzellen gekennzeichnet, allerdings auch völlig unsynchronisiert. Auch hier steht das Herz still, da es zu keiner koordinierten Kontraktion des Herzens kommt.

Ob eine Rhythmusstörung vorliegt oder nicht, kann man in ihrer Konsequenz (nämlich der Auswurfleistung) anhand der Pulsqualität überprüfen:

- unterschiedlich lange Abstände zwischen den einzelnen Pulswellen,
- verschieden kräftige oder keine Pulswellen tastbar,
- bradykarde oder tachykarde Frequenz.

Sehr viel genauer lassen sich Rhythmusstörungen freilich im EKG untersuchen, denn dort wird die elektrische Erregungsausbreitung am Herzen direkt dargestellt. Es gibt zahlreiche Darstellungsmöglichkeiten (Ableitungen), die das Herz – elektrisch gesehen – jeweils aus einer etwas anderen Perspektive zeigen.

Grundsätzlich lässt sich allerdings jedes EKG-Bild in einige Basiselemente unterteilen: P-Welle (zeigt die elektrische Erregung der Vorhöfe), QRS-Komplex (zeigt die Erregungsausbreitung über die Herzkammern) und T-Welle (zeigt die Rückbildung der elektrischen Erregung in den Herzkammern).

Ein regelrechtes EKG sieht – schematisch betrachtet – in etwa wie in Abbildung 4.9 dargestellt aus.

Dieses regelrechte Bild, das sich periodisch mit einer Frequenz von 60–80/Minute wiederholt, bezeichnet man auch als Sinusrhythmus.

Werden die Abstände zwischen den QRS-Komplexen geringer, steigt die Frequenz also an, spricht man von einer Sinustachykardie, im umgekehrten Fall (größere Abstände) von einer Sinusbradykardie. Sind die Abstände dabei noch unregelmäßig, spricht man von tachykarden bzw. bradykarden Rhythmusstörungen.

Weitere Rhythmusstörungen Tauchen im EKG-Bild mitunter merkwürdig verzerrte QRS-Komplexe auf, kann dies ein Hinweis darauf sein, dass am Herzen ein zusätzliches elektrisches Zentrum Impulse, sog. Extrasystolen, abgibt. Tauchen ausschließlich solche verzerrten Komplexe auf, kann dies ein Hinweis auf den Ausfall des Sinusknotens und die Aktivität eines Ersatzzentrums sein.

In diesen Fällen sollte unbedingt eine klinische Abklärung erfolgen. Die zu ergreifenden Maßnahmen erfolgen dabei symptomatisch und richten sich nach dem jeweiligen Patientenzustand.

4.4.5 Akute Gefäßverschlüsse

Akute Gefäßverschlüsse lassen sich grundsätzlich nach dem Ort ihres Auftretens unterscheiden – es gibt akute arterielle Verschlüsse (AAV) und akute venöse Verschlüsse (AVV). Diese Unterscheidung ist sowohl ursächlich als auch für die Ergreifung von Maßnahmen sehr wichtig. Beide Verschlussarten betreffen die Extremitäten.

AAV

Akuten arteriellen Verschlüssen (➤ Abb. 4.10) liegen meist Embolien (Blutgerinnsel) oder akute arterielle Thrombosen bei Arteriosklerose („Verkalkung" der Gefäße) im arteriellen Gefäßsystem als **Ursache** zugrunde, häufig haben die Betroffenen bekannte Herzrhythmusstörungen oder andere Herzerkrankungen.

Symptome

Die Symptome stellen deutlich den Unterschied der beiden akuten Formen der Gefäßverschlüsse dar:

- plötzlich auftretender Schmerz in der betroffenen Extremität
- Pulslosigkeit distal (körperfern) der Verschlussstelle
- Blässe, später Blaufärbung (Zyanose) der Extremität, Kältegefühl

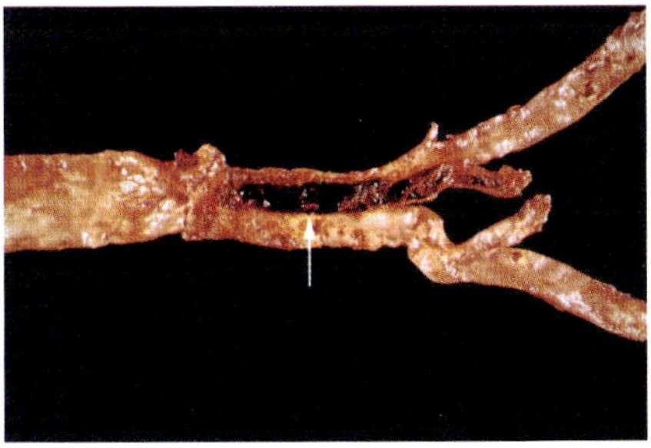

Abb. 4.10 Arterieller Gefäßverschluss, Pfeil = Gefäßthrombus [K107]

- Taubheitsgefühl, Schwäche bis Bewegungsunfähigkeit der Extremität

Die **Gefahr** für den Patienten besteht darin, dass die betroffene Extremität durch die Unterversorgung mit Blut und Sauerstoff abzusterben droht und eventuell amputiert werden muss (➤ Abb. 4.11). Zudem können arterielle Verschlüsse, die nahe am Körperstamm auftreten, zum Schock führen.

Das muss natürlich auch bei den **Maßnahmen** bedacht werden – dennoch werden Patienten mit einem AAV meist per KTW transportiert, möglichst in eine Klinik, der eine gefäßchirurgische Abteilung angegliedert ist. Ein RTW oder gar Notarzt ist nur in Fällen erforderlich, in denen der Patient (zum Beispiel durch einen Schock) vital bedroht ist.

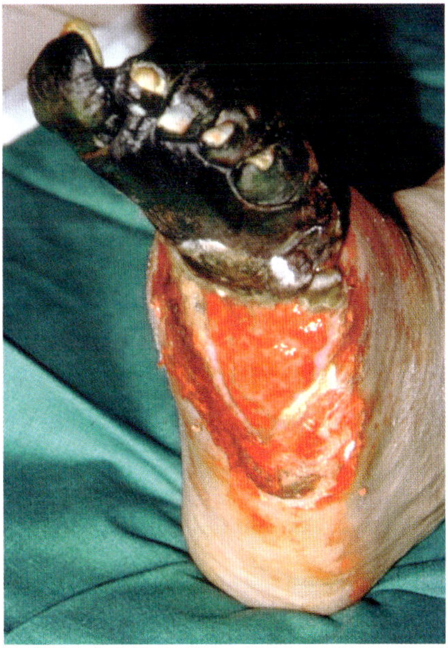

Abb. 4.11 Gangrän des gesamten Vorfußes bei Arterienverschluss [T195]

Weitere Maßnahmen

- Anamnese erheben,
- die Extremität gut abpolstern, ruhig stellen und tief (evtl. herabhängend) lagern,
- Vitalfunktionen (Blutdruck, Puls, ggf. Sauerstoffsättigung messen) des Patienten erheben und überwachen,
- ggf. Sauerstoff (nach Patientenzustand) geben,
- Betreuung, Wärmeerhalt, Dokumentation,
- *keine* direkte Kälte- oder Wärmezufuhr an der betroffenen Extremität.

AVV

Die **Ursache** für akute venöse Verschlüsse (➤ Abb. 4.12) ist fast immer ein Thrombus (Blutgerinnsel) im venösen Gefäßsystem, nach der Virchow-Trias: Veränderung der Blutzusammensetzung, der Strömungsgeschwindigkeit und eine Schädigung des Endothels. Risikofaktoren sind lange Bewegungsunfähigkeit (zum Beispiel Flugreisen, Bettlägerigkeit), Herzinsuffizienz, Herzinfarkt (in der Vorgeschichte), Übergewicht, die „Pille“, Rauchen.

Symptome

Die Symptome zeigen sich größtenteils gegenteilig zu denen des AAV:

- ziehender Schmerz in der betroffenen Extremität
- deutliche Schwellung, rote (später zyanotische), heiße Haut
- Schwere- und Spannungsgefühl in der betroffenen Extremität
- allgemeine Unruhe

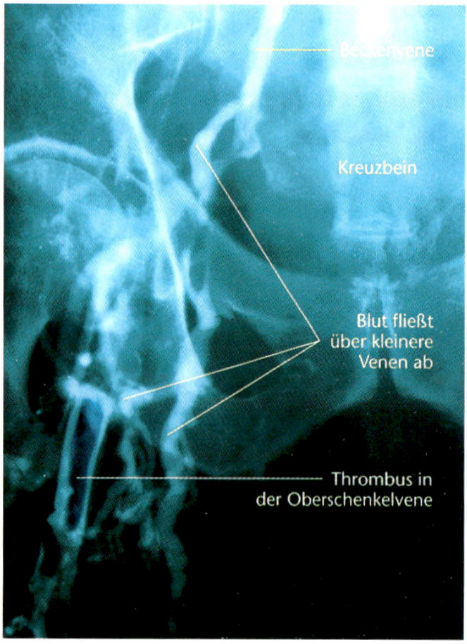

Abb. 4.12 Venenthrombose der rechten Becken- (V. iliaca) und Oberschenkelvene (V. femoralis): Bei der dargestellten Venenthrombose fließt Kontrastmittel (und damit das Blut) aus dem Bein über Umwege (kollaterale Venen) in die Beckenvene (V. iliaca) ab. Die Konturen der Oberschenkelvene (V. femoralis) sind gerade noch erkennbar. Da ihr Lumen fast völlig mit dem Thrombus gefüllt ist, fließt kaum Kontrastmittel durch die Vene. [T170]

Da bei jedem AVV die **Gefahr** besteht, dass sich der Thrombus löst und eine Lungenembolie verursacht, ist der AVV immer eine Notarzt-Indikation.

Maßnahmen

Außer der Hinzuziehung von RTW **und** Notarzt sind folgende Maßnahmen zu treffen:

- Anamneseerhebung,
- Extremität absolut ruhig stellen, abpolstern und vorsichtig hochlagern,

- Vitalfunktionen (Blutdruck, Puls, ggf. Sauerstoffsättigung messen) des Patienten erheben und überwachen,
- ggf. Sauerstoff (nach Patientenzustand) geben,
- Vorbereitung periphervenöser Zugang mit Infusion,
- Vorbereitung Intubation,
- der Besatzung des Rettungswagens/dem Notarzt beim Anlegen eines EKG und der Vorbereitung der Medikation assistieren,
- Betreuung, Wärmeerhalt, Dokumentation,
- *keine* direkte Kälte- oder Wärmezufuhr an der betroffenen Extremität.

4.5 Neurologische Störungen

Paul Hermsen, Jörg Willems,
Robin Fritzemeier

4.5.1 Apoplex

Ein Schlaganfall ist gekennzeichnet durch ein oder mehrere neurologische Defizite, die perakut bis subakut auftreten und aus einer Hirndurchblutungsstörung resultieren. Ein thrombotischer oder embolischer Gefäßverschluss (mit oder ohne manifesten Hirninfarkt) oder eine spontane Gefäßruptur mit nachfolgender Blutung (Hirnblutung) können Ursachen für diese Minderdurchblutung sein. Bei einer Einblutung kann erschwerend hinzukommen, dass das Gebiet des Großhirns, des Kleinhirns oder des Hirnstamms durch ein Hämatom mit der Folge eines gesteigerten Hirndrucks eingeengt wird. Bereits nach 3 bis 5 Minuten ohne Sauerstoff sterben Gehirnzellen unwiederbringlich ab (➤ Tab. 4.4).

Tab. 4.4 Stadieneinteilung der ischämischen Insulte

Stadien	Symptome
Stadium I	asymptomatische Hirnarterienstenose
Stadium IIa	reversibel innerhalb Minuten bis 24 Stunden (TIA)
Stadium IIb (P)RIND	reversibel nach 24 Stunden bis sieben Tagen
Stadium III	fortschreitende Symptome innerhalb sechs bis 48 Stunden (progredienter Hirninsult)
Stadium IV	nicht reversibel, nicht fortschreitend (kompletter Hirninfarkt)

Die Entstehung und Ursache dieses Notfalls können meist erst im weiteren Krankheitsverlauf geklärt werden, so dass sich die Notfallbehandlung nicht unterscheidet. Wichtig ist eine frühzeitige Erkennung und symptombezogene Therapie, um das Outcome des Patienten zu verbessern. Slogans wie „Time is brain“ (engl. „Zeit ist Hirn“) sollen jedem Laien verdeutlichen, dass in einer solchen Situation jede Minute zählt.

Je nach betroffenem Areal des Gehirns treten unterschiedliche Ausfallerscheinungen auf. Es können Lähmungen einzelner Gliedmaßen, der Gesichtsmuskeln bis hin zur Halbseitenlähmung (Hemiparese), Sensibilitätsausfälle, Wahrnehmungs-, Sprach- und Schluckstörungen, Störungen der Vitalfunktionen bis hin zur Bewusstlosigkeit auftreten. Der Patient kann auch unkontrolliert Stuhl und/oder Urin ablassen. Entwickelt sich infolge einer Blutung ein erhöhter Hirndruck, so kann es zu einem Seitenunterschied der Pupillen kommen.

Symptome

- hängender Mundwinkel
- unkontrollierter Speichelfluss
- hängendes Augenlid
- einseitiger Kraftverlust
- verwaschene Sprache/Sprachstörungen
- Schwindel
- ggf. Bewusstseinsstörungen

Maßnahmen

- Alarmierung des Notarztes
- Lagerung:
  - bei Bewusstlosigkeit → Seitenlage (➤ Abb. 3.3)
  - sonst → Oberkörperhochlage (➤ Abb. 3.6)
- ggf. Polsterung des Patienten
- bei Atemstillstand → Beatmung
- bei Kreislaufstillstand → Herz-Lungen-Wiederbelebung
- Sauerstoffgabe und Kontrolle der Sauerstoffsättigung
- Blutdruckkontrolle
- Blutzuckerkontrolle
- regelmäßige Überprüfung des Patientenzustandes/der Vitalfunktionen
- Reanimationsbereitschaft

Differenzialdiagnostisch zum Apoplex muss man die transitorisch-ischämische Attacke (TIA), eine flüchtige Hirnminderdurchblutung, deren Symptomatik sich spätestens innerhalb von 24 Stunden zurückbildet, betrachten. Durch die analoge Symptomatik ist eine zuverlässige Unterscheidung in der Notfallmedizin nur sehr selten möglich, so dass keine Behandlungsunterschiede entstehen.

4.5.2 Epilepsie (zerebraler Krampfanfall)

Epilepsien sind definiert als chronische Erkrankung des zentralen Nervensystems (ZNS) als Resultat einer plötzlichen, synchronen Erregbarkeitssteigerung kortikaler Neurone.

Epilepsien treten anfallsweise auf und sind fast immer mit einer Bewusstseinsstörung (➤ Kap. 4.2) verbunden. Es treten motorische, sensorische, sensible oder vegetative Phänomene auf, denen eine strukturelle oder funktionelle (stoffwechselbedingte) Anomalie des Gehirns zugrunde liegt.

Art und Häufigkeit des Auftretens

Grundsätzlich kann jedes Gehirn unter entsprechender Voraussetzung mit zerebralen Krampfanfällen reagieren.

In der BRD sind je 100.000 Einwohner etwa 650 chronisch an Epilepsie erkrankt. Dies entspricht 0,65% der Bevölkerung. Fünf bis zehn Prozent der Bevölkerung erleiden mindestens einmal in ihrem Leben einen Gelegenheitsanfall.

Klassifikation

Für Epilepsien gibt es viele Klassifikationen, die sich auch mehrerer verschiedener Kriterien bedienen:

- nach *Herkunft*
- nach dem *Erscheinungsbild*
- nach dem elektroenzephalografischen Korrelat
- nach dem Zeitpunkt des erstmaligen Auftretens

Für die Notfallmedizin relevant sind lediglich die Einteilungen nach Herkunft und Erscheinungsbild.

Einteilung nach der Herkunft

Idiopathisch Die Ursache liegt nicht in einer anderen Erkrankung. Es liegt eine familiäre Disposition vor (erblich bedingt).

Symptomatisch Der Epilepsie liegt eine andere Erkrankung zugrunde (embryofetale Entwicklungsstörungen, Narben, Blutungen, Tumoren, Entzündungen, atrophische Veränderungen des Gehirns, Apoplexie).

Kryptogen Unklare Genese (Ursache), evtl. auch symptomatisch.

Einteilung nach Symptomen

Fokale (partielle) Anfälle

Fokale (partielle) Anfälle sind immer symptomatisch und es lässt sich ein Korrelat genau zuordnen.

- einfache fokale Anfälle (fast immer ohne Bewusstseinsstörungen)
  - mit motorischen Zeichen:
    fokal motorisch ohne March (Ausweitung des betroffenen Gebietes)
    fokal motorisch mit March (sog. Jackson-Anfälle)
    versiv (Wendungen von Kopf und Rumpf)
    phonatorisch (Vokalisation)
  - mit somatosensorischen Zeichen:
    visuell, auditiv, Geruchsmissempfindungen, Geschmacksmissempfindungen, Schwindel
  - mit vegetativen Zeichen:
    Blässe, Schwitzen, Erröten, Gänsehaut, Pupillenerweiterung
  - mit psychischen Zeichen (meist gestörte Vigilanz [Wachheit]):
    Sprachstörungen, Déjà-vu- und Jamais-vu-Erlebnisse, Dämmerzustände, Angst, Erregung, Illusionen, Halluzinationen, Mikro- und Makropsien (zu kleines und zu großes Sehen/Empfinden von Gegenständen)
- komplex fokale Anfälle
  Beginn wie bei einfach fokalen Anfällen, dann kommt es aber zu einer Vigilanzstörung und Automatismen (Vokalisation, stereotype Mund- und Handbewegungen). Auch →Entfremdungserlebnisse können vorkommen.
- sekundär generalisierte Anfälle
  Hierbei handelt es sich um fokale Anfälle, die sich zu generalisierten tonisch-klonischen Anfällen entwickeln.
  Es gibt drei Möglichkeiten, zu einem sekundär generalisierten Anfall zu gelangen: zum einen vom einfach fokalen Anfall direkt zur Generalisierung, zum anderen vom einfach fokalen zum komplex fokalen Anfall und dann zur Generalisierung und als dritte Möglichkeit vom komplex fokalen Anfall zum sekundär generalisierten Anfall.

Generalisierte Anfälle

- Absencen: sehr kurzdauernde Bewusstseinsstörung; bei 50% der Patienten liegt auch eine Grand-Mal-Epilepsie vor.
- myoklonische Anfälle: selten im Erwachsenenalter; auch hier leiden 50% der Patienten an Grand-Mal-Epilepsie.
- klonische Anfälle: Beugekrämpfe,
- tonische Anfälle: Streckkrämpfe,
- tonisch-klonische Anfälle: bekannteste Form; Hinstürzen, Initialschrei, Zungenbiss; zuerst tonischer Krampf,

Atemstillstand, dann nach ca. 10 s klonische Zuckungen; Stuhl- und Urinabgang; postiktaler Dämmerzustand mit Amnesie,
- atonische Anfälle: Verlust des Muskeltonus.

Bei generalisierten Krampfanfällen ist der Patient nicht in der Lage, sein Gegenüber mit den Augen zu fixieren. Auch Sprechen ist ihm nicht möglich. Der Patient zeigt keine gezielten Reaktionen.

Es ist möglich, dass dem Anfall eine „Aura epileptica" vorausgeht. Es handelt sich hierbei um Symptome, die den Anfall ankündigen. Den Patienten ist diese Aura meist bekannt. Im Großen und Ganzen kann es sich um die Symptome handeln, die bei den einfach fokalen Anfällen aufgeführt sind.

Der **Status epilepticus** ist definiert als ein Aufeinanderfolgen von Anfällen, die nicht in jeder Phase generalisiert sein müssen. Das Bewusstsein wird zwischen den einzelnen Anfällen nicht mehr erlangt. Erlangt der Patient zwischen den Anfällen das Bewusstsein voll, so spricht man von einer Anfallserie.

Die Gefahren liegen in der stark erhöhten Aspirationsgefahr, den Elektrolytstörungen und den hypoxischen Gehirnparenchymnekrosen. Bei einem Status epilepticus besteht also akute **Lebensgefahr!**

Ein Status epilepticus muss medikamentös durchbrochen werden.

Maßnahmen

In den meisten Fällen wird der Krampf bei Eintreffen des Rettungsdienstes schon beendet sein. Eine besondere Therapie ist dann nicht erforderlich. Der Patient wird symptomatisch behandelt (Folgeverletzungen) und, falls er im postiktalen Dämmerzustand sein sollte, beobachtet (Bewusstsein? Atmung?).

- Eigenschutz beachten: Patienten nicht festhalten!
- Schutz des Patienten vor Folgeverletzungen (Hinlegen auf den Boden, Wegräumen von kantigen Gegenständen, …),
- Dokumentation:
  - Dauer des Anfalls
  - verschiedene Phasen?
  - Krampf symmetrisch?
  - generalisiert/fokal?
  - Pupillenreaktionen
  - Bewusstseins- und Neurostatus
  - Initialschrei? Zungenbiss?
  - Stuhl-/ Urinabgang?
- Monitoring während postiktalem Zustand (Puls, Blutdruck, EKG, GCS, neurologische Ausfälle, Biot-Atmung? Cheyne-Stokes-Atmung? Pupillen direkt/konsensuell und auf Konvergenz),
- beim Status:
  - venöser Zugang und Vollelektrolytlösung
  - Medikament vorbereiten: Dormicum® (Midazolam), Valium® (Diazepam), Rivotril® (Clonazepam)
  - kein Erfolg, dann: Phenhydan® (Phenytoin), Luminal® (Phenobarbital), Trapanal® (Thiopental)

ACHTUNG

Wegen der atemdepressiven und zentral dämpfenden Wirkung der oben genannten Medikamente muss bei der Applikation Intubationsbereitschaft bestehen!

  - Vorbereitung von Absaugung, Beatmung und Intubation

Das Einlegen eines Beißkeils ist meist **nicht** erforderlich, da der Zungenbiss immer initial erfolgt.

Mögliche Auslöser für Gelegenheitsanfälle

- photokonvulsive Reaktion (z.B. Stroboskop, Bildschirm)
- Fieberkrämpfe
- Alkoholabusus (Alkoholmissbrauch)
- Alkoholentzug
- Intoxikationen
- Medikamentenentzug
- Hyperventilation
- Schlafentzug
- Hypoglykämie
- Hyperglykämie

Petit-Mal Generalisierte Epilepsie mit altersgebundenen Anfällen (Kinder- und Jugendalter).

Grand-Mal Generalisierte Epilepsien mit tonisch-klonischem Anfall (Erwachsenenalter).

4.5.3 Krampfanfälle

Krampfanfälle sind eine Reihe unkontrollierter Zuckungen der willkürlichen Muskeln.

Während eines Krampfanfalls rollen die Augäpfel häufig nach oben oder zur Seite. Die Atmung ist mühsam, und aus dem Mund tritt Speichel aus. Die Zähne sind meist krampfhaft zusammengebissen, was manchmal zu schweren Bissverletzungen der Zunge und der Wangen führt.

Krampfanfälle sind ein charakteristisches Symptom der Epilepsie (➤ Kap. 4.5.2).

Bei Kleinkindern treten Krampfanfälle manchmal bei Fieber auf. Diese sogenannten Fieberkrämpfe (➤ Kap. 4.9.4), unter denen etwa 5 Prozent aller Kinder leiden, dauern in der Regel nur wenige Minuten. Zwar sind die Anfälle selbst ungefährlich, doch erkranken Kinder, bei denen diese Fieberkrämpfe wiederholt oder lang anhaltend auftreten, nach einer 2002 herausgegebenen Mitteilung der Klinik für Epileptologie der Universität Bonn später mit einer Wahrscheinlichkeit von 3 bis 5 Prozent an Epilepsie. Da Fieberkrämpfe in manchen Familien häufiger auftreten, besteht offenbar eine genetische Ursache.

Als weitere **Ursachen** für Krampfanfälle kommen in Frage: Virusinfektionen; Hirntumoren und Gehirnblutungen; Vergiftungen, z.B. Urämie, Blei- oder Kokainvergiftung; Stoffwechselstörungen wie Hypoglykämie und akuter oder chronischer Alkoholismus. Bei Krampfanfällen sollte man immer den Notarzt nachfordern. Bis dieser eintrifft, sollte der Notfallhelfer vor allem versuchen, zu verhindern, dass die betroffene Person sich beißt oder auf andere Weise verletzt.

Die weiteren Symptome und das weitere Vorgehen sind beim zerebralen Krampfanfall (➤ Kap. 4.5.2) nachzulesen.

4.5.4 Psychiatrische Störungen

Die psychiatrischen Notfälle stellen eine Besonderheit dar, da sie mit den üblichen somatischen Betrachtungsweisen nicht zu verstehen sind. Der psychiatrische Notfall

ist durch eine akute, schwerwiegende Störung
- des Denkens,
- der Stimmung,
- des Verhaltens oder
- der sozialen Beziehung

gekennzeichnet.

Ziele des Rettungsdienstpersonals bei der ersten Kontaktaufnahme

4

- Orientierung über Bewusstseinslage, Vitalfunktionen, Schweregrad der Erkrankung,
- ein Gespräch zu führen, das diagnostische und therapeutische Funktionen hat,
- Erhebung eines ersten groben Befundes,
- körperliche Untersuchung (Notarzt mit neurologischem Status,
- erste diagnostische Überlegungen, welcher Notfall vorliegt,
- Durchführung erster therapeutischer Maßnahmen.

Folgende **allgemeine Verhaltensregeln** in der psychiatrischen Notfallsituation können hilfreich sein:
- Wichtigste Voraussetzung für eine erfolgreiche Erstversorgung ist das Bemühen, *Ruhe und Übersicht* zu bewahren. Die größte Gefahr, die alle späteren Maßnahmen in Frage stellen kann, ist, dass sich das Rettungsdienstpersonal der hektischen, ängstlichen, beunruhigenden Atmosphäre in der Umgebung des akut Erkrankten anpasst.
- Trotz aller Hektik, trotz der gebotenen Eile und Notwendigkeit, die durch auffälliges Verhalten des Patienten hervorgerufene Situation möglichst schnell und effektiv zu verändern, muss sich das Rettungsteam *Zeit nehmen.*
- Alle betroffenen Angehörigen des Patienten erscheinen oft „kranker" als er selbst, müssen aber angehört werden, um sich ein Gesamtbild zu verschaffen (Entstehung der Krankheit). Vielleicht werden dadurch die Ursachen klarer. *Sachliche, ruhige Fragen* an Patienten und Angehörige stellen!
- Mit dem Patienten muss offen über seine Probleme gesprochen werden (vielleicht besser ohne Angehörige).
- Sorgen und Befürchtungen, z.B. Wahnvorstellungen oder das Fehlen der Realität, sollten erst einmal so hingenommen werden.
- Die vom Patienten vorgebrachten Äußerungen, Gedanken und Gefühle sollte das Personal nicht bagatellisieren.
- Dem Patienten klar machen, dass man ihm helfen will.
- Dem Patienten Behandlungsvorschläge unterbreiten und die Notwendigkeit weiterer Maßnahmen erklären.
- Über den Ablauf der Maßnahmen sollte ein Gedächtnisprotokoll angefertigt werden.

Diese allgemeinen Ratschläge gelten nur für *kontaktfähige Patienten.*

Alle **Maßnahmen der Notfallmedizin** haben Vorrang (z.B. Blutstillung bei stark blutenden Wunden, Bewusstlosigkeit)!

Zwangseinweisung Hinsichtlich einer gegen den Willen eines Patienten durchzuführenden Zwangseinweisung in eine geschlossene Station einer psychiatrischen Klinik gilt abzuwägen, ob durch eine Nichteinweisung ein größerer Schaden für den Patienten entstehen könnte! Vergehen dieser Maßnahmen können rechtlich geahndet werden.

Der Mensch in einer Krisensituation

Allgemeines In seelische Krisensituationen kann jeder Mensch kommen (Überforderungen, schwierige Partnerbeziehungen, Verluste, schwere körperliche Erkrankung, altersbedingte Probleme). Die Betroffenen haben Schwierigkeiten, sich der neuen Situation anzupassen. Jeder reagiert anders auf die Probleme, die auf ihn zukommen.

Symptomatik Es zeigen sich Symptome erhöhter innerer Anspannung, depressiver Verstimmung oder Angst. Gleichzeitig treten erstmals körperliche Beschwerden oder Verstärkung von somatischen Vorerkrankungen auf. Der Betroffene fühlt sich in einer ausweglosen Situation. Der Patient wird Lösungsversuche anstreben (sogenanntes Vermeidungsverhalten oder eine Kompromisslösung). Es besteht die Gefahr, dass der Verlauf chronisch endet.

Diagnostik Erfassen des psychischen Befundes im Gespräch. Darüber hinausgehende körperliche Untersuchungsschritte sind in der akuten Situation nicht obligat, können später in der Klinik nachgeholt werden.

Erstmaßnahmen („Krisenintervention")

- Möglichst schnell einen Gesprächskontakt herstellen.
- sich Zeit nehmen,
- **wichtig**: zuhören, anerkennend und teilnehmend nachfragen, ruhige, mitfühlende, ernst nehmende, nicht ablehnende Haltung dem Patienten gegenüber,
- **keinesfalls**: appellieren, billig trösten, schnelle Ratschläge erteilen, urteilen, ausfragen, belehren, argumentierend zu überzeugen versuchen,
- Gefühlsausbrüche müssen hingenommen werden.
- Bei verschlossenen Patienten muss nachgefragt werden. **Zum Sprechen ermuntern!**
- **Keinesfalls** gekränkt oder abweisend zeigen.
- Abschätzen der **Suizidalität**!
- Hauptproblem sollte in den Mittelpunkt gesetzt werden.
- Versuch, beim Gespräch auf die körperlich gesunden Anteile zu sprechen zu kommen.
- Gedanken entwickeln lassen, um aus der Krise herauszukommen (Lösungsansätze vermitteln, Therapie anbieten).

Patienten mit Kriterien eines erhöhten Suizidrisikos

- allein lebende, geschiedene oder verwitwete Menschen,
- ältere Männer,
- vor kurzen ein oder mehrere Verlusterlebnisse (Scheidung, Tod, Arbeitsplatzverlust),
- negative Lebensereignisse (bedrohliche Diagnose, akute Krankheit, finanzielle Probleme),
- Vorgeschichte von Suizidversuchen in der Anamnese des Patienten oder Suizide in der Familie,
- chronische Erkrankungen, insbesondere Schmerzzustände,
- psychische Erkrankungen (Schizophrenie, Depression, Angststörung, Drogen-

oder Alkoholmissbrauch, Borderline-Persönlichkeitsstörung),

- zunehmende Einengung des Denkens auf den Suizid,
- Suizid wird als Erlösung betrachtet.
- Andere Lösungsmöglichkeiten als Suizid werden zunehmend abgelehnt.
- zunehmende Hilfs-, Hoffnungs- oder Perspektivlosigkeit,
- Der Suizid wird konkret geplant, Vorbereitungen werden getroffen (> Abb. 4.13).

ACHTUNG

Der Patient darf nicht mehr aus den Augen gelassen werden. Auch der Toilettengang sollte nur unter Beobachtung geschehen. Gefährdende Gegenstände sind zu entfernen oder unter Beobachtung zu halten. Keine Schuldverstärkung!

Der akut psychotische Patient

Allgemeines Bei einem akut psychotischen Patienten ist die genaue Diagnose meist noch unklar, das heißt, aus der aktuellen Symptomatik kann nicht mit hinreichender Sicherheit auf das Vorliegen einer bestimmten Erkrankung geschlossen werden. Oft zeigen sich psychomotorische Unruhe, Erregung, Halluzinationen und/oder Wahnsymptome. Die Patienten wirken verstört, ängstlich und sind oft nicht ansprechbar.

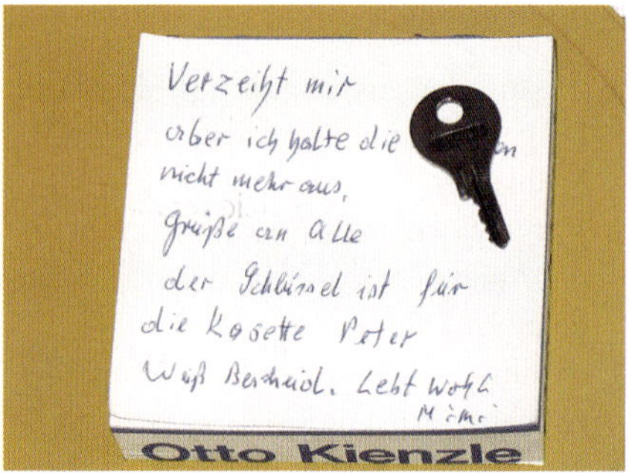
Verzeiht mir
aber ich halte die
nicht mehr aus,
grüße an alle
der Schlüssel ist für
die Kasette Peter
Weiß Bescheid. Lebt wohl
Mimi
Otto Kienzle

Abb. 4.13 Abschiedsbrief [M235]

Ursache kann ein krankhafter hirnorganischer Prozess (z.B. eine Enzephalitis) sein. Bei organischen Ursachen der Erkrankung kann der Gebrauch von Neuroleptika und sedierenden Medikamenten kontraindiziert sein. Diese nötigenfalls vorsichtig und äußerst zurückhaltend dosieren!

Wichtig So weit und so schnell wie möglich diagnostische Abklärung (Anamnese und Fremdanamnese)! Nur eine gezielte Therapie bringt den gewünschten Erfolg!

Diagnostik Erfassung des psychischen Befundes, wenn möglich im Gespräch mit dem Patienten. Ansonsten müssen von Angehörigen oder anderen Personen Vorerkrankungen, Vorbehandlungen und bis zuletzt eingenommene Medikamente erfragt werden. Körperliche und neurologische Untersuchungen, RR, Blutzucker, Temperatur, Herzfrequenz (leichte Erhöhungen sind bei erregten Patienten normal). Differenzialdiagnostische Erwägungen!

MERKE

Ein akut psychotischer Patient muss grundsätzlich in intensive psychiatrische Behandlung überführt werden.

Erstmaßnahmen für den Rettungsdienst

- Schaffung einer ruhigen Umgebung, Unterbringung in einem ruhigen Raum. Möglichst wenige Menschen in der unmittelbaren Umgebung des Patienten. Eine Bezugsperson!

- intensive Überwachung an der Einsatzstelle und während des Transportes ins Krankenhaus,
- Eingrenzende und beruhigende Anweisungen an den Patienten klar und einfach aussprechen. Erklärungen für alles geben, was mit dem Patienten geschieht.
- Sorge für Sicherheit des Patienten (und seiner Umgebung) tragen. Im Extremfall körperliche Fixierung bei schwerster psychomotorischer Erregung und offensichtlicher Eigen- und Fremdgefährdung; gefährliche Gegenstände entfernen.

ACHTUNG

Wichtig bei allen akut psychotischen Zuständen: Abschirmung von Außenreizen!

Rechtliche Situation

- In Notfallsituationen muss der Arzt wegen der durch das Verhalten des Patienten eventuell gegebenen Eigen- oder Fremdgefährdung sofort (be)handeln.
- Gegebenenfalls ist eine behördlich-richterliche Einweisung in eine geschlossene Station einer psychiatrischen Klinik nachträglich zu veranlassen.
- Ist die die Situation nicht akut bedrohlich und lehnt der Patient eine notwendige stationäre Behandlung ab, ist trotzdem bei bestehender psychotischer Erkrankung eine stationäre Behandlung mit Hilfe der behördlich-richterlichen Einweisung anzustreben.
- Der geschäftsfähige Patient (selten bei akuter psychotischer Symptomatik!) kann eine Behandlung ablehnen.
- Die Notwendigkeit der ergriffenen Maßnahmen ist im Rettungsdienstprotokoll (Notarztprotokoll) zu dokumentieren.
- Bei akut psychotischen Patienten mit Unterbringungsverfügung (PsychKG NW oder Ähnliches) ist die Polizei zur eigenen Sicherheit mitzuführen. Nur diese hat Ordnungsgewalt.

4.6 Traumatologie

Marc Scheffer

4.6.1 Wunden

Eine Wunde (➤ Tab. 4.5) ist eine Gewebeschädigung der Haut, Schleimhäute und tiefer liegender Gewebe durch äußere stumpfe oder spitze Gewalteinwirkung (Stichwunde, Schusswunde, Schnittwunde, Riss- und Platzwunden usw.). Thermische Wunden entstehen durch Hitze- und Kälteeinwirkung (Verbrennungen, Verbrühungen, Erfrierungen usw.), chemische Wunden durch Verätzungen mit Säuren und Laugen. Die Art der Erstversorgung bestimmt die Wunde. Bei mechanischen Wunden steht die Blutstillung im Vordergrund, während bei thermischen Wunden die Schädigung mittels Kaltwasseranwendung unterbunden werden soll. Die Verdünnung mit Wasser ist für chemische Wunden geeignet. Anschließend erfolgt bei allen Wunden die keimfreie Bedeckung zum Schutz vor Infektionen.

Tab. 4.5 Die verschiedenen mechanischen Wunden und ihre Nomenklatur. Die genannten Wundarten können auch kombiniert auftreten, etwa als Riss-Quetschwunde [A400-190].

Bezeichnung	Zeichnung	Kurzcharakterisierung
Platzwunde	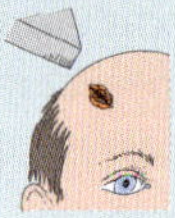	Durch starken Druck oder Schlag bedingte oberflächliche Wunde mit ausgerissenen Wundrändern (Aufplatzen der Haut) und Prellung benachbarter Gewebe
Schnittwunde (e)	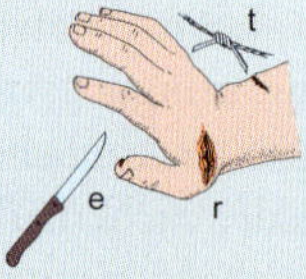	Durch scharfe Instrumente entstandene, unterschiedlich tiefe Wunde mit glatten Rändern
Quetschwunde (r)		Wundentstehung ähnlich Platzwunde, jedoch oft Zerstörung tieferer Gewebeschichten mit Bildung tiefer Wundtaschen. Hautoberfläche evtl. intakt
Risswunde (t)		Durch scharfe/spitze Instrumente (z. B. Nägel) bedingte Wunde mit unregelmäßigen, zerfetzten Wundrändern (Haut zerrissen, nicht zerschnitten)
Stichwunde (u)	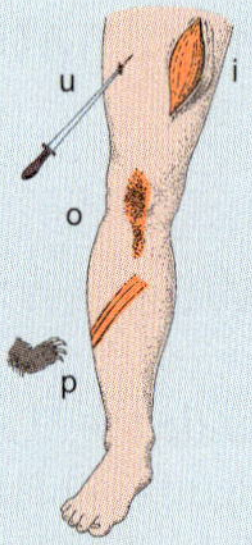	Durch spitze Instrumente verursachte Wunde mit oft nur kleiner äußerer Wunde, aber tiefem Stichkanal
Ablederungswunde (i) (Décollement)		Durch tangential einwirkende Kräfte (Scherkräfte) hervorgerufene, meist großflächige Wunde mit Ablösung oberflächlicher von tiefen Hautschichten oder der Haut von tiefer liegenden Weichteilen
Schürfwunde (o)		Oberflächliche Wunde mit Zerstörung nur der oberen Hautschichten bis zur Lederhaut. Durch Eröffnung der Blutgefäße in der Lederhaut punktförmige Blutungen
Kratzwunde (p)		I.d.R. durch Tierkrallen verursachte, oberflächliche Risswunde
Schusswunde (a)	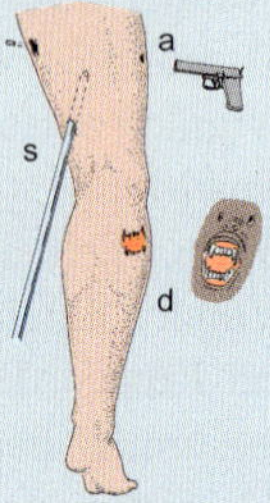	Durch Schuss entstandene Wunde mit oft erheblicher Gewebezerstörung. Differenzierung zwischen **Streifschuss** (Kugel streift den Körper tangential), **Steckschuss** (Kugel dringt in den Körper ein und verbleibt im Gewebe) und **Durchschuss** (Kugel durchschlägt den Körper, Ausschussöffnung meist erheblich größer als Einschussöffnung)
Pfählungsverletzung (s)		Durch Einstoßen pfahlartiger Gegenstände verursachte Wunde. Oft sehr tief und mit erheblicher Gewebezerstörung einhergehend
Bisswunde (d)		Durch Tier- oder Menschenbiss bedingte Wunde mit unterschiedlicher Gewebequetschung in Abhängigkeit von der Größe des Tieres

Oberflächliche Wunden sind in der Regel leichte Verletzungen, z.B. Schürfwunden. Sichtbar sind meist kleine Sickerblutungen. Bei großflächigen Schürfwunden besteht dennoch die Gefahr eines erhöhten Flüssigkeitsverlustes und ein erhöhtes Infektionsrisiko. Bei tiefen Wunden können neben der Haut auch Muskeln, Sehnen, Knochen oder auch Blutgefäße betroffen sein. Gekennzeichnet sind tiefe Wunden durch starke Blutungen. Bei Verletzungen von Arterien ist eine pulsartige, spritzende Blutung sichtbar. Zur Wundversorgung gehören Blutstillung, Wundverband als Infektionsschutz und Schmerzbekämpfung. Eine Blutstillung erreicht man durch das Hochhalten betroffener Körperteile, das Abdrücken von Gefäßen oder durch den Druckverband.

Beim Abdrücken wird die zur Wunde führende Arterie an einer dafür geeigneten Stelle gegen den darunter liegenden Knochen gedrückt. Dadurch wird die Blutzufuhr zur Wunde unterbrochen und die Blutung kommt zum Stillstand. Alternativ kann durch Aufpressen einer Wundauflage auf die Wunde eine Blutung gestillt werden. Das Abdrücken ist eine Erstmaßnahme, die durch den Druckverband abgelöst wird.

Anlegen Druckverband

Beim Anlegen eines Druckverbandes (➤ Abb. 4.14) soll darauf geachtet werden, dass die Wunde über Herzniveau gehalten und die zuführende Arterie abgedrückt wird. Eine Art, einen Druckverband anzulegen, ist die Zuhilfenahme des Dreiecktuches. Ein Dreiecktuch wird zu einer ca. 5 cm breiten Krawatte gefaltet. Nach Auflegen einer sterilen Wundkompresse wird die Dreiecktuchkrawatte über diese gelegt. Anschließend wird mit einem Druckpolster (z.B. Verbandpäckchen) Druck auf die Wunde ausgeübt.

Wundschnellverband

Der Wundschnellverband (➤ Abb. 4.15) besteht wie alle anderen Verbände aus einer keimfreien Wundauflage, einer Polsterung und einer Befestigung. Diese drei Elemente sind in den Pflasterstrips bereits vereint. Beim Anlegen muss darauf geachtet werden, dass das Mullkissen größer ist als die Wunde. Beide Folien sind so abzuziehen, dass das Mullkissen nicht mit den Fingern berührt wird. Erst nach Abziehen der Folie wird das Mullkissen auf die Wunde gelegt und die Pflasterbefestigung angedrückt.

Verband

Beim Verband die Papierumhüllung entfernen. Verbandpäckchen mit beiden Händen so auseinanderziehen, dass die Binderolle in der einen und das Bindestück in der anderen Hand liegt. Wundauflage nicht berühren. Nun die Wundauflage auf die Wunde legen, das kurze Bindestück festhalten und die Binderolle mehrmals über die Wundauflage führen. Hierbei das kurze Bindenende einschlagen und mit einwickeln. Verband durch Pflasterstreifen, Sicherheitsnadeln oder spezielle Verbandklammern sichern (➤ Abb. 4.16).

4.6.2 Amputationsverletzung

Amputationen (➤ Abb. 4.17) sind Verletzungen, die manchmal lebensgefährlich sein können oder eine lebenslange Behinderung hervorrufen. Werden durch Unfälle Körperteile (z.B. Finger, Ohren) oder große Hautteile abgetrennt, so können sie

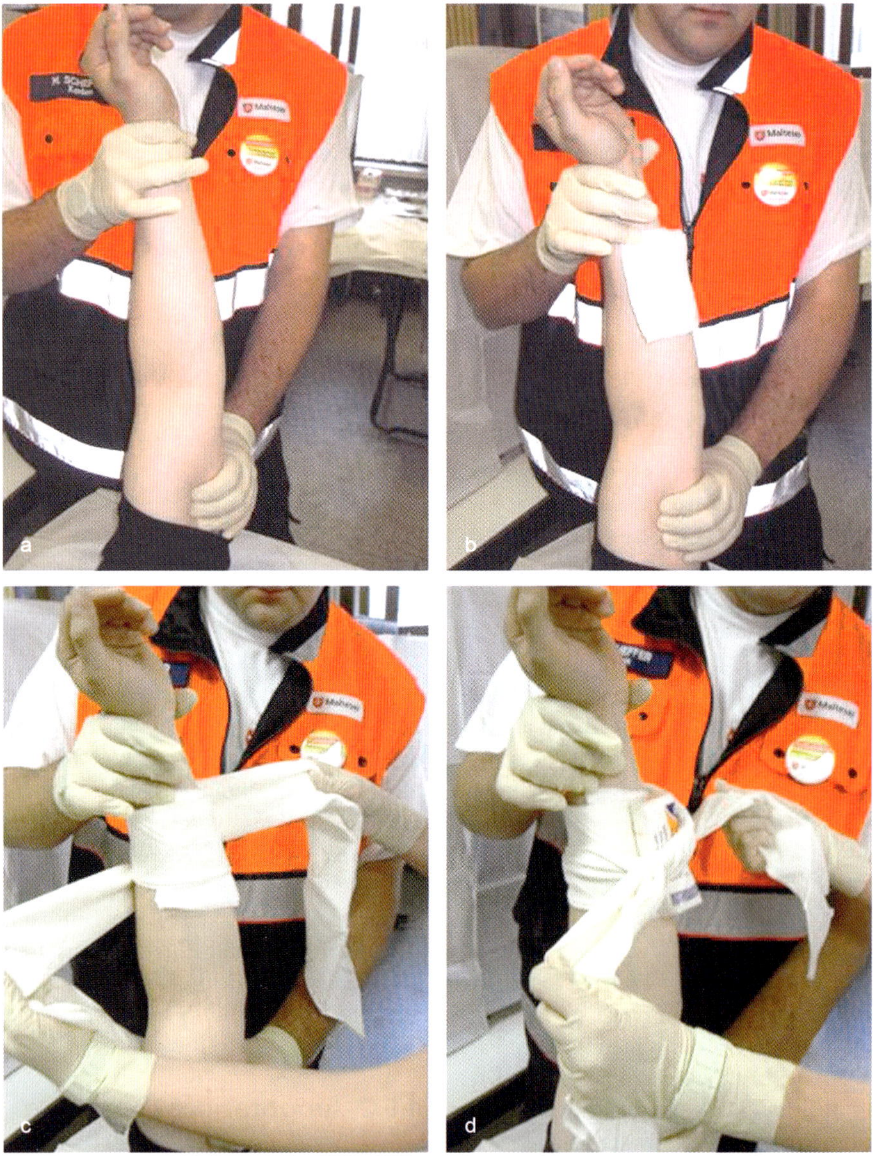

Abb. 4.14 a–d Anlegen eines Druckverbandes [W291]

häufig durch rechtzeitige Wiedereinpflanzung (Replantation) ihre normale Funktion weitgehend wiedererlangen. Daher ist bei allen Amputationsverletzungen das Amputat sicherzustellen. Amputate (z.B. Finger) wie dargestellt in keimarmem Material einwickeln und in eine Plastiktüte legen. Die Tüte mit dem Amputat in eine weitere Tüte mit Wasser und Eis einlegen. Besonders hilfreich ist hier die Verwendung von vorgefertigten Replantatbeuteln (➤ Abb. 4.18). Es darf auf keinen Fall nur Eis oder Trockeneis verwendet werden. Das Kühlen verlangsamt den chemischen Prozess des Gewebezerfalls und verlängert die Lebensfähigkeit eines Amputats von vier auf achtzehn Stunden.

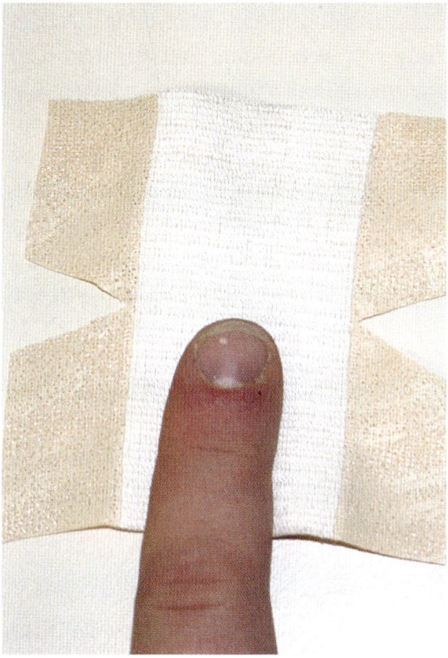

Abb. 4.15 Wundschnellverband [W291]

4.6.3 Frakturen

Es gibt offene und geschlossene Knochenbrüche. Bei offenen Knochenbrüchen (➤ Abb. 4.19) hat die Wundversorgung immer Vorrang. Es gibt sichere und unsichere Anzeichen für den Knochenbruch. Meist liegen nur die unsicheren Anzeichen

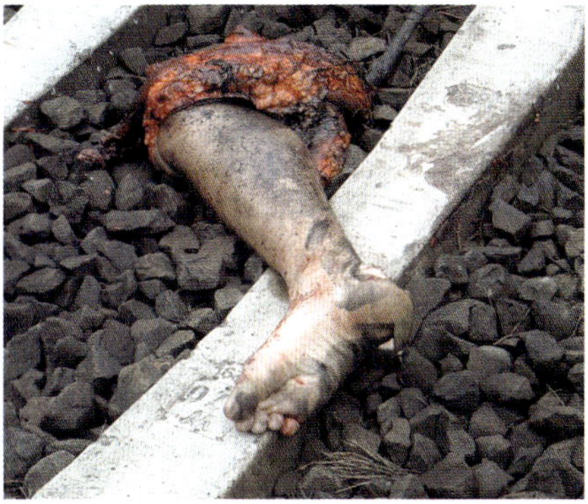

Abb. 4.17 Oberschenkelamputation (Quetschamputation) [M235]

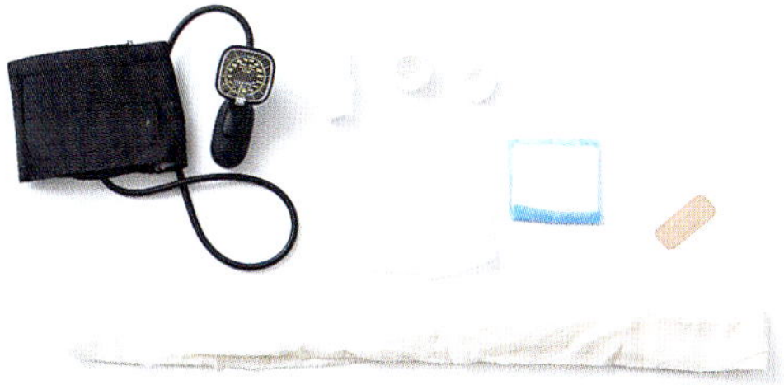

Abb. 4.16 Equipment Wundversorgung [J747]

4

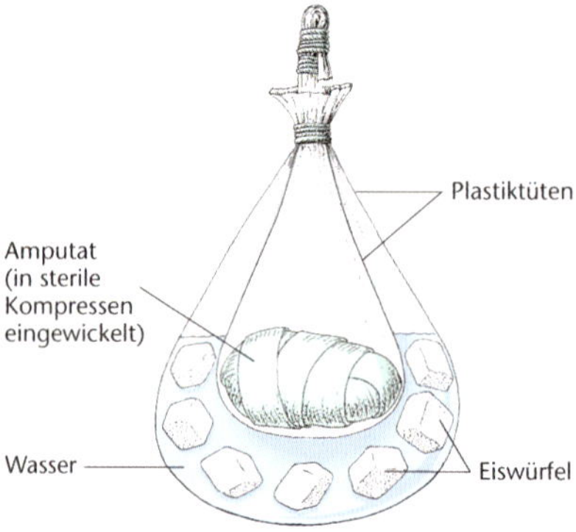

Abb. 4.18 Anwendung des Replantatbeutels (Details im Text) [A300-190]

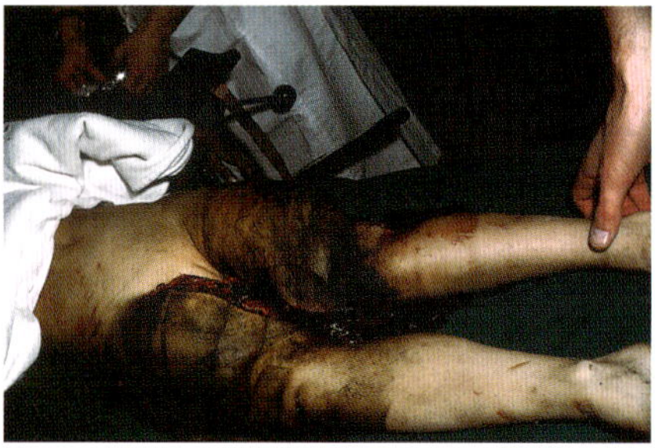

Abb. 4.19 Offene Oberschenkelfraktur beider Oberschenkel mit schwerer Weichteilverletzung (Überrolltrauma durch Straßenbahn) [M235]

vor. Der Ersthelfer verhält sich bei Verdacht auf einen Knochenbruch so, als läge ein Bruch tatsächlich vor. Bei Verdacht auf einen Bruch soll der Verletzte so wenig wie möglich bewegt werden.

Sichere Erkennungsmerkmale

- abnorme Beweglichkeit
- abnorme Lage
- Verkürzungen
- Knochenreiben hörbar

Unsichere Erkennungsmerkmale

- Schwellung
- Schmerz
- Bewegungseinschränkung

Bedingt durch Blutverluste, vor allem auch nach innen, kann die Gefahr einer Schockbildung bestehen. Bei der Fraktur größerer Röhrenknochen und gleichzeitiger Verletzung von Venen kann Fett aus dem Knochenmark in das Blutsystem gelangen und in der Lunge oder im Gehirn zu einer Embolie führen. Eine zusätzliche Gefahr besteht durch Verletzung von Blutgefäßen, Nerven und Organen durch Einklemmung. Extremitätenverletzungen unterschiedlicher Schwere sind tägliches Brot im Rettungsdienst. Ein Kapitalfehler ist das Nichtentfernen der Kleidung. So mancher Knochenbruch versteckt sich hinter intakter Bekleidung.

Um sich einen Überblick der Situation zu verschaffen, sollten einige Punkte beachtet werden:

- Unfallhergang?
- Schmerzen? Wo?
- Knackgeräusch (Krepitation) oder Krachen/Knirschen gehört?
- Empfindungsstörungen?
- Berührungsempfindlichkeit
- Verkürzung, Rotation?
- Schwellung, Rötung, Hämatome?
- Bewegungsschmerz, Bewegungseinbußen?
- Reiben der Knochenenden?
- Bruchenden sichtbar?

Mögliche Blutverluste bei Frakturen

Offene Frakturen können unbegrenzt bluten, sie können sogar zum Verbluten führen (➤ Abb. 4.20). Dies ist auch bei Kombinationsverletzungen von mehreren geschlossenen Frakturen möglich, z.B. einer Oberschenkelfraktur, Unterschenkelfraktur und einer Oberarmfraktur (2 l + 1 l + 0,8 l = 3,8 l Blutverlust!).

Mittels Immobilisationsmaterial (z.B. Pneuschienen, Vakuumschienen, Vakuummatratze, Halskrause oder auch Dreiecktücher) kann eine Ruhigstellung des Bruches durch Fixation beider benachbarter Gelenke erfolgen. Bei offenen Frakturen grundsätzlich keimarme Abdeckung und bei Bedarf Blutstillung, dann schienen.

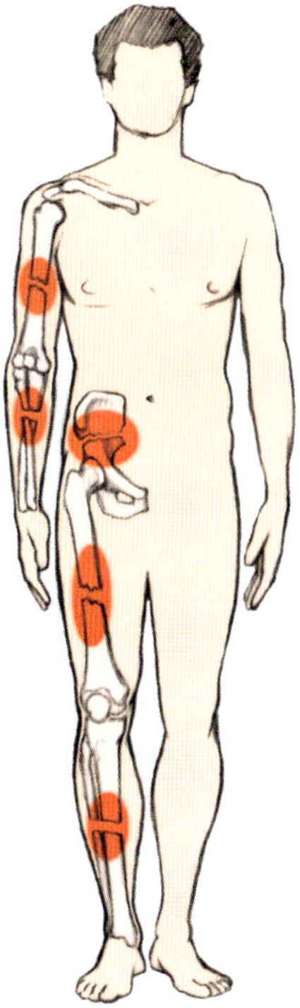

Abb. 4.20 Möglicher Blutverlust bei Frakturen [L108]

4.6.4 Schädel-Hirn-Trauma (SHT)

Eine direkte Gewalteinwirkung auf den Kopf führt zu Brüchen des Hirn- und/oder Gesichtsschädels. Das Gehirn kann auch ohne eine Fraktur des knöchernen Schädels geschädigt werden. Bei einem Autoauffahrunfall wird der Kopf schlagartig von vorne nach hinten geschleudert. Die Hirnmasse schlägt dabei von innen an den Schädel und erleidet dadurch Quetschungen. Geschädigte Hirnareale können über veränderte Mechanismen zu einem erhöhten Wassereinstrom in Hirnzellen und damit zum Anschwellen von Hirnsubstanz (Hirnödem) führen. Dies kann sich so stark entwickeln, dass das Gehirn wegen seiner Volumenzunahme und wegen des begrenzten Raums im Schädelinneren zerdrückt wird. Ein ansteigender Schädelinnendruck (intrakranieller Druck) kann auch durch Blutergüsse (Hämatome) ausgelöst werden. Indirekte Hirnschäden entstehen als Folge eines akuten Sauerstoffmangels (Hypoxie) oder durch einen Volumenmangel bedingten erniedrigten Blutdruck (Hypotonie). Kopfverletzungen werden in offene und geschlossene Verletzungen eingeteilt. Je nach Schwere der Kopfverletzung wird das Bewusstsein des Patienten unterschiedlich stark eingeschränkt. Je ausgeprägter der Bewusstseinsverlust, desto größer die Gefahr für den Patienten, Blut, Mageninhalt oder sogar Knochenteile in die Lunge zu bekommen (Aspiration).

SHT I. Grades

Die Gehirnerschütterung (Commotio cerebri) besitzt als Leitsymptom die sofort eintretende Bewusstlosigkeit, die allerdings nur wenige Sekunden oder Minuten andauert. Hält die Bewusstlosigkeit länger als 15 Minuten an, muss mit einer höhergradigen Hirnschädigung gerechnet werden. Nach dem Aufwachen leidet der Patient unter einigen Begleitsymptomen wie:

- Erinnerungslücken
- Übelkeit, Erbrechen
- Schwindel
- Kopfschmerzen

SHT II. Grades

Bei einer Gehirnprellung (Contusio cerebri) kommt es durch Beschleunigungs- und Verzögerungseffekte zur Schädigung der Hirnsubstanz. Im Gegensatz zur Commotio cerebri hält die Bewusstlosigkeit länger als 15 Minuten an.

SHT III. Grades

Intrakranielle Drucksteigerungen und direkte Verletzungen können eine schwere Gehirnquetschung (Compressio cerebri) hervorrufen. Die Bewusstlosigkeit hält Tage oder Wochen an.

Kopfhautverletzungen

Die Kopfhaut ist als Wärmetauscher des Gehirns reich an Blutgefäßen. Kopfhautverletzungen (➤ Abb. 4.21) können daher stark und lang anhaltend bluten. Beim Erwachsenen besteht keine Gefahr eines Schocks, Kinder dagegen neigen, bedingt durch ein niedriges Blutvolumen, eher zum Schock. Daher gilt: Haben Sie einen Erwachsenen im Schock mit blutender Kopfverletzung, suchen Sie nach einer anderen

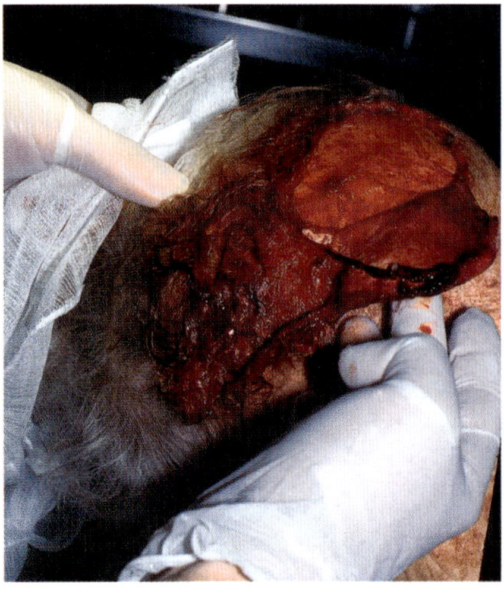

Abb. 4.21 Skalpierungsverletzung bei einer älteren Frau nach Sturz auf einen Heizkörper [K106]

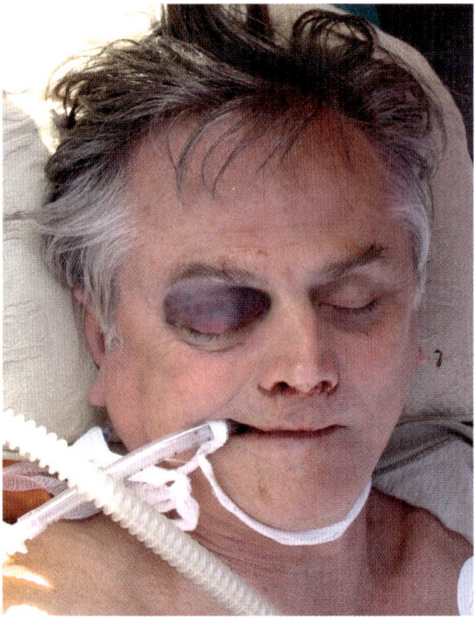

Abb. 4.22 Monokelhämatom Schädelbasisfraktur [M235]

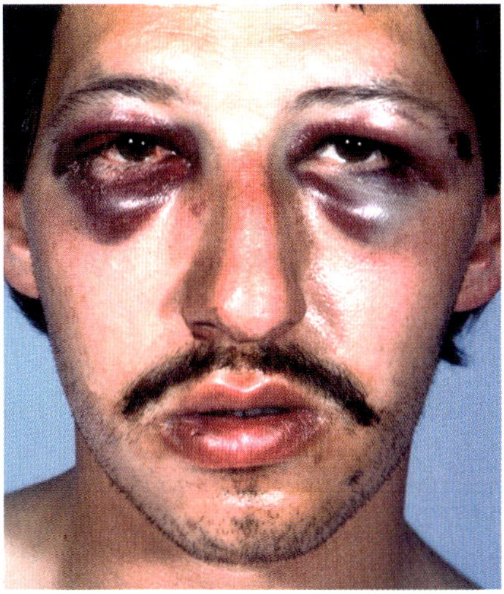

Abb. 4.23 Patient mit Brillenhämatom nach einer zentralen Mittelgesichtsfraktur [M117]

Ursache für den Schock. Sollte sich unter einer Kopfhautverletzung keine Fraktur finden, kann die Blutung unter Druck mit einem Kopfverband gestillt werden.

Symptome

- offensichtliche Verletzungen
- Hämatome (Monokel, Brille, hinter Ohr; ➤ Abb. 4.22, ➤ Abb. 4.23)
- Bewusstseinslage
- abnorme Atmung
- Pupillenreaktionen abnorm, Pupillendifferenz/-erweiterung (➤ Abb. 4.24)
- abnorme Lage des Verletzten: Hände auf der Brust gekreuzt (Zeichen für Verletzung der Hirnrinde). Liegen die

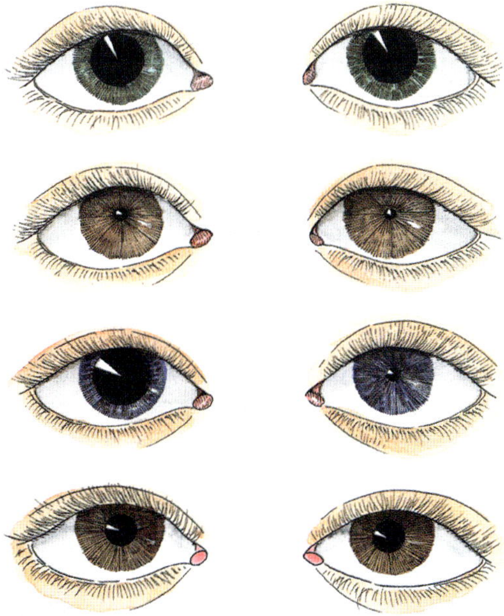

Abb. 4.24 Pupillenstatus [E285]
A: beidseitige Pupillenerweiterung
B: beidseitige Pupillenverengung
C: Pupillendifferenz
D: normale Pupillenweite

Arme gestreckt nach oben, so kann dies ein Zeichen für eine Wirbelsäulenverletzung sein.
- evtl. Streck- und Beugekrämpfe
- Puls tachykard, evtl. arrhythmisch und bradykard (Druckpuls)
- Blutdruckanstieg
- Blutung/Liquor aus Nase, Ohren und Mund (Schädelbasisbruch)
- Übelkeit oder Erbrechen
- Sehstörungen
- Taubheitsgefühl, Schwäche, Lähmung

Maßnahmen

- Sicherung der Vitalfunktionen
- ständige Kreislaufüberwachung
- Atemwege freimachen, freihalten
- Sauerstoffgabe, ggf. Beatmung, großzügige Indikation zur Intubation
- Immobilisierung mit Hilfe von Halskrause, Spineboard oder einer Vakuummatratze
- Blutstillung – sterile Wundabdeckung
- venöser großlumiger Zugang
- Notarzt alarmieren

4.6.5 Wirbelsäulentrauma

Wirbelsäulenverletzungen sind für Mitarbeiter im Rettungsdienst eine Herausforderung. Gerade bei dieser Notfallsituation können durch sachgerechte Rettung mögliche Folgeschäden vermieden werden. Unvorsichtiges Handeln kann zu einer nicht reparablen Querschnittslähmung führen. Bei jedem Unfallgeschehen, bei dem starke Kräfte wirken, kann es zu Wirbelsäulenschädigungen kommen. Der Sturz eines Dachdeckers aus großer Höhe, der Unfall mit einem Motorrad oder der eingeklemmte Autofahrer sind diesbezüglich typische Unfallmechanismen. Jeder Wirbelsäulenpatient ist drei Gefahren ausgesetzt:
- Lähmung
- Blutungen (aus dem Knochenmark)
- Infektionen (bei offenen Brüchen)

Symptome

- Unfallmechanismus
- Schmerzen im Hals oder Rücken
- Taubheit oder Kribbeln
- Bewegungsverlust oder Schwäche
- sichtbare Deformierung
- Stuhl und/oder Harnabgang
- Dauererektion des Penis
- neurogener Schock

Maßnahmen

- Basismaßnahmen
- Bodycheck
- Kontrolle der Vitalparameter
- Immobilisierung durch z.B. Schaufeltrage, Vakuummatratze, Spineboard

HINWEIS

Die Maßnahmen der Immobilisation sollten durch praktische Übungen erlernt werden.

4.6.6 Polytrauma

Die Versorgung eines Schwerverletzten stellt sehr hohe Anforderungen an den Rettungsdienst (➤ Abb. 4.25). Dabei müssen einige wichtige Grundlagen beachtet werden. Der polytraumatisierte Patient muss mit den heute vorhandenen medizinischen Mitteln so früh wie möglich intensiv behandelt werden. Unter einem

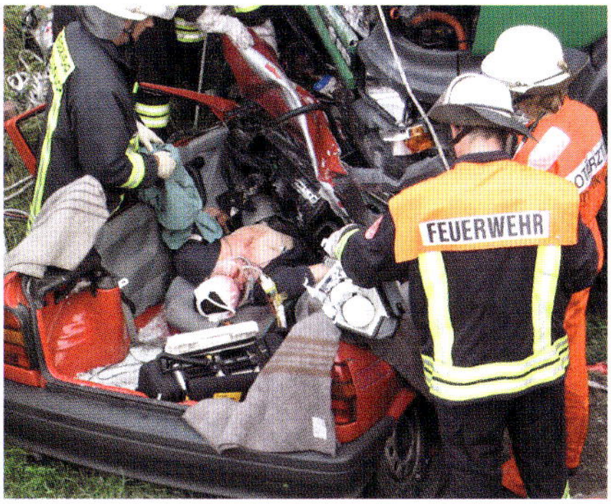

Abb. 4.25 Polytraumatisierter und eingeklemmter Patient nach Unterfahrung eines Lkw [T337]

Tab. 4.6 SAMPLE-Schema

S	Symptome
A	Allergien (z.B. Medikamente)
M	Medikamente, die derzeit eingenommen werden
P	Patientengeschichte (chronische Erkrankungen)
L	Letzte Mahlzeit (feste oder flüssige Nahrung)
E	Ereignis (Wie kam es zum Ereignis?)

Polytrauma versteht man die gleichzeitige Verletzung verschiedener Körperregionen in Verbindung mit Verletzungen eines Organs oder eines Organsystems. Dabei ist mindestens eine Verletzung oder die Kombination mehrerer lebensbedrohlich. Eine frühzeitige Versorgung noch am Unfallort führt zu einer Absenkung der zu erwartenden Letalität (Sterblichkeitsrate). Im Vordergrund steht die Behandlung von Blutung, Schmerz und Schock. Der Versorgungsablauf kann in mehrere Bereiche eingeteilt werden.

Ist der Patient ansprechbar, sollte eine Befragung nach dem SAMPLE-Schema (➤ Tab. 4.6) durchgeführt werden.

Als Strategie der Untersuchung und einzuleitenden Maßnahmen ist die ABCDE-Regel (➤ Tab. 4.7) eine nützliche Unterstützung.

Bei jeder plötzlichen klinischen Verschlechterung des Patienten wird wieder bei A begonnen!

Airway

Kontrolle und Freimachen der Atemwege:

- unter Beachtung einer evtl. Wirbelverletzung
- Immobilisation der Halswirbelsäule
- Atemkontrolle ohne Kopfreklination – Esmarch-Handgriff (➤ Abb. 3.1)
- Oropharyngealtubus erwägen (Guedel/Wendl)
- Absaugbereitschaft
- bei unzureichender Atemwegssicherung/-freiheit:
  - Intubation
  - evtl. alternative Atemwegssicherung (Larynxmaske, Kombitubus)

Tab. 4.7 ABCDE-Regel

A	Airway	Atemwege freimachen und HWS-Immobilisation
B	Breathing	Ventilation und Oxygenierung
C	Circulation	Kreislaufkontrolle und Aufrechterhaltung
D	Disability	neurologische Dysfunktion erkennen und behandeln
E	Exposure	Begleitverletzungen erkennen und behandeln

Bei Misserfolg muss eine Koniotomie (Luftröhrenschnitt) erfolgen!

Breathing

Ventilation und Oxygenation:

- Atemqualität (Frequenz, Tiefe, Zyanose? SpO_2, einseitiges oder abgeschwächtes Atemgeräusch? Paradoxe Atmung?) beurteilen,
- bei ausreichender Spontanatmung – sofortige O_2-Inhalation,
- bei unzureichender Spontanatmung oder insuffizienten Schutzreflexen – (kontroll./ass.) Beatmung und Intubation (ggf. Narkoseeinleitung),
- bei V.a. Spannungspneumothorax – Entlastungspunktion – Thoraxdrainage,
- spätestens jetzt: Halswirbelsäulen-Immobilisationskragen anlegen!

Circulation

Kreislaufkontrolle und -unterstützung:

- spritzende/massive Blutungen stoppen,
- Kreislaufqualität (Puls, RR, Nagelbrettprobe) beurteilen,
- bei inadäquaten Kreislaufverhältnissen – Schocktherapie
  - Schocklage, **cave: Wirbelsäulentrauma** (Ganzkörperschräglage)
  - Anlage möglichst zweier großlumiger Zugänge,
  - kontrolliertes Infundieren!

Disability

Neurologische Dysfunktion (ZNS) erkennen und behandeln:

- Bewusstseinszustand mittels Glasgow Coma Scale (➤ Tab. 3.1) und Pupillengröße/-reaktion beurteilen,
- 15–30° Oberkörperhochlagerung bzw. Ganzkörperschräglagerung durchführen, falls der Patient schon immobilisiert wurde → **cave: RR-Abfall**,
- Blutzuckerspiegel (ggf. Glukosegabe) überprüfen.

Exposure

Begleitverletzungen erkennen und behandeln:

- restlichen Bodycheck durchführen (Kopf → Fuß),
- Immobilisation der gesamten Wirbelsäule (z.B. mittels Vakuummatratze, Schaufeltrage, Rettungskorsett oder Spineboard),
- adäquate Lagerung entsprechend den Verletzungen und den Herz-Kreislaufverhältnissen durchführen (evtl. Kombination verschiedener Lagerungen),
- falls möglich, Anamneseerhebung,
- Sicherstellung von Zähnen und Amputaten (inkl. Amputatversorgung),
- sterile Abdeckung von Wunden und offenen Frakturen,
- achsengerechte Fixierung von Frakturen,
- ggf. Schmerztherapie/Narkose durch Notarzt.

Lagerungsarten bei der Traumaversorgung

- Atem- und/oder Herz-Kreislauf-Stillstand → Rückenlage
- Bewusstlosigkeit:
  - stabile Seitenlage

- bei V.a. Wirbelsäulentrauma : Rückenlage mit strengem Atemwegsmanagement (ständige Absaugbereitschaft)
- bei Thoraxtrauma ohne Wirbelsäulentrauma: Patienten auf die verletzte Seite lagern
- SHT → 30° Oberkörperhochlagerung
- Abdominaltrauma → Schonlage/Knierolle
- Schock ohne Wirbelsäulentrauma → Beine ca. 30 cm hochlagern
- Wirbelsäulentrauma → Flachlagerung mit Wirbelsäulenimmobilisation

4.6.7 Besondere Verletzungsmuster

Verletzungen des Kehlkopfes

Ein Aufprall mit dem Hals auf das Lenkrad eines Pkw, eine Schlägerei oder eine Strangulationsverletzung können Grund für eine Kehlkopfverletzung sein. Dabei kommt es zu Schwellungen der Kehlkopfweichteile mit Blutungen oder einer Kehlkopfknorpelfraktur. Als Erkennungsmerkmale dienen der Unfallhergang und die Atemnot des Patienten.

Verletzungen des Thorax

Eine Gewalteinwirkung auf den Thorax kann die knöcherne Hülle und auch innere Organe beschädigen. 10% der Verkehrsunfallpatienten weisen ein Thoraxtrauma (➤ Abb. 4.26) auf. Brustkorbverletzungen können sich lebensbedrohlich auf Atmung und Kreislauf auswirken. Ein isoliertes

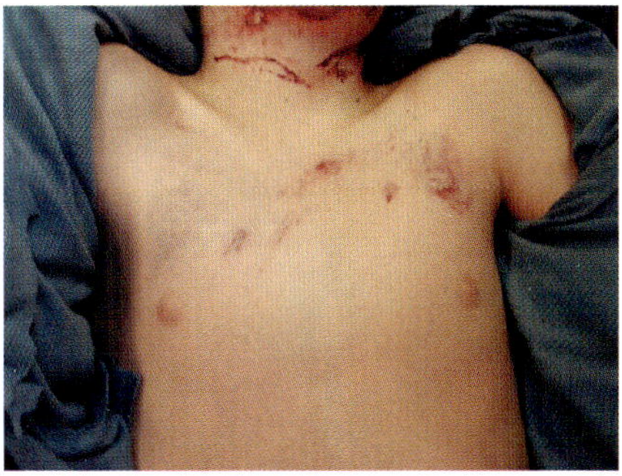

Abb. 4.26 Prellmarken bei einem Thoraxtrauma durch Verkehrsunfall. Auf dem Thorax sind Reifenabdrücke zu erkennen. [M235]

Thoraxtrauma überleben 6% der Patienten nicht, in Kombination mit anderen Verletzungen liegt die Letalität bei 50%.

Symptome

- Schmerzen (atemabhängige Schmerzen)
- Atemnot
- Prellmarken
- Reibegeräusche
- Blauverfärbung von Haut und Schleimhäuten (Zyanose)
- Zunahme der Atemfrequenz (Tachypnoe)
- Einsatz der Atemhilfsmuskulatur

Pneumothorax

Wenn Luft in die Pleura gelangt, kommt es zum Druckausgleich mit dem Umgebungsluftdruck und die Lunge fällt zusammen. Es wird zwischen offenem und geschlossenem Pneumothorax unterschieden (➤ Abb. 4.27). Beim geschlossenen Pneumothorax gelangt die Luft über die normalen Atemwege (z.B. beim Bronchusriss) und beim offenen Pneumothorax von

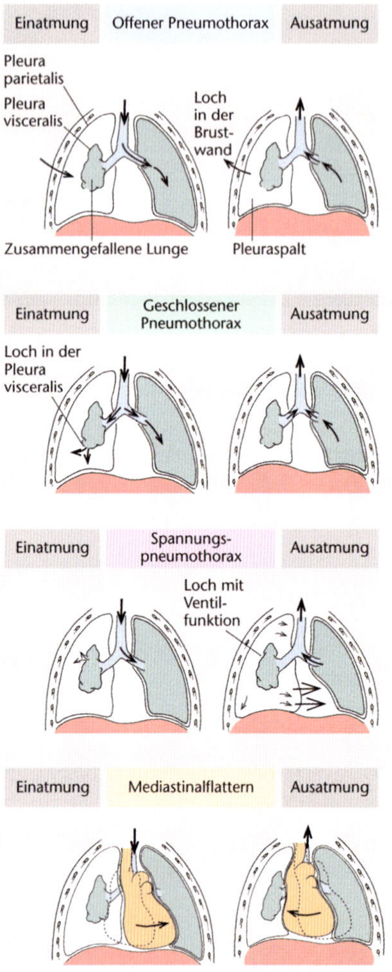

Abb. 4.27 Verschiedene Formen des Pneumothorax [L190]

außen in den Pleuraspalt. Eine kollabierte Lunge steht für den Gasaustausch nicht mehr zur Verfügung.

Symptome

- einseitiges Atemgeräusch
- verminderte Atembewegung
- Tachypnoe
- Hautemphysem (Luftansammlung unter der Haut)

Maßnahmen

- Basismaßnahmen
- Sauerstoffgabe
- großlumiger Zugang
- Monitoring
- Notarzt alarmieren

Hämatothorax

Dringt Blut in den Pleuraspalt ein, wird dies als Hämatothorax bezeichnet. Diese Blutansammlung entsteht durch Gefäßblutungen verursacht durch ein Thoraxtrauma (z.B. Thoraxwand). Kommt es neben der Bluteinströmung auch zum Eindringen von Luft, wird dies Hämatopneumothorax genannt. Die Erkennungsmerkmale sind gleich denen des Pneumothorax. Als zusätzliches Merkmal kommt der Volumenmangelschock hinzu.

Maßnahmen

- Basismaßnahmen
- Atemwegssicherung
- Sauerstoffgabe
- Monitoring
- großlumiger Zugang
- Notarzt alarmieren

Spannungspneumothorax

Ein Spannungspneumothorax entsteht durch die Bildung eines Ventilmechanismus. Die Luft kann in den Pleuraspalt eindringen, aber nicht entweichen. Die Folgen sind ein intrathorakaler Druckanstieg und das Kollabieren des betroffenen Lungenflügels. Durch den Druckanstieg werden das Herz und die größeren Blutgefäße, die zum gesunden Lungenflügel hinführen, verdrängt. Das Mediastinum (Raum zwischen den beiden Pleurahöhlen) wird zum gesunden Lungenflügel verschoben. Dabei werden die größeren Gefäße abgepresst. Der venöse Rückstrom zum Herzen wird vermindert. Ein lebensgefährlicher Zustand entsteht.

Symptome

- zunehmende Atemnot
- Angst
- Tachypnoe
- abgeschwächtes Atemgeräusch
- Hypotonie mit gestauten Halsvenen

Maßnahmen

- Basismaßnahmen
- Atemwegssicherung
- Sauerstoffgabe
- Entlastungspunktion
- großlumiger Zugang
- Monitoring
- Notarzt alarmieren

Bewegliches Thoraxfragment

Eine solche Verletzung entsteht, wenn drei oder mehr zusammenhängende Rippen an mindestens zwei Stellen brechen. Ein bewegliches Thoraxfragment mit einer paradoxen Atmung ist die Folge. Bei der paradoxen Atmung hebt sich bei der Ausatmung der Brustkorb bzw. ein Teil des Brustkorbes, bei der Einatmung senkt er sich.

Symptome

- Hypoxie
- starke Atemnot
- Schmerzen
- paradoxe Atembewegungen

Maßnahmen

- Basismaßnahmen
- Sicherung der Atemwege
- Sauerstoffgabe
- Monitoring
- Notarzt alarmieren
- Venenzugang

Verletzungen des Abdomens

Verletzungen des Abdomens (➤ Abb. 4.28) werden in stumpfe und penetrierende Verletzungen eingeteilt, wobei stumpfe Verletzungen den häufigsten Verletzungsmechanismus darstellen. Zu den penetrierenden Verletzungen gehören Schuss- und Stichverletzungen. Stumpfe abdominelle Verletzungen können durch Kompression des Bauches mit Brechen, Zerplatzen und Zerreißen von Organen und Blutgefäßen entstehen.

Symptome

- Bauchschmerzen
- Prellmarken
- Abwehrspannung
- Schonhaltung durch Anwinkeln der Beine

4

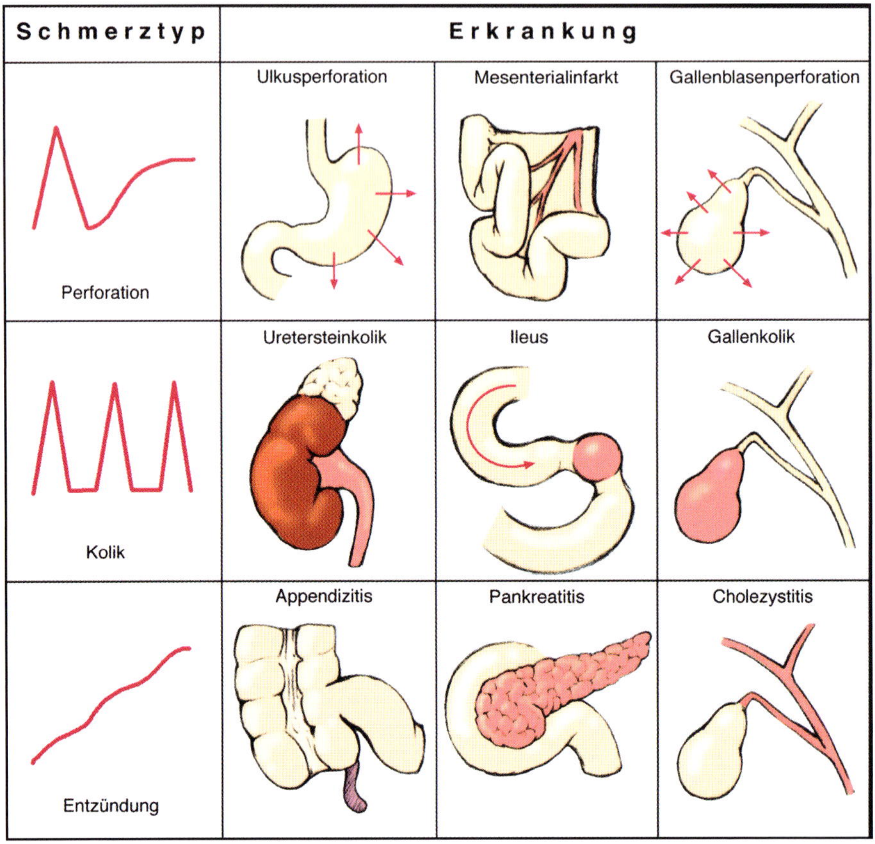

Abb. 4.28 Schmerztypen verschiedener akuter abdomineller Erkrankungen [L108]

- zunehmender Bauchumfang (Blutungen)
- Tachypnoe
- flache Atmung
- Schockzeichen
- Übelkeit, Erbrechen

Maßnahmen

- Basismaßnahmen
- Monitoring
- Lagerung je nach Patientenzustand:
  - bewusstlos → Seitenlage mit angehobenem Tragenfußteil
  - bewusstseinsklar → Knierollenlagerung
- Sauerstoffgabe
- offene Bauchverletzung → sterile Wundbedeckung
- venösen Zugang vorbereiten
- Notarzt alarmieren

MERKE

Bei Verletzungen des Abdomens können innerhalb kürzester Zeit große Blutmengen in die Bauchhöhle fließen!

4.6.8 Ruhigstellungstechniken und Umgang mit Hilfsmitteln

Bei einem Wirbelsäulentrauma ist die schonende Rettung vorrangig und kann mit diversen Rettungsmitteln durchgeführt werden. In diesem Kapitel werden einige Rettungsmittel beschrieben und ihre Handhabung erklärt, dies befreit aber nicht von einer praktischen Einweisung.

HWS-Immobilisationsschiene

Die HWS-Immobilisationsschiene, auch Stifneck® (➤ Abb. 4.29) genannt, dient der Stabilisierung der Halswirbelsäule. Sie wird in Verbindung mit anderen Hilfsmitteln wie Spineboard, KED oder Vakuummatratze angelegt. Den Kopf des Patienten in Neutralposition halten. Der zweite Helfer bestimmt die richtige HWS-Kragengröße, indem er mit Hilfe seiner Finger den Abstand zwischen Schulter und dem Unterkiefer des Patienten einschätzt (a). Dieses Maß entspricht bei HWS-Kragen der Strecke zwischen der Unterseite des Hartschalenteils und dem Befestigungsknopf (b). Die Abmessung erfolgt in der Neutralposition. Die Halskrause wird dem Patienten von vorne her angelegt (c). Die Kinnstütze weit unter das Kinn schieben. Die Rückseite der Halskrause festziehen, dabei die Vorderseite festhalten und dann befestigen. Bei einem liegenden Patienten die Rückseite der Halskrause hinter den Hals schieben, dann die Kinnstütze anlegen (d).

Schaufeltrage und Vakuummatratze

Die Vakuummatratze ist eine mit Polyethylen-Kügelchen gefüllte Matratze, die

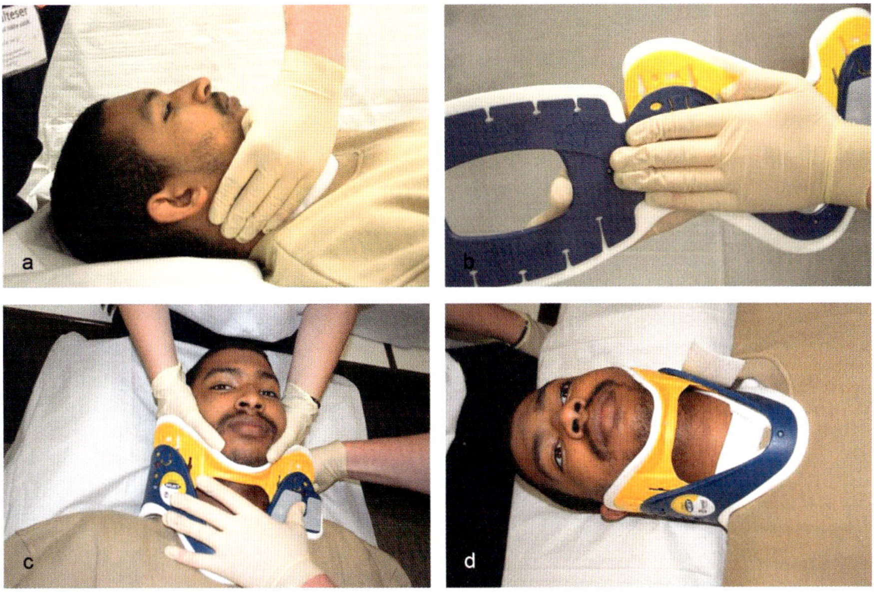

Abb. 4.29 Anlegen der HWS-Immobilisationsschiene [W291]

sich hervorragend an den Körper des Patienten anschmiegt. Durch das Absaugen der Vakuummatratze wird das Füllmaterial gefestigt und der Patient ruhiggestellt. Einsetzbar ist die Vakuummatratze bei:

- Frakturen der Wirbelsäule
- Beckenfrakturen
- Oberschenkelfrakturen
- Polytrauma

Wenn es möglich ist, wird die Vakuummatratze auf der Patiententrage vorbereitet. Die Kügelchen in der Matratze müssen gleichmäßig verteilt werden. Mittels der Schaufeltrage wird der Patient in die Vakuummatratze gehoben. Während des Absaugvorganges muss die Vakuummatratze mit möglichst vielen Händen an den Patienten angepasst und die vorhandenen Fixiergute müssen angezogen werden (➢ Abb. 4.30).

Spineboard

Das Spineboard/Backboard/Millerboard ist ein planes Brett aus Hartplastik mit vielen Aussparungen zum Greifen und Fixieren (➢ Abb. 4.31). Die Einsatzorte des Spineboard sind vielfältig:

- Wirbelsäulentrauma
- Polytrauma
- enge räumliche Verhältnisse
- sitzende Patienten (Pkw, Lkw, Sessel etc.)
- Oberschenkelhalsfraktur
- Rettung aus dem Wasser
- internistische Notfälle (insbesondere intubierte Patienten)

Samsplint®

Die Samsplint®-Schiene (➢ Abb. 4.32) ist in der Länge veränderbar und auch formbar. Somit können offene und geschlossene Frakturen geschient werden. Die Samsplint®-Schiene wird der zu schienenden Extremität der Länge nach angepasst. Zur besseren Schienung wird die Form ebenfalls leicht U-förmig angepasst. Anschließend wird die Schiene mittels einer elastischen Binde befestigt.

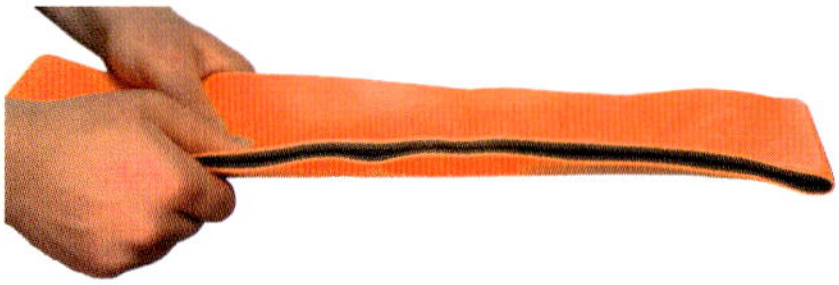

Abb. 4.32 Samsplint®-Schiene [W291]

Vakuumschienen

Die Vakuumschienen (➢ Abb. 4.33) sind besonders geeignet, um Frakturen der Extremitäten zu schienen. Durch die optimale Anpassung an verletzte Gliedmaße und die einfache Einstellung durch Klettbänder können offene Frakturen jeden Grades geschient werden. Helfer 1 hält die frakturierte Extremität mit achsengerechtem Zug. Helfer 2 legt die Vakuumschiene an, fixiert sie mittels Klettbändern und saugt sie anschließend mit einer Vakuumpumpe ab. Beim Absaugen wird die Vakuumschiene an die Extremität anmodelliert.

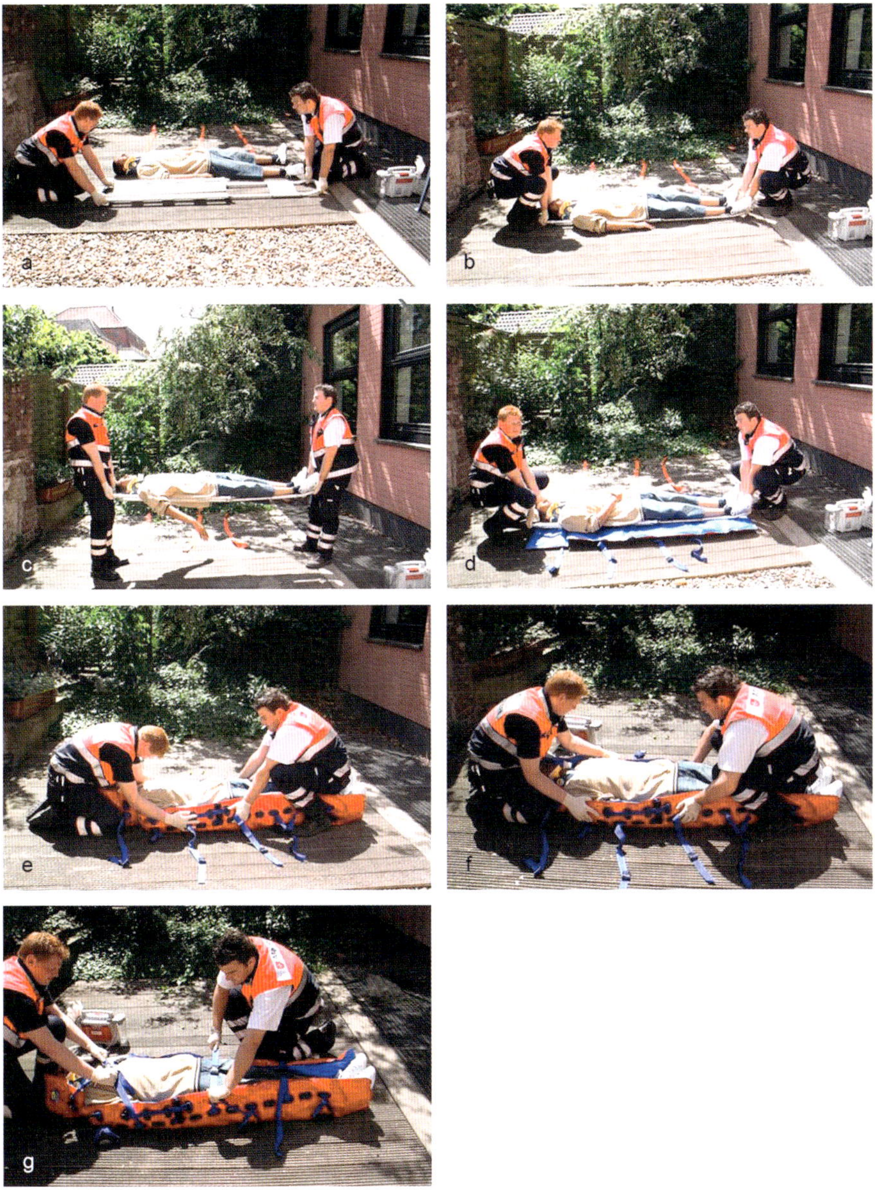

Abb. 4.30 Lagerung eines Patienten mit Schaufeltrage und Vakuummatratze [W291]

KED-System

Das KED (Kedrick Extraction Device) stammt aus den USA und dient der Immobilisation der Hals- und Brustwirbelsäule bei der schonenden Rettung von Patienten. Das KED-System ist besonders geeignet für die Rettung aus einem Fahrzeug, aus Höhen und Tiefen oder einer eingeklemmten Lage. Die Anwendung (➤ Abb. 4.34) erfolgt in Verbindung mit einer HWS-Immobilisation. Der Einsatz muss auf Situationen beschränkt werden, in denen keine Vitalbedrohung für den Patienten besteht. Das Anlegen erfolgt mit zwei Helfern. Helfer 1 stabilisiert die Halswirbelsäule, während Helfer 2 die HWS-Immobilisationsschiene anlegt.

Positionieren Sie das KED-System hinter dem Patienten. Vermeiden Sie Bewegungen des Patienten. Die Seitenflügel des KED müssen in den Achselhöhlen des Patienten liegen. Ziehen Sie nun die Brustgurte fest. Anschließend legen Sie die Sitzgurte um jedes Bein und schließen den Gurt. Ziehen Sie die Gurte an. Polstern Sie die Zwischenräume zwischen Kopf und KED mit den beigefügten Polsterkissen aus. Fixieren Sie den Kopf mit Gurten, Tape oder einer elastischen Binde. Zur

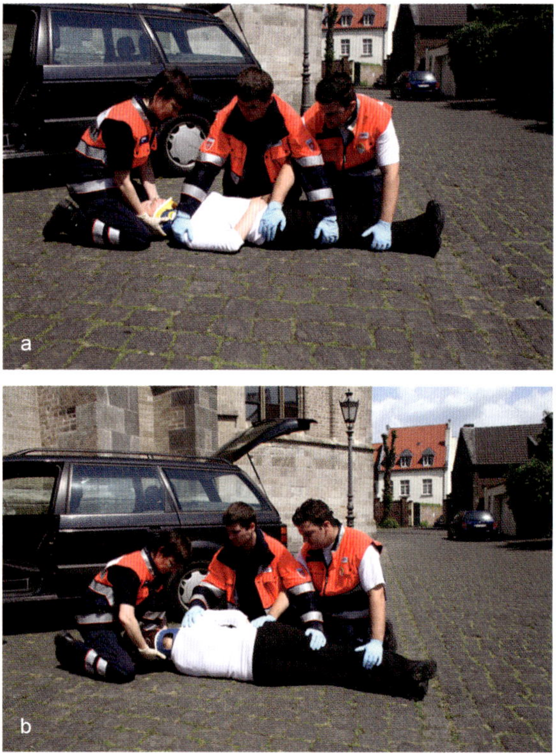

Abb. 4.31 a–f Lagerung eines Patienten mit dem Spineboard [W291]

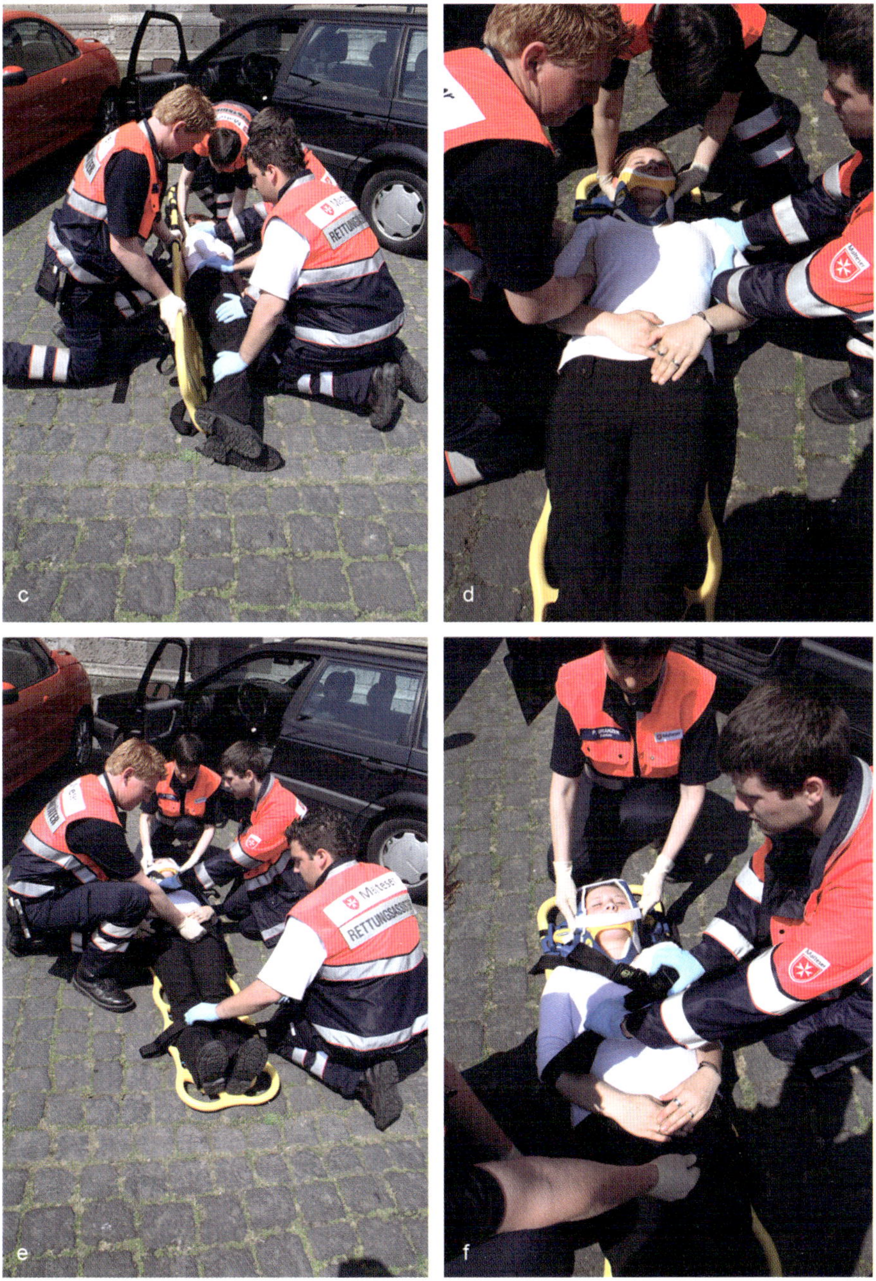

Abb. 4.31 (Forts.)

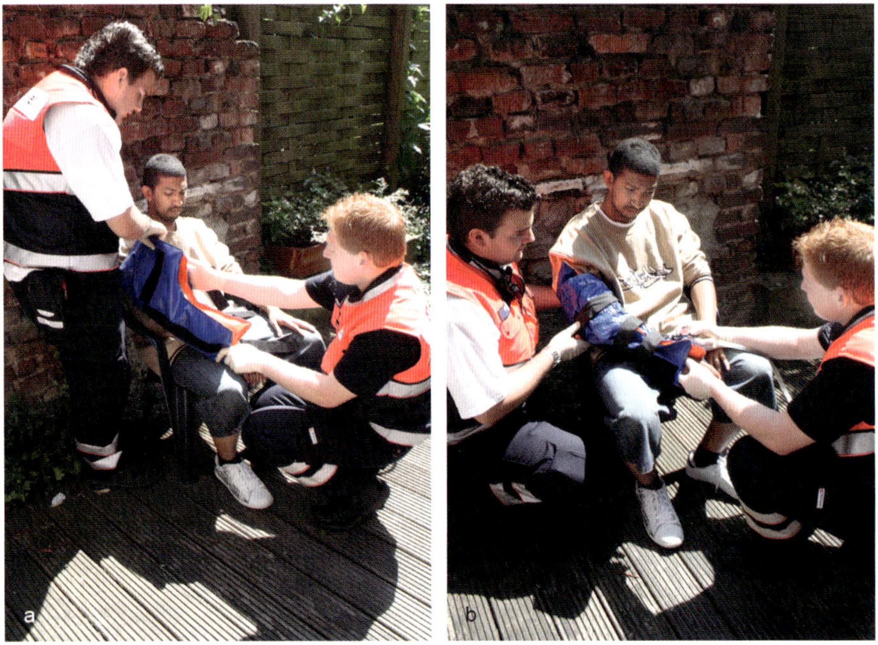

Abb. 4.33 Vakuumschienen [W291]

Rettung können Sie den Patienten mit einem Spineboard aus dem Fahrzeug herausholen.

Helmabnahme

Wenn ein Zweiradfahrer bewusstlos ist, **muss** der Motorradhelm abgenommen werden. Die Helmabnahme (➤ Abb. 4.35) muss sehr vorsichtig und nach Möglichkeit mit zwei Helfern erfolgen. Dabei ist es wichtig, dass die Stabilisierung der Halswirbelsäule während der Maßnahme beibehalten wird.

4.6.9 Vorgehen bei traumatischen Notfällen

Die Versorgung von traumatisierten Patienten bildet eine Einheit aus Beurteilung der Einsatzstelle, Ersteinschätzung des Patienten und der zügigen Traumauntersuchung oder einer erweiterten Untersuchung. Eine gezielte Versorgung ist situationsabhängig.

Die Ersteinschätzung ist eine kurze Untersuchung von Bewusstsein, Atmung und Kreislauf, um einen lebensbedrohlichen Zustand zu erkennen. Der Unterschied zwischen der zügigen und der erweiterten Traumauntersuchung besteht darin, dass bei der zügigen Traumauntersuchung nur die lebensbedrohlichen Verletzungen festgestellt werden. Auch bei unscheinbaren

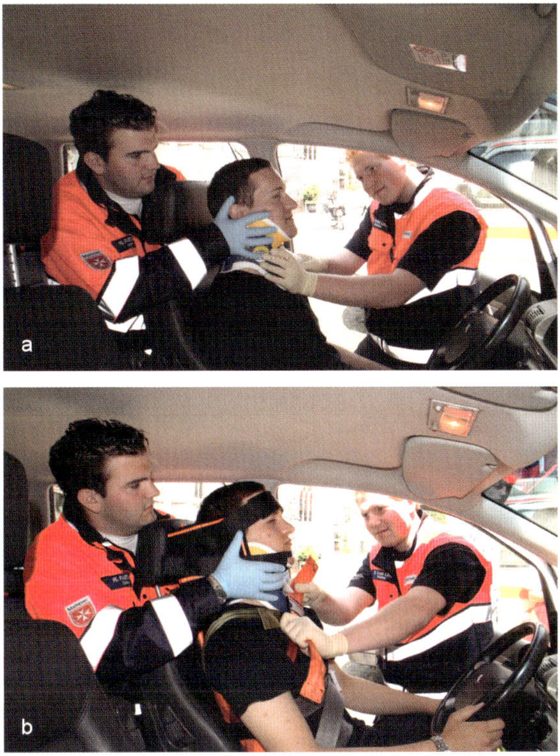

Abb. 4.34 Anwendung des KED-Systems [W291]

Verletzungen erhält der Patient eine Ersteinschätzung, bevor mit der eigentlichen Versorgung begonnen wird. Die Beurteilung der Einsatzstelle gibt Ihnen den Hinweis, wie Ihre weiteren Behandlungen verlaufen. Bei einem gefährlichen Unfallmechanismus (z.B. Fahrzeugkollision) oder bei bewusstlosen Patienten müssen Sie nach der Ersteinschätzung in die zügige Traumaversorgung wechseln. Während des Transports kann eine erweiterte Traumaversorgung stattfinden.

Ersteinschätzung

- Gesamteindruck des Patienten bei der Ankunft
- Einschätzung des Bewusstseins während der HWS-Immobilisation
- Einschätzung der Atemwege und der Atmung
- Einschätzung der Kreislauftätigkeit

Schnelle Traumauntersuchung

- Bodycheck (Untersuchung von Kopf, Hals, Thorax, Abdomen, Becken, Extremitäten)
- SAMPLE-Anamnese (➤ Kap. 3.3)

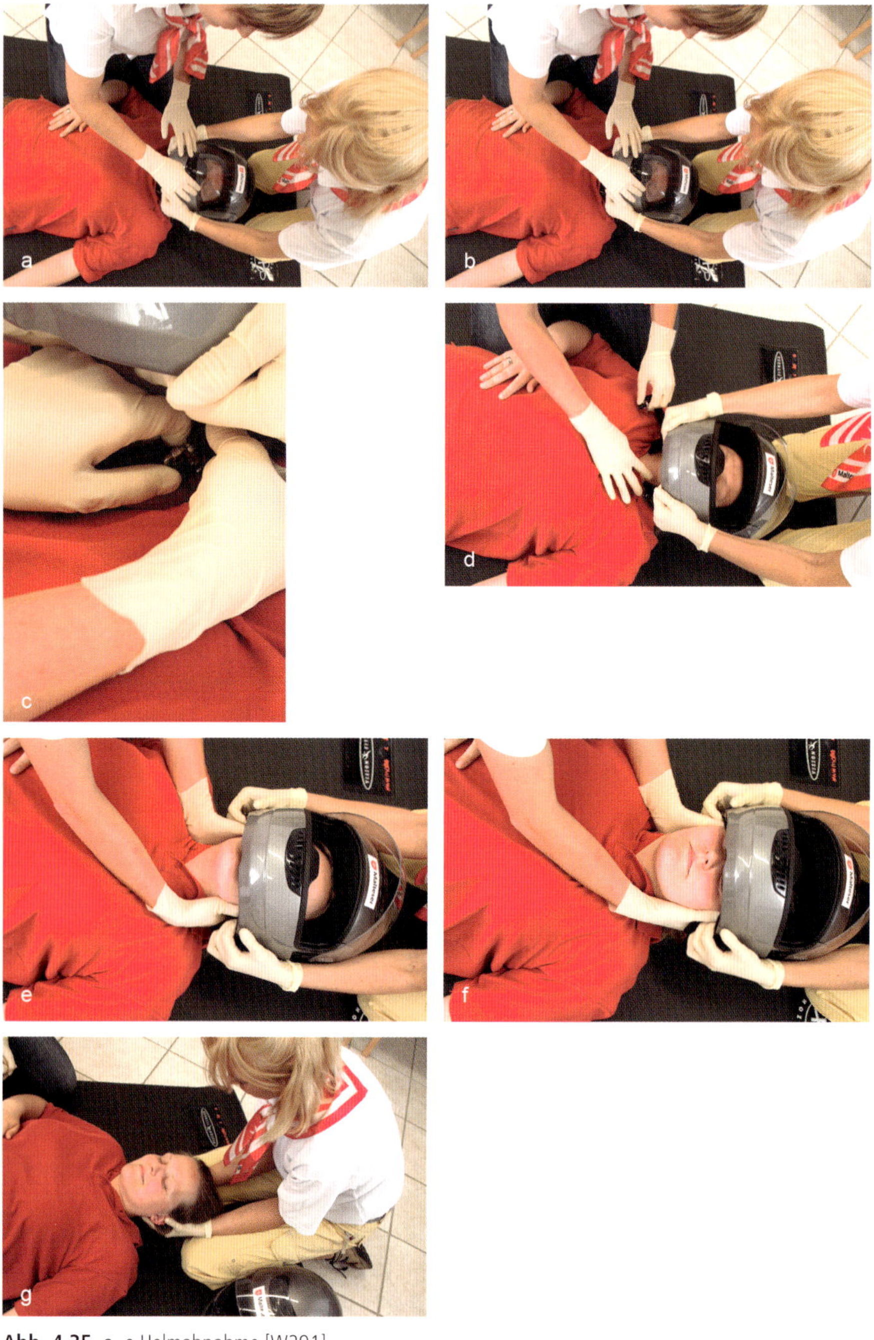

Abb. 4.35 a–e Helmabnahme [W291]

Gezielte Untersuchung

Sollte sich eine Verletzung auf einen bestimmten Bereich beziehen (Schussverletzung Thorax), brauchen Sie sich nur auf die Untersuchung des betroffenen Bereiches zu konzentrieren. Nach Durchführung der SAMPLE-Anamnese können weitere Maßnahmen notwendig werden.

Regelmäßige Kontrollen der Behandlung und des Behandlungsverlaufs

Eine regelmäßige Verlaufskontrolle ist eine gekürzte Untersuchung und dient dazu, Veränderungen des Zustands schnellstmöglich festzustellen.

Ablauf der Verlaufskontrolle

- Patientenbefragung
- Untersuchung Bewusstsein, Atmung, Kreislauf
- Untersuchung Abdomen
- Untersuchung jeder festgestellten Verletzung
- Kontrolle der durchgeführten Maßnahmen

Eine genaue und lückenlose **Dokumentation** ist angebracht.

Anmeldung in der Zielklinik

Wird ein instabiler Patient befördert, ist es wichtig, die Zielklinik frühzeitig und genau zu informieren.

Erweiterte Traumauntersuchung

Diese Untersuchungsart ist umfassender als die schnelle Traumauntersuchung. Sie sollte folgende Punkte beinhalten:

- Kontrolle der Vitalzeichen (Puls, Atemfrequenz, Sauerstoffsättigung, Blutdruck)
- neurologische Untersuchung (Bewusstsein, Pupillen, Motorik, Sensibilität)
- detaillierter Bodycheck

Wird bei der erweiterten Traumauntersuchung irgendeine Art von kritischem Trauma festgestellt, ist der Patient **sofort** zu befördern.

Patientenuntersuchung

- Erst nach der Beurteilung der Einsatzstelle nähern Sie sich dem Patienten.
- Teamarbeit ist eine wichtige Voraussetzung bei der Traumaversorgung.
- Instabile Traumapatienten benötigen eine sofortige Versorgung. Verkürzen Sie die Zeit an der Einsatzstelle. Ein Überleben hängt von der Zeit ab.

4.7 Notfälle im Gastrointestinaltrakt

Robin Fritzemeier

Als Gastrointestinaltrakt bezeichnet man den Magen-Darm-Trakt bzw. den Bauchbereich der Organe, insbesondere der Verdauungsorgane (➤ Kap. 2.4.5). Notfälle in dieser Region können eine große Vielfalt an Symptomen bieten, so dass im Großteil der Fälle in der Notfallmedizin keine genaue Ursache gefunden werden kann. Mit Hilfe von Leitsymptomen sollte der Helfer in Notfallsituationen das betroffene Organ bzw. Organsystem einschränken oder sogar identifizieren können. Schmerzlokalisationen geben hier leider keine genaue Auskunft. Eine sichere Diagnose kann meist erst im Krankenhaus mit Hilfe eines Ultraschallgerätes, dem Labor und ggf. einer Bildgebung (Röntgen, CT, MRT) gestellt werden.

4.7.1 Akuter/unklarer Bauch

Als „akuten Bauch" („akutes Abdomen"), selten auch „unklaren Bauch" („unklares Abdomen"), bezeichnet man alle plötzlichen Erkrankungen und Verletzungen der Bauchregion:

Magen-/Zwölffingerdarm-/Darmgeschwür (Ulcus) Ein Geschwür ist ein Niedergang von Schleimhautarealen im betroffenen Organ aufgrund verschiedener Ursachen. Durch diese Nekrosen kann es zu Blutungen (➤ Kap. 4.7.2) und zu einem Durchbruch des betroffenen Hohlorgans kommen. Viele Menschen wissen, dass sie ein Magengeschwür haben, und nehmen Magentabletten ein, die aber keine heilende Therapie darstellen.

Darmverschluss (Ileus) Ein Ileus ist eine Hinderung in der Darmpassage. Da diese Hinderung sowohl eine Blockade als auch eine krankhafte bzw. fehlende Darmbewegung sein kann, wird dieses Krankheitsbild noch einmal in paralytisch und mechanisch differenziert (➤ Abb. 4.36).

- Beim **mechanischen Ileus** wird die Darmpassage durch eine Blockade gehindert. Das heißt, durch äußere Einflüsse kann der Darm seinen Inhalt nicht weitertransportieren. Typische Ursachen können Verwachsungen nach Operationen, Kotsteine, Darmverschlingungen, Einklemmungen z.B. in Leistenbrüchen o. ä., Einstülpungen in sich selbst, Tumoren oder Parasiten sein. Es besteht die Gefahr des Abklemmens und somit des Absterbens von Darmarealen. Hört man mit einem Stethoskop auf den Bauch, so kann man in diesem Fall vor der Stenose eine rege Darmperistaltik und hinter der Stenose kaum bis keine Peristaltik hören.
- Der **paralytische Ileus** ist eine Lähmung des Darms. Ursachen können eine Entzündung des Bauchfells, Durchblutungsstörungen des Darms oder eine Funktionsstörung des vegetativen Nervensystems sein. Durch diese Funktionseinschränkung besteht zusätzlich die Gefahr des Darmdurchbruchs. Hört man mit einem Stethoskop auf den Bauch, so kann man hier eine „Totenstille" wahrnehmen.

Wurmfortsatzentzündung/Blinddarmentzündung (Appendizitis) Wenn im Deutschen von einer Blinddarmentzün-

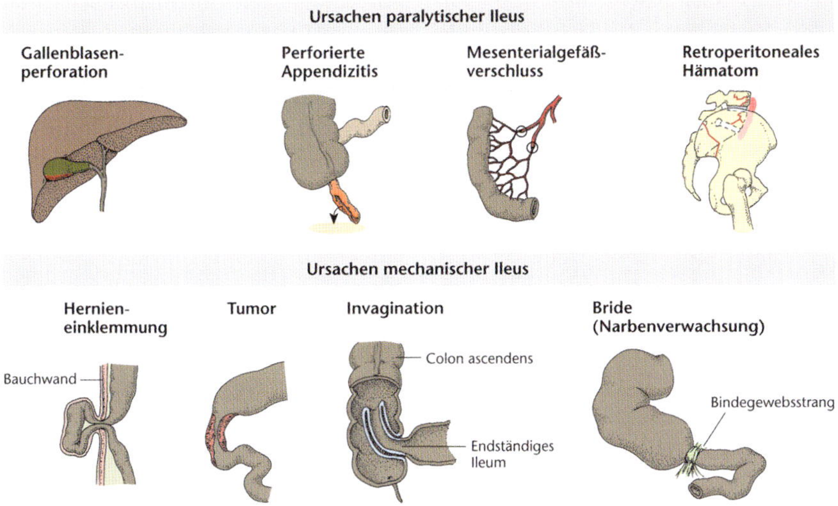

Abb. 4.36 Die häufigsten Ursachen eines Darmverschlusses (Ileus) [A400-190]

dung gesprochen wird, ist meistens die Entzündung des Wurmfortsatzes am Blinddarm gemeint. Es besteht bei einer akuten Appendizitis das Risiko, dass der Wurmfortsatz bricht und sich der Darminhalt in die Bauchhöhle entleert. Das Abtasten des Bauchs **kann** diese Verdachtsdiagnose stützen, wenn der Punkt der meisten Schmerzen zwischen vorderer Darmbeinschaufel und dem Bauchnabel liegt.

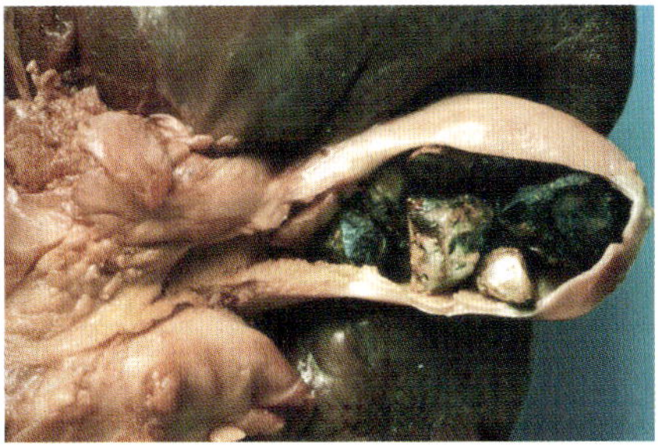

Abb. 4.37 Gallensteine [K107]

Gallensteine (Cholelithiasis) Gallensteine (➤ Abb. 4.37) können in der Gallenblase ohne jegliche Symptome enthalten sein. Meist verursachen sie erst Beschwerden, wenn sie in den Gallengang gelangen oder diesen verlegen. Bedingt durch die Peristaltik der Gänge, treten die Schmerzen wellenförmig (kolikartig) auf. Ein weiteres Problem durch Gallensteine kann entstehen, wenn diese den zum Teil gemeinsamen Gang von Gallenblase und Bauchspeicheldrüse zum Darm verlegen, so dass nicht nur Gallensäure, sondern auch Verdauungsenzyme aus der Bauchspeicheldrüse aufgestaut werden.

Bauchspeicheldrüsenentzündung (Pankreatitis) Eine Entzündung der Bauchspeicheldrüse kann viele Ursachen haben, u.a. sei hier auf Alkoholabusus und Gallensteine hingewiesen. Patienten klagen über einen gürtelförmigen Schmerz im Oberbauch, ggf. kann dieser auch gummiweich sein. Gelegentlich beschreiben die Patienten eine Veränderung des Stuhlgangs (größere Menge, übel riechend), sonst können Angehörige hier auch weiterhelfen.

Leberentzündung (Hepatitis) Eine Leberentzündung ist eine meist infektiöse, u.a. durch Viren verursachte Entzündung des Gefäß-Bindegewebsapparates der Leber mit sekundärer Leberzellschädigung. Sie führt klinisch häufig zu Appetitverlust, Störung des Allgemeinzustandes, Lebervergrößerung, als akute Hepatitis zu Gelbsucht (Ikterus), spinnenartigen Hautmalen (Spider naevi), einer glatten und roten Zunge, Fieber und Blutbildveränderungen. Folgen können eine chronische Hepatitis, eine Leberfibrose und eine Leberzirrhose sein.

Nierenkolik Nierenkoliken entstehen, wenn Nierensteine, kleine Blutgerinnsel oder kleine abgestorbene Nierengewebsteile durch den Harnleiter in Richtung Harnblase transportiert werden. Das abgehende Material bleibt typischerweise an einer der drei Engstellen des Harnleiters hängen. Der nun komplett oder teilweise verlegte Harnleiter unterliegt weiterhin seiner Peristaltik und versucht, das Material abzutransportieren, es kommt zu schmerzhaften Krämpfen (Koliken). Zu erkennen sind Nierenkoliken an diesen Krämpfen im Bauchraum, meist einseitig, oft in Richtung Genitalbereich ausstrahlend. Typisch sind Phasen mit starken Schmerzen im Wechsel mit beschwerdefreien Intervallen. Begleitend kann es zu Schweißausbrüchen, Erbrechen und blutigem Harn kommen.

Gynäkologische Notfälle Viele gynäkologische Komplikationen strahlen ihre Schmerzen in den Bauch aus, aber auch regelrechte Abläufe (Menstruation, Schwangerschaft) können Bauchbeschwerden bis hin zum akuten Abdomen bedingen. Eine Entzündung der Eileiter oder des Eierstocks kann sich wie eine Wurmfortsatzentzündung äußern und nur im Krankenhaus sicher diagnostiziert werden. Eine Schwangerschaft außerhalb der Gebärmutter (extrauterine Gravidität), sprich im Eileiter oder in der Bauchhöhle, kann Beschwerden im Bauch bis hin zu massiven Blutungen verursachen. Hier besteht nicht nur für das ungeborene Kind, sondern auch für die Mutter Lebensgefahr.

Sonstige Ursachen inkl. Verletzungen Eine Bauchfellentzündung, Organblutungen traumatischer und nicht traumatischer Ursache, ein Aneurysma oder Herzinfarkt können sich auch als ein akuter Bauch äußern. Wunden sind steril zu verbinden und ausgetretener Darm darf **nicht** präklinisch rückgeführt werden, Fremdkörper werden abgepolstert und in der Wunde belassen.

Viele Patienten nehmen automatisch eine Schonhaltung ein; hierzu werden die Knie angezogen und der Kopf angewinkelt (Embryonalhaltung). Diese Schonhaltung sollte belassen bzw. unterstützt werden (Kopfkissen, Knierolle). Falls es erforderlich wird, sollte dem Patienten beim Erbrechen geholfen werden (kein Erbrechen provozieren!). Gleiches gilt für Urinieren und Defäkieren. Äußert der Patient Atemnot, so ist er unbedingt mit erhöhtem Oberkörper zu lagern. Für jeden Patienten mit einem akuten Abdomen gilt: nicht rauchen, nicht trinken, nicht essen! Da sich der Zustand des Patienten jederzeit verschlechtern kann, muss der Patient permanent unter Betreuung bleiben.

4.7.2 Blutungen

Blutungen in bzw. aus dem Gastrointestinaltrakt gliedert man nach ihrer Herkunft in obere und untere gastrointestinale Blutungen (➤ Tab. 4.8). Als Grenze wird das Treitz-Band angesehen, ein bindegewebiges Halteband am Übergang zwischen Zwölffingerdarm und Leerdarm (Flexura duodenojejunalis), das diesen Bereich fixiert.

Häufig sind solche Blutungen chronisch und werden erst bei einer Suche nach dem Grund z.B. einer Minderung der Sauerstoff-Transportkapazität des Blutes (Anämie) aufgedeckt. **Symptome** sind u.a. Tachykardie, Hypotonie, Blässe, Schwäche, Schwindel bis hin zur Schocksymptomatik (➤ Kap. 4.4.1). Deutliche Symptome sind hingegen:

Bluterbrechen (Hämatemesis) Hier handelt es sich um das Erbrechen von rotem oder „kaffeesatzartigem" Blut. Bedingt durch das Einwirken der Magensäure, wird das Blut zu Hämatin umgewandelt, das kaffeesatzartig aussieht. Da nicht nur im Magen Magensäure auftritt, kann die Blutung auch aus der Speiseröhre oder dem oberen Zwölffingerdarm stammen. Bluterbrechen ist kein obligates Symptom einer gastrointestinalen Blutung. Bei Patienten, die Magentabletten einnehmen oder bei denen die Blutung extrem stark ist, fehlt häufig die kaffeesatzartige Konfiguration.

Teerstuhl (Melaena) Der Stuhl ist schwarz, glänzend und klebrig, bedingt durch den bakteriellen Abbau des Blutes im Darm. Die Zeit zwischen Blutungsbeginn und Auftreten von Teerstühlen kann bis zu zehn Stunden betragen. Damit der Stuhl eine schwarze Färbung annimmt, müssen mehr als 150 ml Blut beigemengt sein. Ist Blut im Stuhl, das man nicht sehen kann, spricht man von „okkultem Blut", dieses kann durch spezielle Tests im Labor nachgewiesen werden. Teerstühle sind ein obligates Symptom einer gastrointestinalen Blutung.

Tab. 4.8 Obere und untere gastrointestinale Blutungen

	Obere gastrointestinale Blutung	Untere gastrointestinale Blutung
Herkunft allgemein	proximal des Treitz-Bandes	distal des Treitz-Bandes
Mögliche betroffene Organe	Ösophagus Magen Duodenum	Jejunum Ileum Colon Rektum
Häufige Blutungsgründe	Magengeschwür Zwölffingerdarmgeschwür Ösophagusvarizen Magenfundusvarizen Magenkarzinom	Colitis ulcerosa Morbus Crohn Darmpolypen Divertikulose Gefäßfehlbildungen
Mögliche Noxen	Alkohol Schmerztabletten Helicobacter pylori	Alkohol

4

Blutstuhl/rote Darmblutung (Hämatochezie) Das Blut ist rot, dem Stuhl beigemengt und dort mit bloßem Auge zu erkennen. Dieses Symptom ist typisch für eine untere gastrointestinale Blutung, kann aber auch bei extrem starken Blutungen des oberen gastrointestinalen Trakts auftreten. Je proximaler die Blutungsquelle ist, umso dunkler erscheint das Blut, es kann auch eine geleeartige Konsistenz annehmen oder blutige Durchfälle produzieren.

4.8 Stoffwechselstörungen

Marion Dorissen

4.8.1 Diabetes mellitus

Der Diabetes mellitus (griechisch) ist eine Stoffwechselstörung. Entweder produziert der Körper kein eignes Insulin mehr oder, bedingt durch eine Zellstörung, kann das Insulin nicht mehr richtig wirken.

Das Insulin ist ein körpereigenes Hormon, das in den Beta-Zellen der Langerhans-Inseln der Bauchspeicheldrüse (Pankreas) aus Proinsulin (Vorstufe des Insulins) gebildet wird.

Diese Erkrankung ist bis heute nicht heilbar, womit die Patienten aber gut leben können.

Man unterteilt den Diabetes mellitus grob in zwei verschiedene Typen, Typ-1- und Typ-2-Diabetes (➤ Tab. 4.9).

4.8.2 Unterzuckerung (Hypoglykämie)

Am häufigsten werden wir mit Patienten konfrontiert, die an einer Unterzuckerung (Hypoglykämie; ➤ Abb. 4.38) leiden, dem sogenannten „Zuckerschock". Jeder Diabetiker, der blutzuckersenkende Tabletten bekommt und/oder insulinpflichtig (Spritzen s.c.) ist, kann eine Unterzuckerung bekommen. Eine Unterzuckerung tritt in kürzester Zeit ein. Mittlerweile sind die Diabetiker heute so gut geschult, das sie sich oft selbst zu helfen wissen. Der normale Blutzuckerwert (BZ-Wert) liegt bei einem Erwachsenen zwischen 80 und 110 mg/dl. Nach einer Mahlzeit darf er bis 140 mg/dl ansteigen, sollte nach zwei Stunden aber wieder im Normbereich liegen. Bei Kindern ist der BZ-Wert niedriger. Bei Neugeborenen liegt er zwischen 50 und 60 mg/dl, bei Kindern zwischen 70 und 100 mg/dl.

Jeder Mensch reagiert anders und bei dem einen kann ein BZ von 60 mg/dl schon Symptome einer mittelschweren Unterzuckerung aufweisen, bei dem anderen sind noch gar keine Symptome zu erkennen.

MERKE

Jeder Blutzuckerwert unter 50 mg/dl wird als Unterzuckerung behandelt, auch wenn keine Symptome vorliegen.

MERKE

Die Symptome einer Hypoglykämie hängen nicht von der absoluten Höhe des BZ-Wertes ab, sondern vielmehr von der Schnelligkeit des Blutzuckerabfalls.

Tab. 4.9 Unterscheidung Typ-1- und Typ-2-Diabetes

	Typ-1-Diabetes	Typ-2-Diabetes
Statur	schlank bis untergewichtig	oft übergewichtig
Krankheitsbeginn	vor 40. Lebensjahr	nach 40. Lebensjahr
Ursache	wahrscheinlich Autoimmunerkrankung Zerstörung der B-Zellen	Insulinresistenz
Körpereigenes Insulin	niedrig bis fehlend	normal bis hoch
Symptome	Müdigkeit Antriebslosigkeit häufiges Wasserlassen verstärkter Durst trockene Haut, Juckreiz Sehstörungen schlecht heilende Wunden Harnwegsinfekte Gewichtsverlust	Müdigkeit, Antriebslosigkeit häufiges Wasserlassen verstärkter Durst trockene Haut Sehstörungen schlecht heilende Wunden taube Hände, Füße *später:* Bluthochdruck Gefäßerkrankungen Erkrankungen der Augen, Nieren, Nerven
Insulintherapie	unbedingt erforderlich	erforderlich bei Erschöpfung der Insulinreserven

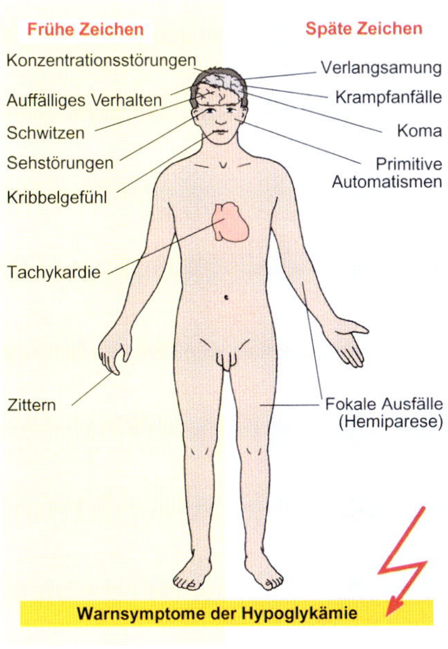

Abb. 4.38 Zeichen der Hypoglykämie [L157]

Ursachen

- zu starke Tablettenwirkung
- zuviel Insulin gespritzt
- außergewöhnlich hohe körperliche Bewegung
- zu langer Spritz-Ess-Abstand
- keine Kohlenhydrate nach dem Spritzen zu sich genommen
- Alkohol

Symptome

- bei einer leichten Unterzuckerung:
  - Schweißausbrüche
  - Heißhunger
  - Herzklopfen
  - innere Unruhe
  - leichte Konzentrationsstörungen

  - aggressives Verhalten
  - „weiche Knie" (Gangunsicherheit)
- bei einer mittelschweren Unterzuckerung:
  - Tachykardie (Herzrasen)
  - Zittern (z.T. am ganzen Körper)
  - Augenflimmern
  - schwere Konzentrationsstörungen (Patient fällt es schwer, das eigene Geburtsdatum zu nennen)
  - Orientierungsprobleme
- bei einer schweren Unterzuckerung:
  - Bewusstlosigkeit
  - Krampfanfälle

Gefahren

Leichte und mittlere Unterzuckerungen (Hypoglykämien) führen nicht zu Gehirnschäden. Bei schweren Unterzuckerungen kann es zu bleibenden Schäden wie Lähmungen und Gedächtnisstörungen kommen. In der Regel wachen die Patienten aus einer Unterzuckerung nach einer gewissen Zeit wieder von selbst auf, da die Leber Zuckervorräte ins Blut schickt. Bei alkoholisierten Patienten tritt diese Gegenregulation allerdings nicht ein. Der Körper kann sich nicht selbst helfen und ist auf Hilfe angewiesen.

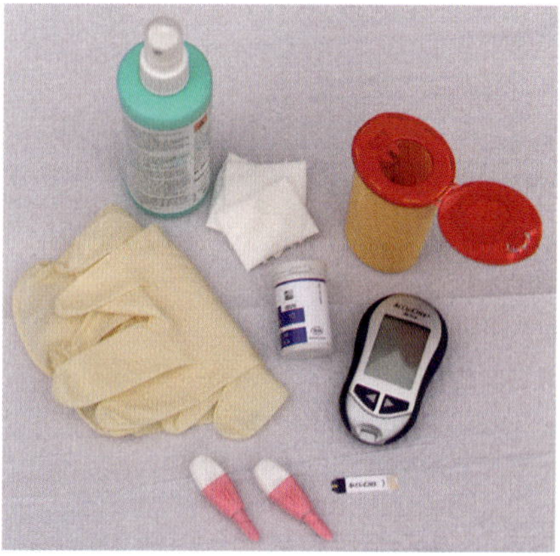

Abb. 4.39 Equipment Blutzuckermessung [W289–001]

Maßnahmen

- bei leichter bis mittelschwerer Unterzuckerung:
  - beruhigen, betreuen
  - Zucker in Form von Traubenzucker, Saft, Cola
  - zusätzlich Brot (Kohlenhydrate)
- bei schwerer Unterzuckerung:
  - Notarzt nachfordern
  - beruhigen, betreuen
  - Vitalfunktion kontrollieren (Puls, RR, SpO_2, BZ; ➤ Abb. 4.39)
  - stabile Seitenlage
  - Wärmeerhaltung
  - Sauerstoff

ACHTUNG

Niemals dem Patienten Flüssigkeit oder Brot in die Backentasche legen! Gefahr der Aspiration!

4.8.3 Überzuckerung (Hyperglykämie)

Bei einer Überzuckerung, diabetisches Koma genannt, kann es sein, dass der Patient selbst noch nicht weiß, dass er an Diabetes leidet. Einen erhöhten Blutzucker kann man nur durch erhöhte Glukosewerte im Urin und noch genauer im Blut feststellen. Viele Menschen lassen dies aber nicht regelmäßig beim Arzt kontrollieren und ignorieren die Symptome, die auf einen zu hohen BZ-Spiegel hinweisen. Eine Überzuckerung verläuft relativ langsam, oft schleichend. Auch hier gibt es keinen Richtwert, wann die Patienten ins Koma fallen oder andere Symptome aufweisen. Ein BZ-Messgerät zeigt meist ab 500 mg/dl keinen genauen Wert mehr an, der Patient kann nicht mehr ansprechbar sein (somnolent) oder aber es zeigen sich nur einzelne Symptome.

Ursachen

- nicht eingestellter Diabetes
- falsche Ernährung
- zusätzliche Medikamente (wie Cortison oder Entwässerungsmedikamente)
- fieberhafte Infekte
- Weglassen des Insulins oder der BZ-Tabletten
- defekter Insulin-Pen
- falsche Spritzstellen (z.B. immer in gleiche Stelle, vernarbtes Gewebe)

Symptome

- Gewichtsabnahme
- Schlappheit
- Müdigkeit
- erhöhter Harndrang
- Durst
- schlecht heilende Wunden
- Wadenkrämpfe, Muskelschwäche
- Juckreiz
- Bauchschmerzen
- Übelkeit/Erbrechen
- Azetongeruch in der Ausatemluft (wie faule Äpfel)
- Bewusstlosigkeit

Maßnahmen

- Notarzt alarmieren
- beruhigen, betreuen
- Überprüfung der Vitalfunktion (Puls, RR, SpO_2, BZ)
- Wärmeerhaltung
- Sauerstoff
- wenn erforderlich, stabile Seitenlage

4.8.4 Exsikkose

Bei einem massiven Flüssigkeitsmangel spricht man von einer Exsikkose/Dehydration. Oft sind alte Leute und kleine Kinder betroffen.

Ursachen

- hochfieberhafte Infekte
- Vernachlässigung durch Eltern (bei Säuglingen und Kleinkindern)
- starke Durchfälle und Erbrechen
- bei alten Leuten Mangel an Trinkflüssigkeit
- starkes Schwitzen ohne Aufnahme von Flüssigkeit
- starke Verbrennungen (Verlust von Plasma)
- diabetisches Koma

Symptome

- tief liegende Augen, eingefallenes Gesicht
- Hautfalten verstreichen nur langsam
- Verwirrtheit bis hin zur Bewusstlosigkeit
- Blutdruckabfall
- Tachykardie
- schlechte Füllung der Gefäße
- verminderte Harnausscheidung
- Durst
- Abgeschlagenheit, Müdigkeit
- Krampfanfälle

Maßnahmen

- Notarzt alarmieren
- beruhigen und betreuen
- Schocklage oder stabile Seitenlage
- Überprüfen der Vitalfunktionen (Puls, RR, SpO_2, BZ)
- Wärmeerhaltung
- Sauerstoff
- bei ansprechbaren Patienten elektrolythaltige Getränke (z.B. Isostar) zu trinken geben

4.9 Pädiatrische Notfälle

Marion Dorissen

4.9.1 Besonderheiten beim Kind

Ein Notfall mit Kindern ist immer etwas Besonderes. Ein verletztes, krankes, vielleicht sogar sterbendes Kind ist für jeden von uns schwer vorstellbar, und oft wirft uns dies psychisch aus der Bahn. Viele Fragen stellen wir uns schon während der Fahrt zum Einsatzort.

- Ist das Kind schwer verletzt/erkrankt? Ist es ansprechbar?
- Kenne ich das Kind, kommt es sogar aus meiner Familie?
- Wie kommuniziere ich mit dem Kind? Weint es? Kann ich einen Kontakt aufbauen?
- Wie reagieren die Angehörigen, sind sie panisch, teilnahmslos?

Wahrscheinlich fallen Ihnen noch mehr Fragen spontan ein. Eine Besonderheit ist, das man meist immer **zwei Patienten** hat, einmal das Kind und die Mutter, Vater oder Geschwister etc. Zum anderen weisen Kinder auch anatomische und physiologische Besonderheiten auf.

Anatomische, physiologische und psychologische Besonderheiten von Kindern

- Kommunikation mit kranken Kindern.
- Erleben Notfälle anders.
- Überwiegend respiratorische Notfälle.
- Neugeborene und Säuglinge atmen in der Regel durch die Nase.
- Überproportional große Zunge.
- Starke Speichelbildung.
- Kehlkopf (Larynx) liegt höher als beim Erwachsenen (3–4 HWK).
- Die engste Stelle des Kehlkopfs liegt in Höhe des Ringknorpels.
- Hauptbronchien entspringen der Bifurkation im gleichen Winkel.
- Relativ kurze Luftröhre (Trachea).
- Schleimhäute der Nase, des Kehldeckels (Epiglottis) und der Luftröhre sind empfindlich und schwellen schnell an.
- Sauerstoffbedarf ist größer als beim Erwachsenen.
- Wassergehalt und Wasserumsatz sind bei Neugeborenen und Säuglingen deutlich erhöht.
- Neugeborene und Säuglinge haben einen hohen Flüssigkeitsbedarf.
- Nierentätigkeit ist bei Neugeborenen noch eingeschränkt.
- Neugeborene haben ein relativ großes Herz.
- Kinder kompensieren sehr plötzlich und massiv.
- Sauerstoffmangel führt schneller zu Bradykardien.

- Der Blutdruckwert ist bei Kindern schwer zu ermitteln.
- Das zirkulierende Blutvolumen ist im Verhältnis größer (ca. 80–100 ml/kg KG).
- Insgesamt geringe Blutvolumina (Neugeborene ca. 300 ml) führen sehr schnell zu Volumenmangel.
- Blutzuckerwert ist bei Kindern niedriger (Neugeborene 50 bis 60 mg/dl, Kinder 70 bis 100 mg/dl).

4.9.2 Atemnot

Neben traumatisierten Kindern (durch Verkehrsunfälle, Hausunfälle) wird man häufig zu Kindern mit Atemnot gerufen. Hervorgerufen wird diese oft durch Verschlucken (Aspiration) von Fremdkörpern sowie durch Pseudokrupp/Epiglottitis.

Fremdkörperaspiration

Die Fremdkörperaspiration zählt mit zu den häufigsten Kindernotfällen. Gerade Kinder bis zum 3.–4. Lebensjahr haben die Angewohnheit, alles in den Mund zu stecken, was ihnen in die Hände fällt. Aber auch Schreckreaktionen und Laufen oder Stürzen mit vollem Mund führt dazu. Ursache der Aspiration ist aber nicht allein das Eindringen fester Fremdkörper in die tiefen Atemwege, sondern auch das Eindringen flüssiger Bestandteile.

Symptome

- plötzliche Hustenattacken
- Anamnese (was wurde beobachtet?)
- Heiserkeit
- Atmung: Giemen, Ateminsuffizienz, keine Atmung

Maßnahmen

- Notarzt anfordern
- Kind und Eltern beruhigen
- ERC-Guidelines 2005 beachten

Pseudokrupp

Pseudokrupp/Kruppsyndrom ist meist eine virale Schleimhautschwellung, seltener allergisch und extrem selten bakteriell. Bedingt durch Wetter- und Umwelteinflüsse, gibt es eine Krankheitshäufung von September bis März. Der echte Krupp-Husten, Diphtherie, tritt hier in Deutschland aufgrund der Diphtherie-Impfung nicht mehr auf. In den meisten Fällen sind Kinder im Alter von sechs Monaten bis 3–5 Jahren betroffen. Doch auch Schulkinder können noch am Kruppsyndrom erkranken. Die Eltern der Kinder sind meist gut informiert über die Erkrankung, und wenn nicht, packen sie ihr Kind ins Auto und fahren selbst zum Krankenhaus, da ihnen das Warten auf professionelle Hilfe schlicht und ergreifend zu lange dauert.

Symptome

- allmählich beginnender Infekt
- heiser
- bellender Husten
- Mund geschlossen, Nasenflügeln
- kein oder mäßiges Fieber
- meist gering bis mäßig beeinträchtigter Allgemeinzustand
- viraler Infekt

Maßnahmen

- falls erforderlich, Notarzt
- Kind und Eltern beruhigen
- keine Trennung vom Elternteil
- keine Hektik
- feuchte Luft zuführen (Nachtluft, Dusche im Badezimmer)
- auf dem Arm der Mutter sitzend lagern, sitzend transportieren
- Sauerstoff nur, wenn vom Kind toleriert

Epiglottitis

Meist akut auftretende, lebensbedrohliche, bakterielle (z.B. durch Haemophilus influenzae) Entzündung des Kehldeckels (Epiglottis) und Kehlkopfes (Larynx). Meist sind Kinder im Alter vom 2.–3. Lebensjahr betroffen. Gefährdet sind die Kinder aber schon ab dem 3. Lebensmonat bis hin zum Erwachsenenalter. Durch die Hib-Impfung (Haemophilus-influenzae-Impfung) ist die Erkrankung stark zurückgegangen und tritt sehr selten auf. Es macht Sinn und ist ratsam, sich immer den Impfausweis vorlegen zu lassen.

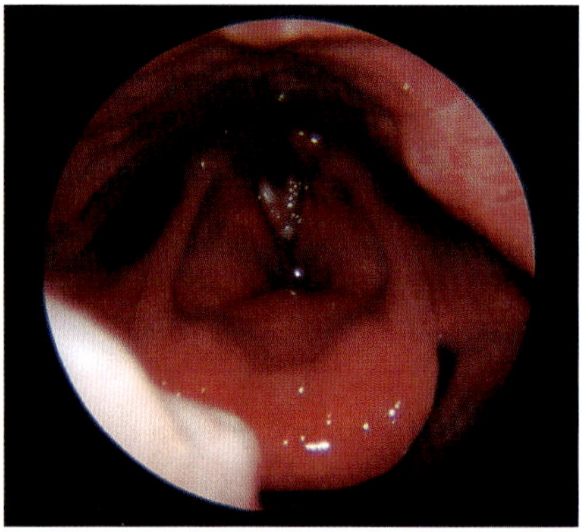

Abb. 4.40 Laryngoskopie bei Epiglottitis [R190]

Symptome

- akuter Beginn
- spricht kaum
- kaum Husten
- Mund offen, Speichelfluss, Schluckbeschwerden
- Temperatur sehr hoch (39–40 °C)
- Kind ist still, ängstlich, schwer krank
- Bewusstseinsstörungen
- starke Halsschmerzen
- volle Konzentration auf das Atmen

Maßnahmen

- Notarzt anfordern
- Kind sitzend lagern und transportieren
- Sauerstoffgabe, bei Ateminsuffizienz kontrollierte oder assistierte Maskenbeatmung
- starke Stresssituationen für das Kind vermeiden
- keine Racheninspektion oder andere Manipulationen
- immer in Reanimationsbereitschaft eine Kinderklinik anfahren

HINWEIS:
Bei Kindern gilt es im Allgemeinen, eine stressfreie Therapie anzustreben. Bei traumatisierten Kindern (z.B. Verkehrsunfall) ist die maximal anzuwendende Therapie erforderlich!

4.9.3 Kinderkrankheiten

Kinderkrankheiten, das hört sich ziemlich niedlich an, so als wenn man keine Angst davor haben müsste. Aber Fakt ist, das sie nicht risikoarm sind, sondern unter Umständen sogar tödlich verlaufen können. Viele der Infektionskrankheiten treten am häufigsten im Kindesalter auf. Es ist ganz wichtig, diese Infektionskrankheiten auszurotten, und dies kann nur gelingen, wenn Eltern ihre Kinder vollständig und nach STIKO-Impfplan (➤ Tab. 4.10) impfen lassen. Nachfolgend werden die wichtigsten Impfungen aufgeführt und erklärt, wogegen geimpft wird.

6-fach-Impfung (Diphtherie, Tetanus, Pertussis, Hib, Polio, Hepatitis B)

Grundimmunisierung Drei Impfungen innerhalb der ersten sechs Lebensmonate (ab dem 2. Lebensmonat, zwischen den Impfungen mindestens vier Wochen Abstand).

Auffrischung Im Alter von 11–14 Monaten, frühestens jedoch sechs Monate nach der 3. Impfung.

Diphtherie

- Erreger: Bakterium
- Übertragung: Tröpfcheninfektion (Eintritt über die Atemwege)
- Inkubationszeit: 2–5 Tage
- Symptome: Halsentzündung, Mandelschwellung, weißliche Beläge im Rachen, süßlicher Atem, schwere Atemnot, Fieber, Anschwellen der regionalen Lymphknoten, Organbefall durch das Diphtherietoxin von Herz, Leber, Nieren und motorischen Nerven

Tetanus (Wundstarrkampf)

- Erreger: Bakterium
- Übertragung: keimverseuchte Erde/Schmutz durch offene Wunden
- Inkubationszeit: 4 Tage bis 4 Wochen
- Symptome: tonisch-klonische Krämpfe, Lähmungserscheinungen, Kiefersperre, Lähmung von Glottis und Zwerchfell mit Erstickungstod

Pertussis (Keuchhusten)

- Erreger: Bakterium
- Übertragung: Tröpfcheninfektion (über Atemwege, direkter Kontakt zum Erkrankten)
- Inkubationszeit: 7–21 Tage
- Symptome: Schnupfen, Schwäche, krampfartiger Husten, Atemnot, Erbrechen, Stimmritzenkrampf, Apnoe, Zyanose

Hib (Haemophilus influenzae Typ b)

- Erreger: Bakterium
- Übertragung: Tröpfcheninfektion
- Inkubationszeit: kann nicht angegeben werden
- Symptome: akute Epiglottitis: schweres Krankheitsbild mit starken Halsschmerzen, hohem Fieber, kloßiger Sprache, schneller Verlauf; Tod innerhalb weniger Stunden durch Ersticken möglich

Poliomyelitis (Kinderlähmung)

- Erreger: Virus, drei verschiedene Serotypen
- Übertragung: verunreinigte Lebensmittel/Trinkwasser, selten Tröpfcheninfektion
- Inkubationszeit: 1–3 Wochen
- Symptome: Fieber, Kopfschmerzen, Halsschmerzen, Erbrechen, Durchfall, Meningitis, Areflexie, schlaffe Lähmung der Muskulatur, Störung von Atem- und Kreislauffunktion, Tod durch Ersticken

Hepatitis B

- Erreger: Virus
- Übertragung: über die Schleimhäute, Hautverletzungen mit infektiösen Körperflüssigkeiten, bei der Geburt von Mutter auf Kind
- Inkubationszeit: 40–100 Tage
- Symptome: Appetitlosigkeit, Übelkeit, Erbrechen, Fieber, Ikterus!

3-fach-Impfung (Masern, Mumps, Röteln)

Zwei Impfungen bis zum 2. Geburtstag: 11.–14. vollendeter Lebensmonat und 15.–23. vollendeter Lebensmonat.

Masern

- Erreger: Virus
- Übertragung: Tröpfcheninfektion (Niesen und Husten)
- Inkubationszeit: 9–12 Tage
- Symptome: Husten, Schnupfen, hohes Fieber, Hautausschlag, Konjunktivitis, Lichtscheu, Koplik-Flecken, Enzephalitis, Meningitis

Mumps

- Erreger: Virus
- Übertragung: Tröpfcheninfektion (Atemwege)
- Inkubationszeit: 18–21 Tage, 3–7 Tage vor bis max. 9 Tage nach Ausbruch der Erkrankung
- Symptome: erscheinungsfrei oder Fieber, Schwellung der Ohrspeicheldrüsen, Patient hat Schmerzen beim Kauen und dicke Wangen, schmerzhafte Orchitis mit Hodenatrophie und Unfruchtbarkeit, Meningoenzephalitis

Röteln

- Erreger: Virus
- Übertragung: Tröpfcheninfektion, frisch verkeimte Gegenstände
- Inkubationszeit: 14–21 Tage
- Symptome: Gesichtsrötung, Hautausschlag, Lymphknotenschwellung, schwere Embryopathien bei Rötelninfektion in der Schwangerschaft (Gregg-Syndrom: Taubheit, Katarakt, Fallot-Tetralogie)

Windpockenimpfung

Zwei Impfungen: die erste im Alter vom 11.–14. vollendeten Lebensmonat, die zweite im 9.–17. vollendeten Lebensjahr.

Windpocken

- Erreger: Virus
- Übertragung: Tröpfcheninfektion (Atemwege)
- Inkubationszeit: 14–16 (10–21) Tage
- Symptome: fieberhafter, juckender, bläschenförmiger Hautausschlag, bakterielle Superinfektionen: Pneumonie und Mittelohrentzündung; Schlaganfall im Kindesalter

4.9.4 Fieberkrampf

Betroffen sind überwiegend Kinder im Alter von sechs Monaten bis sechs Jahren. Häufig beginnen die Kinder beim ersten Fieberanstieg, der rektal bei ca. 39 °C liegt,

Tab. 4.10 Impfkalender nach den Empfehlungen der Ständigen Impfkommission am Robert-Koch-Institut, Stand: Juli 2008

Impfstoff/ Antigen-Kombinationen	Alter in vollendeten Monaten						Alter in vollendeten Jahren			
	Geburt	2	3	4	11-14	15-23	5-6	9-17	ab 18	ab 60
Wundstarrkrampf (Tetanus)		1.	2.	3.	4.		A	A	A[d)]	A[d)]
Diphterie		1.	2.	3.	4.		A	A	A[d)]	A[d)]
Keuchhusten (Pertussis)		1.	2.	3.	4.		A	A		
Haemophilus influenzae Typ b		1.	2.[a)]	3.	4.					
Polio		1.	2.[a)]	3.	4.			A		
Hepatitis B	1.		2.[a)]	3.	4.			G		
Pneumokokken		1.	2.	3.	4.					S
Meningokokken					1.[c)]					
Masern, Mumps, Röteln					1.	2.				
Windpocken					1.	2.[e)]		f)		
Grippe[b)] (Influenza)										S
HPV[g)] (Humane Papillomaviren)								SM		

A Auffrischungsimpfung: Diese sollte möglichst nicht früher als 5 Jahre nach der vorhergehenden letzten Dosis erfolgen.
G Grundimmunisierung aller noch nicht geimpften Jugendlichen bzw. Komplettierung eines unvollständigen Impfschutzes
S Standardimpfung
SM Standardimpfung für Mädchen
a) Bei Einzelimpfstoffen oder Impfstoffen ohne Keuchhustenanteil kann diese Dosis entfallen.
b) Jährlich mit aktuellem Impfstoff
c) Ab dem vollendeten 12. Lebensmonat
d) Auffrischung alle 10 Jahre
e) Bei Verwendung eines MMR-Varizellenimpfstoffes: Gabe einer zweiten Dosis bevorzugt nach 6 Wochen (mindestens 4 Wochen)
f) Impfung von Jugendlichen ohne Windpockenerkrankung oder -impfung
g) Impfung mit 3 Dosen für alle Mädchen im Alter von 12 bis 17 Jahren

zu krampfen. Der Krampf dauert in der Regel 5–10 Minuten. Beim Eintreffen des Rettungsdienstes ist der Krampf meist schon vorüber und man findet ein schläfriges Kind und sehr aufgeregte Eltern vor.

Symptome

- erhöhte Körpertemperatur
- Infektzeichen
- generalisierte Krämpfe
- Bewusstlosigkeit

Maßnahmen

- Wadenwickel
- Notarzt alarmieren
- Atemwege freihalten
- Bewusstlosigkeit: stabile Seitenlage
- Temperatur rektal messen
- Sauerstoffgabe 2–4 l/Min., falls das Kind dies toleriert

4.10 Gynäkologische Notfälle

Marc Scheffer

4.10.1 Fehlgeburt

Als Fehlgeburt (Abort) wird die ungewollte vorzeitige Beendigung einer Schwangerschaft bezeichnet. Hauptsymptome einer Fehlgeburt sind die Blutung aus der Scheide sowie wehenartige Schmerzen.

Ursachen

In den meisten Fällen kommt es zum Absterben der Frucht, die nach einigen Tagen ausgeschieden wird.

Symptome

- wehenartige Schmerzen
- Blutung aus der Scheide
- evtl. bretthartе Bauchdecke durch Muskelkontraktion
- evtl. Schockanzeichen

Gefahren

Während einer Fehlgeburt kann es zu einem massiven Blutverlust kommen. Eine akute vitale Bedrohung für die Patientin kann daher nicht ausgeschlossen werden.

Maßnahmen

- Fritsch-Lagerung (➤ Abb. 4.41)
- Sauerstoffgabe 4–6 l/Min. mittels Sauerstoffbrille oder Sauerstoffmaske
- venöser Zugang mit Volumengabe
- Überwachung der Vitalfunktionen
- Betreuung der Patientin
- Wärmeerhaltung
- Notarzt nachalarmieren
- Transport in eine Klinik mit Geburtsabteilung

4.10.2 Vorzeitige Plazentalösung

Die vorzeitige Plazentaablösung (➤ Abb. 4.42) ist eine besonders gefürchtete Notfallsituation. Hierbei löst sich der Mutterkuchen (Plazenta) von der Gebärmutterwand ab, bevor das Kind geboren wurde.

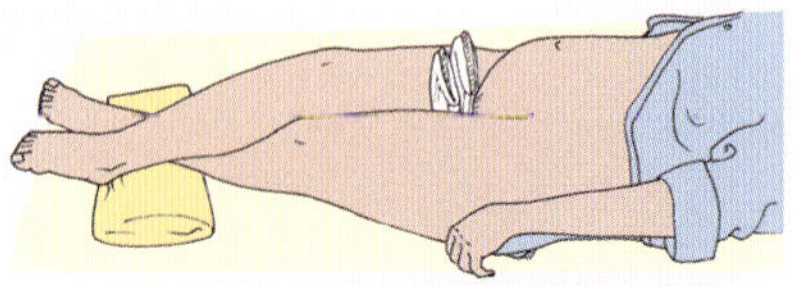

Abb. 4.41 Lagerung nach Fritsch. Die Beine sind gestreckt, die Unterschenkel übereinander geschlagen. Eine saugstarke Vorlage liegt vor der Vulva. [L215]

Ursachen

- erhöhte Blutdruckwerte (RR_{sys} > 160 mmHg, RR_{dia} > 95 mmHg)
- Hypertonie (Bluthochdruck) während der Schwangerschaft
- Bauchtraumen durch Stürze oder Verkehrsunfälle

Symptome

- starke Schmerzen im Bereich der Ablösungsstelle
- bretthart Bauchdecke
- evtl. Blutungen aus der Scheide
- evtl. keine spürbaren Kindsbewegungen

Gefahren

Durch die Plazentalösung kann die Versorgungsfläche des Fetus unterbrochen werden. Somit würde er nicht mehr mit Sauerstoff versorgt werden, die Gefahr eines eventuellen Absterbens des Fetus besteht. Bei einer fortschreitenden Ablösung der Plazenta kommt es auch zum vermehrten Blutverlust und somit zur Gefährdung der Mutter.

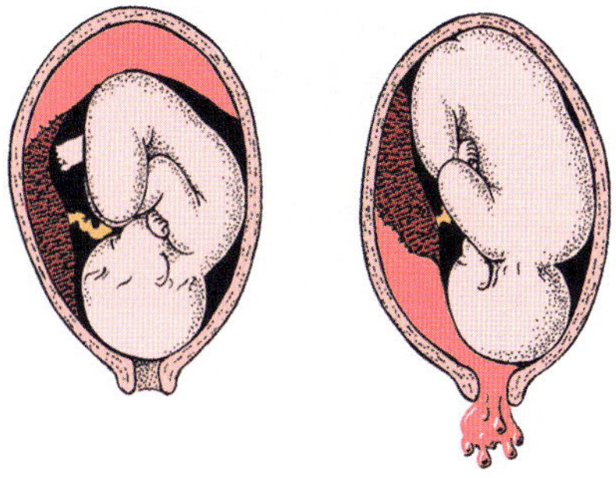

Abb. 4.42 Vorzeitige partielle Plazentalösung ohne und mit Blutung nach außen [L190]

Maßnahmen

- Linksseitenlagerung
- Sauerstoffgabe 4–6 l/Min. über Sauerstoffbrille oder Sauerstoffmaske
- venöser Zugang mit Volumengabe
- Überwachung der Vitalfunktionen
- Betreuung der Patientin
- Wärmeerhaltung
- Notarzt nachalarmieren
- Transport in eine Klinik mit Geburtsabteilung

4.10.3 Placenta praevia

Die Plazenta sitzt normalerweise im Bereich der Vorder- oder Hinterwand der Gebärmutter, so dass sie bis nach der Geburt des Kindes in ihrer Funktion nicht gestört wird. Bei der Placenta praevia erfolgt die Entwicklung der Plazenta in den tief gelegenen Abschnitten der Gebärmutter. Es besteht die Gefahr, dass die Plazenta den Geburtskanal ganz oder teilweise versperrt (➤ Abb. 4.43).

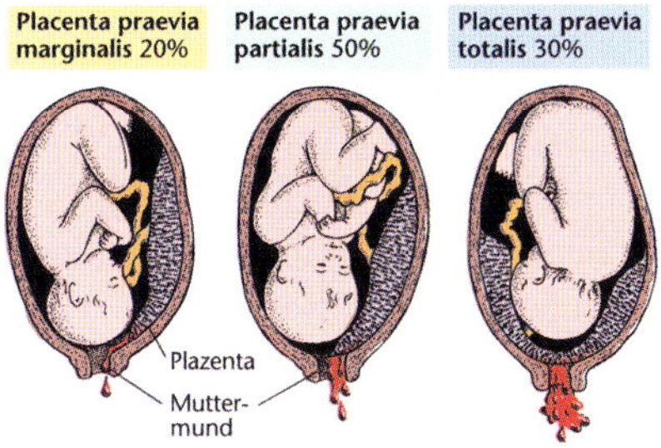

Abb. 4.43 Die drei Formen der Placenta praevia und ihre Häufigkeiten [L190]

Ursachen

Tiefe Einnistung des befruchteten Eis im Uterus.

Symptome

- schmerzlose Blutung im dritten Trimenon aus der Scheide
- evtl. Schockanzeichen

Gefahren

Bei einer sehr tiefen Einnistung besteht die Gefahr, dass die Plazenta den Geburtskanal versperrt. Während der Eröffnungswehe löst sich die Plazenta, wobei es zu einer Blutung kommt, die sich mit jeder Wehe verstärkt. Bedingt durch die Blutung, besteht für die Patientin akute Gefahr.

Maßnahmen

- Fritsch-Lagerung, eventuell in Kombination mit Schocklage
- Sauerstoffgabe 4–6 l/Min. über Sauerstoffbrille oder Sauerstoffmaske
- venöser Zugang mit Volumengabe
- Überwachung der Vitalfunktionen
- Betreuung der Patientin
- Wärmeerhaltung
- Notarzt nachalarmieren
- Transport in cinc Klinik mit Gcburtsabteilung

4.10.4 Vena-cava-Kompressionssyndrom

Ursachen

Durch den großen Uterus mit der heranwachsenden Frucht kommt es im letzten Schwangerschaftsdrittel zur Kompression der unteren Hohlvene (Vena cava). Dies führt zum Abdrücken der Vena cava und tritt vorwiegend auf, wenn die Mutter auf dem Rücken liegt. Die Bauchaorta befördert weiter Blut in die untere Körperregion. Eine Rückführung des Blutes zum rechten Herzen findet nicht statt (➤ Abb. 4.44).

Symptome

- kurz andauernde Bewusstlosigkeit (Synkope)
- Kreislauffehlregulation bei plötzlichem Aufstehen
- Blutdruck sinkt
- Schwindelgefühl
- Übelkeit
- erhöhter Puls (Tachykardie)

Gefahren

Für den Fetus besteht durch den entstehenden Sauerstoffmangel Lebensgefahr.

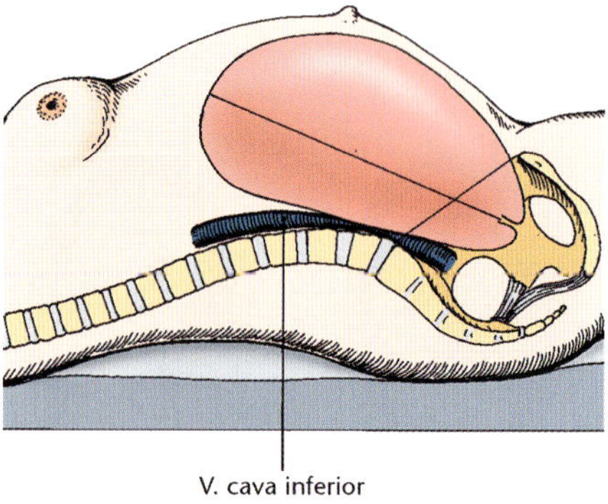

Abb. 4.44 Vena-cava-Kompressionssyndrom [R103]

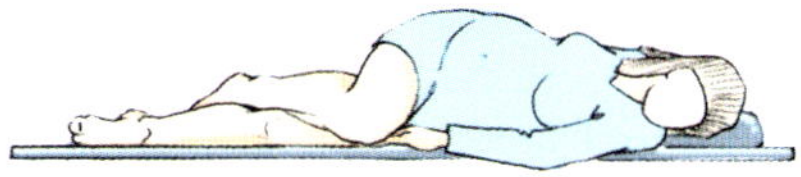

Abb. 4.45 Linksseitenlage beim Vena-cava-Kompressionssyndrom [L108]

Maßnahmen

In den meisten Fällen reicht es aus, die Patientin beim Vena-cava-Kompressionssyndrom in die Linksseitenlagerung zu legen (➤ Abb. 4.45). Innerhalb weniger Minuten bilden sich die Symptome zurück. Die Patientin sollte dennoch zur Sicherheit einer ärztlichen Untersuchung zugeführt werden.

4.10.5 Lageanomalien/ Beckendlagen

Als Fehllagen werden Lagen des Kindes bezeichnet, die dazu führen, dass nicht der Kopf, sondern andere Körperteile (Arm, Bein, Steiß) zuerst im Geburtskanal erscheinen (➤ Abb. 4.46).

Symptome

Wehentätigkeit zusammen mit eventuell sichtbaren anderen Körperteilen als dem Kopf.

Gefahren

Bei einer Lageanomalie ist der physiologische Geburtsvorgang nicht möglich. Bei einer Steißgeburt zum Beispiel besteht die Problematik darin, dass die Weichteile des kindlichen Beckens den Geburtskanal für den größeren Kindskopf nicht genug weiten können. Wird ein Kind mit dem Steiß

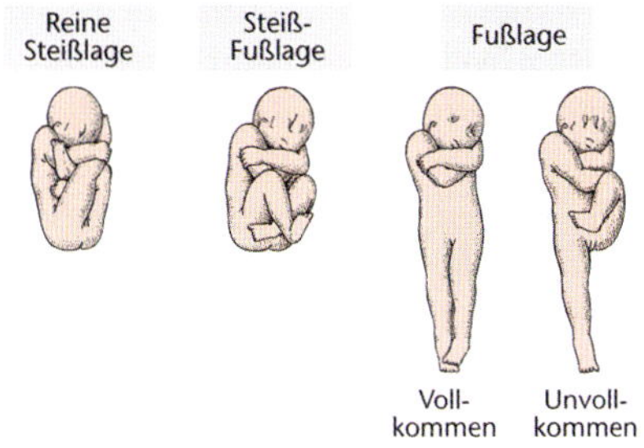

Abb. 4.46 Beckenendlagen. Am häufigsten ist die reine Steißlage. [L190]

voran geboren, bedarf es spezieller Handgriffe.

MERKE

Es muss beachtet werden, dass der Helfer bei Lageanomalien das Kind nie berühren darf, bevor der untere Teil des Schulterblattes zu sehen ist. Andernfalls wird der sogenannte Moro-Umklammerungsreflex ausgelöst. Hierbei breitet das Kind bei Erschütterung oder Berührung die Arme nach oben aus.

Bei Eintritt des Kopfes in den Geburtskanal drückt der Kopf die Nabelschnur ab. Es drohen eine Sauerstoffunterversorgung (Hypoxie) und daraus folgend schwere Schädigungen des Neugeborenen, im schlimmsten Fall der Tod.

Maßnahmen

- Linksseitenlagerung mit Beckenhochlagerung (➤ Abb. 4.48)
- Sauerstoffgabe 4–6 l/Min. mittels Sauerstoffbrille oder Sauerstoffmaske
- venöser Zugang
- Überwachung der Vitalfunktionen
- Betreuung der Patientin
- Wärmeerhaltung

- Verhinderung der Geburt auch bei heftigsten Wehen. Dies kann unter Umständen erreicht werden, indem die Patientin während der Wehen hechelt. Der Notarzt und eventuell eine Hebamme müssen nachgefordert werden.
- Transport in eine Klinik mit Geburtsabteilung

4.10.6 Nabelschnurvorfall

Ursachen

Ein frühzeitiger Fruchtwasserabgang kann zu einem Nabelschnurvorfall (➤ Abb. 4.47) führen.

Symptome

Hat die Geburt begonnen und sich die Nabelschnur vor den kindlichen Kopf geschoben, ist die kleinfingerdicke, weiß-bläuliche Schnur im Geburtskanal zu sehen. Gleichzeitig ist eine Wehentätigkeit zu erkennen.

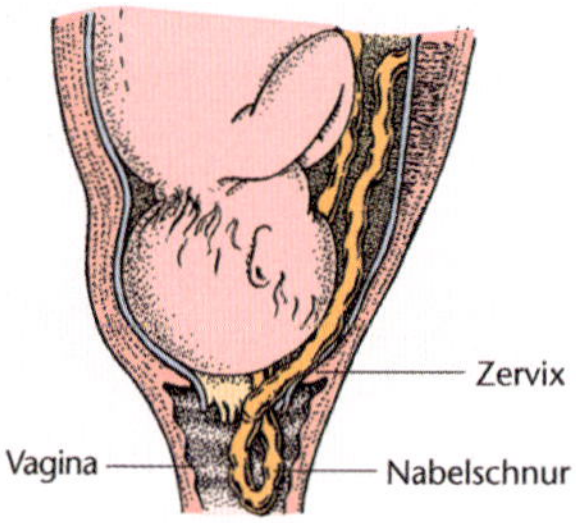

Abb. 4.47 Nabelschnurvorfall. Die Gefahr ist besonders groß, wenn die Fruchtblase platzt, bevor der Kopf in das kleine Becken getreten ist. [L190]

Gefahren

Die vorgefallene Nabelschnur kann durch kindliche Körperteile abgedrückt werden. Die Sauerstoffzufuhr wird unterbrochen und es kommt zu einem erheblichen Sauerstoffmangel für das ungeborene Kind.

Maßnahmen

- Linksseitenlagerung mit Beckenhochlagerung (➤ Abb. 4.48)
- Sauerstoffgabe 4–6 l/Min. mittels Sauerstoffbrille oder Sauerstoffmaske
- venöser Zugang
- Überwachung der Vitalfunktionen
- Betreuung der Patientin
- Wärmeerhaltung
- Patientin auffordern, während der Wehen zu hecheln
- Notarzt nachalarmieren
- Transport in eine Klinik mit Geburtsabteilung

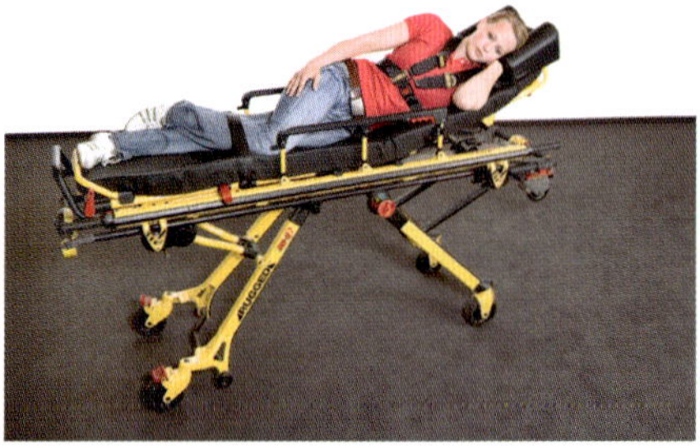

Abb. 4.48 Lagerung Schwangere [J747]

4.11 Intoxikationen

Sven Möllenbrink

Eine Intoxikation beschreibt eine schädigende Wirkung chemischer, pflanzlicher, tierischer oder sonstiger Gifte auf den menschlichen Körper. Generell werden in der Toxikologie zwei Arten von Intoxikationen beschrieben: zum einen die akute, zum anderen die chronische Intoxikation. Für beide Intoxikationsarten gibt es verschiedene Ursachen:

- akute Intoxikation
  - unsachgemäßer Umgang mit verschiedenen Substanzen
  - Unfälle
  - suizidale Absicht
  - kriminelle Hintergründe
  - Verwechslung
  - Neugier (Kinder wollen alles ausprobieren)
- chronische Intoxikation
  - permanenter Kontakt mit Giften (z.B. giftige Dämpfe bei Friseuren, Industrie, Maler und Lackierbetriebe usw.)

Für den Sanitätsdienst/Rettungsdienst sind primär die akuten Intoxikationen von Bedeutung. Chronische spielen oftmals erst dann eine Rolle, wenn sie Schädigungen z.B. in den Atemwegen oder der Lunge ausgelöst haben, die es zu behandeln gilt (z.B. Asthma).

Gifte werden in verschiedene Gruppen eingeteilt:

- Rauchgase
- Medikamente
- Drogen
- Pflanzenschutzmittel
- Pflanzengifte
- tierische Gifte

Für die Behandlung einer Intoxikation ist es ebenfalls wichtig, den **Aufnahmeweg** des Giftes zu kennen. Dafür gibt es folgende Möglichkeiten:

- oral (Alkohol, Medikamente, Haushaltsreiniger, Pflanzen, Drogen, Pflanzenschutzmittel)
- Atemwege (Rauchgase)
- transkutan (Insektenstiche oder -bisse, Schlangenbisse, Drogen in Injektionsform)
- perkutan (Kontaktgifte wie Pflanzenschutzmittel)
- Schleimhäute (Rauchgase, Medikamente, Drogen)

Bei sanitätsdienstlichen oder rettungsdienstlichen Einsätzen, bei denen eine mögliche Intoxikation im Vordergrund steht, muss der Helfer im besonderen Maße auf seinen Eigenschutz achten. Eine mögliche Gefahr besteht für den Retter zum Beispiel durch Gasaustritt. Egal ob CO-Vergiftungen, Rauchgase oder Ähnliches, kann eine optimale Rettung nur dann durchgeführt werden, wenn der Retter geeignetes Schutzmaterial zur Verfügung hat (z.B. Pressluftatmer). Hatte der Patient zum Beispiel mit E 605 Kontakt oder wurde er von einem giftigen Reptil gebissen, so sollte dies im Vorfeld dem Rettungsdienst oder Sanitätsdienstpersonal mitgeteilt werden, damit dieses geeignete Schutzmaßnahmen vor dem Betreten der Räumlichkeiten anlegen kann.

ACHTUNG

Giftstoffe, durch die Patienten vergiftet wurden, können für den Retter gefährlich werden; daher sollte eine Patientenrettung nur mit geeigneten Schutzmaßnahmen erfolgen. Eigenschutz geht vor!

4

Um die Diagnose einer Intoxikation zu sichern, gilt es neben Messung der Vitalparameter wie

- Blutdruck
- Herzfrequenz
- Atemfrequenz
- Sauerstoffsättigung

wenn möglich eine Anamnese durchzuführen. Ist dies nicht möglich, muss der Fremdanamnese eine große Bedeutung zugemessen werden. Steht keine Möglichkeit zur Anamneseerhebung zur Verfügung, so muss das Umfeld, indem der Patient aufgefunden worden ist, genau inspiziert werden. Hilfreich können hier sein:

- leere Medikamentenschachteln
- Spritzen
- leere Alkoholflaschen
- außergewöhnliche Gerüche
- eventuelle Abschiedsbriefe
- vorhandene, vielleicht sogar offene Terrarien

Ebenfalls von Bedeutung ist die genaue körperliche Untersuchung des Patienten:

- genereller Eindruck des Patienten
- Hautkolorit
- Pupillen
- eventuelle Einstichstellen an Armen oder Beinen
- Betrachtung eventueller Ausscheidungen des Patienten auf außergewöhnliche Farbe und/oder Geruch

Bestätigt sich nach der Untersuchung und eventueller Anamnese der Verdacht der Intoxikation, sollten für eine Therapie folgende Aspekte geklärt werden:

- Um welches Gift handelt es sich?
- Handelt es sich um ein Gift oder um eine Kombination mehrerer Gifte?
- Welche Menge Gift wurde eingenommen?
- Wie lange liegt die Giftaufnahme zurück?
- In welchem Verhältnis stehen Gift und Körpergewicht?
- Wie und wo wirkt das Gift genau?

Sind auch diese Aspekte geklärt, kann mit der Therapie des Patienten begonnen werden. Dabei kann nach der sogenannten Fünferregel (EGAAT-Regel) vorgegangen werden.

MERKE

Fünferregel (EGAAT-Regel):

- **E**lementartherapie
- **G**iftentfernung
- **A**sservierung
- **A**ntidottherapie
- **T**ransport

Im Vordergrund steht auch hier wie bei jedem Patienten die Sicherung der Vitalfunktionen. Zunächst müssen die Atemwege des Patienten gesichert werden. Dies kann durch die stabile Seitenlage oder Intubation geschehen. Sind die Atemwege frei, kann die Atmung zusätzlich durch die Gabe von Sauerstoff unterstützt werden. Ebenfalls muss die Zirkulation des Patienten gesichert werden. Ist diese nicht vorhanden, muss sie wiederhergestellt werden.

Sind die Vitalfunktionen des Patienten gesichert, kann mit der speziellen Therapie bei Intoxikationen begonnen werden.

Als Erstes steht hier die Giftentfernung im Vordergrund. Bei der Giftentfernung unterscheidet man zwei Formen, die primäre und die sekundäre Giftelimination. Unter primärer Giftelimination versteht man das Erbrechen, die Durchführung einer Magenspülung mit medizinischer Kohle sowie zum Beispiel die Anwendung von Abführmitteln. Zu bedenken bleibt bei der primären Entfernung, dass die orale Aufnahme des Giftes nicht länger als eine Stunde her sein darf, da das Gift sonst durch die Magenschleimhaut schon vom Körper aufgenommen sein kann.

Sekundäre Möglichkeiten der Giftentfernung könnten kontrolliertes Abatmen, Dialyse, Hämofiltration oder forcierte Diurese sein.

Der nächste Schritt beinhaltet keine Therapiemaßnahme im eigentlichen Sinne, sondern eine generelle Maßnahme. Hier sollte das Sanitätsdienstpersonal/Rettungsdienstpersonal das Gift/die Gifte für den Notarzt oder das Krankenhaus zur genauen Untersuchung asservieren. Als Asservate eignen sich:

- leere Medikamentenschachteln
- anfallende Ausscheidungen
- vor der Antidottherapie entnommenes Blut
- am Einsatzort befindliche Gefäße, die auf ein eingenommenes Gift schließen lassen
- Speisereste
- eventuell vorhandene Papiere über Tiere (bei Bissen)
- Wenn möglich, sollten bei Bissen durch exotische Tiere diese durch Fachpersonal ebenfalls asserviert werden.

ACHTUNG

Auch bei der Asservierung der Gifte muss auf den Eigenschutz geachtet werden!

Der nächste Therapieschritt wäre eine gezielte Antidotgabe. Sind die möglichen Antidote oder Maßnahmen dem Rettungsdienstpersonal oder Notarzt nicht bekannt, sollte Kontakt zu einer Giftnotrufzentrale (➢ Abb. 4.49) aufgenommen werden.

Hier können bei der Angabe des Giftes spezielle Maßnahmen und Therapievorschläge erfragt werden. Ebenfalls kann die Giftnotrufzentrale bei tierischen Giften Auskünfte über Gegengifte und deren Standorte erteilen. Des Weiteren kann die Giftnotrufzentrale Vorschläge über ein geeignetes Transportziel in der Nähe des Einsatzortes machen.

Ist der Patient nun ausreichend versorgt und transportfähig, sollte er schnellstmöglich in ein geeignetes Krankenhaus verbracht werden. Konnte das Gift schon an der Einsatzstelle entfernt werden, so bietet es sich an, ein Krankenhaus der Maximalversorgung mit entsprechend ausgestatteter Intensivstation anzusteuern. Je nach zu erwartender Schädigung durch das Gift muss der Transport schnellstmöglich erfolgen. Abhängig von der Entfernung zu einer solchen Spezialklinik sollte frühestmöglich durch die Rettungsleitstelle ein Hubschraubertransport organisiert werden.

Konnte das Gift an der Einsatzstelle noch nicht entfernt werden, so ist es ratsam, das erste Krankenhaus in der Nähe der Einsatzstelle aufzusuchen. In diesem Krankenhaus sollten das Gift nun eliminiert und Atmung und Kreislauf des Patienten stabilisiert werden. Ist die Stabilisierung erfolgt, kann der Patient in die oben beschriebene Spezialklinik verlegt werden. Während des Transportes in ein Krankenhaus muss der Patient weiterhin engmaschig überwacht werden (EKG, Blutdruck, Sauerstoffsättigung des Blutes). Doch Achtung: Manche Krankheitsbilder, wie zum Beispiel bei der CO-Vergiftung, verfälschen das Messergebnis (CO hat eine höhere Affinität zu Hämoglobin als Sauerstoff und besetzt das Hämoglobin. Der

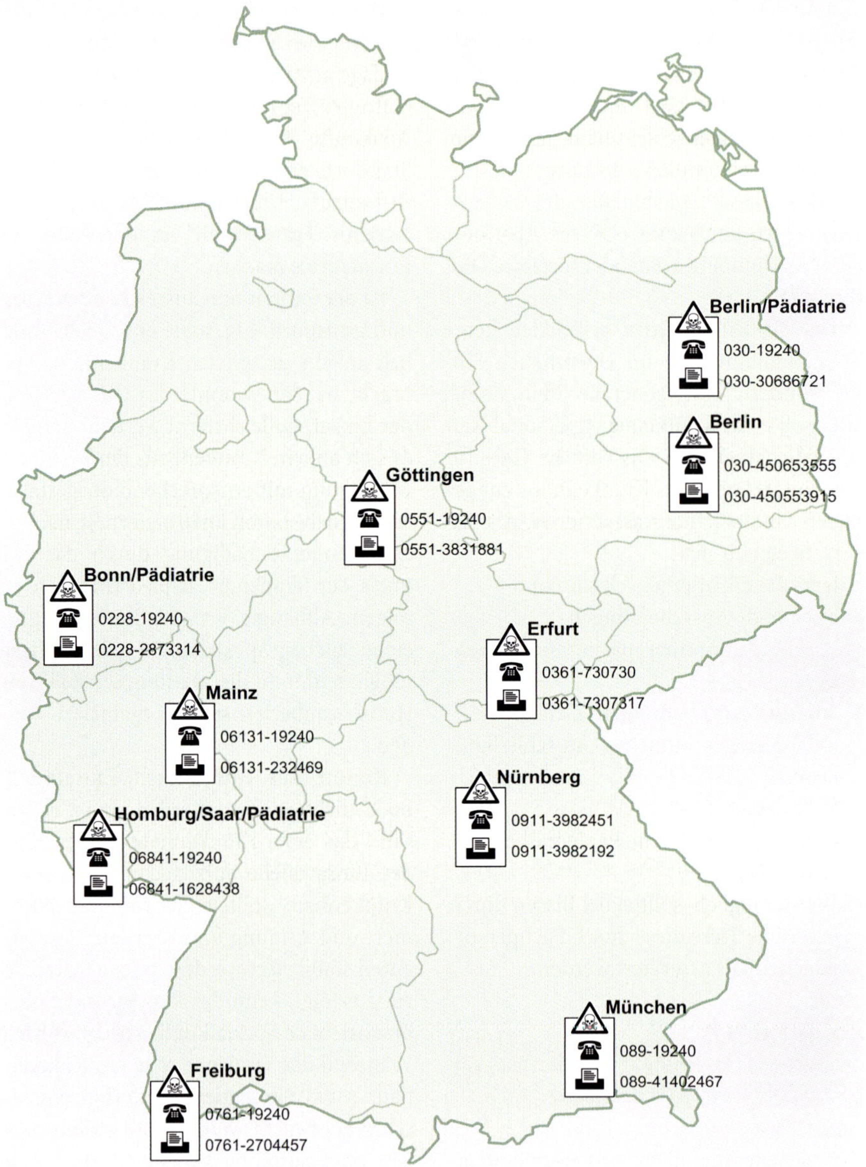

Abb. 4.49 Giftnotrufzentralen (GIZ) in Deutschland (Stand 04/2007)

SpO_2-Sensor kann keinen Unterschied der besetzten Hämoglobine feststellen und zeigt eine weiterhin gute Sauerstoffsättigung des Blutes an, obwohl das Hämoglobin nicht mit Sauerstoff, sondern mit dem schädlichen CO beladen ist → verfälschtes Messergebnis.).

Zum besseren Verständnis der Thematik Intoxikation werden nun beispielhaft einige Intoxikationen mit ihren Symptomen und deren Behandlung aufgeführt.

4.11.1 Kohlenmonoxidvergiftung (CO)

Ursachen

- Rauchgas bei Bränden
- Auspuffgas bei Fahrzeugen

Pathophysiologie

- Kohlenmonoxid hat eine 300-fach höhere Affinität zu Hämoglobin als Sauerstoff und kann diesen daher verdrängen.
- Verhinderung des Sauerstofftransportes im Körper.

Folge

Entstehung einer Azidose durch saure Stoffwechselprodukte.

Symptome

- Schläfenkopfschmerz
- Tachypnoe
- Tachykardie
- Übelkeit, Erbrechen
- Schwindel
- rosige Hautfarbe (HbCO-haltiges Blut ist hell)
- Schwäche
- bei schweren Intoxikationen: zusätzlich Gangunsicherheiten, Krämpfe, Störungen der Feinmotorik, evtl. Bewusstlosigkeit

Spezielle Therapie

- Rettung aus dem Gefahrenbereich (Eigenschutz!!)
- Sauerstoffgabe 8–10 l/Min. (Verdrängung des CO vom Hb)
- Druckkammertherapie innerhalb von 24 Stunden, dadurch Eliminierung des CO
- Intubation und Beatmung mit PEEP 5 cmH_2O
- Schocktherapie

ACHTUNG
Es besteht Explosionsgefahr!

4.11.2 Methämoglobinbildner

Hierbei handelt es sich um Einzelstoffe wie zum Beispiel Nitrate oder Chlorate.

Intoxikation mit einem Chlorat

Ursache

- Natrium- und Kaliumchlorate sind Oxidationsmittel.
- Einsatzgebiet: häufig als Pflanzenschutzmittel.

Pathophysiologie

- wirken oxydierend auf Hämoglobin (Eisen^{3+} entsteht)
- Zerstörung der roten Blutkörperchen
- Methämoglobine entstehen
- direkte Schädigung der Nieren mit eventuellem Nierenversagen
- Verhinderung des Sauerstofftransportes
- rascher Todeseintritt
- Durch den Zerfall der Erythrozyten entsteht eine Hyperkaliämie, die Ursache für Herzrhythmusstörungen ist.

Symptome

- Übelkeit, Erbrechen, Durchfall und Bauchschmerzen in der primären Intoxikationsphase,
- Patient ist zyanotisch durch vermehrten Eisenanteil in den roten Blutkörperchen.
- Atemnot, Tachypnoe, Tachykardie, Koma,
- roter bis brauner Urin durch Übertritt des Methämoglobins in den Harn.

Komplikationen

- Bestehenbleiben des Nierenversagens
- irreversible Hirnschäden

Spezielle Therapie

- Sauerstoffgabe über Sauerstoffmaske
- Intubation mit PEEP-Beatmung
- klinisch: Blutaustauschtransfusion

4.11.3 Organische Lösungsmittel

Definition

- flüssige Chemikalien, z.B. Fette, Öle, Lacke, Farben
- Methanol, Tetrachlorkohlenstoff, Ethylenglykol gehören zu giftigsten Lösungsmitteln

Ursache

- Aufnahme meist versehentlich, nicht aus suizidaler Absicht
- oftmals Missbrauch als „Schnüffelstoff", um Rauschzustände zu erzeugen

Pathophysiologie

- Methanol und Ethylenglykol werden durch Abbauprodukte des Alkohols giftig (Alkoholdehydrogenase).
- Aus Methanol werden Ameisensäure und Formaldehyd, die zu einer Azidose des Blutes führen.
- Methanol führt zu Erblindung und Schädigung des Gehirns.
- Ethylenglykol giftet zu Oxalsäure und Glykolsäure auf und verursacht neben einer Azidose ebenfalls ein Nierenversagen.
- Tetrachlorkohlenstoff verursacht Leberversagen.
- Zentralnervöse Wirkungen wie Krampfanfälle können ausgelöst werden.

Symptome

- Geruch nach Benzin, Kurzatmigkeit, Husten und Zyanose

- Atemnot, Bewusstseinseintrübungen, Herzrhythmusstörungen

Spezielle Therapie

- kein Erbrechen!
- Kontrolle der Vitalparameter
- situationsgerechte weitere Maßnahmen

4.11.4 Schaumbildner

Ursache

Oftmals trinken Kinder versehentlich Spülmittel oder Haushaltsreiniger.

Pathophysiologie

Die größte Gefahr besteht in der Schaumbildung, da eventuell Mageninhalt aufgeschäumt werden kann und eine Aspiration des Schaums in die Lunge erfolgt. Dies hat eine Verhinderung des Gastaustausches zur Folge.

Folge

- Verätzung im Mund-Rachen-Raum, Ösophagus, Magen,
- Schaum zerstört bei Aspiration das Surfactant.
- Es entstehen nicht belüftete Lungenabschnitte (Atelektasen).

Symptome

- Übelkeit, Erbrechen, Durchfall
- Schluckbeschwerden
- Schaum
- Rötung von Zunge und Rachen

Komplikationen

Aspiration von Schaum mit einhergehender Gefahr der Lungenschädigung.

Spezielle Therapie

- bei Geschirrspülmitteln: Tee/Wasser trinken lassen
- Simeticon 10 ml orale Gabe
- kein Erbrechen herbeiführen!

4.11.5 Tabak/Nikotin

Definition/Ursache

Durch orale Aufnahme von größeren Mengen Tabak kann es zu einer Nikotinvergiftung kommen.

- letale Dosis 50–60 mg
- häufige Ursache: „In den Mund nehmen" des Tabaks durch Kinder

Pathophysiologie

Erregung von nikotinartigen Rezeptoren im Nervensystem sowie deren Blockade.

Symptome

- Bauchschmerzen, Übelkeit, Erbrechen
- Kopfschmerzen, Unruhe, Krämpfe, Koma
- erhöhter Speichelfluss, Schwitzen
- Zucken der Muskulatur, Lähmungen

Therapie

- Erbrechen darf nur ausgelöst werden, wenn mehr als eine Zigarette aufgenommen worden ist.

- Erbrechen wird durch die Gabe von Ipecacuanha-Sirup hervorgerufen.
- situationsgerechte Maßnahmen nach Zustand des Patienten.

4.11.6 Tierische Gifte

Tierische Gifte dringen durch Beißen, Stechen oder Hautkontakt in den menschlichen Organismus ein.

Schlangenbisse

Pathophysiologie

Schlangengifte sind ein Gemisch aus Eiweißenzymen sowie Enzymen, welche die Blutgerinnung hemmen und für eine schnelle Ausbreitung des Giftes sorgen. Sie lassen sich in verschiedene Gruppen einteilen:

- Neurotoxine
- Zytotoxine/Kardiotoxine
- Polypeptide
- Enzyme

Symptome

- lokale starke Schwellung mit blauroter Verfärbung
- minimaler bis maximaler Schmerz möglich
- Entzündung der regionären Lymphknoten/-bahnen
- Übelkeit, Erbrechen, Kopfschmerz, Schwindel
- Blutdrucksenkung bis zum Kollaps möglich

Komplikationen

- Eine mögliche Komplikation ist das Kompartmentsyndrom.
- Durch Anschwellung der gebissenen Extremität kann es zur Drosselung der Blutversorgung kommen.

Therapie

- flache Lagerung und wenig Bewegung
- Stauung proximal der Bissstelle, bluten lassen
- i.v. Zugänge, großzügige Volumensubstitution
- Eigenschutz, Kontakt zur Giftnotrufzentrale
- Antidotgabe

4.11.7 Alkoholintoxikation

Ursachen

- Genuss von großen Mengen alkoholischer Getränke in sehr kurzer Zeit
- Wirkung abhängig von der Konzentration des Alkohols und der Zeit, in welcher der Alkohol aufgenommen wurde

Pathophysiologie

- Resorption beginnt im Mund,
- ca. 80% Resorption im Dünndarm mit rascher Verteilung im Organismus, höchste Konzentration schon nach 40 Minuten,
- toxisch für Zellen des zentralen Nervensystems,
- Umwandlung erfolgt in der Leber, ca. 0,1 Promille pro Stunde.

Symptome

- Stadium 1: 0,5–1,5 Promille, verwaschene Sprache, Benommenheit, Distanzlosigkeit, Reizbarkeit, leichte Ataxie
- Stadium 2: 1,5–2,5 Promille, Euphorie oder Aggressivität, schwere Gangunsicherheiten
- Stadium 3: 2,5–3,5 Promille, Verwirrtheit, Bewusstseinseintrübungen, Hypoglykämie, Unterkühlung mit schwerster Ataxie
- Stadium 4: ab 3,5 Promille, Koma, reflexlos, schmerzreizlos, beginnende Atemlähmung, Cheyne-Stokes-Atmung bis zum Atem- und Kreislaufstillstand

Komplikationen

- Erbrechen mit Aspirationsgefahr, Frakturen
- SHT nach Stürzen, Krampfanfälle, Atemstillstand und Herz-Kreislauf-Versagen

Therapie

- Freimachen der Atemwege, Sicherstellung der Atmung durch stabile Seitenlage
- Beatmung bei Ateminsuffizienz oder -lähmung
- Sauerstoffgabe, Wärmeerhalt, Blutzuckertest
- i.v. Zugang und kristalloide Lösung
- Glukose 40% bei Hypoglykämie

Diese Aufstellung der einzelnen Intoxikationen ist beispielhaft und nicht vollständig, um eine Vorstellung verschiedener Intoxikationen zu vermitteln. Weitere Intoxikationsarten finden Sie auf der Internetseite des Buches.

4.12 Thermische Notfälle

Robin Fritzemeier

In der großen Gruppe der thermischen Notfälle werden alle Notfallbilder, die durch von außen einwirkende Temperatur ausgelöst werden, zusammengefasst.

Ausgehend von einer normalen Körperkerntemperatur von 37 °C sind Temperaturen unter 28 °C bzw. über 48 °C in der Regel nicht mit dem Leben zu vereinbaren. Schädigungen an Geweben bzw. des gesamten Organismus sind immer von der Einwirkdauer, der Höhe der Temperatur und der Temperaturquelle abhängig.

4.12.1 Unterkühlung

Der menschliche Organismus besitzt die Fähigkeit, seine Körpertemperatur auch bei großen Unterschieden zur Umgebungstemperatur konstant bei einem Normalwert von 37 °C zu halten. Die Körperoberfläche ist üblicherweise kühler als der Körperkern. Im Körperinneren wird das Blut u.a. durch den höheren Stoffwechsel der dort liegenden Organe erwärmt. In der Körperschale wird es durch Wärmeabgabe (Verdunstung, Strahlung, Leitung, Konvektion) nach außen abgekühlt. Eine Unterkühlung kann nur entstehen, wenn über einen längeren Zeitraum die Wärmeabgabe des Körpers größer ist als die Wärmeproduktion/-zufuhr. Typische Situationen sind Unfälle in kalten Umgebungen (z.B. auf der Skipiste, in den Bergen, im Winter auf der Straße etc.), ein Sturz in kaltes Wasser bzw. wenn sich die Betroffenen längere Zeit im kalten Wasser aufhalten. Alkohol- oder sonstige Drogeneinflüsse, aber auch Vergiftungen können die Unterkühlung verstärken. Allgemein ist zu beachten, dass Verletzte, insbesondere mit einem manifesten Schock, schnell zu unterkühlen drohen. Die Hilfeleistung orientiert sich an dem jeweiligen Unterkühlungsstadium, in dem sich der Betroffene befindet.

Abwehrstadium (Körpertemperatur > ca. 34 °C)

Der Körper versucht einer Unterkühlung zu begegnen, indem er vermehrt Wärme produziert (u.a. durch Kältezittern). Gleichzeitig wird durch eine verminderte Durchblutung der Körperoberfläche und der Peripherie (Arme, Beine, Haut) die Wärmeabgabe minimiert. Die Haut ist blass und kalt, der Betroffene klagt über Schmerzen vornehmlich an Händen, Füßen und Knien, die Atmung und der Kreislauf sind zunächst gesteigert; der Betroffene ist bei Bewusstsein und erregt.

Der Betroffene muss an einen warmen Ort gebracht und langsam erwärmt werden. Dazu ist die kalte, ggf. nasse Kleidung vorsichtig zu entfernen und der Körper in Decken warm einzupacken (Achtung: Niemals eine Rettungsdecke auf nackte Haut legen!). Ist der Patient bei vollem Bewusstsein, so kann man ihm warme, insbesondere gut gezuckerte Getränke wie z.B. Tee zu trinken geben. Alkoholische Getränke sind entgegen weitläufiger Meinung strengstens verboten (Alkohol weitet die Blutgefäße und beschleunigt somit die Unterkühlung). Atmung, Kreislauf und Körpertemperatur sind zu beobachten, und erneute Kälteeinwirkung muss vermieden werden.

Erschöpfungsstadium und Lähmungsstadium (Körpertemperatur < 34 °C)

Der Betroffene atmet langsamer, die Pulsfrequenz und der Blutdruck sinken. Das Kältezittern ist eingestellt, es tritt eine Muskelstarre ein. Das Schmerzempfinden ist minimiert, der Betroffene wird zunehmend müder, bis er schließlich bewusstlos ist. Im weiteren Verlauf können Atem- und Herz-Kreislauf-Stillstand eintreten, somit ist unbedingt eine Reanimationsbereitschaft herzustellen. In diesen Stadien sind keine Aufwärmversuche zu unternehmen. Die Temperatur könnte sogar paradoxerweise weiter absinken, da die Temperaturunterschiede zwischen der Körperoberfläche und dem Körperkern zu groß sind. Das kalte Blut aus der Peripherie würde beim Erwärmen den Körperkern weiter abkühlen, was einen Herz-Kreislauf-Stillstand auslösen könnte. Aus diesem Grund sind solche Patienten möglichst wenig zu bewegen, man spricht in diesem Fall vom sog. „Bergetod" (richtig wäre „Rettungstod"). Bei Bewusstlosigkeit ist die Seitenlage herzustellen. Atmung und Kreislauf müssen beobacht werden, und bei Störungen sind entsprechende Maßnahmen zu ergreifen.

Patienten sind zur Wiedererwärmung unter Aufrechterhaltung der Vitalfunktionen durch den Rettungsdienst in eine Klinik zu bringen. Es ist wichtig zu wissen, dass der Körper weniger Sauerstoff bei Unterkühlungen braucht. Daher sind die Chancen der Herz-Lungen-Wiederbelebung bei unterkühlten Patienten teilweise besser als unter normalen Bedingungen. Extrembeispiele aus der Presse zur Winterzeit belegen dieses. Es gilt „Nobody is dead, until he is warm and dead!“ (engl. „Niemand ist tot, bis er warm und tot ist!“).

4.12.2 Erfrierung

Bei Erfrierungen handelt es sich um akute Gewebsschäden durch Kälteeinwirkung, vor allem durch eine Mangeldurchblutung. Die Mangeldurchblutung wird verursacht durch Gefäßwandschäden, Blutflussstillstand und/oder Agglutinationsthrombose. Ein weiterer Schädigungsgrund ist natürlich auch der direkte thermische Angriff auf das Gewebe. Meist sind zuerst peripher gelegene Körperteile betroffen (Finger, Zehen, Nasen, Ohren etc.). Unterschieden werden vier Grade der Erfrierung, in Anlehnung an die Einteilung der Verbrennungen. Zusätzlich zu den allgemeinen Unterkühlungsfolgen/-anzeichen (➤ Kap. 4.12.1) sind die Grade wie folgt zu differenzieren:

- **Erfrierung Grad 1:** durch Vasokonstriktion weiß-bläulich marmorierte Haut. Bei Wiedererwärmung schmerzhafte Rötung und Schwellung der betroffenen Region durch vermehrte Durchblutung.
- **Erfrierung Grad 2:** Blasenbildung durch Schädigung der Kutis und Subkutis; kalte und blau-rot verfärbte Haut. Bei Wiedererwärmung Eintritt von Plasma in Gewebe und Blasen, Ausbildung schmerzhafter Frostbeulen, Gewebeschwellung.
- **Erfrierung Grad 3:** Tief in das Gewebe reichende Veränderungen und Blutblasenbildung aufgrund schwerster Durchblutungsstörungen; blass-bläuliche Haut mit schwarzen Nekrosen; Gefühllosigkeit und Schmerzfreiheit. Bei Wiedererwärmung keine Lösung der intensiven Gefäßspasmen; Absterben der erfrorenen Körperregion.
- **Erfrierung Grad 4:** Nekrose des Wundgebiets; alle Gewebestrukturen zerstört.

Als **Maßnahmen** müssen im Notfall die erfrorenen Körperregionen bei Erfrierungen I. und II. Grades durch Bewegung der Gliedmaßen und die eigene Körperwärme vorsichtig erwärmt werden. Den gesamten Körper mit Kleidung oder Decken bedecken. Blasen dürfen niemals geöffnet werden, somit muss Druck auf die Blasen vermieden werden. Bei Erfrierungen III. und IV. Grades dürfen die betroffenen Körperteile nicht bewegt und nicht erwärmt werden! Die Behandlung erfolgt in der Klinik. In jedem Fall ist eine erneute Kälteeinwirkung zu vermeiden.

4.12.3 Sonnenstich, Hitzeerschöpfung, Hitzschlag

Die Krankheitsbilder Sonnenstich, Hitzeerschöpfung und Hitzschlag werden häufig verwechselt, in ➤ Tab. 4.11 werden diese Erkrankungen gegenübergestellt.

4.12.4 Verbrennungen

Verbrennungen sind Gewebsschädigungen durch Einwirken von Hitze, gleich welcher Quelle (Flammen, heiße Gase, Massen oder Flüssigkeiten). Differenziert werden Verbrennungen in verschiedene Schweregrade, je nach Tiefe der Schädigung (➤ Abb. 4.50). Klassischerweise unterscheidet man zwischen drei Schwere-

Tab. 4.11 Die einzelnen Krankheitsbilder der Hitzeerkrankungen

Hitzeerkrankung	Anzeichen	Ursache	Behandlung
Sonnenstich	• zeitlich verzögert zur Sonnenexposition • Körpertemperatur normal • hochroter, heißer Kopf • übriger Körper kühl, kaltschweißig • Schwindel • Übelkeit, Erbrechen • heftige Kopfschmerzen • Sehstörungen • Nackensteifigkeit	• Hirnhautreizung durch länger andauernde direkte Sonneneinstrahlung • Permeabilitätsstörungen der Blut-Hirn-Schranke	• Oberkörperhochlagerung in kühler Umgebung • Kühlung von Nacken und Kopf (feuchte Tücher) • bei Hirndruckzeichen oder Meningismus Transport ins Krankenhaus
Hitzeerschöpfung	• Desorientierung • Unruhe • schnelle, flache Atmung • niedriger Blutdruck • hohe Herzfrequenz • normale bis erhöhte Körpertemperatur • kalter Schweiß • Schwindel • Übelkeit, Erbrechen • Kopfschmerz • Müdigkeit	• starker Flüssigkeitsmangel • Anstieg der Körperkerntemperatur über 40 °C	• Kreislaufstabilisierung • Flachlagerung • Abkühlung • Flüssigkeitszufuhr
Hitzschlag	• Desorientierung • Bewusstseinsstörungen bis zur Bewusstlosigkeit • zerebrale Krämpfe • Atmung langsam, flach • hohe Herzfrequenz • Herzrhythmusstörungen • niedriger Blutdruck • kühle, blasse Haut • Körpertemperatur > 40 °C • Schwindel • Kopfschmerzen • Übelkeit, Erbrechen • Leistungsschwäche	• Störung der zentralen Wärmeregulation • Anstieg der Körperkerntemperatur über 41 °C	• rasche Wiederherstellung der normalen Körpertemperatur • Stabilisierung der Vitalfunktionen • Zufuhr von Flüssigkeit und Elektrolyten Weiterbehandlung in Klinik

graden, wobei immer häufiger auch ein Grad IV beschrieben wird (➤ Tab. 4.12).

Das Ausmaß einer Verbrennung wird in % der Körperoberfläche angegeben und beeinflusst entscheidend die Prognose des Patienten. Als Faustregel gilt, dass die Handfläche des Patienten ca. 1% der Körperoberfläche entspricht. Bei der Einschätzung des Umfanges hilft die sog. Neunerregel (➤ Abb. 4.51).

Ab 20% verbrannter Körperoberfläche handelt es sich um schwere Verbrennungen, ab 50% sind die Überlebenschancen in Folge von Verbrennungsschock, Verbrennungskrankheit etc. sehr schlecht.

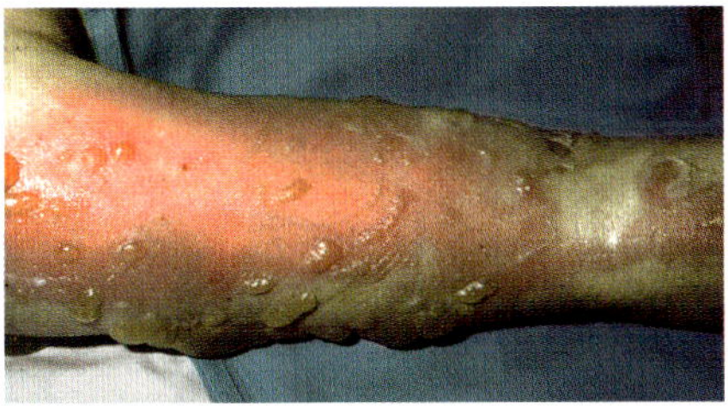

Abb. 4.50 Verbrennung 2. bis 3.Grades [F206]

Tab. 4.12 Schweregrade von Verbrennungen

Grad	Symptome
I°	Hautrötung, Ödem
II°	Blasenbildung in der Haut
III°	Gewebstod (Nekrosen) bzw. Schorfbildung
IV°	Verkohlung durch direkte Hitzeeinwirkung

MERKE

Brennende Personen müssen sofort gelöscht werden, indem sie mit Wasser übergossen oder in Wasser eingetaucht, die Flammen mit einer Decke o.a. erstickt, der Betroffene auf dem Boden gewälzt oder die Flammen mit einem Feuerlöscher gelöscht werden (Feuerlöscher nicht auf das Gesicht richten; nur ABC- oder Wasserlöscher benutzen).

Bei Verbrühungen ist die Kleidung möglichst rasch, aber vorsichtig zu entfernen. Je nach Zustand des Patienten und nach Verbrennungsausmaß ist ein Notarzt hinzuzuziehen. Verbrannte Körperstellen sofort in kaltes (**nicht** eiskaltes) Wasser eintauchen oder mit kaltem Wasser solange übergießen, bis die Schmerzen nachlassen (mindestens 10–15 Minuten). Zur Vermeidung einer Unterkühlung ist zu beachten, dass nicht der gesamte Körper (Körperstamm) gekühlt, z.B. in kaltes Wasser getaucht wird. Die Kaltwasseranwendung

4

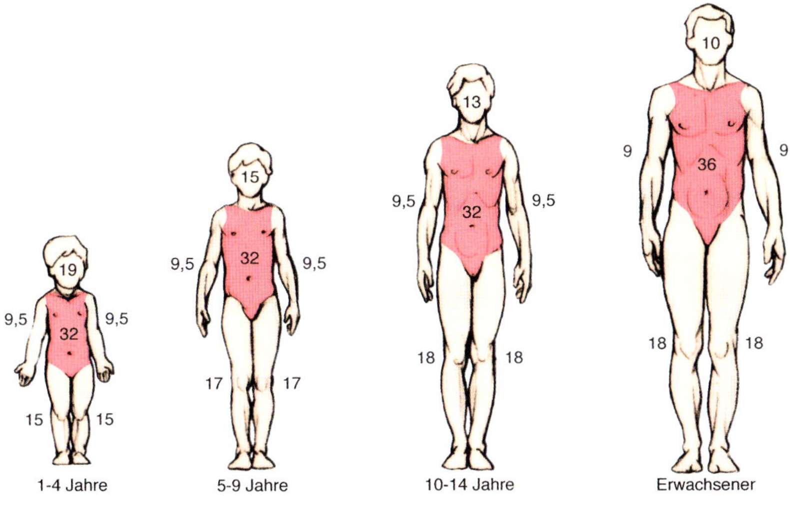

Abb. 4.51 Neunerregel [L108]

lindert die Schmerzen und sorgt für Wärmeableitung. Die Bildung von Verbrennungstoxinen und der Plasmaverlust werden nachhaltig reduziert, wodurch der weiteren Entwicklung der Verbrennung und der Verbrennungskrankheit entgegengewirkt wird. Nach ausreichender Kühlung werden die Brandwunden keimfrei bedeckt, um ein zusätzliches Eindringen von Krankheitserregern zu verhindern (es gelten die allgemeinen Regeln der Wundversorgung). Das bedeutet, dass Brandwunden nicht berührt werden und der Helfer weder Salben noch Puder o.Ä. auf die Wunde aufbringen darf. Brandblasen dürfen wegen der Infektionsgefahr nicht geöffnet werden.

Aufgrund der oft großflächigen Hautdefekte, des Schocks und der Kaltwasseranwendungen beim Kühlen der Verbrennungen ist die Wärmeerhaltung von entscheidender Bedeutung. Verbrannte rechtzeitig zudecken, wobei Druck auf die Brandwunden zu vermeiden ist. Hierzu bieten sich Rettungsdecken mit ihrem geringen Gewicht an. Zur Verbesserung des Gasaustausches in der Lunge und zur besseren Sauerstoffversorgung des Gewebes sollte der Patient Sauerstoff inhalieren. Des Weiteren sind Infusionen vorzubereiten und ggf. beim Legen eines periphervenösen Katheters zu assistieren. Weiterhin ist es erforderlich, die Vitalfunktionen ständig zu überwachen. Gerade bei Gesichtsverbrennungen, aber auch bei anderen größeren Verbrennungen, ist die Kontrolle der Atmung sehr wichtig, da immer davon ausgegangen werden muss, dass der Verletzte Schädigungen der Atemwege erlitten hat (Inhalationstrauma). In diesem Fall können die Schleimhäute im Mund-Rachen-Raum, aber auch der tieferen Atemwege anschwellen, so dass es zu einer Verlegung der Atemwege mit schwerster Atemnot kommen kann. Eine Intubation ist frühzeitig und großzügig in Betracht zu ziehen, weshalb sie zeitnah vorbereitet werden sollte. Nach Herstellung der Transportfähigkeit muss der Patient schnellstmöglich in ein geeignetes Krankenhaus gebracht werden (➤ Abb. 4.52).

4.12.5 Verätzungen

Als Verätzungen bezeichnet man Verletzungen von Körperoberflächen, z.B. (Schleim-)Haut, Augen etc., durch chemische Stoffe; meist handelt es sich hier um Säuren oder Laugen. Der Schweregrad der Verletzung wird durch die Art der Chemikalie, die Menge, die Konzentration und die Einwirkdauer bestimmt. Es kommt bei Säuren zu sog. Koagulationsnekrosen des betroffenen Areals. Laugen bilden sog. Kolliquationsnekrosen, bei denen das geschädigte Gewebe verflüssigt wird.

Prinzipiell gilt, wie in jeder Notfallsituation, dass der Eigenschutz zu beachten ist, denn Substanzen, die dem Patienten schaden, machen nicht vor dem Helfer halt. Die Symptomatik und Behandlung richten sich nach dem betroffenen Körpersystem.

Auge

Gelangt eine ätzende Substanz in ein Auge, so führt dies oft innerhalb kürzester Zeit zur Trübung der Hornhaut und damit zu Erblindung. Das betroffene Auge ist so schnell wie möglich mit Wasser zu spülen (➤ Abb. 4.53), was meistens durch ein Zukneifen des Auges in Folge der Schmer-

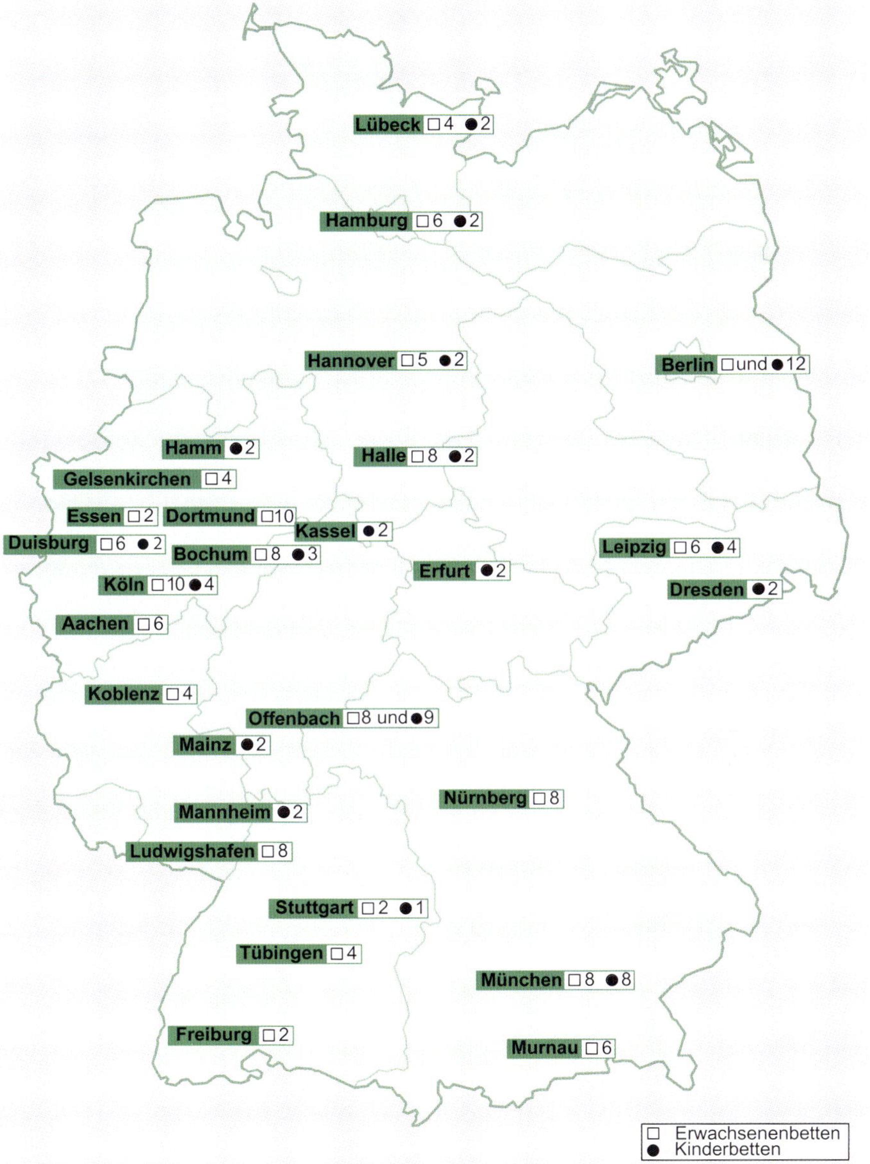

Abb. 4.52 Verbrennungskliniken in Deutschland, Stand 04/2007

zen extrem erschwert wird. Der Spülvorgang sollte nicht kürzer als 15–20 Minuten andauern. Damit das spülende Wasser auch die Horn- und Bindehaut erreicht, muss das Auge des Patienten passiv geöffnet/offen gehalten werden. Der Patient wird auf den Boden gelegt, der Kopf zur Seite des betroffenen Auge gedreht. Der Helfer lässt nun das Wasser in das Auge vom medialen Augenwinkel nach lateral einfließen. Der Helfer achtet darauf, dass kein Wasser in das andere Auge, das Ohr, den Mund o.Ä. gelangt. Ist der Spülvorgang beendet, werden beide Augen keimfrei verbunden. Während der gesamten Hilfeleistung, spätestens aber nach dem Verbinden der Augen, ist es wichtig, dass der Patient besonders psychologisch betreut wird, da nun dem Menschen seine wichtigsten Sinneseindrücke auf eine unbestimmte Zeit fehlen. Ein Betroffener muss unbedingt in augenärztliche Behandlung übergeben werden.

Eine Sonderposition nehmen die Verätzungen mit ungelöschtem Kalk (z.B. Zement) ein. Da diese Substanzen mit Wasser abbinden, muss vor dem Spülvorgang möglichst viel des Stoffes vorsichtig mechanisch, z.B. mit einer Kompresse, aus dem Auge entfernt werden.

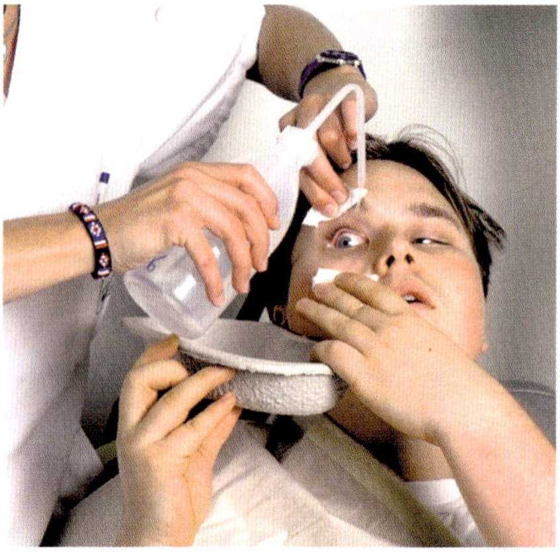

Abb. 4.53 Augenspülung [K183]

Gastrointestinaltrakt, insbesondere Mund, Rachen, Magen

Verätzungen im oberen Gastrointestinaltrakt können neben den vorgenannten Verletzungen zu Atemnot führen, da die verätzte Schleimhaut anschwillt, blutet, Beläge aufweist und/oder der vermehrte Speichel(-fluss) die Atemwege verlegt. Neben starken Schmerzen treten Schluckstörungen auf. Es droht die Gefahr der Perforation von Organen, besonders von Speiseröhre, Magen und Zwölffinderdarm, mit der Folge eines akuten Bauchs (➤ Kap. 4.7.1). Aus diesem Grund darf beim Patienten keinesfalls ein Erbrechen provoziert werden, um ein erneutes Verätzen der Speiseröhre und des Mund-Rachen-Raums zu vermeiden. Stattdessen soll der Patient, soweit er bei Bewusstsein ist, Wasser in kleinen Schlucken trinken, um die ätzende Substanz im Magen zu verdünnen und die Wege zum Magen zu spülen.

Körperoberfläche/Haut

Bei Verätzungen der Haut wird ihr natürlicher Schutz zerstört und es kann eine Vielzahl an lang- und kurzfristigen Komplikationen auftreten. Die unberechenbarste Komplikation ist wohl die erhöhte Infektionsgefahr durch den großen Hautdefekt. Der Notfallhelfer muss sofort die entsprechende(n) Stelle(n) mit Wasser spülen. Sind Kleidungsstücke mit der ätzenden Substanz in Kontakt gekommen, sind sie zu entfernen, besondere Vorsicht ist hier im Bereich der Wunden geboten. Wie beim Spülen der Augen ist darauf zu achten, dass die Spülflüssigkeit nicht auf andere Körperstellen abfließt. Sollte kein Wasser vorhanden sein, kann die ätzende Substanz auch mit Kompressen abgetupft werden. Nach größtmöglicher Elimination der Verursachersubstanz ist die Wunde keimfrei und druckfrei zu verbinden.

4.12.6 Stromunfälle

In allen Bereichen unseres Lebens kommt Strom in verschiedenen Formen vor, so dass man immer und überall mit Elektrounfällen rechnen muss. Hauptursache für diese Unfälle ist der leichtsinnige Umgang mit Elektrogeräten, z.B. das Nichtausschalten des Stroms/der Sicherung beim Reparieren einer Steckdose. Es muss nicht zwangsläufig das eventuell defekte Gerät berührt werden, auch ein sog. Lichtbogen kann einen elektrischen Schlag auslösen. Es wird ganz allgemein zwischen Niederspannung (< 1.000 Volt; ➤ Abb. 4.54) und Hochspannung (> 1.000 Volt; ➤ Abb. 4.55) unterschieden.

Bei jedem Stromunfall besteht die Gefahr des Herzkammerflimmerns, da die herzeigenen elektrischen Reize aus dem Takt gebracht werden können. Bei einer geringen Stromstärke treten meist Atemnot, Krämpfe/Krampfanfälle, Krampfgefühle in der Brust, ggf. mit Herzjagen, Angstzustände, allgemeine Unruhe und Schwitzen auf. Größere Stromstärken lösen zusätzlich Muskelkontraktionen aus, wodurch sich der Betroffene nicht allein vom Strom befreien kann. Der höhere Hautwiderstand bewirkt an den Ein- und Austrittsstellen des Stroms eine hohe Wärmeentwicklung, wodurch Verbrennungen (= Strommarken) entstehen.

Für jeden Helfer ist es wichtig, den Eigenschutz zu beachten, ein Kontakt zur Stromquelle ist unbedingt zu vermeiden. Es bietet sich, an die Stromquelle möglichst wiedereinschaltsicher auszuschalten (Ziehen des Steckers, Entfernen der Sicherung etc.). Gelingt dieses nicht, ist der Verunglückte aus dem Stromkreis zu entfernen, wobei kein direkter Kontakt bestehen darf.

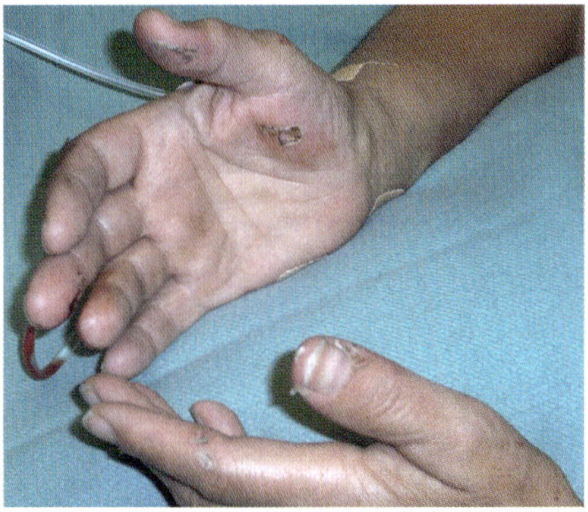

Abb. 4.54 Verbrennung 2. Grades durch Niederspannungsunfall [M235]

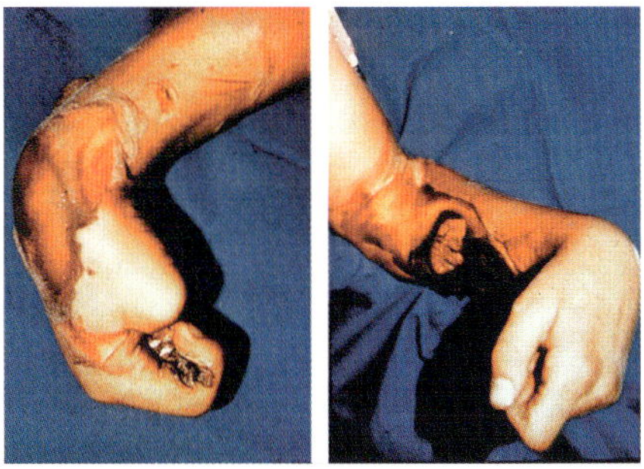

Abb. 4.55 Verbrennung 3. Grades durch Hochspannungsunfall [F206]

Besondere Vorsicht ist in feuchten Räumen geboten, hier besteht eine erhöhte Leitfähigkeit. Handelt es sich um einen Hochspannungsunfall (i.d.R. nur möglich, wenn Sicherheitsvorschriften missachtet wurden, z.B. Erklimmen eines Hochspannungsmastes, eines Bahnwagons o.Ä.) und ist der Betroffene noch mit der Stromquelle verbunden, so muss ein Sicherheitsabstand von mindestens fünf Metern eingehalten werden. Es herrscht höchste Lebensgefahr für den Retter – die Rettung erfolgt ausschließlich durch Fachpersonal. Nach der Rettung aus dem Gefahrenbereich schließt sich die medizinische Versorgung des Patienten an. Sobald der Patient keinen Kontakt mehr zur Stromquelle hat, besteht keine Gefahr eines Stromschlags, und der Betroffene kann berührt werden. Bei der Versorgung darf neben den Vitalfunktionen die Wundversorgung beider Strommarken nicht vergessen werden.

4.13 Wassernotfälle

Robin Fritzemeier

Ertrinkungs- und Tauchunfälle können prinzipiell bei allen Wassersportarten passieren und stellen so einen klassischen Notfall in der Freizeit dar. Jährlich verunglücken mehrere hundert Menschen in Deutschland im Wasser. An vielen Wasserflächen und -straßen sind deshalb häufig Wasserrettungsorganisationen (z.B. DLRG und Wasserwacht) aktiv. Wassernotfälle stellen in der Notfallmedizin trotzdem eine Minderheit dar und verlangen oft 100%ige Flexibilität, denn man muss mit dem vorhandenen Material auskommen und ggf. einen Menschen aus der Gefahrensituation retten. Insbesondere sei an dieser Stelle auf die drei Rettungsgeräte Schaufeltrage, Spineboard und Combi-Carrier verwiesen, über deren Auftrieb im Wasser und deren Anwendung man sich theoretisch und praktisch zuvor informieren sollte.

Wassernotfälle werden klassisch in Ertrinkungsunfälle, Schnorchelunfälle und Tauchunfälle unterteilt.

4.13.1 Ertrinkungsnotfälle

Bei den Ertrinkungsnotfällen wird die folgende Zusatzunterteilung vorgenommen:

- **Ertrinken:** Ertrinken mit tödlichem Ausgang innerhalb von 24 Stunden
- **Beinahe-Ertrinken:** Ertrinken, das mindestens 24 Stunden überlebt wird
- **Trockenes Ertrinken:** Ertrinken ohne Nachweis einer Flüssigkeitsaspiration
- **Nasses Ertrinken:** Ertrinken mit Nachweis einer Flüssigkeitsaspiration
- **Primäres Ertrinken:** Ertrinken durch einen originären pathophysiologischen Ertrinkungsvorgang (Sofortschaden)
- **Sekundäres Ertrinken:** Ertrinken durch die Folgen des originären pathophysiologischen Ertrinkungsvorgangs (Spätschaden)

Kommt es im Rahmen von Untertauchen in Flüssigkeiten zu einer lebensbedrohlichen Notfallsituation, spricht man von Beinahe-Ertrinken (Near-Wet-Drowning). Somit handelt es sich hier um eine sehr allgemeine Beschreibung.

Das primäre Versinken kann eine Vielzahl von Ursachen haben. Hier sollen nur Alkoholeinfluss, Erkrankungen (z.B. KHK, Krampfanfälle o.Ä.), Hyperventilation (vor

Tauchversuch) und reflektorische Herzfrequenz- und/oder Rhythmusänderungen mit der Folge einer Bewusstlosigkeit genannt werden. Es handelt sich um Unfälle, bei denen Personen im Wasser versinken; wenn der Verletzte nicht gerettet wird, droht er zu ersticken.

Beim primären Ertrinken werden zwei Formen differenziert, das nasse und das trockene Ertrinken. Nasses Ertrinken ist durch eine Verlegung der Atemwege durch Flüssigkeit bedingt. Diese Ertrinkungsform umschreibt also das eigentliche Ertrinken im Wasser. Beim trockenen Ertrinken wird durch einen reflektorischen Kehlkopfkrampf ein Atemstillstand provoziert. Hier kann man eher von einem Ersticken während des Untertauchens sprechen.

Generell ist es nicht von Bedeutung, ob jemand im Salz- oder Süßwasser ertrinkt, da ein Ertrinken in beiden Wasserarten letztendlich dieselbe Folge hat.

Unter sekundärem Ertrinken versteht man die Bildung eines Lungenödems in Folge eines verschleppten Tauchunfalls. Dieses bildet sich durch Einschwemmung von Flüssigkeit durch die nicht mehr intakte Alveolarwand. Es sei hier nochmals betont, dass diese Ertrinkungsnotfälle meist **nicht** in unmittelbaren Zusammenhang mit Wasser bzw. Tauchen gebracht werden, d.h., der Patient wird nicht im bzw. am Wasser aufgefunden.

Prinzipiell sollten folgende **Maßnahmen** vorbereitet bzw. durchgeführt werden:

- Rettung aus dem Wasser (**cave: Eigenschutz**)
- Kontrolle der Vitalfunktionen
- Nachalarmierung
- Bodycheck (besonders HWS)
- Wärmeerhalt
- Reanimationsbereitschaft (z.B. mit Demand-Ventil)

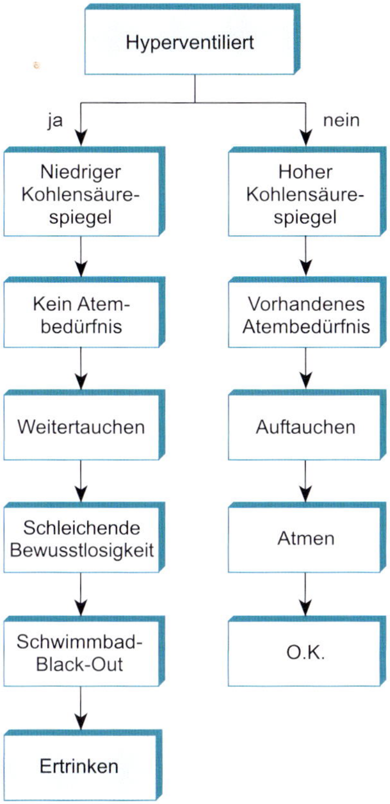

Abb. 4.56 Ablauf Schwimmbad-Blackout

- periphervenösen Katheter vorbereiten
- Maßnahmen nach Notwendigkeit

Jedes Opfer eines Ertrinkungs- und/oder Tauchunfalls sollte für mindestens 48 Stunden intensivmedizinisch überwacht werden, da u.a. durch eine (langfristige) Elektrolytverschiebung Rhythmusstörungen verursacht werden können.

4.13.2 Schwimmbad-Blackout

Durch Hyperventilation vor einem Apnoe-Streckentauchgang sinkt der CO_2-Spiegel im Blut massiv ab, der O_2-Spiegel steigt aber nur minimal bis gar nicht. Während des Tauchgangs wird nun der Sauerstoff aufgebraucht, der CO_2-Spiegel erreicht aber nicht den Atemantriebsschwellenwert, so dass der Atemreiz ausbleibt. Der Betroffene trübt ein und wird bewusstlos (➤ Abb. 4.56).

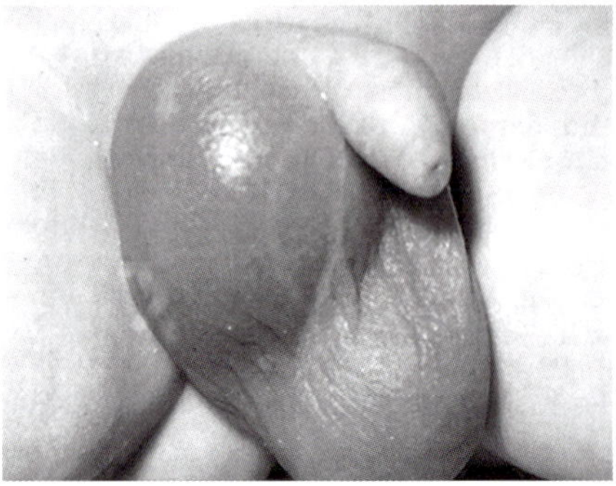

Abb. 4.57 Hodentorsion [A300]

4.14 Urologische Notfälle

4.14.1 Akuter Harnverhalt

Beim akuten Harnverhalt ist es nicht möglich, auf normalem Wege Wasser zu lassen. In der Regel sind Männer ab dem 50. Lebensjahr betroffen.

Ursachen

- Harnröhrenveränderungen
- Störungen der für das Wasserlassen zuständigen Muskelgruppen
- Tumoren der Prostata

Symptome

- stärkster Harndrang
- schmerzende, prall gefüllte Blase
- Blasenhochstand (teilweise bis zum Bauchnabel tastbar)

Maßnahmen

- Beruhigung des Patienten
- venöser Zugang
- Notarzt nachalarmieren
- Schmerztherapie durch den Notarzt
- Blasenkatheterisierung
- Überwachung der Vitalfunktionen
- Transport in eine Klinik mit urologischer Fachabteilung

4.14.2 Hodentorsion

Bei abrupten Bewegungen kann es zu einer Drehung des Hodens um seine Längsachse kommen. Hierbei werden die vom bzw. zum Hoden führenden Gefäße verdreht, man spricht von einer Hodentorsion (➤ Abb. 4.57). Neugeborene oder Jugendliche sind in den meisten Fällen betroffen.

Symptome

- starke Hoden- und Unterbauchschmerzen
- Rötung des Skrotums (Hodensack) im betroffenen Bereich
- evtl. Übelkeit und Erbrechen

Maßnahmen

- Beruhigung des Patienten
- vorsichtiges Kühlen
- venöser Zugang
- Notarzt nachalarmieren
- Schmerztherapie durch den Notarzt
- Überwachung der Vitalfunktionen
- Transport in eine Klinik mit urologischer Fachabteilung

KAPITEL

5 Rettungsdienst – Organisation und Einsatztaktik

Wolfgang de Haan, Johannes Lörcks, Holger Heckmann, Jörg Willems, Paul Hermsen

5.1 Einführung

Wolfgang de Haan

Rettungsdienst und Krankentransport blicken in Deutschland auf eine junge Vergangenheit zurück. Der Beginn des Rettungswesens beläuft sich auf den Anfang des 19. Jahrhunderts. Die Versorgung von Verunglückten sowie erkrankten Personen wurde seinerzeit hauptsächlich den Krankenhäusern übertragen. Der Transport wurde aber mehr oder weniger vom Patienten selbst organisiert. Mitte der 40er-Jahre nahm die Unzufriedenheit in der Bevölkerung zu und es wurde ein Konzept zur Reorganisation des Rettungswesens in Deutschland entwickelt. Aber erst in den 70er-Jahren kam es im Rettungsdienst zu entscheidenden Veränderungen. Wo früher der schnelle Transport in die Klinik im Vordergrund stand, ging man nun dazu über, eine erste qualifizierte notfallmedizinische Versorgung direkt an der Einsatzstelle vorzunehmen. Wichtige Weiterentwicklungen im Rettungswesen waren vor allem der Aufbau von Rettungsleitstellen und die Schaffung von rechtlichen Rahmenbedingungen für das Personal sowie die erweiterte notfallmedizinische Ausstattung der Rettungsmittel. Bis heute wird immer wieder nach Wegen und Lösungen gesucht, um den Rettungsdienst in seinen Strukturen weiter zu optimieren. Im Vordergrund stehen dabei:

- Stärkung der Qualifikation des RD-Personals
- Förderung eigener Kompetenzen
- Europäische Normung für den Rettungsdienst (DIN EN 1789 und 1865)
- Aufbau des Digitalfunks

Notfallrettung und Krankentransport bilden in der heutigen Zeit den Schwerpunkt im Rettungsdienst (➤ Abb. 5.1). Bei der Notfallrettung handelt es sich ausschließlich um Primäreinsätze; das beinhaltet, dass der Notfallpatient direkt von der Einsatzstelle nach Erstversorgung und Herstellung der Transportfähigkeit in die geeignete Zielklinik gebracht wird.

Sekundärtransporte sind Transporte, bei denen der Patient bereits in einer Klinik versorgt wurde und nun in eine andere Einrichtung verlegt wird. Diese Transporte können mit allen zur Verfügung stehenden und dem Krankheitsbild angepassten Fahrzeugen durchgeführt werden.

5.1.1 Aufgaben und Strukturen des Rettungsdienstes

Zu den Aufgaben des Rettungsdienstes gehören die Notfallrettung und der qualifizierte Kranktransport. Im Rettungsdienst

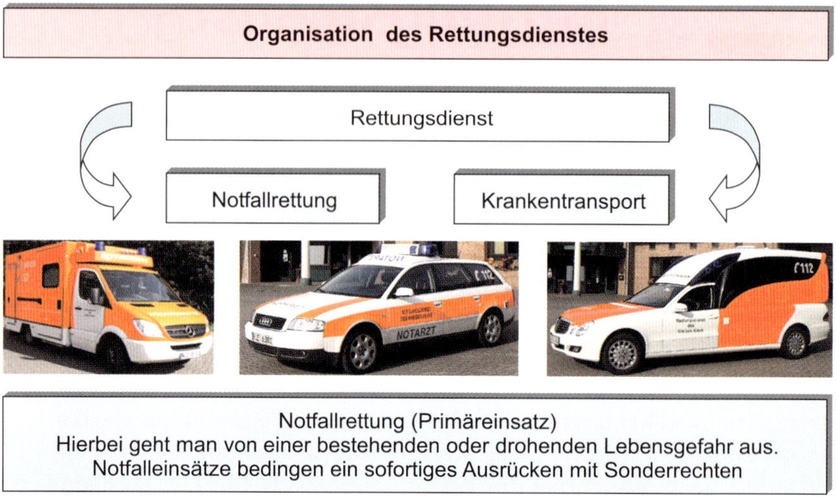

Abb. 5.1 Organisation des Rettungsdienstes [Foto: O491]

gibt es jedoch zwei grundlegende Strukturen: die Personalstruktur und die Fahrzeugstruktur.

Zur *Personalstruktur* gehören

- Notarzt (NA)
- Notfallsanitäter (Notsan, seit 1.1.14)
- Rettungsassistent (RA)
- Rettungssanitäter (RS)
- Rettungshelfer (RH)

Jeder Notfallpatient hat einen Anspruch auf (präklinische) ärztliche Versorgung. Einsatzindikationen für den Notarzt sind länderspezifisch bzw. in einer Empfehlung der Bundesärztekammer geregelt.

Indikationskatalog für den Notarzteinsatz unter Bezug auf den Patientenzustand laut Bundesärztekammer: Bei Verdacht auf fehlende oder deutlich beeinträchtigte Vitalfunktion ist der Notarzt einzusetzen.

Notfallbezogene Indikationen:

- schwerer Verkehrsunfall mit Hinweis auf Personenschaden
- Unfall mit Kindern
- Brände/Rauchgasentwicklung mit Hinweis auf Personenbeteiligung
- Explosions-, thermische oder chemische Unfälle
- Stromunfälle mit Hinweis auf Personenbeteiligung
- Wasserunfälle, Ertrinkungsunfälle, Eiseinbruch
- Maschinenunfall mit Einklemmung
- Verschüttung
- drohender Suizid
- Sturz aus Höhe (≥ 3 m)
- Schuss-/Stich-/Hiebverletzungen im Kopf-, Hals- oder Rumpfbereich
- Geiselnahme und sonstige Verbrechen mit unmittelbarer Gefahr für Menschenleben
- unmittelbar einsetzende oder stattgefundene Geburt
- Vergiftungen

Der *Notarzt* hat die Aufgabe der ärztlichen Erstversorgung bei lebensbedrohlichen Notfällen. Hierbei bedient er sich der Ausstat-

Tab. 5.1 Indikationskatalog Notarzteinsatz

Funktionen	Zustand	Beispiel
Bewusstsein	reagiert nicht auf Ansprechen und Rütteln	SHT, intrazerebrale Blutung, Vergiftungen, Koma
Atmung	ausgeprägte oder zunehmende Atemnot, Atemstillstand	Asthmaanfall, Lungenödem, Aspiration
Herz/Kreislauf	akuter Brustschmerz, ausgeprägte oder zunehmende Kreislaufinsuffizienz, Kreislaufstillstand	Herzinfarkt, Angina pectoris, Herzrhythmusstörungen, hypertone Krise, Schock
Sonstige Schädigungen mit Wirkung auf die Vitalfunktionen	schwere Verletzung, schwere Blutung, starke akute Schmerzen, plötzliche Lähmungen (halbseitig)	Thorax-/Bauchtrauma, SHT, größere Amputationen, Verbrennungen, Frakturen mit deutlicher Fehlstellung, Pfählungsverletzungen, Vergiftungen

tung des Rettungstransportwagens (RTW), um direkt am Patienten arbeiten zu können.

Der *Rettungsassistent/Notfallsanitäter* ist der Teamführer auf dem RTW. Seine Aufgabe ist bundesweit einheitlich geregelt. Sie soll ihn befähigen, am Notfallort bis zum Eintreffen des Arztes die erforderlichen lebensnotwendigen Maßnahmen bei Notfallpatienten durchzuführen. Die Herstellung der Transportfähigkeit von Notfallpatienten sowie die Aufrechterhaltung der lebenswichtigen Körperfunktionen während des Transportes gehören ebenfalls zu den Aufgaben. Ein Notfallsanitäter darf zudem auch eigenverantwortlich invasive Maßnahmen ergreifen.

Die Ausbildung und Aufgaben von Rettungshelfern und Rettungssanitätern sind landesspezifisch unterschiedlich geregelt.

Aufgabe des *Rettungssanitäters* ist das Vorbereiten und Durchführen der Einsätze im Rahmen des Krankentransportes und Rettungsdienstes. Er ist Teamführer im Krankentransport und wird als Fahrer im Notfalleinsatz eingesetzt.

Der *Rettungshelfer* besetzt als Fahrer gemeinsam mit einem Rettungssanitäter oder Rettungsassistenten/Notfallsanitäter den Krankentransportwagen. Somit liegt die Hauptaufgabe des Rettungshelfers in der Durchführung von Krankentransporten.

Zur *Fahrzeugstruktur* gehören:

- Krankentransportwagen (KTW)
- Rettungstransportwagen (RTW)
- Notarzteinsatzfahrzeug (NEF)
- Notarztwagen (NAW)
- Rettungstransporthubschrauber (RTH)

MERKE

Grundsätzlich sind in der als Richtlinie dienenden Euronorm DIN EN 1789 vier Typen von Krankenkraftwagen definiert:

Typ A1 – Krankentransportwagen für einen Patienten

Typ A2 – Krankentransportwagen für einen oder mehrere Patienten

Typ B – Mehrzweckfahrzeug/Notfallkrankenwagen

Typ C – Rettungstransportwagen

Luftrettungsmittel

- Rettungshubschrauber (RTH)
  - Pilot, HEMS-Crew-Member, Notarzt
  - Transport von besonderen Notfallpatienten
  - schonender und schneller Transport

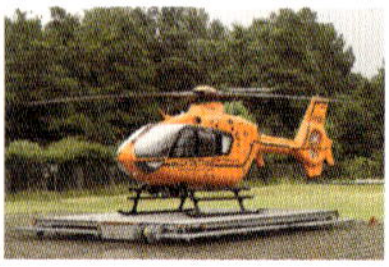

- Intensivhubschrauber (ITH)
  - wie RTH, zusätzlich jedoch meist noch ein Navigator
  - erweiterte medizinische Geräte

Abb. 5.2 Luftrettungsmittel (RTH und ITH) [Foto: O491]

Notarztwagen (NAW)

- Besatzung eines NAW in NRW:
  - 1 Fahrzeugführer (RettSan)
  - 1 Transportführer (RettAss/ NotSan)
  - 1 Notarzt

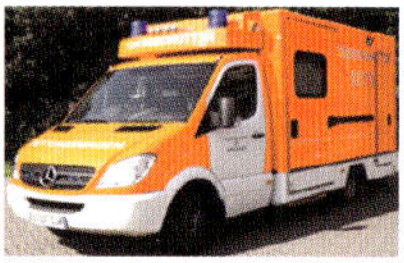

- Aufgabe:
  - Transport von Notfallpatienten
- Ausstattung:
  - notwendiges Material für die Herstellung, Überwachung und Sicherung der Vitalparameter eines Notfallpatienten

Abb. 5.3 Notarztwagen (NAW) [Foto: O491]

Der RTH (➤ Abb. 5.2) ist das geeignete Transportmittel, einen Notfallpatienten schonend und schnell zu transportieren.

Der NAW (➤ Abb. 5.3) rückt zu Patienten aus, bei denen schon im Vorfeld klar ist, dass ein Arzt an der Einsatzstelle benötigt wird. Im eigentlichen Sinne handelt es sich beim NAW um einen Rettungstransportwagen mit erweiterter Ausstattung, bei dem zur regulären Besatzung noch ein Notarzt mitfährt.

Das NEF (➤ Abb. 5.4) ist ein Fahrzeug, das den Notarzt zur Einsatzstelle bringt. Es führt Materialien zur erweiterten präklinischen Versorgung von Notfallpatienten mit, die eine ärztliche Hilfe benötigen.

Der RTW (➤ Abb. 5.5) wird dazu verwendet, Notfallpatienten zu transportieren und ihre Versorgung sicherzustellen.

Der KTW (➤ Abb. 5.6) ist für den Krankentransport gedacht und dient dazu, alle Patienten, die keine Notfallpatienten sind, zu transportieren und während des

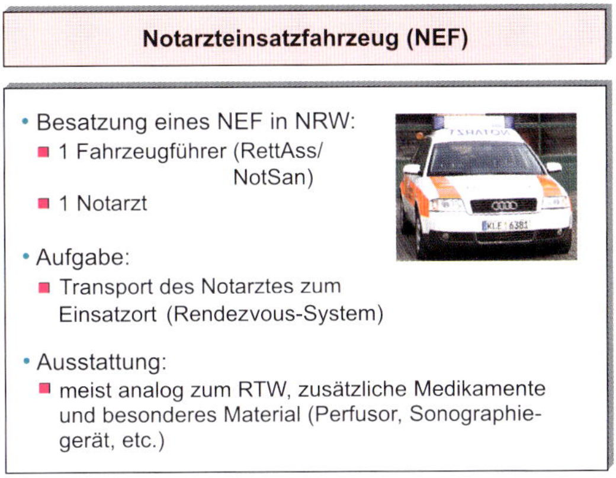

Abb. 5.4 Notarzteinsatzfahrzeug (NEF [Foto: O491])

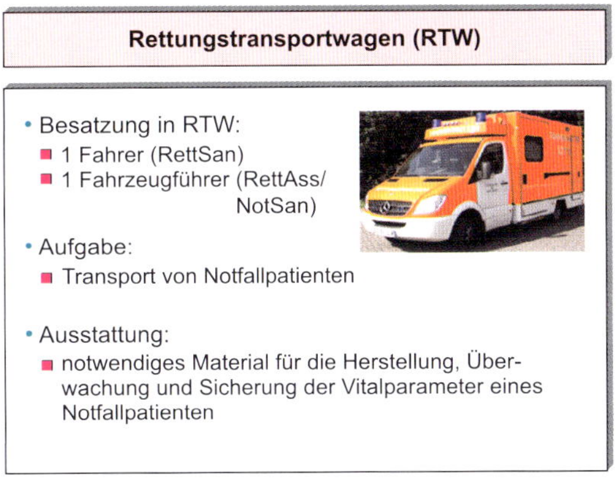

Abb. 5.5 Rettungstransportwagen (RTW [Foto: O491])

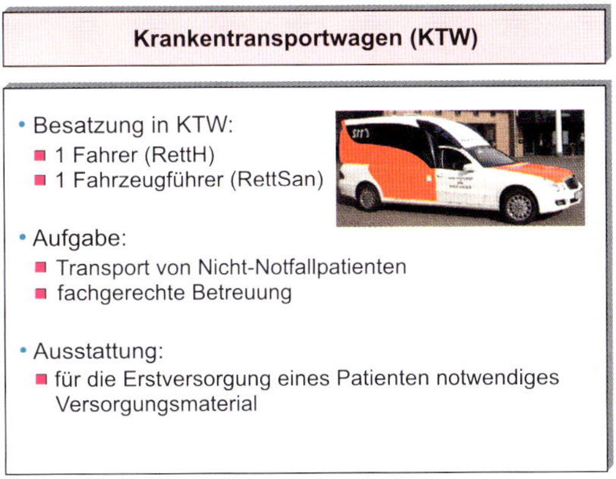

Abb. 5.6 Krankentransportwagen (KTW [Foto: O491])

Transportes fachgerecht zu betreuen. Hierzu zählen auch Patienten, die unter den besonderen Bedingungen einer Infektionserkrankung zu transportieren sind.

5.1.2 Der Rettungsdienst als Glied der Rettungskette

Der Begriff „Rettungskette" (➤ Abb. 5.7) beschreibt insbesondere die Bedeutung der Laienhelfer in der Ersten Hilfe. Je besser die ersten beiden Glieder der Kette durch Ersthelfer ineinander greifen, umso besser können Patienten, wenn sie in die Hände des professionellen Rettungsdienstpersonals übergeben werden, fachgerecht weiterversorgt werden.

Zu den Sofortmaßnahmen gehört bei jedem Notfall (Erkrankung/Verletzung/Vergiftung) in erster Linie der Eigenschutz. Die eigene Sicherheit kann oft mit einfachen Maßnahmen gewährleistet werden, z.B. durch das Absichern der Unfallstelle bei Verkehrsunfällen durch Einschalten der Warnblinkanlage, das Aufstellen des Warndreiecks in einem ausreichenden Abstand zum Unfallort sowie das Tragen von Sicherheitshandschuhen und evtl. einer Sicherheitsweste. *Dieses sind alles Maßnahmen, die zum Eigenschutz des Ersthelfers dienen.* Nachdem die eigene Sicherheit und die Sicherheit Dritter gewährleistet ist, kann mit den Sofortmaßnahmen am Patienten begonnen werden. Ein weiterer wichtiger Punkt bei den Sofortmaßnahmen ist das Erkennen der Situation und das Absetzen des Notrufes (112). Keine Sofortmaßnahme führt zum Erfolg, wenn fachliche Hilfe nicht oder erst verzögert an-

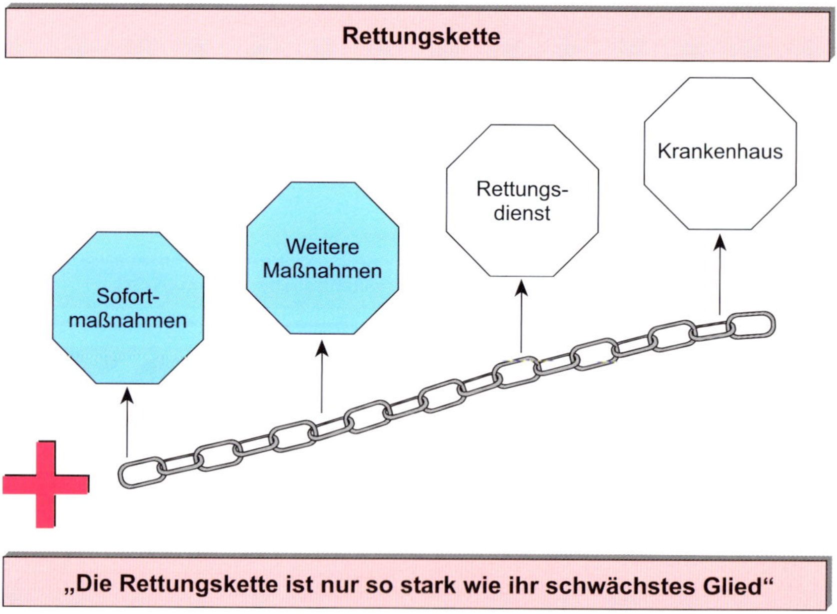

Abb. 5.7 Die „Rettungskette" [O490]

gefordert wird. Deshalb ist die rechtzeitige Alarmierung von professionellen Kräften unerlässlich.

MERKE

Der Notruf (112) sollte folgende Punkte beinhalten:
- Wo geschah es (Ort/Ortsteil, Straße, Hausnummer, Stockwerk)?
- Was geschah (Unfallsituation)?
- Wie viele Verletzte (Anzahl der Verletzten/Erkrankten/Betroffenen)?
- Welche Art von Verletzungen? Was sieht man?
- Warten auf Rückfragen – wichtig – der Leitstellendisponent beendet den Notruf.

Nachdem professionelle Hilfe angefordert wurde, werden die bereits eingeleiteten Maßnahmen wie Betreuung, Wärmeerhaltung, evt. Anlegen von Verbänden bis zum Eintreffen des Rettungsdienstes fortgesetzt.

Umstehende – auch z.B. Angehörige und Arbeitskollegen – sind nach Möglichkeit in die Versorgung zu integrieren.

Bei der Übergabe des Patienten an das Rettungsdienstpersonal wird dieses in der Regel den Ersthelfer um weitere Hilfe, entsprechende Auskünfte über den Unfallhergang, das bisherige Verhalten sowie den Zustand des Patienten und die bereits ergriffenen Hilfsmaßnahmen bitten. Nach professioneller Versorgung des Patienten am Einsatzort wird der Patient in der Regel in ein nächstgelegenes und geeignetes Krankenhaus gebracht.

Im Krankenhaus findet dann eine intensive ärztliche Versorgung des Patienten statt.

MERKE

Die Rettungskette ist nur so stark wie ihr schwächstes Glied.

5.1.3 Organisation einer Rettungswache

Anzahl, Standard und Ausstattung von Rettungswachen werden von der sich aus dem Landesrecht ergebenden Aufsichtsbehörde (in NRW ist dies die zuständige Bezirksregierung) des Rettungsdienstes festgelegt.

Durch zusätzliche personelle und materielle Ausstattung kann die Anerkennung als Lehrrettungswache erfolgen, wenn zudem eine hinreichende Anzahl an Notfalleinsätzen gewährleistet werden kann.

Eine Rettungswache sollte mindestens folgende Voraussetzungen erfüllen:
- Fahrzeuggarage
- Aufenthaltsraum
- Ruheraum oder Räume für die diensthabende Besatzung
- Büro für Verwaltungsangelegenheiten
- Desinfektionsraum/Desinfektionseinrichtungen
- Lagerraum

Für das Personal müssen Toiletten, Duschen und Umkleidemöglichkeiten nach Geschlechtern getrennt vorgehalten werden.

Unter hygienischen Gesichtspunkten ist die Trennung in einen „Schwarz-Weiß-Bereich“ unerlässlich, das heißt, der „Weiß“-Bereich ist grundsätzlich mit Einsatzbekleidung oder genutzter Ausstattung zu betreten.

Ansprechpartner auf einer Rettungswache sind:
- **Wachleiter:** zuständig für den internen und organisatorischen Ablauf der Wache,
- **Praxisanleiter**: Ansprechpartner für alle Ausbildungsangelegenheiten von Rettungshelfern, Rettungssanitätern, Rettungsassistenten/Notfallsanitäter,

auch für die Durchführung und Organisation von (Pflicht-)Fortbildungen auf der Wache verantwortlich,
- **Desinfektor:** Fachmann für Fragen im Bereich der Hygiene und Desinfektion von Personal, Geräten und Fahrzeugen,
- **MPG-Beauftragter:** als beauftragte Person der Hersteller von Medizinprodukten für die Einweisung von Anwendern und für die Instandhaltung der Geräte und Fahrzeuge zuständig.

Wachleiter, Praxisanleiter, Desinfektor und MPG-Beauftragter sind die Personen, die gemeinsam mit dem Träger des Rettungsdienstes für den reibungslosen Ablauf auf einer Rettungswache sorgen.

5.1.4 Praktikum im Rettungsdienst

In den Landesrettungsdienstgesetzen ist definiert, über welchen Ausbildungsstand das eingesetzte Personal verfügen muss, um die verschiedenen Rettungsmittel besetzen zu können.

Aufgaben vom Rettungshelfer können durch einen Rettungssanitäter oder einen Rettungsassistenten/Notfallsanitäter übernommen werden, jedoch nicht umgekehrt (Mindestqualifikationen sind gesetzlich geregelt).

Die Ausbildung von Rettungshelfern umfasst in NRW mindestens 160 Ausbildungsstunden und gliedert sich in:
- eine theoretische Ausbildung einschließlich Prüfung (schriftlicher und praktischer Teil) von mindestens 80 Stunden,
- eine praktische Ausbildung von mindestens 80 Stunden auf einer Lehrrettungswache, wobei sich der Schwerpunkt des Rettungswachenpraktikums auf die Funktion als Fahrer und Fahrerin und die Unterstützung des Rettungssanitäters beim Krankentransport bezieht.

Der Praktikant hat an mindestens 20 Krankenkraftwageneinsätzen teilzunehmen, von denen mindestens fünf Notfalleinsätze sein müssen.

Während des Praktikums sollte der Praktikant neben Eigeninitiative und Interesse an der Arbeit im Rettungsdienst die ihm übertragenen Aufgaben sorgfältig und zuverlässig ausführen. Die Integration in das Team der Rettungswache ist neben einer engen Zusammenarbeit mit dem Praxisanleiter für ein erfolgreiches Praktikum unerlässlich. Ein Ausbildungsnachweisheft (➤ Kap. 7.6) wird durch die Rettungsdienstschule zur Dokumentation der Ausbildung zur Verfügung gestellt.

5.1.5 Schnittstelle zu den Einheiten des Sanitätsdienstes

Die mit der sanitätsdienstlichen Betreuung beauftragten Hilfsorganisationen (u.a. DRK, JUH, MHD, …) können auch mit der rettungsdienstlichen Absicherung dieser Veranstaltungen beauftragt werden, aber nur innerhalb der behördlichen Auflagen, einer Abstimmung mit dem Träger des Rettungsdienstes und im Rahmen ihrer Möglichkeiten.

Hierdurch werden rettungsdienstliche Standards auch bei Großveranstaltungen sichergestellt.

Die Mitarbeiter halten mittelbaren Kontakt zu den Teilnehmern der Veranstaltung.

Eine im Vorfeld durchgeführte Gefährdungsanalyse („Maurer-Algorithmus") liefert neben besonderen Gefahrenpunkten auch Auskunft über vorzuhaltende Rettungsmittel und Einsatzkräfte sowie spezielle Versorgungseinrichtungen (Unfallleitstellen).

Übergabestellen an den Rettungsdienst sind im Vorfeld ebenso festzulegen wie eine gegenseitige Erreichbarkeit (Telefon/Funk).

5.1.6 Einsatzeinheiten der Hilfsorganisationen in NRW (2/7/24/*33*)

Eine Einsatzeinheit (➤ Abb. 5.8) besteht in ihrer Stärke aus 33 Helfern und gliedert sich in verschiedene Gruppen:

- Führungstrupp: 1/1/2/*4*
  - 1 Zugführer
  - 1 stellvertr. Zugführer
  - 1 Führungshelfer
  - 1 Zugarzt
- Sanitätsgruppe: 1/1/8/*10*
  - 1 Arzt
  - 1 Gruppenführer
  - 8 Sanitätshelfer
- Betreuungsgruppe: –/4/11/*15*
  - 1 Gruppenführer
  - 3 Truppführer
  - 9 Betreuungshelfer
  - 2 Verpflegungshelfer
- Gruppe Technik und Sicherheit: –/1/3/*4*
  - 1 Gruppenführer
  - 2 Helfer Technik

Der *Führungstrupp* führt den Einsatz in dem ihm zugewiesenen Einsatzabschnitt, leitet und koordiniert die ihm unterstellten Gruppen und ist die Verbindung zur Einsatzleitung.

Die *Sanitätsgruppe* kümmert sich um Verletzte und besitzt das Material, um die

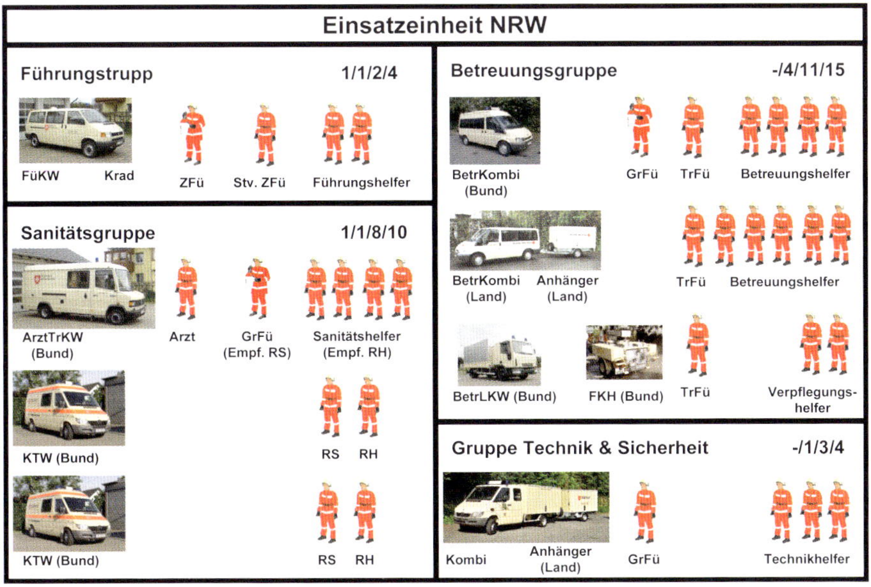

Abb. 5.8 Aufbau einer Einsatzeinheit [O457]

gängigsten Verletzungen behandeln zu können.

Die *Betreuungsgruppe* ist für die Unterbringung und Verpflegung der Betroffenen zuständig.

Die *Gruppe Technik und Sicherheit* hilft unterstützend den anderen Gruppen z. B. bei der Bereitstellung von Strom, Wasser und Gas.

5.2 Rettungsdienstsysteme

Wolfgang de Haan

In Deutschland gibt es verschiedene Rettungsdienstsysteme. Wir unterscheiden in Stationssystem, Rendezvous-System und RTH-System. Jedes Rettungssystem hat Vor- und Nachteile.

5.2.1 Stationssystem

Beim Stationssystem befindet sich die Besatzung des RTW mit dem Notarzt auf der Rettungswache. Bei einer Alarmierung fahren sie gemeinsam zur Einsatzstelle.

Vorteile:

- ständig einsatzbereites, eingespieltes Team,
- gleichzeitiges Eintreffen von Notarzt und RTW,
- kontinuierliche ärztliche Therapie vom Einsatzort bis zur Klinik.

Nachteile:

- Bindung des Notarztes bei Fehleinsätzen,
- Notarzt ist an NAW gebunden (geringere Flexibilität),
- Stationierung nur an der Klinik oder auf der Rettungswache.

5.2.2 Rendezvous-System

Beim Rendezvous-System befinden sich Rettungsdienstpersonal und Notarzt nicht zusammen auf einer Wache. Im Falle eines Einsatzes fährt der RTW zur Einsatzstelle und das NEF rückt aus, um den Notarzt abzuholen, der sich in der Regel im Krankenhaus aufhält. Beide Fahrzeuge treffen sich dann an der Einsatzstelle.

Vorteile:

- mehr Flexibilität und größere Schnelligkeit, NEF autark einsetzbar,
- größeres Ärztereservoir,
- Kompensation von Fehlmeldungen.

Nachteile:

- keine zusätzliche Transportkapazität,
- Personalschwierigkeiten durch größeren Personaldurchlauf (geringere Bekanntheit),
- höhere Kosten durch Personal und Material (zusätzliches Fahrzeug mit zusätzlichem Fahrer).

5.2.3 RTH-System

Das RTH-System nimmt im Rahmen der Rettungsdienstsysteme eine besondere Rolle ein. Sowohl von der Ausstattung als auch vom medizinischen Personal ist der RTH mit dem Notarztwagen fast identisch. In Bezug auf Abmessungen und Platz müssen jedoch erhebliche Abstriche gemacht werden. Eine Forderung besteht darin, dass während des Fluges der Notfallpatient versorgt werden kann. Dazu muss der Oberkörper des Patienten zugänglich und der Patient vital stabil sein. Das RTH-System gleicht dem Stationssystem, da Pilot, Rettungsassistent/in und Notarzt/-ärztin gleichzeitig den Standort (➤ Abb. 5.9) verlassen.

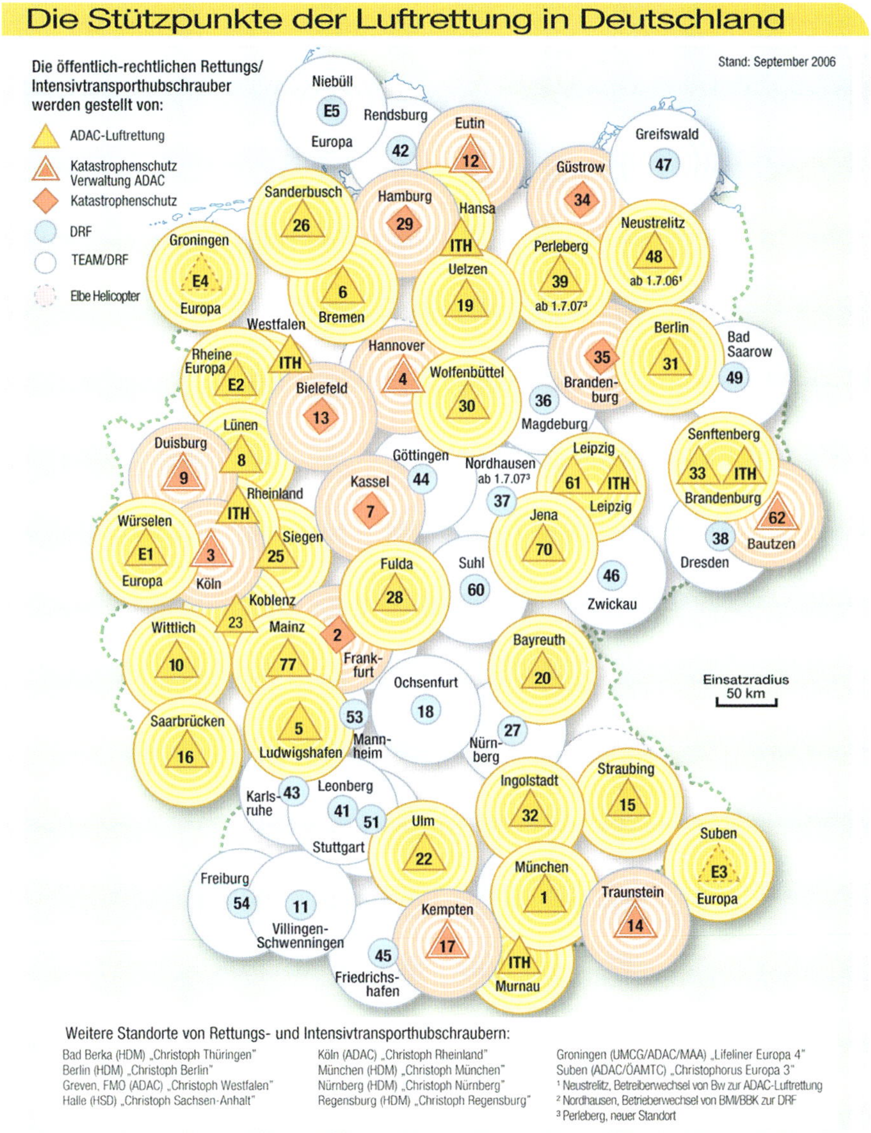

Abb. 5.9 Stützpunkte der Luftrettung in Deutschland (Stand 01/2008) [W161]

Vorteile:

- für den Notarzteinsatz einen größeren Einsatzradius,
- schneller und schonender Transport auch in entfernt gelegene Spezialkliniken,
- Aktionsradius: 50 km = 10 Minuten.

Nachteile:

- Der RTH ist nicht jederzeit einsatzbereit, z.B. Dunkelheit, Witterung und Gefahren an der Einsatzstelle können einen Start verhindern.
- Der RTH ist auf den bodengebundenen Rettungsdienst angewiesen.

5.3 Gefahren an der Einsatzstelle

Johannes Lörcks

5.3.1 Persönliche Schutzausrüstung

Heutzutage kommen Schadensereignisse in vielfältiger Art und Weise vor. Durch die Einsatzbeschreibung der Leitstelle können sich Rettungskräfte während der Anfahrt bereits ein grobes Bild der zu erwarteten Einsatzsituation machen, doch das volle Ausmaß wird erst nach Eintreffen an der Einsatzstelle bekannt. Jede Rettungskraft, die schon über längere Jahre im Einsatzdienst ist, kann von sich behaupten: „Es gibt nichts, was es nicht gibt." Allein aus diesem Grund ist das Tragen einer ausreichend geeigneten und zugelassenen persönlichen Schutzausrüstung für jeden Retter bei Einsatzdiensten sowic bci Aus- und Fortbil dungsveranstaltungen als selbstverständlich anzusehen. Die persönliche Schutzausrüstung bietet Schutz vor mechanischen Verletzungen, aber auch witterungsbedingt vor Nässe und Kälte. An der Schutzkleidung muss fluoreszierendes, retroreflektierendes Hintergrundmaterial streifenförmig zur besseren Wahrnehmbarkeit angebracht sein.

Gerade bei Feuerwehren aus dem freiwilligen Bereich wird der Schutz vor Infektionen immer noch stark vernachlässigt. Die Gefahren der Ansteckung bei direktem Kontakt mit dem Verletzten durch z.B. AIDS, Hepatitis, Bakterien usw. sind allgegenwärtig. Eine Infektion durch unzureichenden Schutz über die Atemwege, Wunden oder Verletzungen der Schleimhäute ist unbedingt zu vermeiden.

Zur Grundausstattung der persönlichen Schutzausrüstung (PSA; ➤ Abb. 5.10) von Rettungskräften gehören:

- Helm mit Visier und Nackenschutz[1]
- Schutzbrille
- Gehörschutz
- Mundschutz
- Infektionsschutzhandschuhe
- Schutzhandschuhe[1]
- Rettungsdienstjacke mit Reflektionsstreifen (fluoreszierend)[1]
- Schutzhose mit Reflektionsstreifen (fluoreszierend)[1]
- Schutzschuhe[1]

Für den einwandfreien Zustand der persönlichen Schutzausrüstung durch ständige Kontrolle ist jede Einsatzkraft selbst verantwortlich. Kontaminierte und schmutzige Einsatzkleidung ist **sofort** nach dem Einsatz zu wechseln und in die Reinigung zu geben.

5.3.2 Vorgehen an der Einsatzstelle

Bei Einsätzen von Feuerwehren und Rettungsdiensten spricht man immer von Gefahrenabwehr. Doch was ist eigentlich eine

[1] = wahrnehmbar durch Hintergrundmaterial

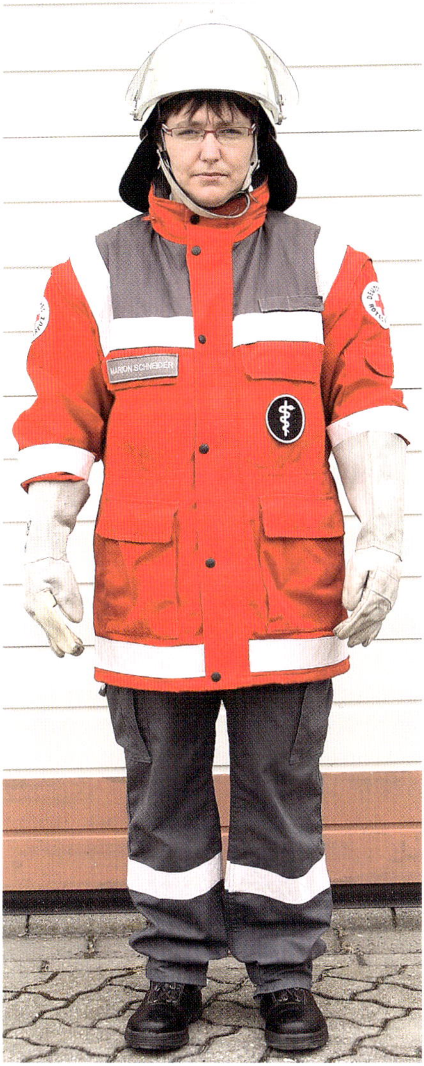

Abb. 5.10 Grundausstattung der PSA (Sanitätshelferin [W289–001])

Gefahr? Gefahren sind bedrohliche Umstände, die negativ auf Menschen, Tiere, Sachwerte oder die Umwelt einwirken. Würden Rettungskräfte in solchen bedrohlichen Situationen nicht eingreifen und wirksame Gegenmaßnahmen einleiten, führten diese Umstände im schlimmsten Fall zum Verlust von Leben von Menschen und Tieren sowie der totalen Zerstörung von Sachwerten und der Umwelt. Bei Einsätzen von Feuerwehren, Rettungsdiensten und anderen Hilfsorganisationen ist immer mindestens mit einer Gefahr zu rechnen.

Das Vorgehen an Einsatzstellen beginnt mit der eigenen Einsatzvorbereitung. Bei Einsatzfahrzeugen und ihren verlasteten Einsatzmitteln ist nach Einsätzen die sofortige Einsatzbereitschaft wiederherzustellen. Nach dem Einsatz ist wieder vor dem Einsatz, und keiner weiß, wann er kommt. Es dürfen nur zugelassene Medikamente, deren Haltbarkeit noch nicht abgelaufen ist, und geprüfte Gerätschaften verwendet werden. Die Unfallverhütungsvorschriften sind unbedingt einzuhalten. Somit sind schon viele Gefahren, die von den Rettungskräften selbst ausgehen können, ausgeschlossen.

Nach einer erfolgten Alarmierung sind während der Anfahrt auf öffentlichen Straßen die §35 und §38 StVO, Sonderrechte und Wegerechte zur Erfüllung hoheitlicher Aufgaben einzuhalten (➢ Kap. 1.4.2). Es bleibt festzustellen, dass zwischen dem Eintreten eines Schadenereignisses und dem Eintreffen an der Einsatzstelle durch die ersten Rettungskräfte ein Zeitfenster von 13 bis 15 Min. entsteht. Der gesamte Einsatzerfolg hängt vom ersteintreffenden Fahrzeug ab, egal, ob es sich um eine taktische Einheit der Feuerwehr, einen Rettungswagen oder einen First Responder etc. handelt. 50 Meter vor der eigentlichen Einsatzstelle ist von jedem ersteintreffenden Einsatzfahrzeug eine vorläufige Fahrzeugaufstellung vorzunehmen. Vorhandenes Martinshorn ist jetzt auszuschalten und eine Ersterkundung und eine großräumige Umfeldbetrachtung sind durchzuführen.

Dabei ist besonders zu beachten, ob es sich um eine ABC-Lage handelt. Ein mitgeführtes Fernglas bietet in dieser Situation ungeahnte Vorteile.

Wird festgestellt, dass es sich um eine größere Anzahl von Verletzten handelt, sollten Bereitstellungsräume eingerichtet werden.

Nach der Lageerkundung und einer Rückmeldung an die Leitstelle wird die endgültige Fahrzeugaufstellung festgelegt. Dabei ist zu berücksichtigen, dass die Fahrzeuge mit dem größten taktischen Wert möglichst weit vorne stehen sollten.

Nach der endgültigen Fahrzeugaufstellung beginnt eine umfangreiche Erkundung der eigentlichen Einsatzstelle, indem alle Gefahren erkannt werden müssen, die für Menschen, Tiere, Sachwerte oder Umwelt, aber auch für die eigene Mannschaft und das Material bestehen.

Ein kleiner Vordruck, in dem alle Gefahren schriftlich festgehalten werden, bietet sich an dieser Stelle an. Nachdem alle Gefahren erkannt sind, müssen sie nach Prioritäten gewertet werden.

Welche Ursache hat der Schaden und wie kann er am schnellsten bekämpft werden, nach Aufwand, Schnelligkeit, Sicherheit und Nebenerscheinungen?

Wie müssen sich die Einsatzkräfte vor den Gefahren schützen? Der Eigenschutz darf bei der Wertung der Gefahren nicht vernachlässigt werden.

Durch die Prioritätenbildung wird immer die größte Gefahr ganz nach oben gesetzt, danach die zweitgrößte usw.

Es erfolgt nun eine kurze, aber umfassende Rückmeldung an die Leitstelle.

Werden Einsatzmittel oder weiteres Personal zur Schadenbekämpfung benötigt, muss nachgefordert werden.

Nachdem alle wichtigen Entscheidungen getroffen sind, beginnt jetzt die operative Ausführung der Schadenbekämpfung, beginnend mit der größten Gefahr.

5.3.3 Gefahrenschema

Wenn von einer Gefahr gesprochen wird, denken wir meistens an außergewöhnliche Ereignisse, die uns im alltäglichen Leben eher selten widerfahren. Doch auch hier begegnen uns Gefahren, die als alltägliche Gefahren bezeichnet werden können. Jeder von uns weiß, dass eine heiße Herdplatte schwere Verbrennungen zufügt, oder wir bewegen uns im Straßenverkehr. Würden wir uns nicht alle an die Straßenverkehrsordnung halten, brächten wir andere und uns selbst in größte Gefahr, die im schlimmsten Fall zum Tode führen kann. Bereits ab dem Säuglingsalter bekommen wir gezeigt, wie wir uns in bestimmten Gefahrensituationen zu verhalten haben. Während des gesamten Lebens lernen wir unzählige Gefahren kennen. Im Alltag nehmen wir diese Gefahren gar nicht wahr, weil wir schon frühzeitig gelernt haben, durch ein instinktives Handeln mit ihnen richtig umzugehen.

Eine Person bricht bewusstlos vor uns zusammen, wir kommen an einem brennenden Einfamilienhaus vorbei, wo mehrere Personen um Hilfe rufend am Fenster im 1. OG stehen, oder direkt vor uns passiert ein schwerer Verkehrsunfall! Plötzlich stehen wir vor einer Gefahrensituation, die uns aus dem alltäglichen Leben nicht bekannt ist. Diesen Schadenereignissen stehen wir im ersten Moment mit einer großen Ohnmacht gegenüber, wir fühlen uns gegenüber dieser Situation überfordert, wir würden am liebsten weglaufen! Gerade diesen in Notlagen geratenen Personen ist unverzüglich Hilfe zu leisten. Nur durch besonnenes Denken und Handeln und das richtige Erkennen, welche Gefahren überhaupt bestehen, werden die richtigen Gegenmaßnahmen zur Schadensabwehr eingeleitet. Um möglichst schnell alle vorhandenen Gefahren zu erkennen, bietet das Gefahrenschema AAAA C EEEE eine sinnvolle und unterstützende Hilfe.

MERKE

AAAA C EEEE: Jeder Buchstabe hat seine eigene Bedeutung:
- A = Atemgifte
- A = Angst/Panikreaktion
- A = Ausbreitung
- A = atomare Strahlung
- C = chemische Stoffe
- E = Erkrankung/Verletzung
- E = Explosion
- E = Einsturz
- E = Elektrizität

Anhand dieser neun Oberbegriffe sind die Gefahren an einer Einsatzstelle schnell erkannt. Jeder Oberbegriff muss während der Erkundung durchlaufen und beantwortet werden, ob die Gefahr an der Einsatzstelle vorhanden ist oder nicht. Sicherlich könnten noch mehr Oberbegriffe in dieses Schema eingefügt werden, was aber zu mehr Unübersichtlichkeit führt. Die Faktoren Wetter und Verkehr sollten auf jeden Fall mit berücksichtigt werden. Anhand der Gefahrenmatrix (➤ Abb. 5.11) wird dargestellt, welche Gefahren auf Menschen, Tiere, Sachwerte und Umwelt wirken.

5.3.4 Kennzeichnung von Gefahrstoffen

Heutzutage kommt es oft zu Notfalleinsätzen, die in Verbindung mit ABC-Stoffen stehen. Atomare, biologische und chemische Stoffe sind überall zu finden, z.B. in Labors, Arztpraxen, Industrieanlagen, bei Transporten auf Straße, Schiene, zu Wasser oder in der Luft, in Kellerräumen und Garagen von Wohnungen usw. Um möglichst schnell und richtig zu handeln, sind gefährliche Stoffe und Güter nach der Gefahrstoffverordnung gekennzeichnet.

Verpackungen gefährlicher Stoffe sind äußerlich nach der Gefahrstoffverordnung mit Symbolen (➤ Abb. 5.12) gekennzeichnet, die etwas über die Art und der Gefährlichkeit des Stoffes aussagen.

Im Straßenverkehr sind Gefahrguttransporte nach der Gefahrgut-Verordnung Straße (GGVS) mit einer orangefarbenen Warntafel (➤ Abb. 5.13) bei Pkw in einer Größe von 12 cm × 30 cm und bei Lkw in einer Größe von 30 cm × 40 cm vorne, hinten und bei Mehrkammerfahrzeugen zusätzlich auch seitlich gekennzeichnet. Die Warntafeln sind in der Mitte unterteilt. Jeweils in der oberen und unteren Hälfte befinden sich Ziffernfolgen.

Die Ziffer im oberen Feld ist die Gefahrnummer. An ihr wird erkannt, welche Gefahren von dem Stoff ausgehen. Verdoppelt sich die Ziffer, so erhöht sich die Gefahr. Ist vor dieser Ziffer ein X gesetzt, reagiert der Stoff gefährlich mit Wasser. **X = Nix mit Wasser!**

Gefahren sind vorhanden für

	Gefahrenmatrix	Menschen	Tiere	Umwelt	Sachwerte	Mannschaft	Gerät
A	Atemgifte						
A	Angstreaktion						
A	Ausbreitung						
A	Atomare Strahlung						
C	Chemische Stoffe						
E	Erkrankung/Verletzung						
E	Explosion						
E	Einsturz						
E	Elektrizität						

A	Absturz						
B	Biologische/I-Gefahr						
D	Durchbruch						
E	Ertrinkungs-/Tauchunfälle/ Wassergefahren						
V	Verkehr						
W	Wetter						
Z	Zusatzgefahren (Tiere/Glas etc.)						

Abb. 5.11 Gefahrenmatrix

MERKE

Folgende Gefahrgutnummern haben die Bedeutung:

- 2 = Entweichen von Gas
- 3 = entzündbarer flüssiger Stoff
- 4 = entzündbarer fester Stoff
- 5 = oxidierend wirkender Stoff (brandfördernd)
- 6 = giftiger Stoff
- 7 = radioaktiver Stoff
- 8 = ätzender Stoff
- 9 = Gefahr einer spontanen heftigen Reaktion
- 0 = keine weitere Gefahr
- X = gefährliche Reaktion in Verbindung mit Wasser

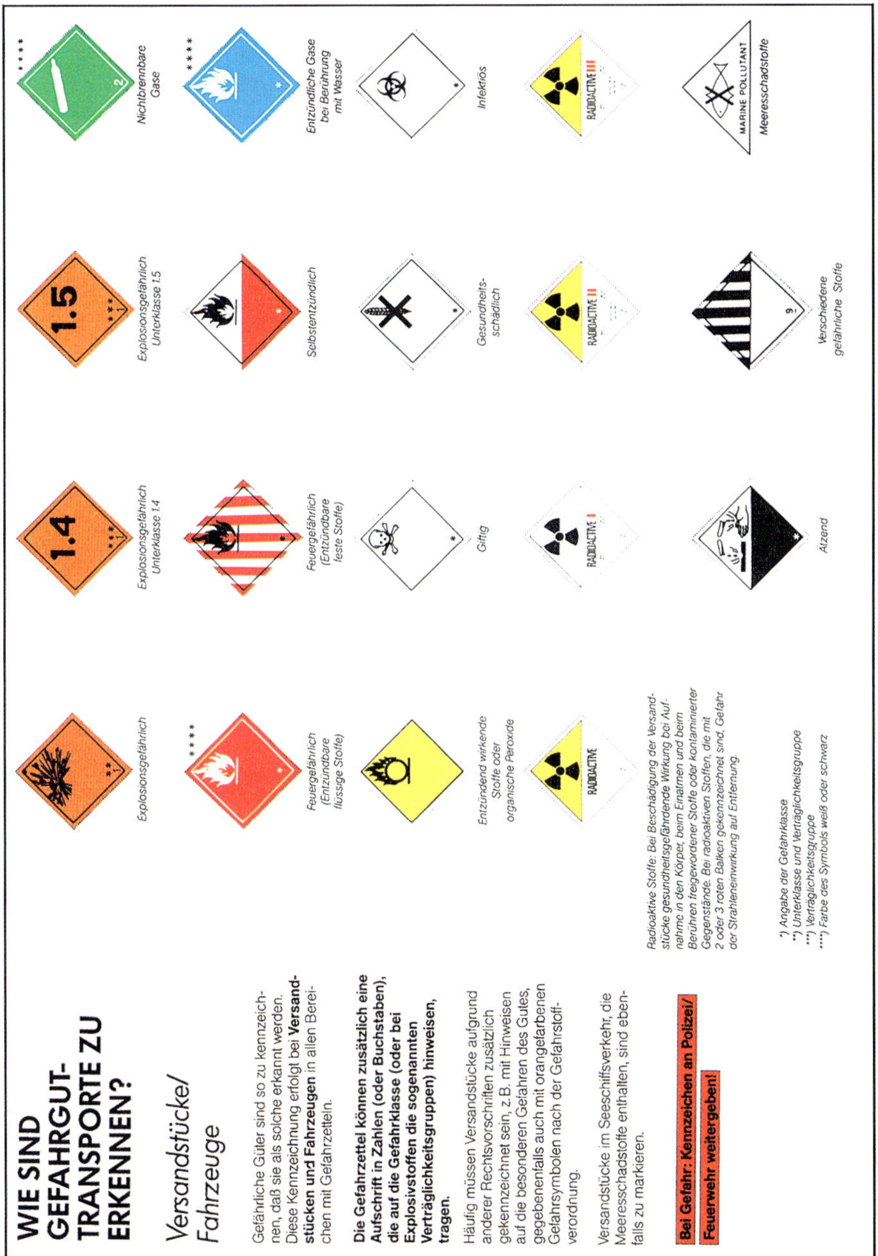

Abb. 5.12 Beispiele für Gefahrenklassen [S122]

Anhand der Ziffer im unteren Feld der orangefarbenen Warntafel wird die genaue Stoffbezeichnung identifiziert, deshalb hat diese Ziffernfolge die Bezeichnung Stoffnummer.

An den Lkw, Containern, Tankfahrzeugen, Transportern und Versandstücken sind zusätzlich auf der Spitze stehende quadratische Gefahrenzettel (➢ Abb. 5.13) angebracht. Sie geben Aufschluss über die Art und Gefährlichkeit des Stoffes.

Während der Ersterkundung ist, wenn möglich, der Fahrzeugführer über die Beladung zu befragen. In den Fahrerhäusern befinden sich Beförderungspapiere, aus denen alle wichtigen Informationen über den Stoff, die Adresse des Absenders, Anzahl und Menge des Gefahrgutes zu entnehmen sind.

5.3.5 Sicherheitsregeln

Bei Gefahrguteinsätzen ist besondere Vorsicht geboten. Ist bei der Alarmierung bereits bekannt, dass ABC-Stoffe in die Umgebungsluft freigesetzt werden, muss bei der Leitstelle die Windrichtung hinterfragt werden. Das Anfahren gegen den Wind führt zur Kontamination von Mannschaft und Gerät. Eine Anfahrt mit dem Wind kann zwar einen längeren Anfahrtsweg beanspruchen, ist aber immer auf der sicheren Seite. Bei der *Fahrzeugaufstellung* sind folgende Punkte nach der FwDV 500 zu beachten:

- Fahrzeugaufstellung 50 Meter vor dem Schadenobjekt,
- Fahrzeuge nicht in Senken aufstellen,
- Windrichtung ständig beobachten,
- Fahrzeuge außerhalb des Gefahrenbereichs aufstellen,
- auf Gefälle im Gelände achten.

Einheiten aus dem Rettungsdienst sind aus technischer Sicht nicht in der Lage, ABC-Einsätze im vollen Umfang zu leisten. Sie sind auf Spezialkräfte angewiesen. Um in der Erstphase wirksame Einsatzmaßnahmen zu erzielen, ist die GAMS-Regel anzuwenden.

MERKE

GAMS-Regel:
- G = Gefahr erkennen – erkunden
- A = Absperren, Warnen, Sichern
- M = Menschen retten (Schutz der eigenen Kräfte)
- S = Spezialkräfte anfordern

Während der Ersterkundung bietet ein Fernglas in den speziellen Fällen eine ideale Hilfe. Durch das Fernglas kann z.B. die Stoffnummer eines Gefahrguttransporters entziffert werden, die mit dem bloßen Auge nicht erkennbar ist. Durch die unverzügliche Informationsweitergabe an die Leitstelle kann der Stoff schnell identifiziert und die daraus resultierenden Verhaltensmaßnahmen zügig von der Leitstelle zur Einsatzstelle übermittelt werden.

Zur erweiterten Informationsgewinnung steht auch das Unfall-Notrufschema von *TUIS* zur Verfügung. Das sind Betriebe der chemischen Industrie, die ganzjährig Tag und Nacht Hilfe in drei Stufen bieten:

- Stufe 1 telefonische Beratung
- Stufe 2 fachkundige Beratung am Einsatzort
- Stufe 3 Einsatz der eigenen taktischen Einheit

An der Einsatzstelle wird ein Gefahrenbereich im 50-m-Radius um das Schadenob-

Stoff- und Zubereitungsrichtlinie			Vorschlag zur GHS-Verordnung[3]		
Gefahrenbezeichnung	Kennbuchstabe	Symbol	Bezeichnung	Kodierung	Piktogramm
Explosionsgefährlich	E		Explodierende Bombe	GHS01	
Hochentzündlich	F+		Flamme	GHS02	
Leichtentzündlich	F				
Brandfördernd	O		Flamme über einem Kreis	GHS03	
keine Entsprechung			Gasflasche	GHS04	
Ätzend	C		Ätzwirkung	GHS05	
Sehr giftig	T+		Totenkopf mit gekreuzten Knochen	GHS06	
Giftig	T				
Gesundheitsschädlich	Xn		*keine Entsprechung*		
Reizend	Xi				
keine Entsprechung			Ausrufezeichen	GHS07	
keine Entsprechung			Gesundheitsgefahr	GHS08	
Umweltgefährlich	N		Umwelt	GHS09	

Stoff- und Zubereitungsrichtlinie	Symbol	Vorschlag zur GHS-Verordnung[3]	Piktogramm
• Brandfördernd: Organische Peroxide		• Organische Peroxide Typ C, D, E oder F	
• Entzündlich	*ohne Symbol*	• Entzündbare Flüssigkeit: Kategorie 3	
keine Entsprechung		• Unter Druck stehende Gase	
keine Entsprechung		• Selbsterhitzungsfähige Stoffe und Gemische	
keine Entsprechung		• Auf Metalle korrosiv wirkend	
• Akut letale Wirkung: Xn		• Akute Toxizität: Kategorie 4	
• Irreversible nicht letale Wirkungen: T+ und T • Schwerwiegende chronische Wirkungen: T		• STOT* – einmalige Exposition: Kategorie 1 • STOT* – wiederholte Exposition: Kategorie 1	
• Irreversible nicht letale Wirkungen: Xn • Schwerwiegende chronische Wirkungen: Xn		• STOT* – einmalige Exposition: Kategorie 2 • STOT* – wiederholte Exposition: Kategorie 2	
• Aspirationsgefahr		• Aspirationsgefahr: Kategorie 1	
• CMR-Eigenschaften: Kategorien 1 und 2		• CMR-Eigenschaften: Kategorien 1A und 1B	
• CMR-Verdachtskategorie: Kategorie 3		• CMR-Verdachtskategorie: Kategorie 2	
• Atemwegsensibilisierung		• Atemwegsensibilisierung	
• Hautsensibilisierung		• Hautsensibilisierung	
• Gefahr ernster Augenschäden		• Schwere Augenschäden	
• hautreizend • augenreizend • Reizung der Atemwege		• hautreizend • augenreizend • Reizung der Atemwege**	
• Betäubende Wirkung	*ohne Symbol*	• Betäubende Wirkung**	
• Gefährlich für die Ozonschicht		• Schädigung der Ozonschicht	*kein Piktogramm*

Abb. 5.13 Warntafel und Gefahrenzettel [O488]

jekt von der Feuerwehr festgelegt. Im Gefahrenbereich darf weder gegessen, getrunken noch geraucht werden!

Im Anschluss an den Gefahrenbereich richtet die Polizei einen Absperrbereich von mindestens 100 Meter Radius vom Schadenobjekt ein. Er dient als Bewegungs- und Aufstellfläche sowie als Bereitstellungsraum für Feuerwehr und Rettungsdienst.

Ein Dekontaminationsplatz (➤ Abb. 5.14) ist von der Feuerwehr einzurichten. Personen und Gerätschaften, die mit Gefahrstoffen in Kontakt gekommen sind, müssen dekontaminiert werden. Kontaminierte Einsatzkleidung wird abgelegt und gegen Ersatzkleidung getauscht. Bei der Freisetzung von radioaktiven Stoffen wird eine Kontaminationskontrolle mit einem speziellen Messgerät durchgeführt.

5

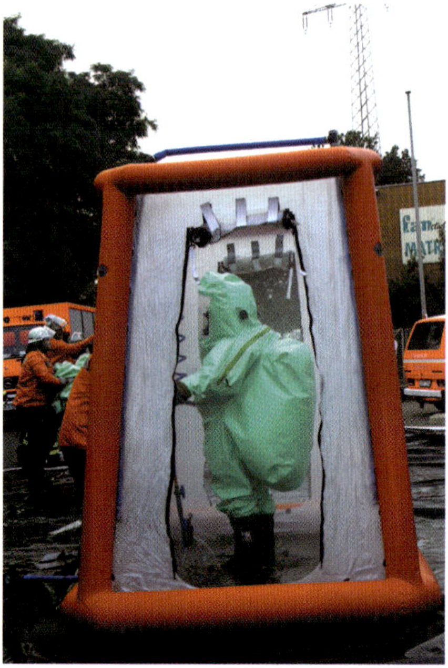

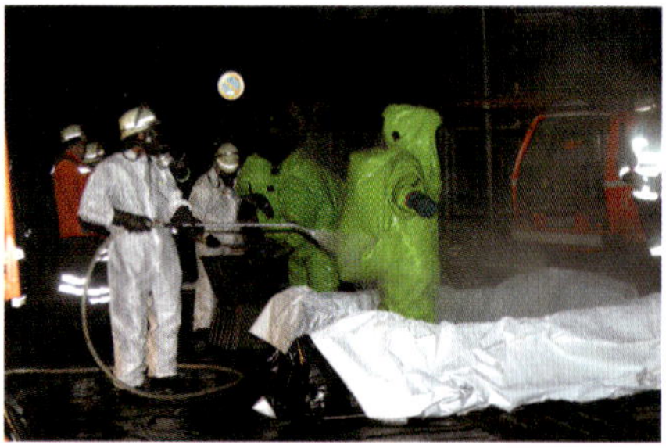

Abb. 5.14 Dekontamination von Einsatzkräften vor Ort [W240]

5.3.6 Umgang mit Feuerlöschern

Feuerlöscher sind tragbare, schnell einsetzbare Kleinlöschgeräte, die in erster Linie zur Bekämpfung von Entstehungsbränden eingesetzt werden. Die enthaltenen Löschmittel der Feuerlöscher sind den jeweiligen *Brandklassen* zugeordnet:

- **A** = brennbare feste Stoffe
- **B** = brennbare flüssige Stoffe
- **C** = brennbare gasförmige Stoffe
- **D** = Brände von Metallen
- **F** = Brände von Speiseölen und Fetten

Feuerlöscher finden ihre Verwendung in vier *Arten*:

- Wasserlöscher, ggf. mit Zusätzen
- Pulverlöscher
- Schaumlöscher
- Kohlendioxidlöscher

Anhand der stofflichen Voraussetzungen des Brandes ist die Art des Feuerlöschers der entsprechenden Brandklasse zuzuordnen.

Kommt es zu einem Einsatz mit einem Feuerlöscher, so ist als Erstes der verplombte Sicherungsstift oder die Sicherungslasche zu entfernen. Durch einen Schlag auf den Schlagknopf wird der Feuerlöscher aktiviert. Durch Betätigen des

Abstellventils am unteren Ende des Schlauches strömt das Löschmittel unter Druck aus. Beim Loslassen des Abstellventils schließt es automatisch.

Grundvoraussetzung für einen erfolgreichen Löschangriff ist das Vorgehen mit dem Wind. Der Löschangriff hat in Intervallen stoßartig zu erfolgen. Dabei ist ausreichender Abstand einzuhalten, damit die Löschmittelwolke ihre gesamte Wirksamkeit entfalten kann. Der Ausstoß des Löschmittels in einem Arbeitsgang führt zur sinnlosen Verschwendung.

- Bei Bränden fester Stoffe das Löschmittel von vorne, dann von unten nach oben auftragen.
- Fächerförmig von vorne wird die Löschmittelwolke bei Flüssigkeitsbränden aufgetragen.
- Durch Leckagen entstandene Tropf- und Fließbrände von der Austrittsstelle aus nach unten ablöschen.
- Bei größeren Bränden mehrere Feuerlöscher gleichzeitig einsetzen.
- Auf Rückzündungen achten, deshalb Feuerlöscher niemals ganz entleeren.
- Nach Benutzung den Feuerlöscher einer Fachfirma zur Wiederherstellung der Einsatzbereitschaft übergeben.

5.3.7 Besondere Einsatzsituationen

Grundsätzlich darf von den Unfallverhütungsvorschriften (UVV) nicht abgewichen werden. Es gibt besondere Einsatzsituationen, **„nur zur Menschenrettung"**, bei denen der Selbstschutz in einem bestimmten Maße vernachlässigt werden darf. Bei ABC-Einsätzen entscheidet der Einsatzleiter, inwieweit auf die volle Schutzausrüstung verzichtet wird. Auf umluftunabhängigen Atemschutz darf beim Vorgehen zur Menschenrettung nicht verzichtet werden. Die Gefahr der Inkorporation muss vermieden werden. Es dürfen sich nicht mehr Einsatzkräfte wie nötig im Gefahrenbereich aufhalten. Für Rettungskräfte aus dem Rettungsdienst ist die Menschenrettung bei solchen Einsätzen aus dem direkten Gefahrenbereich daher **nicht** möglich.

Nach Verkehrsunfällen, besonders mit Gefahrguttransporten, ist darauf zu achten, ob größere Mengen Betriebsstoffe oder andere gefährliche Flüssigkeiten austreten. Vom Eintreten des Schadensereignisses bis zum Eintreffen der ersten Rettungskräfte an der Einsatzstelle vergeht ein Zeitfenster von 13–15 Min. Die im Gefahrenbereich betroffenen, bewusstlosen Personen sind somit über diesen Zeitraum mit den gefährlichen Stoffen kontaminiert. Das Auftragen eines Schaumteppichs durch die Feuerwehr zur Verhinderung einer Entzündung und der dadurch entstehenden Brandausbreitung stellt im Verhältnis zum dargestellten Zeitfenster nur einen geringen Zeitfaktor dar, der zum Eigenschutz der Rettungskräfte gerechtfertigt ist.

Kohlenstoffmonoxid, Kohlenstoffdioxid, Blausäuredämpfe, Dioxine und Furane sind schwere Atemgifte, die nahezu bei jedem Brand auftreten. Die Kontamination schon von geringen Mengen Atemgiften kann zu erheblichen gesundheitlichen Schäden führen. Feuerwehrangehörige schützen sich mit ihrer Schutzausrüstung und umluftunabhängigen Atemschutzgeräten vor Brandrauch und Hitzeeinwirkung. Um Hilfe rufende Personen sind durch Verweis auf die in Kürze eintreffende Feuerwehr mit ihren geeigneten Rettungsmitteln zu beruhigen. Flash-Over (Rauchgasdurchzündung) und

Backdraft (Rauchgasexplosion) sind Phänomene, mit denen bei jedem Gebäudebrand zu rechnen ist und die spontan in einer heftigen Reaktion auftreten können. Rettungsdienstkräfte und unbeteiligte Personen haben sich nicht im direkten Gefahrenbereich, schon gar nicht im Brandrauch aufzuhalten.

Bei Einsätzen in Kellern, Silos oder ähnlich tiefer gelegenen Gebäudeteilen ist mit der Bildung von einem sogenannten CO_2-See zu rechnen. Kohlenstoffdioxid ist ca. 1,5-mal schwerer als Luft, geschmacks- und geruchlos. Solche Einsätze sind schon vielen Rettern zum Verhängnis geworden. Zur Unterstützung ist die Feuerwehr mit umluftunabhängigem Atemschutz und speziellem Messgerät anzufordern. **Ein alleiniges Absteigen ohne Aufsicht ist strengstens untersagt!**

5.3.8 Technische Rettung

Bei Verkehrsunfällen hat die Versorgung von verletzten Personen selbstverständlich höchste Priorität. Die Schaffung einer räumlichen Ordnung sowie die Gefahren durch nicht ausgelöste Sicherheitssysteme und Fahrzeuge mit alternativen Antrieben geraten dabei oft in den Hintergrund oder werden ganz vernachlässigt. Gerade diese Gefahren führen im schlimmsten Fall zu chaotischen Verhältnissen und Verletzungen für Einsatzkräfte und betroffene Personen.

Nach dem Eintreffen von ersten Rettungskräften ist eine räumliche Ordnung der Einsatzstelle zu schaffen. Die Einsatzstelle wird in zwei Arbeitsbereiche (➤ Abb. 5.15) eingeteilt, den inneren Arbeitsbereich in einem Radius von 5–8 Metern um das verunfallte Objekt und dem äußeren Arbeitsbereich, der sich direkt an den inneren Arbeitsbereich anschließt. Seine Größe passt sich den räumlichen Verhältnissen an. Im inneren Arbeitsbereich halten sich nur Personal, das akut an der Erstversorgung des Patienten beteiligt ist, und Einsatzkräfte auf, die technische Maßnahmen durchführen.

Nach Beendigung der Maßnahmen ohne Folgeauftrag wird der innere Arbeitsbereich sofort verlassen und der äußere Arbeitsbereich aufgesucht. Hier hat sich auch das restliche Einsatzpersonal einsatzbereit aufzuhalten. Eine technische Geräteablage,

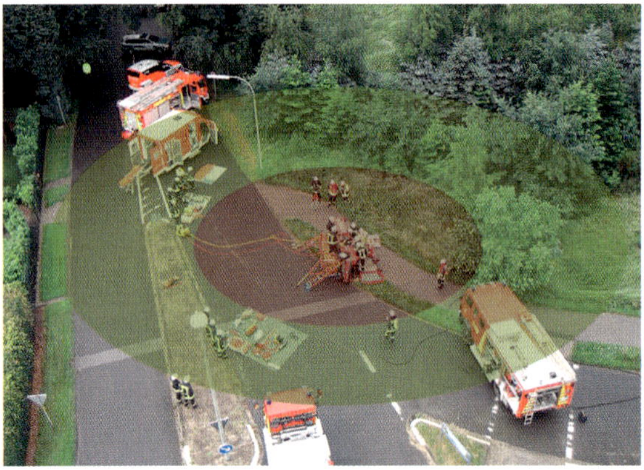

Abb. 5.15 Technische Rettung/Arbeitsbereiche [O488]

die medizinische Geräteablage und die Schrottablage sind im äußeren Arbeitsbereich einzurichten und zu überwachen. Einsatzfahrzeuge sind so aufzustellen, dass die Zu- und Abfahrt an- und abrückender Fahrzeuge ständig gewährleistet ist, idealerweise nach Fischgrätmuster oder durch die Schaffung von Bereitstellungsräumen.

Fahrzeuge der heutigen Art sind serienmäßig mit Sicherheitssystemen ausgerüstet, die Insassen bei Unfällen schützen. Dabei handelt es sich um Airbags, Gurtstraffersysteme und automatische Überrollbügel.

Jede Rettungskraft muss wissen, dass sich nach einem Unfall noch unausgelöste Sicherheitssysteme in Fahrzeugen befinden können, die während der Rettung nachträglich auslösen können. Im Rahmen der Ersterkundung ist festzustellen, welche Sicherheitssysteme nicht ausgelöst haben. Es sind entsprechende Sicherheitsmaßnahmen einzuhalten.

Der Einstieg des inneren Retters sollte, wenn möglich, immer von hinten und die Versorgung des Patienten von der Rücksitzbank aus erfolgen. Ein Einstieg von der Beifahrerseite ist zwar oft der bequemere Weg, kann aber der Rettungskraft schnell zum Verhängnis werden. Durch die Aktivierung der automatischen Sitzplatzerkennung kann es während Schneid- und Spreizarbeiten zur nachträglichen Auslösung des Beifahrerairbags kommen. Der bequemste Weg ist nicht immer der sicherste Weg! Die Einhaltung der 30-60-90-Regel ist während Schneid- und Spreizarbeiten von allen Rettungskräften einzuhalten.

HINWEIS

- 30 = 30 cm Abstand halten von Kopf und Seitenairbags,
- 60 = 60 cm Abstand halten vom Fahrerairbag,
- 90 = 90 cm Abstand halten vom Beifahrerairbag.

Auch der Patient sollte möglichst vor dem Wirkbereich geschützt werden. Gegenstände dürfen nicht auf dem Armaturenbrett abgelegt werden, denn sie können so schnell zu gefährlichen Geschossen werden.

Sicherheitsgurte sind **sofort** zu zertrennen, denn durch eine nachträgliche Auslösung des Gurtstraffersystems wird der Gurt bis zu 200 mm angespannt, was dem Patienten zusätzliche Verletzungen zufügen könnte.

Automatische Überrollbügel finden ihre Anwendung in Cabriolets oder Hardtops und schützen die Insassen vor Überschlagunfällen. Die Überrollbügel sind bei den Fahrzeugen mit **ROPS** oder **RPS** zwar gekennzeichnet, aber trotzdem eher unauffällig und deshalb sehr heimtückisch für Rettungskräfte, denn sie lösen in ca. 0,3 Sekunden aus. Es sind alle Rettungskräfte vor nicht ausgelösten Überrollbügeln zu warnen und während Schneid- und Spreizarbeiten ein Sicherheitsabstand einzuhalten.

Bleiben noch die Gefahren der Entzündung durch auslaufende Betriebsstoffe. Die Wahrscheinlichkeit einer Explosion, wie man sie aus Actionfilmen kennt, ist als sehr gering anzusehen und zu vernachlässigen. An modernen Fahrzeugen sowie an allen gasbetriebenen Fahrzeugen befinden sich Sicherheitsventile, die bei einem Crash automatisch die Zufuhr vom Tank verschließen und bei einem Brandausbruch einen gefährlichen Druckanstieg durch Wärmebeaufschlagung auf den Gasbehälter durch kontrolliertes Abblasen verhindern. Die Feuerwehr hat während des gesamten Einsatzes einen mit zwei voneinander unabhängigen Löschmitteln ständig einsatzbereiten Brandschutz sicherzustellen.

In Zukunft werden die Gefahren durch Kraftfahrzeuge für Rettungskräfte noch erheblich zunehmen. Man denke allein an Hybridfahrzeuge, die heute schon auf Straßen zu finden sind und mit Verbrennungs- und Elektromotor angetrieben werden. In denen sind spannungsführende Kabel mit zum Teil über 400 V verlegt. Alle im Rettungsdienst tätigen Kräfte sowie Feuerwehren und andere Hilfsorganisationen haben sich ständig neu auf die Gefahren, die von neuen, aber auch alten Kraftfahrzeugen ausgehen, einzustellen.

Hubrettungsfahrzeuge

Auf den Einsatz eines Hubrettungsfahrzeuges (➤ Abb. 5.16) bei Dunkelheit sollte nicht verzichtet werden. Das Ausleuchten mit Flutlichtstrahlern, die an der Spitze der Leiter oder am Rettungskorb befestigt werden, bietet große Vorteile. Der Leitersatz wird mittig über die Einsatzstelle ausgefahren. Das Licht fällt vertikal nach unten, wodurch ein großflächiges Ausleuchten ermöglicht wird, aber kaum Schattenbildung entsteht.

Hubrettungsfahrzeuge sind in ihren Einsatzbereichen sehr vielfältig, wurden aber in erster Linie zur Rettung von Menschen aus dem direkten Gefahrenbereich konzipiert. Weitere Verwendungszwecke sind die Brandbekämpfung, die Sicherstellung des zweiten Rettungsweges, die technische Hilfeleistung und die Unterstützung für den Rettungsdienst zur schonenden Rettung einzelner gehunfähiger Personen aus Höhen und Tiefen über die Krankentragenlagerung. Aufgrund der festgelegten bauartbedingten Ausladung ist die Aufstellfläche eines Hubrettungsfahrzeuges begrenzt. Jeder Fahrzeugführer hat bei Einsätzen dafür zu sorgen, dass die Standfläche für ein Hubrettungsfahrzeug erreichbar und frei bleibt.

Der Rettungsdienst hat mit der zuständigen Feuerwehr zu klären, ob die vorhandenen Krankentragen auf die Krankentragenlagerung des Hubrettungsfahrzeuges passen. Dadurch können unnötige Mehrfachumlagerungen des Patienten vermieden werden. Der Patient muss während der Beförderung ständig betreut und beobachtet werden, denn er befindet sich in einer unbekannten, unangenehmen Situation, die von Angst begleitet ist. Bei Anwesenheit eines Notarztes ist eine Sedierung angemessen.

Gemeinsame regelmäßige Übungen im Umgang mit der vorhandenen Technik, der Sicherung und Betreuung des Patienten garantieren einen erfolgreichen Einsatz.

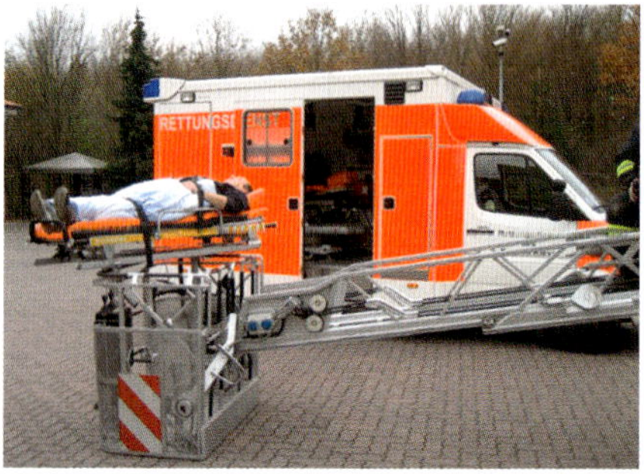

Abb. 5.16 Hubrettungsfahrzeug mit aufgesetzter Trage [O488]

5.4 Führung

Johannes Lörcks

Führen heißt, in eine bestimmte Richtung lenken. In der Mitarbeiterführung sind sowohl der Vorgesetzte als auch seine Mitarbeiter aufeinander angewiesen, um ein bestimmtes Ziel zu erreichen. Das Ziel muss beiden bekannt sein. Das wichtigste Führungsmittel zur Verständigung ist die Kommunikation untereinander.

5.4.1 Führungsstile

Das Beeinflussen eines Vorgesetzten auf seine Mitarbeiter zur Durchführung von Maßnahmen, um ein bestimmtes Ziel zu erreichen, bezeichnet man als Führungsstil (➤ Abb. 5.17). Bei Feuerwehren und Rettungsdiensten kommen überwiegend der autoritäre und kooperative Führungsstil zur Geltung. Beide finden dort ihre Berechtigung.

Autoritärer Führungsstil

Der autoritäre Führungsstil findet seine Anwendung überwiegend im Einsatzgeschehen. Die Umsetzung der Maßnahmen im Zuge der Gefahrenabwehr, um größeren Schaden abzuwenden, ist oft mit einem großen Zeitdruck verbunden. Der Vorgesetzte entscheidet alleine und ordnet die durchzuführenden Maßnahmen an. Für die Aufgabenerledigung ist der Ermessensspielraum für die Mitarbeiter gering.

Kooperativer Führungsstil

Wenn die Entscheidung unter keinem großen Zeitdruck steht und der kooperative

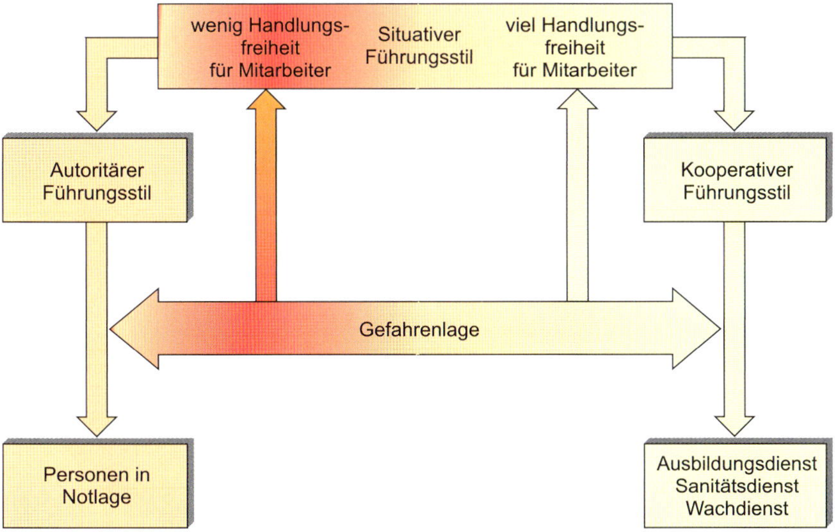

Abb. 5.17 Führungsstile [O488]

Führungsstil Anwendung findet, werden die Mitarbeiter mit ihrem Wissen und ihren Erfahrungen an der Entscheidungsfindung beteiligt. Es besteht eine weitgehende Handlungsfreiheit in der Aufgabenerledigung. Das Selbstbewusstsein und die Motivation der Mitarbeiter werden gefördert.

Situativer Führungsstil

Zwischen dem autoritären und dem kooperativen Führungsstil liegt ein Handlungsbereich, der als situativer Führungsstil bezeichnet wird. Die Führungskraft legt anhand der Gefahrenlage fest, wo sie sich zwischen dem autoritären und dem kooperativen Führungsstil befindet. Dies erfordert unbedingt die richtige Einschätzung der Gefahrenlage. Grundsätzlich muss der Wille des Vorgesetzten klar und deutlich für die Mitarbeiter erkennbar sein.

Ein ständig autoritär geführter Führungsstil trägt in keinster Weise zur Motivation bei, im Gegenteil, er führt zu großen Problemen bis hin zum Fernbleiben der Mitarbeiter. Der kooperative Führungsstil sollte demnach immer angestrebt werden.

5.4.2 Befehlsschema

Der Befehl ist eine Anweisung des Vorgesetzten an seine Mitarbeiter, Maßnahmen durchzuführen, um weitere Gefahren der Schadenslage abzuwenden und den bestehenden Schaden einzugrenzen. Die Befehlsgebung muss verständlich und für den Befehlsempfänger durchführbar sein.

Führungsvorgang

Der Führungsvorgang erfolgt nach einem Grundschema, welches in der FwDV 100 definiert ist (➤ Abb. 5.18).

Nach einer gründlichen Lageerkundung durch den Einheitsführer beurteilt dieser die Lage anhand der vorhandenen Gefahren. Er beginnt mit der Planung und entschließt sich zu wirksamen Gegenmaßnahmen. Über die Befehlsgebung vermittelt der Einheitsführer seinen Entschluss an die Mannschaft.

Befehlsschema

Zunächst erfolgt eine allgemeine Lagebeschreibung der Einsatzstelle durch den Einheitsführer, in der alle wichtigen Informationen enthalten sind. Dann kommt es zur eigentlichen Befehlsgebung, die in folgende Punkte gegliedert ist:

- Einheit – wer ist gemeint?
- Auftrag – was muss gemacht werden?
- Mittel – womit wird es gemacht?
- Ziel – wo wird es gemacht?
- Weg – wie ist der Weg dorthin?

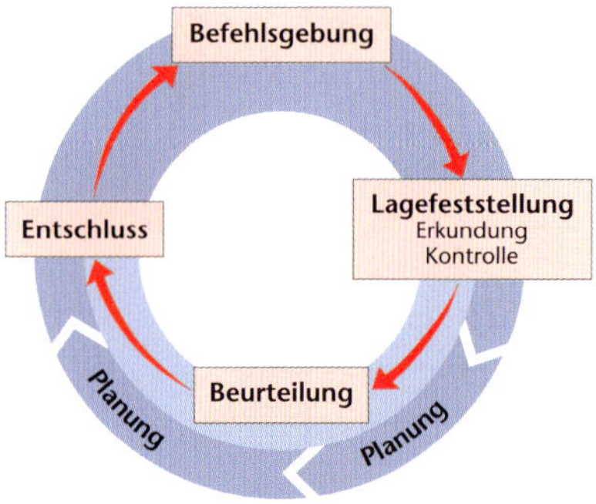

Abb. 5.18 Führungskreis [L157]

Nach dem Kommando **„vor"** wird der Befehl vom Befehlsempfänger wiederholt, um Missverständnisse auszuschließen. Nun beginnt die operative Ausführung des Auftrages durch die Mannschaft. Der Einheitsführer überwacht und kontrolliert die Maßnahmen, damit sie zum angestrebten Erfolg führen.

5.4.3 Unterstellungsverhältnisse

Bei Feuerwehren und Rettungsdienstorganisationen kommt es täglich zu zahlreichen Einsätzen, welche als Trupp, Staffel oder Gruppe abgearbeitet werden können. Diese Einsätze sind leicht überschaubar und bewegen sich im kleineren Umfang. Größere Schadensereignisse bis hin zu Großschadensereignissen sind eher die Seltenheit, kommen aber immer wieder vor. Um im Einsatzgeschehen bei den sogenannten kleineren Einsätzen bis hin zu Großschadensereignissen einen reibungslosen Einsatzablauf zu garantieren, haben sich alle im Einsatz befindlichen Führungskräfte an die Führungsorganisation der FwDV 100 zu halten. Die *Führungsorganisation* regelt die

- Einteilung der Führungsebenen und
- die Zuständigkeitsbereiche der Führungskräfte.

Die Führungsebenen (➤ Abb. 5.19) sind in vier *Führungsstufen* gegliedert:

- A = selbstständiger Zweiertrupp, Staffelführer, Gruppenführer
- B = Zugführer
- C = Verbandsführer
- D = Führungsstab

Die Führungsstufen richten sich nach der Größe des Schadenumfangs. Je größer der

5

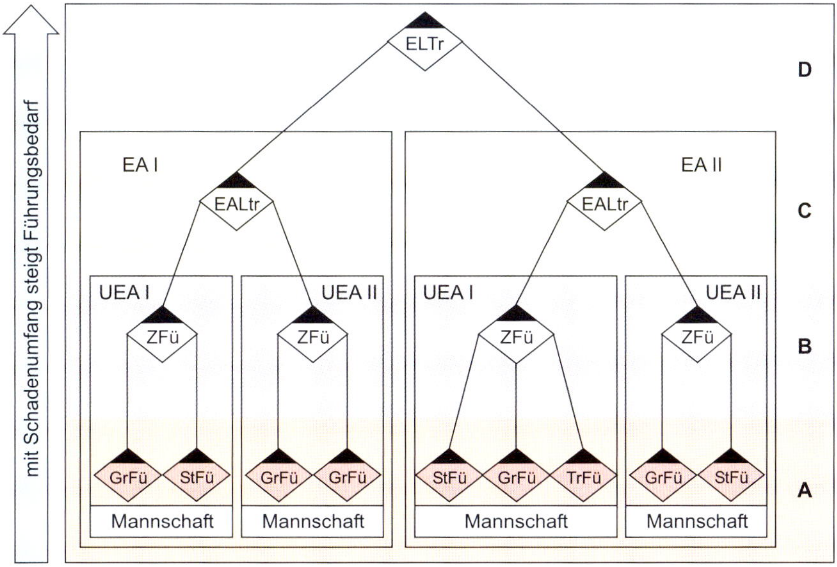

Abb. 5.19 Führungsebenen [O488]

Schadenumfang, desto höher die Führungsverantwortung. Die Einteilung der Führungsebenen orientiert sich an der 2er- bis 5er-Regel. Diese besagt: Treffen zwei gleichwertige taktische Einheiten an einer Einsatzstelle aufeinander, so muss die nächsthöhere Führungsebene eingerichtet werden. Eine Führungskraft kann aber nicht mehr als fünf Einheiten führen. Praktische Erfahrungen haben gezeigt, dass viele Führungskräfte ab drei Einheiten ihre Grenzen erreichen. Deshalb ist es ratsam, bereits ab drei Einheiten die nächsthöhere Führungsebene einzurichten. Um eine ständige Übersicht von Einsatzstellen zu gewährleisten, ist frühzeitig mit der Einsatzabschnittbildung zu beginnen. Die Zuständigkeitsbereiche der Führungskräfte richten sich nach den Führungsebenen.

Nach Eintreten eines Schadensfalles ist der Einheitsführer der Einheit, die als Erstes an der Einsatzstelle eintrifft, erst einmal Einsatzleiter der gesamten Einsatzstelle, solange bis die nächsthöhere Führungskraft eintrifft. Er übernimmt jetzt vom ersteintreffenden Einheitsführer die Einsatzleitung und ist Gesamteinsatzleiter.

Im Einsatzfall hat nur der Einsatzleiter Funkverbindung zur Leitstelle. Alle ihm unterstellten Einheitsführer kommunizieren über Handsprechfunkgeräte im 2-m-Bereich. Im Rahmen der Einsatzvorbereitung ist für die einzelnen Führungsebenen im 2-m- Bereich ein Funkkonzept auszuarbeiten.

5

5.4.4 Führungsstruktur bei Veranstaltungen

Veranstaltungen jeglicher Art sind bei den örtlichen Genehmigungsbehörden, in der Regel bei den zuständigen Ordnungsämtern, anzuzeigen (➤ Abb. 5.20). Diese be-

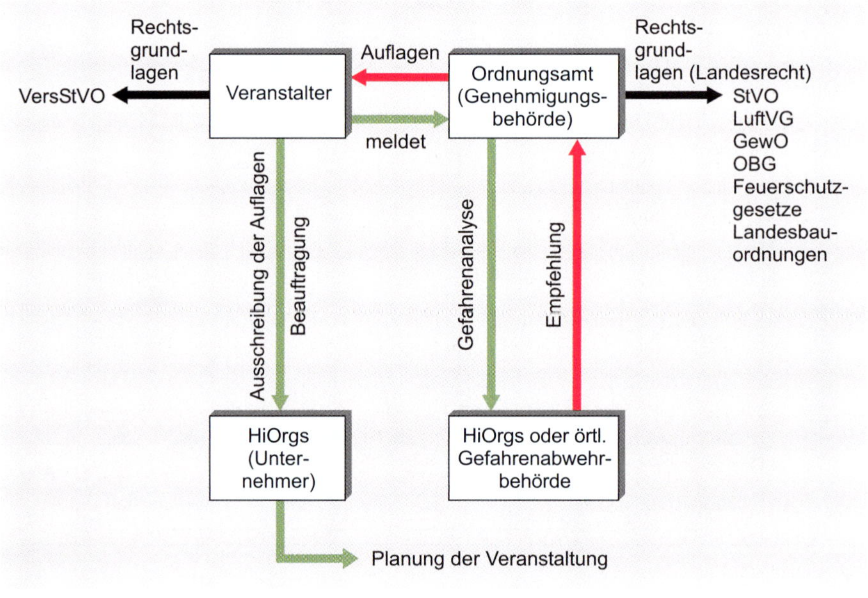

Abb. 5.20 Führungsstruktur bei Veranstaltungen/Planungsablauf [O488]

auftragen die örtliche Gefahrenabwehrbehörde (Feuerwehr) oder eine Hilfsorganisation mit der Durchführung einer Gefahrenanalyse für die betreffende Veranstaltung. Eine entsprechende Empfehlung zur Abwehr von Gefahren wird dann an die Genehmigungsbehörde abgegeben. Die Genehmigungsbehörde erteilt jetzt dem Veranstalter eine kostenpflichtige Genehmigung, indem sämtliche Auflagen zur Durchführung der Veranstaltung zu erfüllen sind. Über eine Ausschreibung kann der Veranstalter eine Hilfsorganisation oder private Unternehmer damit beauftragen, die Auflagen zu planen und durchzuführen. Die Auflagen müssen erfüllt und können jederzeit von der Genehmigungsbehörde kontrolliert werden.

5.4.5 Führungsstruktur bei besonderen Schadenslagen

Erreicht ein Schadensereignis eine Größe, bei der zahlreiche Menschen und Sachwerte gefährdet sind und die von der zuständigen Gemeinde alleine nicht mehr bewältigt werden kann, leitet der zuständige Kreis oder die kreisfreie Stadt aufgrund des großen Koordinierungsbedarfs den Einsatz (➤ Abb. 5.21). Stellt der Hauptverwaltungsbeamte (in Kreisen der Landrat, die Landrätin oder in kreisfreien Städten der Oberbürgermeister, die Oberbürgermeisterin) die Katastrophe fest, wird eine *Gesamteinsatzleitung* gebildet, die aus zwei Führungsebenen besteht:

- taktisch operative Ebene
- politisch administrative Ebene

Die politische Gesamtverantwortung trägt der Hauptverwaltungsbeamte.

Bei Schadensereignissen in dieser Größenordnung kommt es zur Bildung der höchsten Führungsstufe D, der taktisch operativen Ebene mit dem Führungsstab. Er besteht aus dem Einsatzleiter, der Sichtung und sechs Sachgebieten. Jedes Sachgebiet innerhalb des Stabes hat einen einsatzrelevanten Zuständigkeitsbereich, der von einem Sachgebietsleiter und dessen unterstelltem Personal bearbeitet wird. Es besteht eine ständige Kommunikation zwischen dem Einsatzleiter und den Sachgebietsleitern, je nach Lage auch unter den einzelnen Sachgebieten. Damit wird klar, dass hier nur der kooperative Führungsstil bei der Stabsarbeit zum angestrebten Erfolg führt.

Die Sachgebiete sind in folgende *Zuständigkeitsbereiche* gegliedert:

- S1 = Personal/innerer Dienst
- S2 = Lagedarstellung
- S3 = Einsatz
- S4 = Versorgung
- S5 = Presse und Medienarbeit
- S6 = Information und Kommunikation (Fernmelder)

Zusätzlich können Fachberater dem Führungsstab mit ihrem Wissen und ihren Erfahrungen unterstützen.

Die operative Ausführung der Aufgabenerledigung wird über die Einsatzabschnittsleiter im Schadensgebiet nach den bekannten Unterstellungsverhältnissen der Führungsorganisation (➤ Kap. 5.4.3) erledigt.

Der Einsatzleiter im Führungsstab ist im Rahmen der Einsatzvorbereitung vom Hauptverwaltungsbeamten (HVB) zu bestellen. In Kreisen ist das in der Regel der Kreisbrandmeister oder einer seiner Stellvertreter.

Die politisch administrative Ebene wird gebildet vom Hauptverwaltungsbeamten (HVB) und der Leitungs- und Koordinierungsgruppe (LuK). Die LuK setzt sich zusammen aus Personal von zuständigen Ämtern und Behörden sowie Fachberatern anderer Hilfsorganisationen, Dienststellen und Institutionen. Ihr Aufgabenbereich ist in erster Linie das behördliche Verwaltungshandeln gegenüber der taktisch operativen Ebene sowie die Bereitstellung von Personal außerhalb dieser Ebene. Käme es z.B. zur Evakuierung einer großen Anzahl von Personen aus dem Schadensgebiet, so müssen diese in geeigneten Unterkünften untergebracht und versorgt werden. Dieses kann von den Einsatzkräften aus der taktisch operativen Ebene nicht geleistet werden.

Beide Führungsebenen sind räumlich voneinander getrennt. Die Kommunikation zwischen dem Einsatzleiter des Führungsstabes und der politisch administrativen Ebene wird über die Leitstelle hergestellt.

Nur durch den Aufbau und die Durchführung dieser Führungsorganisation können Großschadensereignisse erfolgreich bewältigt werden.

Es stellt sich immer öfter heraus, dass die Bildung von sogenannten Mini-Stäben bei größeren Schadensereignissen, die von der Gemeinde noch selbstständig abgearbeitet werden können, durchaus eine sinn-

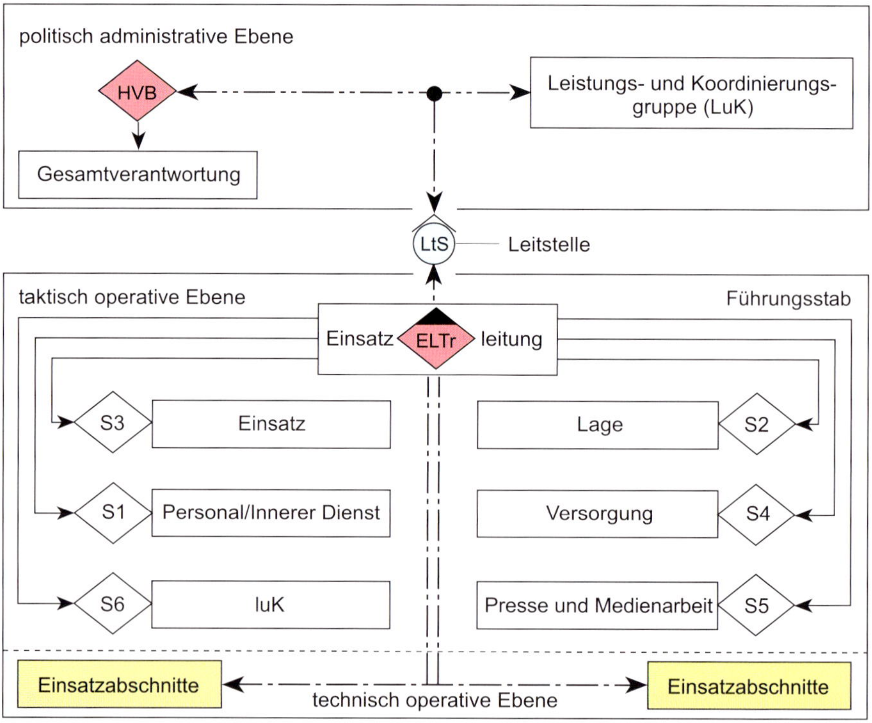

Abb. 5.21 Führungsstruktur bei besonderen Schadenslagen [O488]

volle und nützliche Alternative zum bisher bestehenden Führungssystem darstellt. Als Führungsmittel würden sich Leitzentralen der Feuerwachen, aber auch Rettungsdienstschulen mit deren Einsatz- und Kommunikationsmitteln, Leitzentralen anderer privater Hilfsorganisationen oder eigens dafür vorgesehene Räume in Verwaltungsgebäuden anbieten.

5.5 MANV

Holger Heckmann

Durch größere Unglücke und Großschadenlagen in der Vergangenheit, aber auch durch Großveranstaltungen wie z. B. der Weltjugendtag und nicht zuletzt die Fußball-WM 2006 hat die Thematik MANV in Deutschland an großer Bedeutung gewonnen.

5.5.1 Definition

MANV (Massenanfall von Verletzten/Erkrankten) ist ein Synonym für einen Großschadenfall im Rettungsdienst (➢ Abb. 5.22). Der Begriff ist selbsterklärend, nicht genormt, aber insbesondere in NRW gebräuchlich.

5.5.2 Die 10 Gebote beim MANV

Gilt in erster Linie für ersteintreffende Rettungsmittel (➢ Abb. 5.23).

- **1. Gebot:** „Du sollst nicht behandeln." Die Versorgung eines Betroffenen verzögert die Hilfe für andere!
- **2. Gebot:** „Du sollst eine frühe Rückmeldung geben."
  - genaue Einsatzstelle
  - Anzahl der Verletzten/Betroffenen
  - Anfahrt für nachrückende Einsatzkräfte
- **3. Gebot:** „Du sollst Dir einen Überblick verschaffen."
  - Teamtrennung nur bei unübersichtlicher Lage!
  - Wie viele Verletzte/Betroffene (Schweregrad)?
  - Gefahren an der Einsatzstelle (z.B. Gefahrgut)?
  - Technische Hilfe erforderlich?
  - Ist das Schadenereignis abgeschlossen oder ist eine Ausbreitung von Gefahren zu erwarten?
  - Wo können sich nachrückende Kräfte aufstellen?
  - Hierbei ist immer der Eigenschutz zu beachten!
- **4. Gebot:** „Du sollst eine zweite konkrete Rückmeldung geben."
  - möglichst genaue Patientenzahl und Verletzungsmuster,
  - gezielte Nachforderung an Kräften,
  - Klinikbedarf.

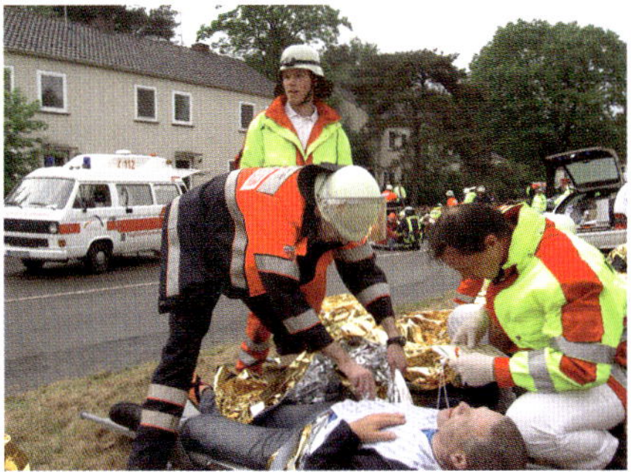

Abb. 5.22 Übung: MANV [W290]

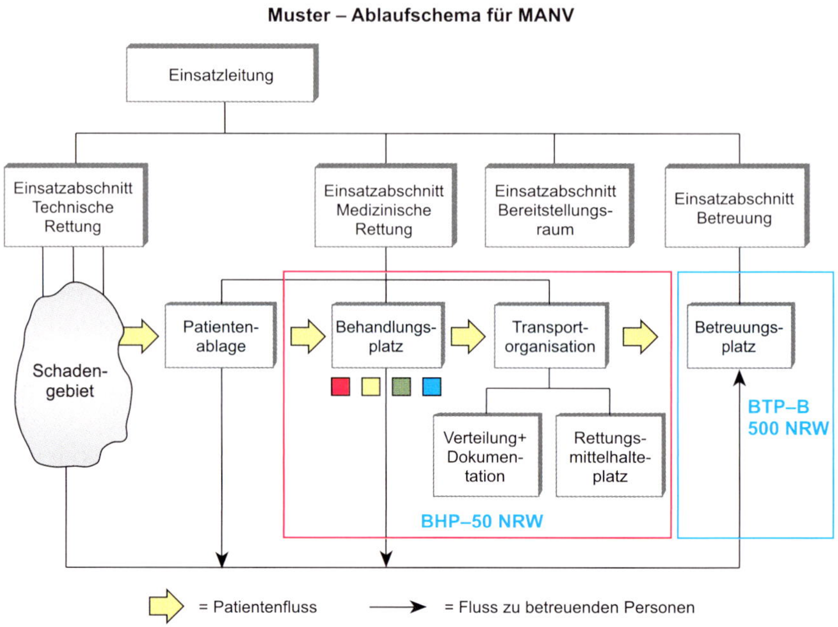

Abb. 5.23 Ablaufschema beim MANV [W294]

- **5. Gebot:** „Du sollst eine Initialleitung übernehmen."
  Kommissarischer LNA/OrgL:
  - Patientenablage bestimmen,
  - Patientenablage strukturieren,
  - Registrierung veranlassen/vornehmen,
  - Bereitstellungsraum festlegen,
  - nachrückende Kräfte ein-/anweisen lassen.
- **6. Gebot:** „Du sollst Spontanabtransporte verhindern."
  - Transport und Klinikkapazitäten für Schwerstbetroffene freihalten,
  - Material vor Ort belassen und zur Erstversorgung einsetzen.
- **7. Gebot:** „Du sollst eine erste Sichtung durchführen."
  - Untersuchung auf Behandlungsdringlichkeit,
  - Behandlung nach vitaler Bedürftigkeit (Sofortmaßnahmen),
  - Kontrolle der Therapie-/Transportpriorität.
- **8. Gebot:** „Du sollst nachrückende Kräfte anweisen."
  - Aufgaben konkret formulieren,
  - klare Aufträge erteilen.
- **9. Gebot:** „Du sollst den Abtransport planen."
  - Patient
  - Transportmittel
  - Klinik
  - Transportpriorität
- **10. Gebot:** „Du sollst die Einsatzstelle dem LNA/OrgL übergeben."
  - Stand der eingeleiteten Maßnahmen,

- Versorgungszustand,
- bisherige Transporte,
- neue Aufgabe geben lassen.

5.5.3 Führungsstruktur

In der Regel wird im Rahmen der Einsatzstellenorganisation der Bereich MANV als Abschnitt „Medizinische Rettung" von einem OrgL (Organisatorischer Leiter) und einem Leitenden Notarzt (LNA) geführt, d.h., er untersteht der Gesamteinsatzleitung wie in ➤ Abb. 5.24 dargestellt.

5.5.4 Patientenablage/ Sichtungskategorien

Patientenablagen sind Stellen am Rand des Gefahrenbereichs, in denen verletzte Personen abgelegt und lebensrettende Maßnahmen und/oder Erste Hilfe geleistet werden. Sie bilden sich meistens spontan. Hier wird eine erste „Vorsichtung" durchgeführt. Dabei werden die Patienten in Sichtungskategorien (➤ Abb. 5.25) eingeteilt.

In NRW wird hierzu die Patientenanhängetasche (➤ Kap. 5.9.4) nach AGBF verwendet.

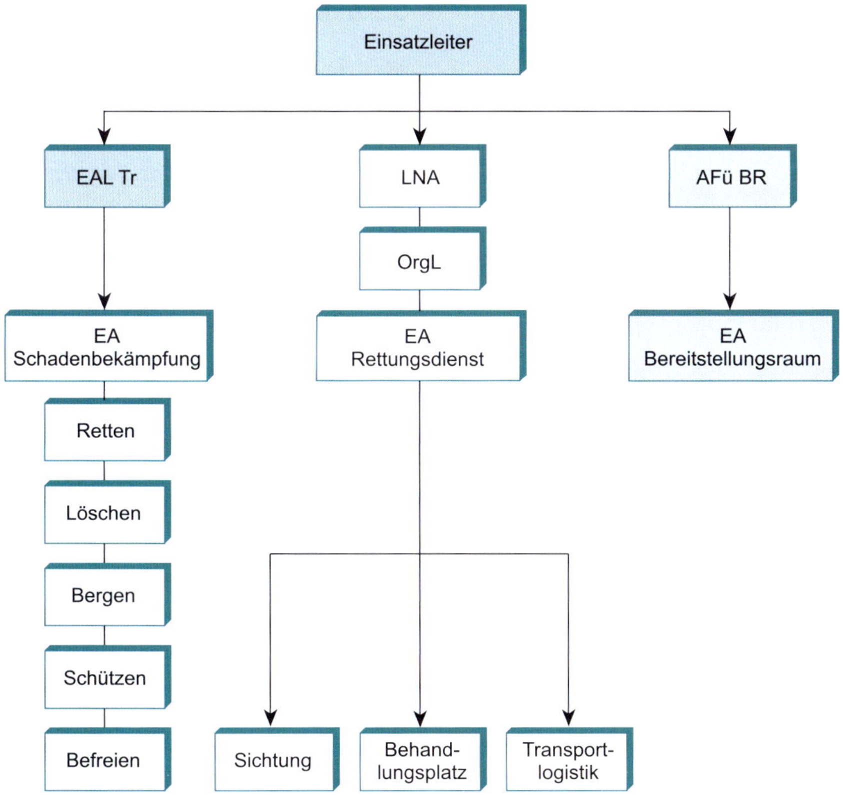

Abb. 5.24 Führungsstruktur beim MANV [O487]

Sichtungskategorie	Beschreibung	Konsequenz
	mit Karte registriert, aber noch nicht gesichtet	Sichtung durchzuführen
I rot	akute, vitale Bedrohung	Sofortbehandlung, Transportpriorität
II gelb	schwer verletzt bzw. erkrankt	aufgeschobene Behandlungsdringlichkeit
III grün	leicht verletzt bzw. erkrankt/ unverletzt	spätere (ambulante) Behandlung
IV blau (nur auf besondere Anweisung!)	ohne Überlebenschance	betreuende (abwartende) Behandlung
	Tote	Kennzeichnung

Abb. 5.25 Sichtungskategorien [O489]

5.5.5 Behandlungsplatz

Der Behandlungsplatz dient der systematischen und schwerpunktmäßigen Registrierung, Sichtung, ärztlichen Behandlung und der Vorbereitung des Transports der Patienten an der Einsatzstelle bei einem Massenanfall von Verletzten. Er wird an einer zentralen, zugänglichen Stelle außerhalb des Gefahrenbereichs aufgebaut.

In NRW hat das Land das Konzept „Behandlungsplatz-Bereitschaft 50 (BHP-B 50 NRW)" erstellt, das gewährleistet, dass innerhalb von einer Stunde 50 Patienten planerisch nach der Einteilung der Sichtungskategorien I 40%/II 20%/III 40% versorgt werden können. Alternativ können in vier Stunden autark 100 Patienten versorgt werden. Das Konzept sieht einen Personalbedarf bis max. 150 Helfern und bis zu 40 Fahrzeugen vor. Der Behandlungsplatz besteht in NRW aus mind. zwei Einsatzeinheiten der Hilfsorganisationen, Personal der Feuerwehren, dienstfreien Kräften des Rettungsdienstes sowie ggf. Kräften anderer Fachdienste, z.B. THW.

5.5.6 Betreuungsplatz

Bei größeren Schadensereignissen sind auch immer wieder Personen anzutreffen, die keine medizinische Hilfe benötigen, aber dennoch durch das Ereignis betroffen sind. Hierfür erarbeitete ebenfalls das Land NRW ein Konzept „Betreuungsplatz 500 (BTP-B 500 NRW)", das vorsieht, in einer Zeit von 24 Stunden 500 Betroffene mit den wichtigsten Bedürfnissen des täglichen Lebens und Verpflegung autark zu versorgen. Der Betreuungsplatz 500 wird ausschließlich aus dem Personal der Hilfsorganisationen rekrutiert und schließt die psychosoziale Unterstützung (PSU) mit ein.

5.5.7 Bereitstellungsraum

„Der Bereitstellungsraum ist die Sammelbezeichnung für Orte, an denen Einsatzkräfte und Einsatzmittel für den unmittelbaren Einsatz oder vorsorglich gesammelt, gegliedert und bereitgestellt oder in Reserve gehalten werden." Wichtig ist in dem Zusammenhang, dass möglichst frühzeitig ein Bereitstellungsraum eingerichtet und geführt wird. Somit wird gewährleistet, dass man jederzeit einen Überblick über die Anzahl der Rettungsmittel hat und diese nicht unkontrolliert eine Einsatzstelle zuparken. Des Weiteren ist eine den örtlichen Gegebenheiten angepasste Einrichtung verschiedener Bereitstellungsräume zu planen, um im Schadenfall auf die geplanten Strukturen zurückgreifen zu können.

5.6 Funktechnik

Holger Heckmann

5.6.1 Allgemeine Funkregeln

Das Arbeiten ohne BOS-Funk als Kommunikationsmittel bei den Rettungsdiensten und Organisationen der Gefahrenabwehr ist heute nicht mehr vorstellbar. Damit der BOS-Sprechfunk reibungslos funktioniert, gilt es einige Regeln und Vorschriften einzuhalten, die in der bundeseinheitlichen PVD/DV 810 beschrieben sind. Im BOS-Sprechfunk unterscheiden wir den 4-Meter-Funk zwischen Fahrzeug und Leitstelle sowie den 2-Meter-Einsatzstellenfunk mit Handsprechfunkgeräten zur Kommunikation an der Einsatzstelle. Eingesetzt werden dürfen nur Geräte mit einer BOS-Zulassung. Dies gewährleistet, dass alle Organisationen der BOS untereinander kommunizieren können, da alle Geräte die gleichen Leistungsmerkmale und eine ähnliche Bedienung aufweisen. Außerdem ist so sichergestellt, dass es durch die Endgeräte zu keinen Störungen kommt. Die Teilnehmer am Sprechfunkverkehr unterliegen der Verschwiegenheitspflicht. Grundsätzlich gilt: Wer am BOS-Funk teilnehmen möchte, muss einen Sprechfunkerlehrgang absolviert haben.

5.6.2 Gesprächsablauf

Für eine einheitliche Durchführung des Sprechfunkverkehrs sorgen einheitliche Regelungen zum Gesprächsablauf. Die Eröffnung eines Funkgespräches beginnt mit dem Rufnamen der Gegenstelle, dem Wort „von“, dem eigenen Rufnamen und dem Wort „kommen“.

Beispiel: „Florian Musterstadt von Florian Musterstadt 1/11/1, kommen.“

Die Gegenstelle antwortet mit dem Wort „Hier“, dem eigenen Rufnamen und dem Wort „kommen“.

Beispiel: „Hier Florian Musterstadt, kommen.“ Hiermit ist das Funkgespräch eröffnet, es können nun Nachrichten übermittelt werden. Am Ende jeder Nachricht eines Teilnehmers fordert das Wort „kommen“ die Gegenstelle zur Antwort auf. Das Gesprächsende mit dem Wort „Ende“ wird nur von dem Teilnehmer eingeleitet, der das Funkgespräch begonnen hat.

5.6.3 Funkrufnamen

Die Bundesnetzagentur als zuständige, oberste Behörde verlangt für jede Funkstelle einen eindeutigen und unverwechselbaren Funkrufnamen. Der Funkrufname bei den nichtpolizeilichen Organisationen der BOS besteht aus dem organisationsbezogenen Kennwort (➤ Tab. 5.2), dem Namen des Einsatzbereiches und einer Ziffernfolge. Die Kennwörter können sich im 4-Meter-

Tab. 5.2 Funkrufnamen einiger nichtpolizeilicher Organisationen (Organisationskennwörter)

Organisation	4-m-Band	2-m-Band
Feuerwehr	Florian	Florentine/Florian je nach Bundesland
Johanniter-Unfallhilfe (JUH)	Akkon	Jonas/Akkon je nach Bundesland
Malteser Hilfsdienst (MHD)	Johannes	Malta
Deutsches Rotes Kreuz (DRK)	Rotkreuz	Äskulap
Arbeiter-Samariter-Bund (ASB)	Sama	Samuel
Technisches Hilfswerk (THW)	Heros	Heros
Deutsche Lebensrettungs-Gesellschaft e.V. (DLRG)	Pelikan	Pelikan (Betriebsfunk: Adler)
Deutsche Gesellschaft zur Rettung Schiffbrüchiger (DGzRS)	Triton	–
Rettungshubschrauber	Christoph	–
Wasserwacht	Wasserwacht	Wasserwacht/Neptun je nach Bundesland
Bergwacht	Bergwacht	Bergwacht
Katastrophenschutzeinheiten (KatS)	Kater	–

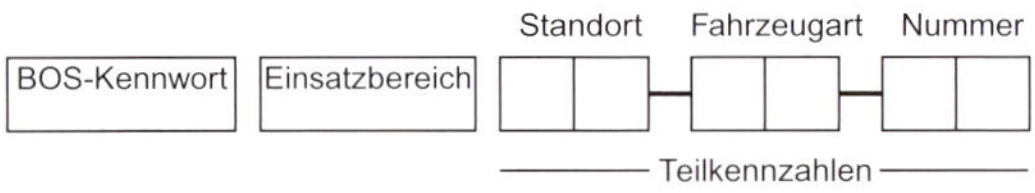

Abb. 5.26 Funkrufnamen

und 2-Meter-Band unterscheiden, ebenso kann die Ziffernfolge in verschiedenen Bundesländern variieren.

In ➤ Abb. 5.26 ist der Aufbau eines Funkrufnamens schematisch dargestellt. Ein Beispiel für einen Funkrufnamen: „Florian Musterstadt 3/11/1“.

An dem BOS-Kennwort „Florian“ kann abgeleitet werden, dass die Funkstelle zur Feuerwehr gehört, die sich im Einsatzbereich Musterstadt befindet. Im Einsatzbereich Musterstadt gehört sie zum 3. Standort. Die Fahrzeugart „11“ bedeutet, es handelt sich um einen ELW 1, die fortlaufende Nummer „1“ besagt, es ist das erste Fahrzeug dieses Typs an Standort 3.

5.6.4 Alarmierung

Um Einsatzkräfte sicher und schnell alarmieren zu können, gibt es in Deutschland zwei gängige, zugelassene Verfahren.

Das herkömmliche ist der seit 1975 bundeseinheitliche 5-Ton-Folgeruf als analoge Alarmierung. Hierbei wird über eine 5-stellige Codierung ein Empfänger (Funkmeldeempfänger; ➤ Abb. 5.27) angerufen und üblicherweise eine Sprachdurchsage für den Empfänger übermittelt. Dieses Verfahren hat den Nachteil, dass insbesondere bei größeren Alarmierungen (z. B. MANV) der Funkkanal im 4-Meter Band für diese Zeit blockiert ist.

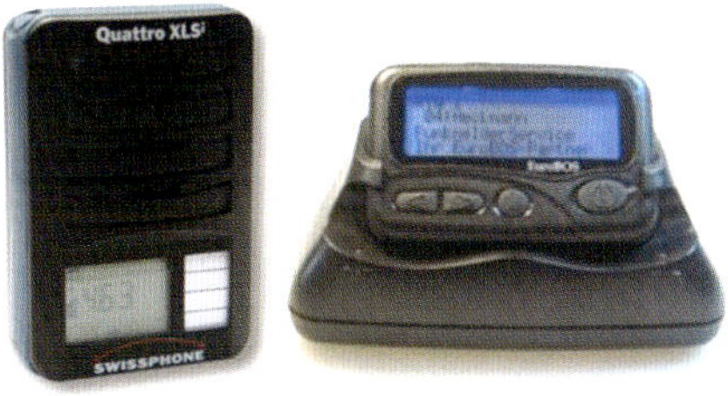

Abb. 5.27 Verschiedene Funkmeldeempfänger [W293]

Die digitale Alarmierung nach dem POCSAG-Standard wird seit Anfang der 90er-Jahre eingesetzt. Hierzu wird eine vom Sprechfunk unabhängige Infrastruktur im 2-Meter Band aufgebaut. Neben der akustischen Signalisierung der Alarmierung auf dem DME (digitaler Meldeempfänger) kann zusätzlich ein Alarmtext übertragen werden, der auf textfähigen Meldeempfängern abgelesen werden kann.

Sirenen dienen meist zur Alarmierung der Feuerwehren oder Warnung der Bevölkerung. Sie können sowohl mit analoger als auch digitaler Alarmierung angesteuert werden.

5.6.5 Funkmeldesystem

Um den Funkverkehr im 4-Meter Band zu entlasten, wurde in den 80er-Jahren das Funkmeldesystem (FMS) eingeführt. Über eine Tastatur (meist am Funkhörer; ➤ Abb. 5.28) werden kurze Telegramme an die Leitstelle übermittelt, die dann den Status des Fahrzeuges ablesen kann. So ist es nicht mehr erforderlich, Standardmeldungen, z. B. das Eintreffen an der Einsatzstelle, per Sprache zu übermitteln. Das Drücken der entsprechenden Ziffer reicht aus.

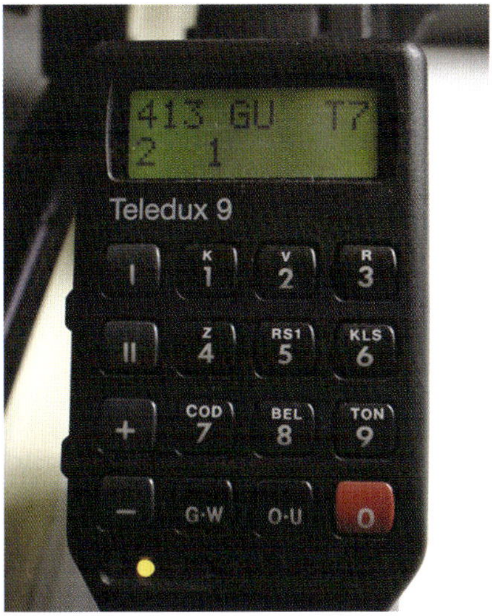

Abb. 5.28 FMS-Gerät Teledux 9 [O169]

5.6.6 Kommunikationsmittel

Kommunikationsmittel (früher: Fernmeldemittel) bieten vielfältige Möglichkeiten der Informationsübertragung. Für die Wahl des richtigen Kommunikationsmittels muss nach den Gesichtspunkten Leistung, Zuverlässigkeit und Zeitbedarf für Aufbau und Übertragung bewertet werden. Drahtlose Kommunikationsmittel, z. B. Sprechfunkverbindungen, eignen sich insbesondere für bewegliche Kräfte. Sie erfordern keine Aufbauzeit und es können jederzeit ohne Zeitverlust Gespräche aufgebaut werden. Auch die Übermittlung von Nachrichten an mehrere Empfänger gleichzeitig ist möglich. Allerdings ist ihre Reichweite begrenzt, die Nutzung einer großen Anzahl von Funkstellen auf engem Raum kann Störungen verursachen. Ebenso besteht bei Sprechfunkverbindungen keine Abhörsicherheit durch Unbefugte. Drahtgebundene Kommunikationsmittel sind zu verwenden, wenn die Art und Dauer des Einsatzes dieses rechtfertigen oder erfordern, weil andere Mittel nicht eingesetzt werden können oder dürfen. Drahtgebundene Kommunikationsmittel sind beispielsweise Fernsprechverbindungen.

5.6.7 Digitalfunk

Aktuell wird der analoge Sprechfunk vom digitalen BOS-Funk abgelöst. Die größten Neuerungen dürften dabei wohl ein bundesweit flächendeckendes Netz und die digitale Sprachübertragung sein. Wurde die Sprache einst noch analog übertragen, so wird zukünftig die Sprache im Funkgerät digital decodiert und zusätzlich verschlüsselt übertragen.

Weitere Möglichkeiten, die das neue digitale Funknetz mit sich bringt, sind die Übertragung von Textnachrichten bis hin zu kleinen Datenmengen, die Möglichkeit, mit seinem Funkgerät ins öffentliche Telefonnetz zu telefonieren, und die Identifizierung jedes Funkteilnehmers bereits beim Betätigen der Sprechtaste.

Der Netzaufbau hat flächendeckend begonnen und soll bis 2018 abgeschlossen sein.

MERKE

Statusziffern und ihre Bedeutung:
0: Notruf (Gerät schaltet auf Sendung)
1: Einsatzbereit über Funk
2: Einsatzbereit an Wache
3: Auftrag übernommen, unterwegs zum Einsatzort
4: Am Einsatzort eingetroffen
5: Sprechwunschanmeldung
6: Nicht einsatzbereit, außer Dienst
7: Abfahrt vom Einsatzort
8: Am Zielort (z.B. Krankenhaus)
9: Frei durch Leitstelle belegbar, z.B. Handquittung/Anmeldung

Tab. 5.3 Die deutsche Buchstabiertafel

A	Anton	P	Paula
B	Berta	Q	Quelle
C	Caesar	R	Richard
D	Dora	S	Samuel, Siegfried*
E	Emil	Sch	Schule
F	Friedrich	T	Theodor
G	Gustav	U	Ulrich
H	Heinrich	V	Viktor
I	Ida	W	Wilhelm
J	Julius	X	Xanthippe, Xaver*
K	Kaufmann, Konrad*	Y	Ypsilon
L	Ludwig	Z	Zacharias, Zeppelin*
M	Martha	Ä	Ärger
N	Nordpol	Ö	Ökonom
O	Otto	Ü	Übermut

* veraltet oder inoffiziell

5.6.8 Fernmeldeskizze

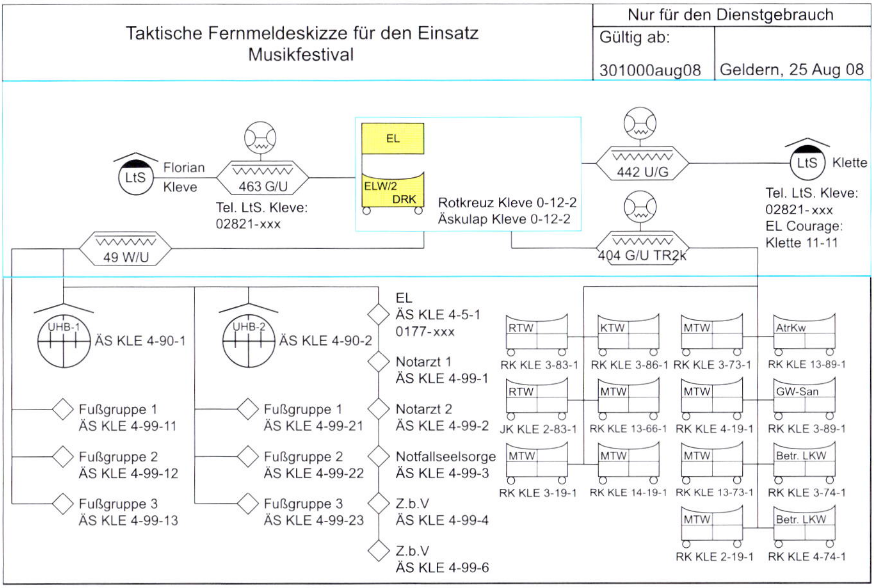

Abb. 5.29 Beispiel einer Fernmeldeskizze [W289]

5.7 Verhalten im Einsatz

Jörg Willems

Ausbildungen, Fortbildungen und Weiterbildungen werden für die Helferinnen und Helfer angeboten, um ihr medizinisches und technisches Wissen ständig auf einem hohen Niveau zu halten. Doch bei Einsätzen sind nicht nur diese Fähigkeiten von großer Bedeutung, sondern das gesamte Erscheinungsbild des Helfers.

Ein Veranstalter „bucht" bei einer Hilfsorganisation eine sanitätsdienstliche Betreuung seiner Veranstaltung und erwartet ein „Rundum-Sorglos-Paket".

Neben der medizinischen und technischen Betreuung kann der Veranstalter folgende Dinge selbstverständlich von der Hilfsorganisation bzw. den Helfern erwarten, die den Sanitätsdienst durchführen:

MERKE

Fernanweisungen
C: Einsatzannahme melden
H: Standort anfahren
E: Einrücken
J: Sprechaufforderung
F: Über Telefon melden
L: Lagemeldung

- Der oder die Helfer haben pünktlich zum vereinbarten Termin in vollständiger und sauberer Dienstbekleidung am jeweiligen Einsatzort mit ihrem vollständigen Material zu erscheinen.
- Während des Einsatzes sollte darauf geachtet werden, dass die Kleidung korrekt getragen wird (Poloshirt oder Hemd sollten in der Hose getragen werden, Einsatzstiefel sind geschlossen zu tragen, Hose über den Schuhen etc.).
- Befinden sich Raucher unter den Einsatzkräften, sollte in Abstand zum Geschehen und nicht in voller Öffentlichkeit geraucht werden.
- Auf etwaige Zärtlichkeiten unter den Helfern im Dienst sollte verzichtet werden.
- Treten Streit oder Ärger zwischen den Einsatzkräften auf, so sollte der Ärger fernab der Öffentlichkeit geklärt werden.
- Gleiches gilt für Meinungsverschiedenheiten, die eine Versorgung des Patienten betreffen. Hier sollte eine Klärung dieser – oder gar eine Diskussion – nicht **vor** dem Patienten ausgeführt werden.

Findet ein Sanitätsdienst beispielsweise auf einer Kirmes oder einem Rummel/Jahrmarkt statt, so haben die Helfer, wenn es vom Veranstalter gewünscht wird, Streifengänge über diese Plätze durchzuführen.

Hierbei ist es nur nach Absprache mit dem Einsatzleiter erlaubt, in Dienstbekleidung Fahrgeschäfte oder Attraktionen zu besuchen.

Ebenfalls strengstens untersagt ist der Verzehr von alkoholischen Getränken in Einsatzkleidung oder während der Dienstzeit.

Ziel ist es, sich der Öffentlichkeit und dem Veranstalter in einem guten Bild zu präsentieren und einen guten Eindruck zu hinterlassen.

5.8 Zusammenarbeit mit Dritten

Paul Hermsen, Johannes Lörcks, Jörg Willems

5.8.1 Ersthelfer

Die Ersteintreffenden an einer Notfallstelle sind in der Regel Ersthelfer, mit meist geringfügiger Fachkompetenz. Aufgrund ihrer schnellen Verfügbarkeit sind sie für die Erstversorgung der Patienten unentbehrlich. Mit dem Absetzen des Notrufes, der Erhaltung und Sicherung der lebenswichtigen Funktionen wie Bewusstsein, Atmung und Kreislauftätigkeit, dem Stillen von lebensbedrohlichen Blutungen, der Schockprophylaxe und der Wärmeerhaltung sind die Ersthelfer ein unentbehrliches Bindeglied in unserer Rettungskette und setzen diese zugleich erst in Gang. Ohne die Hilfe der Ersthelfer verschlechtert sich der Patientenzustand oft entscheidend und die Überlebenschancen für vital bedrohte Patienten werden deutlich reduziert. Daher sollte man jedem, der sich trotz innerer Konflikte und Ängste als Ersthelfer engagiert, gebührenden Respekt entgegenbringen.

5.8.2 Angehörige

An einer Einsatzstelle des Rettungsdienstes haben es die Einsatzkräfte nicht nur mit Notfallopfern zu tun. Neben Ersthelfern und Umstehenden („Schaulustigen“) haben die Fachkräfte oft auch mit Angehörigen zu tun. Ihre Angst und Sorge um den Verunfallten/Patienten darf auf keinen Fall außer Acht gelassen werden. Nach der Versorgung des Patienten sollte sich der Rettungsdienst nach dem Wohlbefinden der anwesenden Angehörigen erkundigen und ihnen ggf. weitere Hilfe – medizinisch oder psychologisch – anbieten.

5.8.3 Medizinische Versorgungskette

Beim Notfall- und Krankentransport ist es von hoher Wichtigkeit, die geeignete Klinik mit der richtigen Fachabteilung anzusteuern. Bei der Ankunft in der Zielklinik ist es von großer Bedeutung, eine qualifizierte Übergabe an den diensthabenden Arzt oder das zuständige Pflegepersonal durchzuführen. So können Doppeluntersuchungen vermieden und es kann schneller und zielgerichteter therapiert werden. Bei der Übergabe sollte es zu einem kollegialen Austausch der erhoben Parameter (Vitalwerte) und Krankheitsbilder bzw. Verletzungsmuster (Verdachtsdiagnose) kommen. Die Aushändigung einer schriftlichen Dokumentation in Form des DIVI-Protokolls ist dabei unabdingbar, komplettiert die Übergabe und schafft rechtliche Sicherheit.

5.8.4 Andere Fachdienste

Einsatzkräfte aus dem Rettungsdienst sind an Einsatzstellen oft auf die Zusammenarbeit mit anderen Fachdiensten angewiesen, da sie nicht über die geeigneten Einsatzmittel verfügen oder die vorgefundene Situation ein besonderes Eingreifen erfordert (z.B. Anwendung von Zwangsmaßnahmen oder besondere hoheitliche Aufgaben). Gemeinsame Einsätze mit Feuerwehr und Polizei sowie Behörden aus dem Verwaltungsbereich sind keine Seltenheit. Besonders oft kommt es zu einem Zusammentreffen mit der Feuerwehr, etwa bei der technischen Rettung oder der Aufnahme von auslaufenden Betriebsstoffen nach Verkehrsunfällen (> Abb. 5.30).

Innerhalb von Berufsfeuerwehren und zum Teil von hauptamtlichen Wachen findet ein ständiger Wechsel zwischen Feuerwehreinsatzdienst und Rettungsdienst statt. Die Vorgehensweisen an Einsatzstellen sind dort jedem bekannt und stellen keine großen Probleme dar.

Anders sieht es mit der Zusammenarbeit zwischen Freiwilligen Feuerwehren und den dort ansässigen Rettungsdiensten aus. Es kommt immer wieder zu Einsätzen, die unkoordiniert und unkontrolliert zwischen beiden Institutionen verlaufen, zu Lasten der betroffenen Personen. Nur mit einer gemeinsamen Abstimmung sowie ständigen Aus- und Fortbildungen ist die Aufgabenerledigung heutzutage im Rahmen der Gefah-

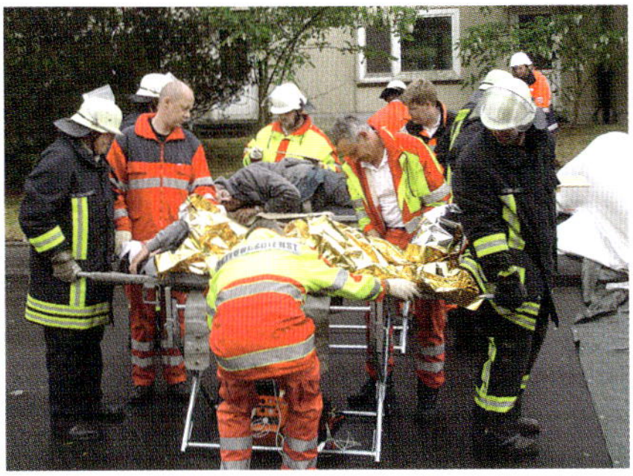

Abb. 5.30 Feuerwehrkräfte und Rettungsdienst [W290]

renabwehr fachgerecht, kompetent und zügig zu bewältigen. Dazu gehören:

- richtiges Verhalten im Brandeinsatz
- technische und medizinische Rettung bei Verkehrsunfällen
- umsichtiges Verhalten bei ABC-Einsätzen
- Rettung über Hubrettungsfahrzeuge (Krankentragenlagerung)

Bereits das Festlegen von Bereitstellungsräumen im Zuge der Einsatzvorbereitung bei besonders gefährdeten Objekten bietet im Einsatzfall ungeahnte Vorteile.

Eine kurze gemeinsame Einsatz-Nachbesprechung sollte immer stattfinden, denn nur durch gesunde Kritik sind festgestellte Fehler bei Folgeeinsätzen abzustellen.

Sind alle diese Voraussetzungen vorhanden, treffen sich zwei Organisationen, die durch ihr fachkompetentes, gemeinsames Handeln an der Einsatzstelle einen starken Eindruck hinterlassen. Alles im Sinne der betroffenen Patienten! Auch wir könnten einmal betroffen sein und erwarten dann eine optimale Erstversorgung.

5.9 Dokumentation

Jörg Willems

5.9.1 Grundsätzliches

Eine der wichtigsten Aufgaben im Sanitäts- und Rettungsdienst ist die Dokumentation. Egal in welcher Form, bietet sie dem Helfer die Möglichkeit, alle gewonnenen Informationen festzuhalten, alle durchgeführten Maßnahmen aufzulisten und etwaige Besonderheiten zu dokumentieren.

Ganz nach dem Prinzip: „Wer schreibt, der bleibt“ kann durch eine ordnungsgemäße Dokumentation auch lange Zeit nach dem eigentlichen Geschehnis der Einsatzhergang nachvollzogen werden.

Der Einsatzbericht bzw. das Einsatzprotokoll geben Aufschluss über das Notfallgeschehen, den detaillierten Zustand des Patienten mit allen Messergebnissen, allen Verletzungen und/oder Erkrankungen, durchgeführte Maßnahmen, verabreichte Medikamente, besondere Maßnahmen wie zum Beispiel die Lagerung auf einer Vakuummatratze, Vorkommnisse auf dem Transport in die Zielklinik und allgemeine Informationen wie zum Beispiel bestehende Allergien, der behandelnde Hausarzt oder Ähnliches.

Treten nun einige Zeit nach dem eigentlichen Einsatz Fragen zu diesem auf, so kann der Einsatz durch das Einsatzprotokoll nachvollzogen werden. Ebenfalls bietet ein Durchschlag dieses Protokolls dem behandelnden Arzt im Krankenhaus eine gute Zusammenfassung über den Zustand seines Patienten.

Die Durchführung der Dokumentation kann auf verschiedene Art und Weise durchgeführt werden. Im Folgenden werden vier verschiedene Bereiche der Dokumentation vorgestellt.

5.9.2 Dokumentation im Rettungsdienst

Der Standard zur Dokumentation im Rettungsdienst bildet das sogenannte DIVI-Protokoll (➤ Abb. 5.31). In zwei Versionen, einmal für Notärzte und einmal für das Rettungsdienstpersonal, bietet dieses

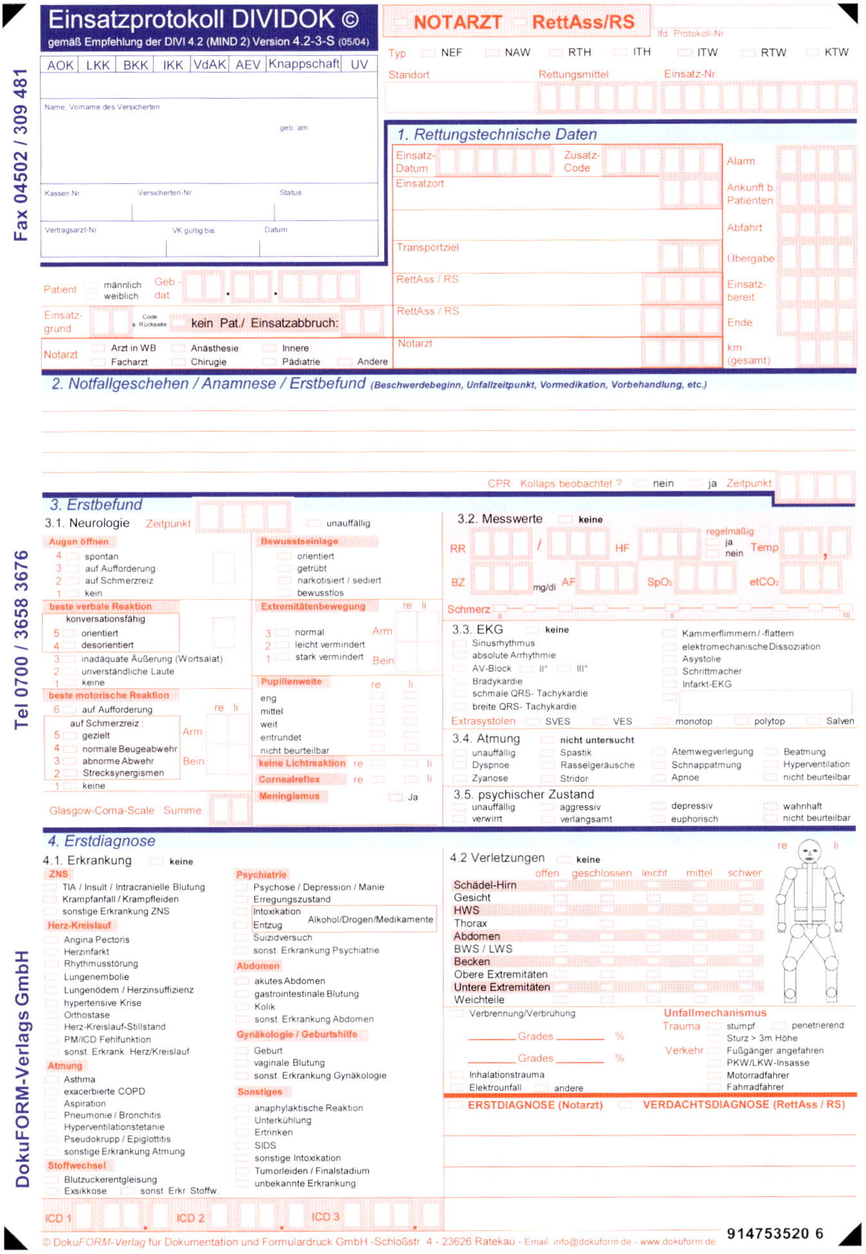

Fax 04502 / 309 481
Tel 0700 / 3658 3676
DokuFORM-Verlags GmbH

Einsatzprotokoll DIVIDOK ©
gemäß Empfehlung der DIVI 4.2 (MIND 2) Version 4.2-3-S (05/04)

NOTARZT RettAss/RS
lfd. Protokoll-Nr.

AOK | LKK | BKK | IKK | VdAK | AEV | Knappschaft | UV

Name, Vorname des Versicherten
geb. am
Kassen-Nr. Versicherten-Nr. Status
Vertragsarzt-Nr. VK gültig bis Datum

Typ NEF NAW RTH ITH ITW RTW KTW
Standort Rettungsmittel Einsatz-Nr.

1. Rettungstechnische Daten
Einsatz-Datum Zusatz-Code
Einsatzort
Transportziel
RettAss / RS
RettAss / RS
Notarzt
Alarm
Ankunft b. Patienten
Abfahrt
Übergabe
Einsatz-bereit
Ende
km (gesamt)

Patient männlich weiblich Geb.-dat.
Einsatz-grund Code s. Rückseite kein Pat./ Einsatzabbruch:
Notarzt Arzt in WB Facharzt Anästhesie Chirurgie Innere Pädiatrie Andere

2. Notfallgeschehen / Anamnese / Erstbefund (Beschwerdebeginn, Unfallzeitpunkt, Vormedikation, Vorbehandlung, etc.)

CPR Kollaps beobachtet ? nein ja Zeitpunkt

3. Erstbefund
3.1. Neurologie Zeitpunkt unauffällig
Augen öffnen: 4 spontan; 3 auf Aufforderung; 2 auf Schmerzreiz; 1 kein
Bewusstseinlage: orientiert; getrübt; narkotisiert / sediert; bewusstlos
beste verbale Reaktion: konversationsfähig; 5 orientiert; 4 desorientiert; 3 inadäquate Äußerung (Wortsalat); 2 unverständliche Laute; 1 keine
Extremitätenbewegung re li: 3 normal; 2 leicht vermindert; 1 stark vermindert; Arm; Bein
beste motorische Reaktion re li: 6 auf Aufforderung; auf Schmerzreiz: 5 gezielt; 4 normale Beugeabwehr; 3 abnorme Abwehr; 2 Strecksynergismen; 1 keine; Arm; Bein
Pupillenweite re li: eng; mittel; weit; entrundet; nicht beurteilbar
keine Lichtreaktion re li
Cornealreflex re li
Meningismus Ja
Glasgow-Coma-Scale Summe

3.2. Messwerte keine
RR / HF regelmäßig ja nein Temp ,
BZ mg/dl AF SpO2 etCO2
Schmerz 0 5 10

3.3. EKG keine
Sinusrhythmus; absolute Arrhythmie; AV-Block II° III°; Bradykardie; schmale QRS- Tachykardie; breite QRS- Tachykardie
Kammerflimmern / -flattern; elektromechanische Dissoziation; Asystolie; Schrittmacher; Infarkt-EKG
Extrasystolen SVES VES monotop polytop Salven

3.4. Atmung nicht untersucht
unauffällig; Dyspnoe; Zyanose; Spastik; Rasselgeräusche; Stridor; Atemwegverlegung; Schnappatmung; Apnoe; Beatmung; Hyperventilation; nicht beurteilbar

3.5. psychischer Zustand
unauffällig; verwirrt; aggressiv; verlangsamt; depressiv; euphorisch; wahnhaft; nicht beurteilbar

4. Erstdiagnose
4.1. Erkrankung keine
ZNS: TIA / Insult / Intracranielle Blutung; Krampfanfall / Krampfleiden; sonstige Erkrankung ZNS
Herz-Kreislauf: Angina Pectoris; Herzinfarkt; Rhythmusstörung; Lungenembolie; Lungenödem / Herzinsuffizienz; hypertensive Krise; Orthostase; Herz-Kreislauf-Stillstand; PM/ICD Fehlfunktion; sonst. Erkrank. Herz/Kreislauf
Atmung: Asthma; exacerbierte COPD; Aspiration; Pneumonie / Bronchitis; Hyperventilationstetanie; Pseudokrupp / Epiglottitis; sonstige Erkrankung Atmung
Stoffwechsel: Blutzuckerentgleisung; Exsikkose; sonst. Erkr. Stoffw.
Psychiatrie: Psychose / Depression / Manie; Erregungszustand; Intoxikation; Entzug Alkohol/Drogen/Medikamente; Suizidversuch; sonst. Erkrankung Psychiatrie
Abdomen: akutes Abdomen; gastrointestinale Blutung; Kolik; sonst. Erkrankung Abdomen
Gynäkologie / Geburtshilfe: Geburt; vaginale Blutung; sonst. Erkrankung Gynäkologie
Sonstiges: anaphylaktische Reaktion; Unterkühlung; Ertrinken; SIDS; sonstige Intoxikation; Tumorleiden / Finalstadium; unbekannte Erkrankung

4.2 Verletzungen keine
offen geschlossen leicht mittel schwer
Schädel-Hirn; Gesicht; HWS; Thorax; Abdomen; BWS / LWS; Becken; Obere Extremitäten; Untere Extremitäten; Weichteile
re li
Verbrennung/Verbrühung Grades % Grades %
Inhalationstrauma; Elektrounfall; andere
Unfallmechanismus
Trauma: stumpf; penetrierend
Verkehr: Sturz > 3m Höhe; Fußgänger angefahren; PKW/LKW-Insasse; Motorradfahrer; Fahrradfahrer

ERSTDIAGNOSE (Notarzt) VERDACHTSDIAGNOSE (RettAss / RS)

ICD 1 ICD 2 ICD 3

© DokuFORM-Verlag für Dokumentation und Formulardruck GmbH - Schloßstr. 4 - 23626 Ratekau - Email: info@dokuform.de - www.dokuform.de
914753520 6

Abb. 5.31 Kombiniertes Einsatzprotokoll für Notarzt und Rettungsdienst [E254]

5. Verlauf Verlaufsbeschreibung

UHRZEIT 15 30 45 15 30 45 15

280 260 240 220 200 180 160 140 120 100 80 60 40 20

Puls • • •

RR

HDM

Defibrillation

Transport T

In/Extubation

Spontanatmung ○

assistierte Beatmung ◉

kontrollierte Beatmung ●

Maßnahmen

SpO_2

et CO_2

Temp

6. Maßnahmen

6.1. Herz / Kreislauf ☐ keine — Anzahl

☐ peripher-venöser Zugang Ort/Größe

☐ zentral-venöser Zugang Ort/Größe

☐ intraossäre Kanüle Ort/Größe

☐ Spritzenpumpe — Anzahl — Joule letzte Defi

☐ Schrittmacher (extern)

☐ Reanimation / HDM

☐ Defibrillation / Kardioversion ☐ monophasisch ☐ biphasisch

Zeit 1. Defi — Zeit 1. ROSC

☐ Reanimationsregister (DIVI-MIND 2) s. Rückseite -nur RD / NA

6.2. Atmung ☐ keine

☐ Sauerstoffgabe — O_2 l/min

☐ Freimachen der Atemwege

☐ Absaugen — Tubus Größe ID

Beatmung ☐ manuell ☐ maschinell

Atemwegssicherung / Intubation ☐ ITN oral ☐ ITN nasal

☐ LMA ☐ Combitubus ☐ chir./tracheost. ☐ andere

AMV — AF — PEEP — FiO_2

6.3. Weitere Maßnahmen ☐ keine

☐ Anästhesie ☐ Entbindung ☐ Dauerkatheter

☐ Blutstillung ☐ Magensonde ☐ Krisenintervention

☐ Verband

☐ Reposition Ort

☐ bes. Lagerung Art

☐ Cervicalstütze ☐ Vakuummatratze ☐ Schaufeltrage

Thoraxdrainage ☐ rechts ☐ links — Ch

Ort

☐ Sonstiges

Art

6.5. Medikamente — Dosis: (mg / ml / IE)

☐ keine Medikamente	☐ Antihypertensiva	☐ Kortikosteroide	☐ Kristalloide
☐ Analgetika (Opiate)	☐ Antikoagulantien	☐ Muskelrelaxantien	☐ Kolloide
☐ Antiarrhythmika	☐ Bronchodilatantien	☐ Narkotika	☐ Small Volume Lsg.
☐ Antidota	☐ Diuretika	☐ Sedativa	☐ Pufferlösung
☐ Antiemetika	☐ Glukose	☐ Thrombolytikum/Lyse	☐ Sonstige
☐ Antiepileptika	☐ Katecholamine	☐ Vasodilatantien	

6.4. Monitoring ☐ keine

☐ EKG Monitor ☐ Kapnometrie

☐ 12-Kanal-EKG ☐ manuelle Messung

☐ Pulsoxymetrie ☐ oszillometr. Messung RR

☐ Temperatur ☐ Sono

☐ Sonstiges

7. Übergabe

7.1. Zustand ☐ verbessert ☐ gleich ☐ verschlechtert

Zeitpunkt — Glascow-Coma-Scale ☐ orientiert ☐ narkotisiert/sediert ☐ getrübt ☐ bewusstlos

7.2. Messwerte ☐ keine

Temp. , — BZ mg/dl

RR / — HF — regelmäßig ☐ ja ☐ nein

AF — SpO_2 — O_2 l/min — etCO_2

Schmerz 0 … 5 … 10

7.3. EKG ☐ keine

☐ Sinusrhythmus ☐ Kammerflimmern / -flattern

☐ absolute Arrhythmie ☐ elektromechanische Dissozation

☐ AV-Block ☐ II° ☐ III° ☐ Asystolie

☐ Bradykardie ☐ Schrittmacher

☐ schmale QRS-Tachykardie ☐ Infarkt-EKG

☐ breite QRS-Tachykardie ☐

Extrasystolen ☐ SVES ☐ VES ☐ monotop ☐ polytop ☐ Salven

7.4. Atmung ☐ nicht untersucht

☐ unauffällig ☐ Spastik ☐ Atemwegverlegung ☐ Beatmung

☐ Dyspnoe ☐ Rasselgeräusche ☐ Schnappatmung ☐ Hyperventilation

☐ Zyanose ☐ Stridor ☐ Apnoe ☐ nicht beurteilbar

8. Ergebnis

8.1. Einsatzbeschreibung

☐ Transport ins KH ☐ mit Notarzt

☐ Sekundäreinsatz ☐ ohne Notarzt

☐ Patient lehnt Transport ab

☐ nur Untersuchung/Behandlung

☐ Übergabe an anderes Rettungsmittel

Art

☐ Übernahme von arztbesetztem Rettungsmittel

☐ Reanimation primär erfolgreich

☐ Reanimation primär erfolglos

☐ Tod auf dem Transport

☐ Todesfeststellung

Zeitpunkt

8.2. Ersthelfermaßnahmen (Laien)

☐ suffizient ☐ insuff. ☐ keine ☐ AED

8.3. Notfallkategorie

☐ kein Notfall

☐ akute Erkrankung

☐ Vergiftung

☐ Verletzung

Unfall

☐ Verkehr ☐ Sportunfall

☐ Arbeit ☐ Hausunfall

☐ Sonstiger

8.4. NACA-Score

☐ I geringfügige Störung

☐ II ambulante Abklärung

☐ III stationäre Behandlung

☐ IV akute Lebensgefahr nicht auszuschließen

☐ V akute Lebensgefahr

☐ VI Reanimation

☐ VII Tod

8.5. Zielklinik / Patientenübergabe

☐ Notaufnahme ☐ Intensivstation ☐ Allgemeinstation ☐ OP ☐ k.A.

9. Bemerkungen (z.B. Allergien, Hausarzt, Tel. Angeh., Wertsachen, etc.)

Unterschrift Notarzt — Unterschrift RettAss / RS

Arztbrief erbeten ☐ ja ☐ nein — Nachforderung Notarzt ☐ ja ☐ nein

ZEK (s. Rückseite) ☐ ja ☐ nein — Notkompetenz RettAss/RS ☐ ja ☐ nein

DokuFORM-Verlags GmbH — Tel 0700 / 3658 3676 — Fax 04502 / 309 481

416053520 6

Abb. 5.31 (Forts.)

Protokoll eine gute Grundlage zur Dokumentation aller wichtigen Ereignisse.

5.9.3 Dokumentation im Sanitätsdienst

Auch auf Sanitätsdiensten ist es für die Helfer wichtig, alle größeren Hilfeleistungen zu dokumentieren. Entweder kann auch hier auf das DIVI-Protokoll für den Rettungsdienst oder aber auf verschiedene Formulare der einzelnen Hilfsorganisationen zurückgegriffen werden (➤ Abb. 5.32). Auch selbst angefertigte Listen, die Platz für die Dokumentation des Notfallgeschehens, der Maßnahmen und der Personalien des Patienten lassen, sind geeignet (➤ Abb. 5.33). Bei größeren Versorgungen oder schwerwiegenden Problemen bietet es sich immer an, Zeugen zu benennen und diese sogar mit auf dem Protokoll unterschreiben zu lassen, wenn es sich hierbei um eigene Helfer handelt.

5.9.4 Patientenanhängetasche

Die Patientenanhängetasche (➤ Abb. 5.34) ist das Mittel der Wahl zur Dokumentation bei einem Massenanfall von Verletzten und Erkrankten (➤ Kap. 5.5). Bei den Patientenanhängetaschen handelt es sich um zweiseitig bedruckte Plastiktaschen, die am besten mit wasserfesten Filzstiften zu beschreiben sind. Sie bieten Raum, um die Personalien aufzunehmen, Verletzungen zu dokumentieren und Maßnahmen für die Behandlungszelte zu skizzieren. In der Tasche befinden sich vier farbige Sichtungskarten in rot, gelb, grün und schwarz, die in die Tasche eingeschoben werden können, um gut sichtbar deutlich zu machen, welcher Versorgungskategorie der Patient angehört. Ebenfalls befinden sich in dieser Tasche ein DIVI-Protokoll für die genaue, ausführliche Dokumentation, Aufkleber mit Patientennummern und Barcode sowie ein Satz Suchdienstkarten.

5.9.5 Verbandbuch

Das Verbandbuch (➤ Abb. 5.35) liegt meist in Firmen und Schulen dem Sanitätskasten oder Erste-Hilfe-Kasten bei. Es dient ebenfalls der Aufnahme von Verletzungen und/oder Erkrankungen. Oftmals ist diese Dokumentation in Verbandsbüchern wichtig, wenn es sich bei den Verletzungen um Arbeitsunfälle handelt. Für die Berufsgenossenschaften ist es notwendig, dass eine genaue Dokumentation der Verletzungen, des Ablaufes und der Versorgung vorliegt. Verletzt sich daher ein Arbeitnehmer bei der beruflichen Tätigkeit, lässt sich dort versorgen und geht zum Arzt, ist sichergestellt, dass die Berufsgenossenschaft für den Schaden aufkommt. Lässt der Arbeiter die Verletzung aber nicht auf der Arbeit behandeln oder im Verbandbuch aufnehmen, könnte es so ausgelegt werden, dass er sich die Verletzung nicht bei der Arbeit zugezogen hat, sondern an einem anderen Ort außerhalb der beruflichen Tätigkeit.

Zusammenfassend bleibt der Hinweis: Nur die Maßnahmen, die vom Helfer dokumentiert worden sind, hat er auch durchgeführt. Sind Maßnahmen zwar durchgeführt, aber nicht dokumentiert worden, so kann im Nachhinein nicht mehr bewiesen werden, dass sie erfolgt sind.

ÜBERGABE-PROTOKOLL

Name:	**Datum:** ____________ **Zeit** ______ : ______
Alter: ☐ m ☐ w	**Einsatzstichwort:**
Situation beim Eintreffen **Verletzung / Erkrankung / Vergiftung** **V / R**	**RR** ______ / ______ **mmHg**
	HF ______ / **min** ☐ **rhythmisch** ☐ **arrythmisch**
	SpO_2 ______ %
Besonderheiten ☐ **Vorerkrankungen:** ____________ ☐ **Medikamente:** ____________ ☐ **Allergien:** ____________ ☐ **Sonstiges:** ____________	______ **l** O_2 **/ Min.**
	BZ ______ **mg/dl**

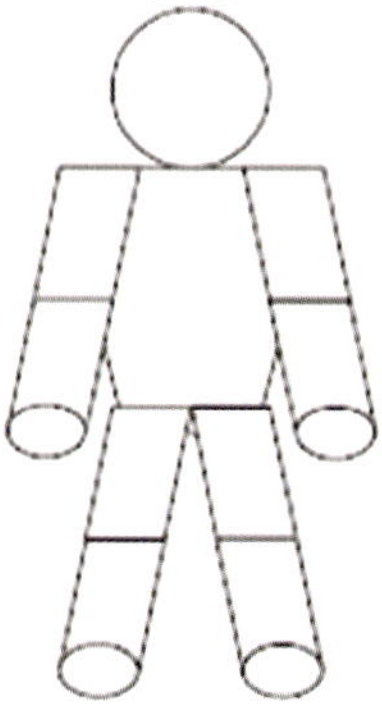

Begleitperson (Name / Erreichbarkeit):

Teamführer (für Versorgung / Koordination verantwortlich):

Übergabe an:

im ETB erfasst ☐

Abb. 5.32 Einsatzprotokoll intellexi [W289]

intellexi Sanitätsdienst Geldern
Einsatz Pfingstkirmes

EINSATZDOKUMENTATION

Einsatztagebuch

Datum:__________

Lfd.Nr.	Datum/ Uhrzeit	Darstellung des Ereignisses, Maßnahmen, Überlegungen	Anlage

Abb. 5.33 Muster eines Einsatztagebuches [W289]

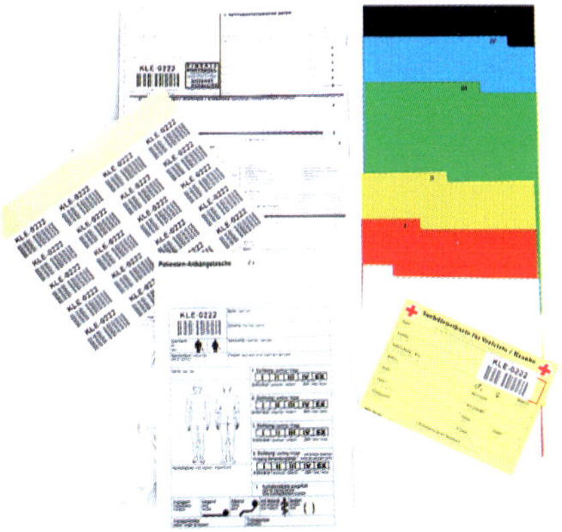

Abb. 5.34 Patientenanhängetasche NRW (W289–001)

Verbandbuch der Firma intellexi
Fürstenberger Straße 8, 47608 Geldern

für den Zeitraum .... bis ....

Blatt ..... / .....

intellexi
Beratung • Schulung • Training
Institut für Kommunikation, Psychotraumatologie & Notfallmanagement

Vor- und Zuname des Verletzten bzw. Erkrankten	Zeitangabe		Ursache der Verletzung/ Erkrankung	Art der Verletzung/ Erkrankung	Angaben zu Hilfeleistung			Zeugen	Bemerkungen
	Datum	Uhrzeit			Datum	Uhrzeit	Maßnahme		

Abb. 5.35 Muster einer Verbandbuchseite

KAPITEL

6 Soziale Kompetenz

Charlotte Kemperdick, Willem Hoffmanns

6.1 Einführung

Wie zum Thema Anamnese (➤ Kap. 3.3) bereits besprochen, stellt die Kommunikation mit dem Patienten, mit Angehörigen, Dritten, aber auch Kollegen und anderem medizinischen Fachpersonal ein bedeutendes Moment in der Notfallmedizin dar.

Sowohl in der Diagnostik als auch in der Therapie ist eine einfühlsame, intuitive, aber auch fachkundige Kommunikation und Gesprächsführung ein wichtiges Element, das es den Rettungskräften ermöglicht, an wichtige Informationen zu gelangen und beruhigend auf den Patienten und seine Angehörigen einzuwirken.

In diesem Kapitel wird der Oberbegriff „Soziale Kompetenz" durch Kommunikationsmodelle, Grundlagen der Wahrnehmungstheorie, Grundlagen der Gesprächsführung, Teamorientierung und ethische Aspekte der Notfallmedizin definiert und erklärt. Damit soll es Leitfaden für den Leser sein, nicht nur medizinische Kompetenzen zu bilden und zu trainieren, sondern für Patienten und Betroffene, und nicht zuletzt für sich und sein Arbeitsumfeld, auch sozial und kommunikativ geschulter, fachkundiger Ansprechpartner und Begleiter zu sein.

6.2 Grundlagen der Kommunikation

Obwohl wir alle täglich ganz selbstverständlich kommunizieren – „Man kann nicht nicht kommunizieren" (Paul Watzlawick) – ist Kommunikation ein komplexes Wechselspiel zwischen den kommunizierenden Partnern. Zwei Modelle sollen diesen Prozess verdeutlichen – und zeigen auch mögliche Fehlerquellen auf.

Selbst in der alltäglichen Kommunikation zwischen Menschen spielt die Wahrnehmung eine große Rolle – in der Notfallmedizin wird diese noch dadurch wichtiger, dass viele Notfallsituationen mit allen Faktoren, wie Aussehen des Patienten, Geruch, Umgebung, zwischenmenschliche Konflikte, mögliche Gefahren und viele mehr, zunächst so genau wie möglich erfasst und ausgewertet, also wahrgenommen werden müssen.

Zudem befinden sich viele Gesprächspartner des Notfallhelfers in für sie außergewöhnlichen, oft angsteinflößenden Situationen: Der Patient fühlt sich schlecht, versteht häufig nicht, was mit und in ihm vorgeht, Angehörige bangen um einen lieben Menschen, und auch Rettungskräfte bringen eigene Belastungen und Vor-Erfahrungen mit, die Spannungen auslösen können. Umso wichtiger ist das genaue, einfühlsame Zuhören und das Bewusstsein dafür, dass Kommunikationsstörungen auftreten können. Die medizinische Fachkraft sollte auch kommunikativ so weit geschult sein, Lösungsansätze für diese Schwierigkeiten zu finden.

Grundlagen dafür finden sich in diesem Kapitel.

6.2.1 Kommunikationsmodelle

Kommunikationsmodelle sollen hier dazu dienen, zu verdeutlichen, wie sich Kommunikation als Prozess gestaltet. Sie können eine Hilfe sein, sich besonders in schwierigen oder außergewöhnlichen Gesprächssituationen – wie sie in der Notfallmedizin gehäuft auftreten – zu orientieren und mögliche Missverständnisse zu vermeiden.

Das **Sender-Empfänger-Modell** von Paul Watzlawick, Kommunikationswissenschaftler des 20. Jahrhunderts, stellt schematisiert die Übermittlung einer Nachricht dar (➤ Abb. 6.1).

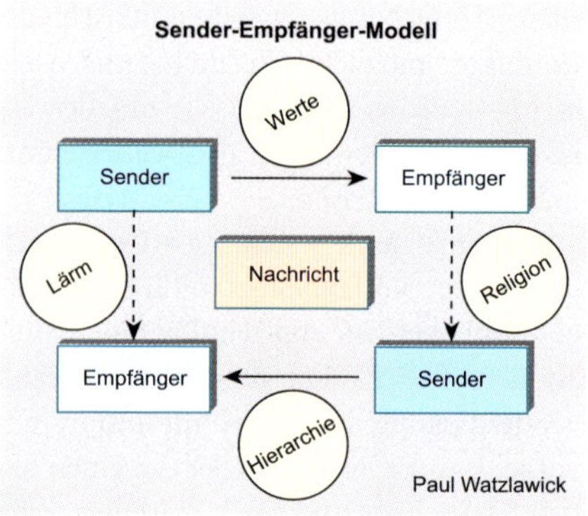

Abb. 6.1 Sender-Empfänger-Modell nach Watzlawick [M335]

Jemand sendet eine Nachricht – die im Mittelpunkt des gesamten Prozesses steht – an einen Empfänger. Diese Nachricht muss nicht durch Sprache definiert sein (verbale Kommunikation), sie kann auch darin bestehen, dass der Sender seine Mimik ändert oder Körpersprache einsetzt (nonverbale Kommunikation) – auch das ist eine Nachricht. Der Empfänger reagiert – auch wieder verbal oder nonverbal – und dadurch schließt sich der Kreislauf der Kommunikation, bei dem die übermittelte Nachricht im Zentrum steht.

Allerdings kann dieser Kreislauf leicht durch äußere Einfluss- und Störfaktoren durchbrochen werden. Sowohl objektive als auch subjektive Komponenten beeinflussen das menschliche Handeln und Empfinden und damit auch seine Kommunikation. Von Lärm und Klima über Hierarchien bis hin zu Religion, eigenem Werteverständnis und auch Tagesform gibt es unzählige Elemente, die den reibungslosen Ablauf eines Gespräches oder anderer Kommunikationssituationen unterbrechen können.

Keinen dieser Faktoren kann man grundsätzlich ausschließen – aber viele können, auch und gerade in akuten Situationen, beiseite gestellt werden, so dass der Fluss der Kommunikation wieder sichergestellt werden kann.

Das passiert meist selbstverständlich, ohne dass einer der Kommunikationspartner über Modelle und Hintergründe nachdenkt; aber die Notfallmedizin bietet viel Nährboden für Störfaktoren – und erfordert deshalb auch Kräfte und Helfer, die bereit sind, aktiv hemmende Einflüsse zu beseitigen. Das erfordert Geschick – aber auch theoretisches Wissen und die Bereitschaft dazu, einzulenken und sich in das Gegenüber einzufühlen.

Ein weiteres Modell beruht auf Schulz von Thun, Kommunikationspsychologe (➤ Abb. 6.2).

Dieses **„4-Ohren-Modell“** oder auch „vier Seiten einer Nachricht“ verdeutlicht eindrücklich, dass entscheidend ist, wie ein Empfänger eine Nachricht aufnimmt, nicht so sehr, wie ein Sender sie gemeint hat. Prinzipiell kann man vier „Ohren“ unterscheiden – vier Ebenen, wie ein Empfänger eine Botschaft empfindet.

Zum einen die *Sachebene* – die tatsächliche Information wird übermittelt, ohne emotionale Komponenten. Ein Beispiel hierfür sind Funksprüche.

Außerdem die *Beziehungsebene* – die persönliche, emotional gesteuerte Verbindung zwischen Sender und Empfänger spielt eine entscheidende Rolle in der Frage, wie der Empfänger die Nachricht aufnimmt. Hierarchie, Antipathie, Sympathie spielen hier eine große Rolle.

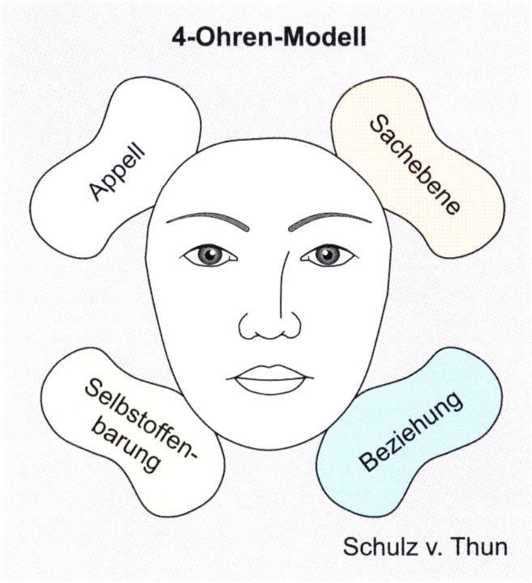

Abb. 6.2 Das 4-Ohren-Modell nach Schulz von Thun [M335]

Auf der *Appell-Ebene* versteht der Empfänger jede Äußerung als Befehl oder zumindest als dringende Bitte und Aufforderung zur Handlung.

Als viertes „Ohr“ gilt die Ebene der *Selbstoffenbarung* – der Empfangende versucht, „zwischen den Zeilen zu lesen“, und stellt sich beim Zuhören die Fragen „Was fühlt der andere?“, „Was schwingt mit?“ Für den Sender bedeutet dies, dass er bei jeder Botschaft durch Betonung, Lautstärke, Pausen auch einen Teil seiner selbst offenbart – seiner Empfindung, seines Charakters, seiner Tagesform.

Idealerweise hat der Empfänger zu jeder Zeit all seine vier „Ohren“ gleichwertig auf Empfang geschaltet – das ist allerdings nur sehr selten der Fall. Oft haben Vor-Erfahrungen, Vor-Urteile, Gefühle und Umstände einen solchen Einfluss, dass ein „Ohr“ überdimensional aktiv ist, ein „Ohr“ vielleicht ganz abgeschaltet wird und sich dadurch das Spannungsfeld auftut: Der Empfänger versteht eine Nachricht ganz anders, als der Sender sie gemeint hat.

Auch das ist eine Form, eine Ursache für Missverständnisse. Und die gilt es weitgehend zu vermeiden – denn in der Notfallmedizin existieren vermehrt die Einflüsse, die das Auffassen von Nachrichten äquivalent zur Intention des Senders erschweren. Das aber ist die große Gefahr: Der Notfallhelfer versteht seinen Patienten nicht, der Notarzt missversteht seine Assistenten, Kollegen untereinander stehen unter Stress, und es kommt zu folgenschweren Missdeutungen.

Auch hier dient das Modell dazu, in Reflexion auf das eigene Wahrnehmen und Verhalten zu hinterfragen, ob die eigenen „Ohren“ wirklich alle vier offen waren, um das Gegenüber bestmöglich zu verstehen.

6.2.2 Zuhören

Das Empfangen und Verarbeiten von Nachrichten ist eine Kernkompetenz des Notfallhelfers. Er muss verschiedene Botschaften von unterschiedlichen Sendern in kurzer Zeit aufnehmen und auch auswerten – vom Funkspruch über das Anamnesegespräch mit Patienten und Angehörigen bis zur gut sortierten Übergabe an den Notarzt oder die Klinik dürfen keine Informationen verloren gehen, obgleich sie vom Notfallhelfer gewertet werden müssen und er darauf unmittelbar und mittelbar reagieren muss.

Er muss konzentriert zuhören.

Denn Zuhören ist nicht nur das Aufnehmen verbaler (und auch nonverbaler) Informationen, sondern es umfasst auch die Reaktion darauf. Und um zu reagieren, richtig zu reagieren, muss der Empfänger die Botschaften verarbeiten und priorisieren.

Allerdings ist nicht nur dieser leistungsorientierte Aspekt des Zuhörens eine zentrale Aufgabe des medizinischen Fachpersonals – sondern auch das Zuhören, das dem Gegenüber das Gefühl gibt, verstanden zu werden, das Zuhören, das Trost spendet, das Zuhören, das eine Vertrauens- und Verständnisbasis schafft.

Man kann das Zuhören in vier Kategorien einteilen.

Das Pseudo-Zuhören

In unserer westlich-christlichen Kultur gilt es als unhöflich, einen Redner einfach zu unterbrechen. Deswegen hat sich der Mechanismus des „Pseudo-Zuhörens“ entwickelt, wobei es sich nicht um Zuhören in eigentlichem Sinne handelt, sondern um den Auftakt zum eigenen Sprechen. Man nutzt die nächste Atempause des eifrig erzählenden Kommunikationspartners, um nach einer kurzen Floskel zum eigenen Sprechen überzugehen: „Ja, das sehe ich auch so. Aber was ich noch erzählen wollte …“, „Ja, stimmt, das war bei mir letztens auch so, weißt Du nämlich …“.

Das Spiegeln

Diese Art des Zuhörens geht auf Sokrates zurück. Er hat sich zum Grundsatz gemacht, durch seine „Hebammentechnik“, durch das spiegelnde Zuhören, das aus dem erzählenden Gegenüber herauszuholen, was eigentlich schon in ihm steckt.

Der Zuhörer gibt in eigenen Worten das wieder, was er empfangen hat – eine Methode, die sich sehr gut eignet, um Missverständnissen vorzubeugen, und auch, um dem Sender die Möglichkeit zu geben, nochmals über seine Nachricht nachzudenken und auch darüber, ob sie beim Empfänger so angekommen ist, wie der Sender es beabsichtigt hat.

Das aufnehmende Zuhören

Das aufnehmende Zuhören ist das, was man sich in einer ersten Assoziation unter „Zuhören“ vorstellt: Der Sender schickt eine Nachricht, jemand erzählt – und der Empfänger nimmt die Nachricht auf, schweigend. Allerdings nicht wie eine Statue, sondern der Empfänger verwendet nonverbale Signale, um dem Sender zu zeigen, dass seine Aufmerksamkeit ganz ihm gilt.

Das aktive Zuhören

Alle genannten Zuhörensarten werden in der Kommunikation benötigt – das Pseudo-Zuhören beispielsweise dann, wenn ein Patient im anamnestischen Gespräch viel zu weit ausholt und die wichtigsten notfallmedizinischen Fragen noch offen sind, das Spiegeln bei emotional aufgewühlten Patienten und auch im Umgang mit Kollegen, nicht nur in Konfliktgesprächen, das aufnehmende Zuhören, um dem Gegenüber zu zeigen und das Gefühl zu geben, dass man bei ihm und für ihn da ist.

Das aktive Zuhören verbindet diese drei Techniken miteinander. Wer aktiv zuhört, fragt und lauscht gleichermaßen wertschätzend seinem Kommunikationspartner gegenüber und stellt sich dabei viele Fragen, die ihn „zwischen den Zeilen lesen" lassen:

- Was bewegt meinen Gesprächpartner?
- Was interessiert ihn?
- Was braucht er, was wünscht er sich von mir?
- Wie fühlt er sich?

Das aktive Zuhören ist großer Bestandteil der (notfall-)medizinischen Versorgung eines Patienten – und bringt die Empathie des Notfallhelfers für sein Gegenüber zum Ausdruck. Es zeigt, dass er sich auf seinen Kommunikationspartner einlässt und sich in ihn einfühlt.

6.2.3 Wahrnehmung

Wichtig ist nicht, wie der Sender eine Nachricht gemeint hat, sondern wie sie beim Empfänger ankommt, das heißt, wie er sie wahrnimmt, wie er seinen Gesprächspartner wahrnimmt.

Wahrnehmung spielt in der Kommunikation eine entscheidende Rolle:

Sowohl der Eindruck der Körpersprache als auch die Wahrnehmung des sprachlich Kommunizierten kann von Mensch zu Mensch stark variieren und unterschiedlich gedeutet werden. Umso wichtiger ist es, sich mögliche Fehlerquellen und Wahrnehmungstäuschungen immer vor Augen zu halten – und auf sie reagieren zu können.

Exemplarisch sollen hier zwei Wahrnehmungsfehler genannt werden.

Der erste Eindruck

Jeder Mensch macht sich von einer Situation, einem Menschen einen ersten Eindruck – dieser wird innerhalb der ersten Minute gefasst. Dennoch muss gerade die kommunikativ geschulte Fachkraft immer bereit sein, diesen Eindruck auch zu revidieren; denn häufig überwiegen in der ersten Wahrnehmung Eindrücke, die sich in unsere Vor-Erfahrungen und Vor-Urteile einsortieren lassen. Vor-Urteile sind dabei nicht die im negativen Sinne geprägten Verurteilungen, sondern erste Einschätzungen, die wir uns schon im Vorfeld aufgrund von Erstinformationen über ein Gegenüber zurecht legen (z.B. Einsatzmeldung „Brustschmerz" – erste Assoziation ist ein Herz- oder Atemproblem, eventuell trifft man aber auf einen Patienten, der eine Verletzung am Brustkorb, eine chronische Erkrankung hat o.ä.).

Wichtig ist, dass die Bereitschaft zur Widerlegung des ersten Eindruckes erhalten bleibt – so schwer das manchmal fällt. Denn Wahrnehmung und Kommunikation sind ein komplexes Geflecht, das uns leichter fällt, wenn wir mit oben genannten Denkhilfen agieren können und Assoziationen nutzen.

Die Negativ-Lupe

Dieser sinnbildlich beschriebene Wahrnehmungsfehler ist auf der Tatsache begründet, dass der Wahrnehmende immer auch negative Erfahrungen oder Gefühle mit einer Situation oder einem Menschen verbinden kann. Hinzu kommt die persönliche Belastung, die jeder trägt. Es gibt Tage, Situationen, manchmal sogar Lebensphasen, in denen die vielen positiven Aspekte, die ebenso wie negative vorhanden sind, vollkommen in den Hintergrund treten – gesehen wird nur noch Negatives. Es bildet sich ein Teufelskreis – denn wer nur Negatives sieht, strahlt diese Einstellung auch aus und erntet Unmut.

Es ist legitim, mal einen „schlechten Tag" zu haben – allerdings muss dieses Negativ-Monokel auch wieder abgenommen werden, und weder Patienten noch Kollegen dürfen unter den möglichen Fehleinschätzungen leiden.

Auch durch Umweltfaktoren und objektivierbare Einflüsse kann unsere Wahrnehmung beeinträchtigt und getäuscht werden: Bei einem schweren Verkehrsunfall mit mehreren Verletzten überschattet der Lärm der technischen Geräte, des landenden Rettungshubschraubers, der schreienden Menschen alle anderen, feineren Geräusche so deutlich, dass wir sie zunächst nicht wahrnehmen – die ängstliche Frage des Patienten, die leise, rücksichtsvolle Übergabe des Kollegen oder auch die rauschenden Funksprüche. Es gehen hierbei vielleicht nicht nur die tatsächlichen leisen Töne unter, sondern auch die sinnbildlichen: Viel Raum für zwischenmenschliche, zaghafte, einfühlsame Gespräche, für die Zwischentöne bleibt nicht. Diese Kommunikationsbasis tritt in den Hintergrund – obwohl sie gerade in Situationen mit erhöhten Stressfaktoren besonders wichtig ist.

Auch hier gilt es, die eigene Wahrnehmung zu schärfen und neu auszurichten – und auch wieder alle „vier Ohren" auf Empfang zu schalten.

6.2.4 Kommunikationsstörungen

Einige mögliche Formen der Kommunikationsstörungen sind bereits genannt worden: Die Ursachen liegen in eingeschränkter oder getäuschter Wahrnehmung, die bedingen kann, dass der Kreislauf des Sender-Empfänger-Modells unterbrochen wird oder eines der „vier Ohren" besonders weit aufgespannt ist oder gar ganz verschlossen wird. Das führt zu Missverständnissen, zu Konflikten, dazu, dass sich das Gegenüber unverstanden fühlt, eine Vertrauensbasis zerstört oder gar nicht erst hergestellt wird.

Ebenso wie man sich in schwierigen Kommunikationssituationen immer die genannten Modelle vor Augen führen sollte, um Störfaktoren zu beseitigen, so sollte man sich gerade in kritischen Lagen bewusst machen, dass man selbst und das Gegenüber im Sein und Handeln durch viele Dinge geprägt ist, die für den Kommunikationspartner nicht offensichtlich sind.

Ein Bild hierfür bietet die **„Eisberg-Theorie"** – ein weiteres Kommunikationsmodell aus der angewandten Psychologie.

Man muss sich dessen bewusst sein, dass jeder Mensch von vielen Faktoren geprägt und beeinflusst wird – diese sind aber für das Gegenüber nur zu einem Achtel sichtbar, nur die Spitze des Eisberges können wir sehen. Oft sind dies nur die Auswirkungen dessen, was hintergründig vorliegt – Familie, Religion, eigene Einstellung, Erfahrungen und Erlebnisse, Gedanken, Gefühle, Stress und Belastungen und vieles mehr. All das ist das große Fundament des Eisberges, das unterhalb der Wasseroberfläche liegt – unsichtbar und doch sehr bedeutend mit sieben Achteln Anteil an unserem Denken und Handeln.

Bedenkt man dies, so wird klar, dass viele Reaktionen und Kommunikationsschwierigkeiten erst erklärbar werden, wenn man tatsächlich acht Achtel des menschlichen Hintergrundes – des Eisberges – betrachtet, was nie möglich ist. Auch hier sind damit die Reflexion und das Einfühlen und Eindenken in den Kommunikationspartner besonders wichtig – mit dem Grundsatz, dass vielleicht ein Element des Eisberges, das unter der Wasseroberfläche liegt, zu seinem Handeln führt.

Das heißt allerdings nicht, dass man jedes Verhalten billigen muss, aber es schafft ein Grundverständnis, das Basis jeden Vertrauens ist.

6.3 Grundlagen der Gesprächsführung

Zu den Grundlagen der Gesprächsführung gehören sowohl die oben besprochenen Elemente der Kommunikationstheorie als auch weitere Aspekte, die ein Gespräch – hier vornehmlich mit dem Patienten und Angehörigen – prägen. Die Grundregeln verschiedener Gesprächstypen finden hier Erwähnung.

Kommunikation muss nicht immer durch Worte gestaltet werden – so wird in diesem Abschnitt auch die Körpersprache besprochen. Rhetorische Aspekte runden das Kapitel ab.

6.3.1 Grundregeln

So selbstverständlich es klingt, so oft gehen in der Notfallmedizin Begrüßung und Verabschiedung, die sicherlich zu einem Gespräch dazugehören, unter.

Während im Krankentransport das Zeitmanagement diese beiden Elemente ganz offensichtlich zulässt, scheint es sie in der Notfallrettung oft auszuschließen. Dennoch kann und sollte immer eine kurze Begrüßung des Patienten und seiner Angehörigen mit Vorstellung der eigenen Person und Funktion erfolgen! Dieses Ritual ist wichtig, um eine erste Verbindung und Beziehung zum Patienten aufzubauen – und letztlich schafft das Bekanntsein auch ein erstes Element der Vertrauensbasis. Denn der erste Eindruck muss bedacht werden – fallen Rettungskräfte in die Privatsphäre der Betroffenen ein oder strahlen sie auch in den ersten Sekunden bereits Souveränität, Freundlichkeit, Ruhe und Sicherheit aus? All das kann eine Begrüßung, die letztlich kaum Zeit kostet, bewirken.

Der kurze Händedruck ist übrigens auch erste diagnostische Maßnahme: Ist der Patient kaltschweißig? Zentralisiert? Zittert er? Ist die Hand kalt oder warm? Ist der Druck angemessen oder schlaff? Gleich danach kann die Hand des Notfallhelfers zur peripheren Pulskontrolle übergehen. Bei bewusstlosen Patienten entfällt dieser Aspekt natürlich – Angehörigen und Dritten sollte man sich dennoch vorstellen.

„Der erste Eindruck ist entscheidend, der letzte bleibend." – Das lenkt das Augenmerk auf die Verabschiedung, denn er ist der letzte Eindruck. Und auch hier gilt wieder: Der geringe Aufwand wird durch die immense Wirkung leicht aufgewogen. Die Übergabe an das Rettungsdienstpersonal, den Notarzt oder das Klinikpersonal erfolgt meist „über den Patienten hinweg" und ist mit Fachwörtern gespickt. Dadurch kann sich – entgegen der aufgebauten Vertrauensbasis – eine verwirrende Distanz zwischen Patienten und Notfallhelfer bilden. Das macht eine ordentliche Verabschiedung umso wichtiger. Auch hier ist ein kurzer Körperkontakt, ein Händedruck, angemessen, verbunden mit einem ehrlich gemeinten guten Wunsch und eventuell der Vorstellung des neuen Verantwortlichen.

Diese beiden Rahmenelemente sollten jedes Gespräch umschließen.

Der Füllstoff des Rahmens richtet sich nach der Art des Gespräches. Das Anamnesegespräch ist bereits detailliert besprochen worden (➤ Kap. 3.3) – wichtig sind hier die Strukturierung und die Flexibilität, mit der auf die Antworten des Betroffenen reagiert werden muss.

Ein weiterer Gesprächstypus ist für den Notfall- und Rettungshelfer vor allem der unterhaltende, aber auch Halt gebende und Verständnis zeigende Dialog im Krankentransport oder bei der Betreuung in einer Unfallhilfsstelle. Hier muss der Grundsatz gelten: Der Patient/Betroffene bestimmt, wie weit er sich öffnen möchte; die Unterhaltung ist partnerschaftlich, aber auch partnerzentriert – auf den zu Betreuenden. Dabei gilt das Bild der vier Eckpunkte (➤ Abb. 6.3).

Zeige Verständnis, denn Verständnis nimmt Angst. Zeige Verständnis, denn Verständnis schafft Vertrauen. Zeige Verständnis, denn Verständnis spendet Trost.

Der Patient oder zu Betreuende befindet sich in einer für ihn ungewohnten, oft beunruhigenden oder gar angsteinflößenden Situation. Beruhigung ist daher ein wichtiger Aspekt – aber nicht das Beschwichtigen, Herunterspielen! Jeder Patient verdient es, ernst genommen zu werden, auch Patienten, die an einer Geistesstörung leiden. Sie sollte man nicht in ihrem Wahn bestätigen – ihnen aber auch nicht vehement widersprechen, denn auf keinem Krankentransport und in keiner wenige Minuten bis Stunden dauernden Betreuung im Sanitätsdienst wird der Notfallhelfer eine Wahnvorstellung tilgen, eine Geistesstörung heilen können. Ein weiteres bedeutendes Instrument der Kommunikation und Gesprächsführung ist das Erklären: Was der Mensch erklärt bekommt und verstehen kann, macht ihm weniger Angst. Maßnahmen, aber auch notwendige Unterhaltungen mit Dritten, manche Fachwörter

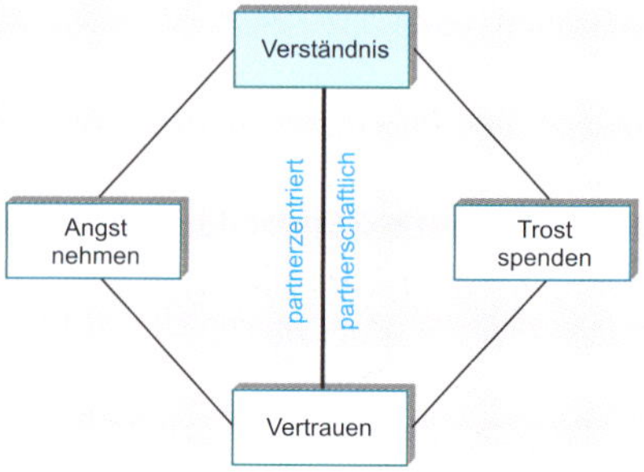

Abb. 6.3 Vier Eckpunkte des betreuenden Gespräches [M335]

und das weitere Vorgehen, das weitere Geschehen, sollten dem Patienten erklärt werden – angepasst an seinen Intellekt und seine Aufnahmefähigkeit: kindgerecht bei sehr jungen Patienten, deutlich und, falls nötig, wiederholt bei dementen Patienten.

Einfühlsam aber bei jedem Patienten! Der Notfallhelfer sollte immer versuchen, sich in die Ängste und Sorgen, die Bedürfnisse und Empfindungen des Patienten einzufühlen und einzudenken. Für medizinisches Fachpersonal sind viele fachliche Ausdrücke, viele Maßnahmen und Abläufe vollkommen klar und selbstverständlich – für den Laien und seine besorgten Angehörigen sind sie das nicht!

Abschließend ein Gesprächstyp, der unter Kollegen und mit Vorgesetzten auftreten kann: das Konfliktgespräch. Hier ist es besonders wichtig, auch auf die Rahmenbedingungen zu achten: Die Sitzposition sollte gleichberechtigte Gesprächspartner zulassen – es sitzt niemand erhöht, in einem Sessel, hinter einem Tisch verschanzt. Zudem muss die Position der Stühle nicht direkt-konträr gewählt werden – eine diagonale Anordnung entschärft die Situation. Eine Möglichkeit zur Visualisierung von Kernpunkten und Zielvereinbarungen sollte vorhanden sein – Flipchart, Moderationswand, Tafel oder WhiteBoard eignen sich gut dafür. Zielvereinbarungen sind ein wichtiger Bestandteil eines Konfliktgespräches: Probleme zu wälzen, führt zu keiner Lösung. Nach einführender Moderation und einer Darstellung sowie Analyse des Problems oder des Konfliktes sollte allen beteiligten Parteien die Möglichkeit zur Aussprache gegeben werden – nach den Regeln des gut geführten Feedbacks (➤ Kap. 6.4.2). Dann sollten detaillierte Zielvereinbarungen mit zeitlicher Fristsetzung erfolgen, mit der sich alle identifizieren und die eventuell alle symbolisch unterzeichnen können. Ein Dank zum Abschluss sowie ein Ausblick und vielleicht die Vereinbarung einer erneuten Besprechung runden das Konfliktgespräch ab.

6.3.2 Körpersprache

Die Sitzposition bestimmt die Empfindungen während und die Basis eines Gespräches mit – ebenso die Körpersprache. Kommunikation geschieht immer auch nonverbal. Durch unsere Mimik, Gestik, Körperhaltung und die Haltung zu unserem Gesprächspartner drücken wir, meist unbewusst, unsere Gefühle aus. Das bewusste Einsetzen von Körpersprache lässt sich trainieren, und Mimik und Gestik sollten das Gesagte untermalen und akzentuieren. Grundsätzlich ist bei der Körpersprache der Gesamteindruck zu betrachten: Verschränkte Arme und Beine erwecken den Eindruck der Verschlossenheit, vielleicht sogar Abwehr. Manchmal aber heißen verschränkte Arme – bei aufmerksamer Mimik und aufnehmendem, aktivem Zuhören – so viel wie: „Ich höre erst einmal nur Dir zu, lasse Dich sprechen, sende erst einmal nichts von mir, bin ganz bei Deinem Erzählen."

In ungewohnten Situationen und unbekannten Gesprächspartnern gegenüber sollte man zunächst eine neutral-offene Position einnehmen: eine aufgerichtete, aber nicht steife Körperhaltung, beide Füße fest auf dem Boden verankert, die Beine gerade nebeneinander gestellt und die Hände locker auf Oberschenkeln, Knie oder Tisch abgelegt. Unsicherheit drückt sich häufig durch Hand-Gesicht-Bewegungen (Haare richten, Brille gerade rücken, Nase anfassen etc.) oder durch das „Halt suchen“ an Tisch oder Stuhl aus. Natürlich ist auch die Körpersprache situationsabhängig und individuell.

Ein nonverbales Signal aber wird überall auf der Welt gleich verstanden: das Lächeln. Es kann eine freundliche Basis zwischen zwei Menschen herstellen, es kann Offenheit signalisieren, Vertrauen geben, Verständnis zeigen und Trost spenden. LMAA – Lächle mehr als andere!

Wie alle Gesten muss auch diese authentisch wirken – sie muss zu den beteiligten Personen und der Situation passen und von Herzen so gemeint sein. Sonst verkommen Gesten ebenso wie verbale Reaktionen zu Floskeln und Phrasen.

Ebenso ehrlich, aber vorsichtiger angewandt werden muss Körperkontakt – Sicherheitsgeber, Trostspender und für Diagnostik und Therapie unumgänglich. Für letztere Art von Berührungen gilt die Grundregel: Soviel wie nötig, so einfühlsam wie möglich. Auch in der Notfallmedizin sollte man versuchen, die Intimsphäre des Patienten zu bewahren. Außerdem ist der Patient auf Entkleidung und weitere Maßnahmen immer vorzubereiten!

Bei Körperkontakt, der zur Betreuung des Betroffenen dient, sollte zwischenmenschlich erspürt werden, wie viel Berührung der Patient oder auch der Angehörige wünscht und zulässt. Eine gute Orientierung hierfür bieten die Distanzzonen (➤ Abb. 6.4). Zwar variieren diese Bereiche von Mensch zu Mensch, auch durch Vor-Erfahrungen und vor allem durch den Unterschied zwischen Mann und Frau, dennoch sind sie ein Richtwert für Nähe.

Ein Halten der Hand sowie das mögliche Legen der Hand auf die Schulter des zu Betreuenden gelten als Kontakt, der unverfänglich ist und nicht zu tief in die Distanzzonen des Menschen eindringt. Er zeigt dem Betroffenen, dass sich der Notfallhelfer auf ihn einlässt, ihm Sicherheit geben und Trost spenden möchte.

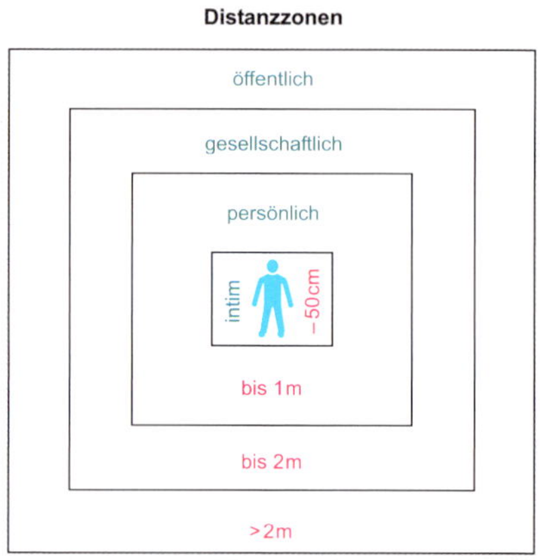

Abb. 6.4 Distanzzonen [M335]

Umarmungen oder Berührungen im Gesicht sind dagegen sehr vorsichtig zu dosieren, wenn sie überhaupt angewandt werden. Sie dringen tief in die Privatsphäre des Menschen ein, die eigentlich nur Vertraute bewandern dürfen.

Der Blickkontakt ist ein weiteres wichtiges Element der Körpersprache: Das Nichteinsetzen von Blickkontakt zeugt von Unsicherheit oder gar Ignoranz des Gegenübers, fehlgeleiteter Blickkontakt verunsichert wiederum das Gegenüber, was auch in Aggression umschlagen kann. Unablässiges Starren auf ein Körperteil (besonders zu beachten bei Patienten mit Behinderung) oder eine Region wirkt bohrend – schon bald wird der Gesprächspartner selbst in diese Richtung schauen, um zu überprüfen, was dort störend wirken könnte (beispielsweise das Starren auf das Hemd eines Gegenübers – sofort tauchen die Unsicherheit und der Verdacht auf, man habe vielleicht gekleckert oder falsch gebügelt). Noch negativ eindrucksvoller – nämlich bedrohlich und bedrohend – wirkt der ständige Blick in oder zwischen die Augen. Selbstverständlich sollte sich Blickkontakt immer auch in den Augen der Beteiligten treffen – aber er muss auch wieder weggelenkt werden. Neutrale Zonen hierfür bietet die Kinn-Mund-Nase-Partie – hier kann der Blick ebenso verweilen wie auf den gestikulierenden Händen des Gesprächspartners, ohne eine negative Wirkung zu entfalten. Im Gegenteil: Dieser Blickkontakt ist Bestandteil des aufnehmenden und des aktiven Zuhörens, denn er verdeutlicht dem Sender, dass der Empfänger mit seinen Gedanken bei ihm und seinem Anliegen verweilt.

Natürlich muss in der Notfallmedizin immer bedacht werden, dass die Körpersprache sowohl des Patienten als auch die des medizinischen Fachpersonals eingeschränkt sein kann.

Helfer sind oft beladen mit medizinischem Material, müssen Geräte bedienen, tragen Handschuhe (was im Körperkontakt ein ungewohntes Gefühl bewirkt) und Schutzkleidung. Patienten und Angehörige können Angst oder eine Behinderung haben und natürlich auch durch das Krankheitsbild (z.B. Halbseitenlähmung beim Apoplex) und Schmerzen in ihrer Körpersprache und sogar in der verbalen Verständigung eingeschränkt sein.

Deshalb ist es in der Notfallmedizin besonders wichtig, sensibel und aufmerksam auf Sprache und nonverbale Signale zu achten und immer das Gesamtbild zu betrachten.

6.4 Umgang mit Kollegen

Nicht nur mit Patienten und ihren Angehörigen sowie mit Dritten – beispielsweise Ersthelfern oder Angehörigen von Hilfsorganisationen – kommuniziert der Notfallhelfer während seiner Einsätze, sondern auch mit Kollegen. Damit sind sowohl andere Notfallhelfer gemeint als auch das rettungsdienstliche Personal und der Notarzt.

Hier sollen zwei wesentliche Bereiche der Zusammenarbeit besprochen werden: im Einsatz das teamorientierte Arbeiten und die Nachbesprechung mit strukturiertem Feedback.

6.4.1 Teamorientiertes Arbeiten

Im Einsatz kann niemand allein bestehen, präklinisch sind immer Teams von mindestens zwei Helfern unterwegs. Selbst bei Großschadenslagen, die ja eine mögliche Einsatzsituation für den Notfallhelfer darstellen, sollte ein Zweierteam – kleinste taktische Einheit – nicht getrennt werden. Viel häufiger sind allerdings Einsätze, bei denen viel mehr Personen das Rettungsteam bilden: Einsätze als (größere) Fußgruppe, Lagen, bei denen Rettungsdienst und/oder Notarzt nachgefordert werden müssen, Einsätze, die eine Zusammenarbeit mit der Feuerwehr erfordern (➤ Kap. 5.8.4).

Eine klare Aufteilung der Gruppe mit Zuweisung der Tätigkeiten, die den Kenntnissen und der Qualifikation eines jeden entsprechen, trägt dazu bei, dass erstens jedes Mitglied einer Einheit Verantwortung übernehmen kann und sich eingebunden fühlt und zweitens eine Struktur von Anfang an gegeben ist, an der sich sowohl die eigenen Helfer als auch hinzustoßende Kräfte orientieren können. Dies setzt voraus, dass ein Team sich kennt – zumindest insofern, als dass jeder die Fähigkeiten des anderen einschätzen und sich darauf verlassen kann. Es bedeutet aber auch, dass jeder Einzelne nur so gut sein kann wie seine Gruppe – und im Ernstfall auch mal seine eigenen Bedürfnisse zurückstellt oder Aufgaben eines anderen mit übernimmt, wenn dieser ausfallen sollte. Immer gilt: Wertschätzung und Respekt sind elementare Bausteine der Zusammenarbeit!

Das ist der Grundsatz teamorientierten Arbeitens.

Umsetzung

Nach außen kann diese Gruppenaufteilung kenntlich gemacht werden, was für nachfolgende Kräfte direkt einen Ansprechpartner kennzeichnet: Westen in verschiedenen Farben, eventuell mit funktionsbezeichnenden Rückenabzeichen, sind dazu ideal geeignet.

Zwei Positionen sollten auf jeden Fall für die Arbeit am Patienten definiert sein: Ein Helfer kümmert sich schwerpunktmäßig um den Patienten, agiert an ihm, erhebt die Anamnese und untersucht und betreut den Patienten. Er ist Teamführer. Der Teamhelfer stellt unterdessen das Erheben und (wiederholte) Kontrollieren der Vitalwerte sicher, achtet auf das Gerätemanagement, und unterstützt den Teamführer bei der Dokumentation.

Die Übergabe – an den Rettungsdienst/Notarzt, an die Unfallhilfsstelle, an das Klinikpersonal oder bei Großschadenslagen beispielsweise an die zuständige Einsatzkraft des Behandlungsplatzes – übernimmt der Teamführer, denn er hat die Anamnese erhoben, den Patienten untersucht und von seinem Kollegen die erhobenen Werte genannt bekommen.

Bei Lagen mit mehreren Verletzten sollte schon das ersteintreffende Team eine Grundstrukturierung des Raumes und der medizinischen Versorgung bedenken (➤ Kap. 5.5). Auch wenn der Notfallhelfer dies aufgrund seiner Qualifikation nur sehr eingeschränkt leisten kann, sollte er sich doch vor Augen halten, dass in diesem Falle von einer sofortigen Versorgung eines einzelnen Patienten abzusehen ist.

Ein weiterer Aspekt, der eine hohe Bedeutung im teamorientierten Arbeiten hat, ist die Betreuung von Angehörigen und Ersthelfern. Sobald das Team mehr Helfer umfasst, als für die Versorgung des Patienten notwendig sind, sollte immer bedacht werden, dass eine Einsatzkraft (oder mehrere) für die Betreuung und Informierung (nicht Aufklärung – das obliegt dem Arzt) der Angehörigen oder anderer Betroffener, wie Ersthelfer, eingeteilt werden sollte. Als Beispiel darf hier die Reanimation dienen: Solange nur zwei Helfer vor Ort sind, gibt es kaum bis gar keine Kapazitäten, um Betroffene zu betreuen. Ist der Patient allerdings im weiteren Verlauf eines solchen Einsatzes intubiert und hat einen (peripher-)venösen Zugang bekommen, so wird noch ein Helfer für die Herzdruckmassage benötigt, ein „Kopfmann", der sich um die Beatmung kümmert, und maximal ein weiterer Helfer, der die wiederholte Medikation übernimmt. Damit ist – selbst bei der „Minimalbesatzung" des Notfallhelfer-Teams mit zwei Personen plus des rettungsdienstlichen Personals von mindestens drei Personen (RTW-Besatzung und Notarzt) – kurzfristig ein Helfer oder gar der Notarzt für wenige Minuten entbehrlich, um die Betreuung der Angehörigen oder Dritter sicherzustellen.

Auch das ist ein Bestandteil teamorientierten Arbeitens – eine Aufgabenteilung, die nie die maximale Patienten-/Angehörigenorientierung außer Acht lässt.

6.4.2 Einsatznachbesprechung/ Feedback

Auch nach dem Einsatz bleibt Teamarbeit zentraler Punkt: Gerade nach größeren oder außergewöhnlichen Einsätzen nötig, grundsätzlich nach jedem Einsatz möglich ist eine Einsatznachbesprechung. Diese ist von einem Einsatznachsorgegespräch (vgl. ➤ Kap. 6.5) unbedingt klar zu trennen!

Eine Einsatznachbesprechung dient in erster Linie dazu, „Manöverkritik" – positive wie negative – anzubringen. Hauptredner dabei sind die eingesetzten Führungskräfte, die sich vorher abgesprochen und ihre Kritik gut strukturiert haben sollten. Allerdings sollte auch Raum für Anmerkungen der Mannschaft eingerichtet werden. Inhalt der Einsatznachbesprechung sind Einsatzabläufe, technische Mängel wie personelle Schwierigkeiten und möglicherweise auch ein Lob an die Kräfte. Ziel sollte sein, einen Ausblick zu schaffen: Was ist bereits sehr gut gelaufen, woran muss noch gearbeitet werden? Wie kann das Ziel der Verbesserung erreicht werden? Eventuell kann hier schon ein Übungsszenario geplant oder – bei kleineren Einsätzen – eine Lehr-Lerneinheit erstellt werden.

Im Laufe dieser Besprechung, aber auch bei den verschiedenen Gesprächstypen, sollten die Regeln des Feedbacks allen bekannt sein und auch eingehalten werden – denn nur so können Rückmeldungen auch gemeinsame Entwicklung bedeuten.

Was ist Feedback? Feedback beschreibt eine kontrollierte, strukturierte Rückmeldung zwischen zwei Parteien, wobei eine der Geber und eine der Nehmer ist. Feedback ist grundsätzlich zunächst eine „Einbahnstraße". Es soll dem Nehmer die Möglichkeit geben, durch das Kennenlernen der Fremdwahrnehmung auch eine Reflexion auf seine Selbstwahrnehmung zu unternehmen. Dies kann ihn in seinem Verhalten bestärken und eine Änderung bewirken.

MERKE

Feedback-Regeln für den Geber:
- geeigneter Ort und Zeit (nicht vor anderen, sondern in ungestörtem Rahmen; zeitnah),
- direkt (nicht über Dritte),
- konstruktiv,
- subjektiv (der Geber spricht für sich, nicht für alle, nicht für andere),
- falls möglich: erst Positives, dann Negatives. Gibt es nur ein Element der beiden, sollte es auch direkt und klar geäußert werden.

MERKE

Feedback-Regeln für den Nehmer:
- (aktiv) zuhören,
- nicht rechtfertigen! – kurze Erklärungen (zur Vermeidung von Missverständnissen) sind erlaubt,
- reflektieren (für sich),
- bedanken.

6.5 Ethik

Ethik im Rettungsdienst – die moralische Komponente, die in all den Algorithmen und bei allem medizinischen Fachwissen immer auch mitschwingt. „Handle stets so, dass Du wollen kannst, dass die Maxime Deines Handelns allgemeingültiges Gesetz werde“ (Immanuel Kant). Sein Handeln so auszurichten, dass man sich wünschen kann, dass der Grundsatz, der Hintergedanke, die Intention des Handelns Gesetz werde. Das ist für den großen Philosophen mit seinem kategorischen Imperativ Grundlage jeden moralischen Handelns.

Was bedeutet das für das Verhalten der Einsatzkräfte in der Notfallmedizin? Ebenso wie in der Kommunikationstheorie und der notfallmedizinischen Gesprächsführung immer auch die Authentizität, die Ehrlichkeit, Äußerungen von Herzen von hoher Bedeutung sind, so gibt es auch Bereiche und Einsatzsituationen, die ein besonderes Maß an moralischem Empfinden erfordern. Sterbende Patienten, trauernde Angehörige, aber auch der Umgang mit Stress und eigenen Belastungen und solchen bei Kollegen zählen dazu. Im Folgenden werden diese Situationen und das mögliche, angemessene und entlastende Verhalten besprochen.

6.5.1 Sterben, Tod, Trauer

Der Tod ist in der westlich-christlichen Kultur immer mehr Tabuthema geworden. Wurden noch vor 100 Jahren verstorbene Familienmitglieder zu Hause für einige Tage in der Kammer aufgebahrt, um von ihnen Abschied zu nehmen, so ist das heute nur noch sehr selten der Fall. Viel eher wird der Tote direkt nach dem Ableben durch ein Bestattungsunternehmen abgeholt, das sich oft auch um Weiteres kümmert. Bei unerwartetem Versterben eines Angehörigen aber ist die Familie häufig selbst damit überfordert. In begrenztem Rahmen kann das notfallmedizinische Personal auch hier Hilfestellung leisten, indem es – zumindest einen Teil der – Handlungsfähigkeit der Trauernden wiederherstellt.

Situationen, in denen der Notfallhelfer mit sterbenden und trauernden Personen konfrontiert wird, sind nicht selten: erfolglose Reanimation, schwerer Verkehrsunfall, plötzlicher Kindstod, aber auch der an Krebs leidende Patient, dessen Angehörige bei den letzten Atemzügen Hilfe rufen, oder der sterbende Patient im Krankentransport, der noch über Wochen oder gar Monate regelmäßig zur Dialyse oder anderen Behandlungen gefahren wird.

Das „Sterben“ ist definiert als „unmittelbar oder in absehbarer Zeit ernsthaft gefährdetes Leben“ – das bedeutet, dass auch ein schwerst chronisch Kranker streng genommen als Sterbender bezeichnet werden muss – und mit dieser Gruppe von Patienten kommt der Notfallhelfer durchaus in Kontakt. Oft haben diese Patienten das Bedürfnis, ein Gespräch zu führen – und auch schweigend muss der Helfer sich der besonderen Ängste und Belastung dieser Menschen bewusst sein. Sie durchlaufen die fünf Sterbephasen, welche die Psychiaterin und Sterbeforscherin Elisabeth Kübler-Ross wie folgt beschrieben hat:

- Nicht-Wahrhaben-Wollen, Leugnen
- Wut und Zorn
- Verhandeln

- Depression
- Akzeptanz

Diese Sterbephasen sind individuell vollkommen unterschiedlich intensiv, unterschiedlich lang, sie müssen nicht alle durchlaufen werden, obwohl das bei Menschen, die sich über längere Zeit im Sterbeprozess befinden, häufig der Fall ist, und sie entsprechen keiner Chronologie. Nichtsdestotrotz steht die Phase des Leugnens oft am Anfang – die Mitteilung des Arztes, dass man selbst oder ein Angehöriger unheilbar krank ist, will man nicht wahrhaben. Das ist ein weiterer Aspekt: Die Angehörigen eines Sterbenden durchlaufen die Sterbephasen ebenfalls! Allerdings nicht unbedingt parallel zum Sterbenden – hier kann sich ein Spannungsfeld ergeben, in dem sich Konflikte begründen, die letztlich auch das notfallmedizinische Personal betreffen. Hat der Sterbende beispielsweise sein Schicksal bereits akzeptiert, Angehörige aber wollen noch verhandeln („Wenn Du mit dem Rauchen aufhörst, wirst Du wieder gesund!"), kann dies zu Missverständnissen und schwierigen Kommunikationssituationen führen, zum Beispiel bei der Anamneseerhebung. Hier muss der Notfallhelfer besonders sensibel und mit dem Hintergrundwissen um Sterbephasen vorgehen.

Die Trauerphasen betreffen das notfallmedizinische Personal nur bedingt – meist kommt es nur mit der ersten Phase in Kontakt. Seltene, eher theoretisch konstruierte Fälle, in denen ein bei einer Großschadenslage Betroffener auch ein Trauernder in der zweiten, dritten oder vierten Phase ist, werden dennoch gelegentlich erwähnt. Im Gegensatz zu den Sterbephasen verlaufen die Trauerphasen, die Angehörige nach dem Tod eines geliebten Menschen durchleben, chronologisch.

Schockphase Sie ist geprägt durch das Nicht-Wahrhaben-Wollen – „Das kann nicht sein!", „Nein, er/sie ist nicht tot!" Diese Phase kann Minuten, aber auch Stunden und sogar Tage andauern. Oft erschwert und verlängert wird sie, wenn Angehörige nicht die Möglichkeit haben, von ihrem Verstorbenen Abschied zu nehmen, ihn noch einmal zu sehen, den Tod im wahrsten Sinne zu begreifen.

Kontrollierte Phase Sie folgt auf die Schockphase und dauert in der Regel bis zu 14 Tage an. Die Todesnachricht ist erst einmal angekommen, zumindest bei Bekannten, Arbeitskollegen und entfernten Verwandten. Sie und die notwendigen Formalitäten und Behördengänge kontrollieren in dieser Phase den Trauernden von außen. Es wird allgemein akzeptiert, dass man seine Toten beweint.

Regressive Phase Während die Umwelt vom Trauernden bereits eine Rückkehr in den Alltag erwartet, ist dies für den Betroffenen die Zeit, in der er das Geschehene zum ersten Mal in vollem Umfang begreifen muss und kann – und in tiefer, schmerzhafter Trauer versinkt. Diese Phase kann, den Zeitrahmen betreffend, am wenigsten definiert werden. Sie setzt ein, wenn die Kontrolle von außen nachlässt, und kann sogar Jahre anhalten.

Akzeptanz Wenn die Erinnerung an den Toten und die gemeinsame Zeit nicht mehr nur unendlich schmerzt, sondern mit dem warmen Gefühl des Andenkens verbunden ist, beginnt der Trauernde auch, mit einem neuen Selbstbewusstsein in seinen Alltag zurückzukehren.

Für den Umgang mit Trauernden gilt in erster Linie: Akzeptanz aller Gefühlsäußerungen! Oft kommt es zu Affekthandlungen (z.B. plötzlich lautes Lachen, dringender Hausputz) – auch diese sollten so respektiert werden. Zeit, Ruhe und angemessener Körperkontakt sind wichtige Bestandteile der Betreuung von Trauernden. Das kann – besonders was den Faktor Zeit angeht – der Notfallhelfer nicht (immer) leisten. Er kann aber, in Abstimmung mit den Betroffenen, professionelle Hilfe anfordern. Notfallseelsorger, Kriseninterventionsteams und psychosoziale Unterstützung sind drei der gängigsten Modelle von Nachsorge. Man sollte sich rechtzeitig erkundigen, welche Art der Betreuung in seinem Einsatzkreis zur Verfügung steht.

6.5.2 Stress

„Stress ist eine normale (Anpassungs-)Reaktion auf eine unnormale Situation." Diese Definition von Stress (nach Selye) macht deutlich, dass Stress zunächst eine reguläre und auch physiologische Reaktion darstellt. Der Sympathikus aktiviert die Funktionen des Körpers, die für Höchstleistungen erforderlich sind, und geistig stellt sich der Mensch ebenfalls auf hohe Konzentration und Bewältigung der Situation ein.

Auslöser für diese Reaktion kann alles Mögliche sein. Einige Beispiele aus der Notfallmedizin sind: Einsätze mit Sondersignal, Kindernotfälle, Einsätze mit mehreren Verletzten, Einsätze mit einem vital bedrohten Patienten, Einsätze mit einem Sterbenden, aber auch Konflikte im Wachalltag oder der Einstand in einem neuen Kollegenkreis. All das sind Situationen, die für viele nicht alltäglich sind, und auf diese ungewohnten Abläufe und Lage müssen sich sowohl der Körper als auch der Geist sehr schnell einstellen können, um die volle geforderte Leistung zu erbringen. Selbstverständlich sind auch die Stressauslöser vollkommen individuell gestaltet. Jeder Mensch empfindet, aufgrund seiner Vor-Erfahrungen und seines „Eisberges" (➤ Kap. 6.2.4), ganz unterschiedliche Situationen als ungewohnt, unnormal oder gar belastend.

Ebenso verschieden können die Reaktionen auf Stress oder eine Belastung ausfallen: Akute Reaktionen können sowohl rein physisch-vegetativ ausfallen, zum Beispiel ein Zittern der Hände oder Übelkeit, als auch Gedanken und Gefühle betreffen, beispielsweise einen Alptraum oder Selbstzweifel auslösen. Chronifizieren sich diese Reaktionen aber, werden sie zu einer dauerhaften Belastung, die auch schwerwiegende Folgen haben kann, so ist Vorsicht geboten und es sollte professionelle Hilfe aufgesucht werden. Schlafstörungen, erhöhter Blutdruck, das Zurückziehen von Freunden und seiner Umwelt oder gar sogenannte „Flashback-Effekte" (das völlig unvermittelte Wiedererleben einer traumatischen Situation – der Betroffene hört, sieht, riecht wie aus dem Nichts heraus alles noch einmal, er durchlebt dieselben verwirrenden Gefühle nochmals) sind Erkennungsmerkmale einer (chronischen) Belastungsreaktion, die nicht mehr selbstständig abgebaut werden kann.

Der alltägliche, der gute Stress (Eustress), den der Mensch auch braucht, um höchste Leistungen zu erbringen, sich zu konzentrieren, wird durch Sport, Musik, Lesen, Unternehmungen mit Freunden oder der Familie, das Kraulen der Katze und ähnliche individuelle Mechanismen abgebaut. Ist ein Ereignis allerdings so gravierend, dass es das Normalmaß an Anspannung überschreitet, und kann es daraufhin nicht in Ruhe bearbeitet und auseinandergesetzt werden, so entsteht Distress, schlechter Stress. Im Gegensatz zum Eustress, der in einer Wellenbewegung aus Spannungsaufbau, Anspannung/Leistung, Spannungsabbau und Erholung verläuft, also immer wieder Zeiträume zur Verarbeitung von stressauslösenden Faktoren bietet, verläuft der Disstress als ansteigender Spannungsbogen. Der Spannungsabbau fällt extrem verkürzt aus, erreicht nie den Punkt der Erholung, und weitere Belastungen setzen sich noch zusätzlich auf die bereits gehaltene Spannung auf. Dadurch steigt die Anspannung scheinbar unendlich an – und es droht der Zusammenbruch.

Deswegen ist der körperliche wie seelische Ausgleich von Belastungen nicht nur subjektiv empfunden sehr wichtig, sondern er dient auch tatsächlich zur Vermeidung von ernsthaften Folgeerkrankungen ständiger Stressbelastung.

6.5.3 Umgang mit Belastungen

Während jeder Mensch seine eigenen Mechanismen zur Bewältigung von Stress und Belastungen einsetzt, ob bewusst oder eher unbewusst-erfühlend, so gibt es in der Notfallmedizin auch strukturierte Ansätze, die außergewöhnlichen Belastungen, die Notfallhelfer wie anderes medizinisches Personal betreffen, abzubauen.

Neben präventiven Maßnahmen wie dem Erhalt körperlicher Fitness und dem Arbeiten in einem Team, dem man vertraut, gibt es auch Möglichkeiten, nach potenziell überdurchschnittlich belastenden Einsätzen Stress abzubauen.

Immer wieder mit menschlichen Schicksalen, Extremreaktionen wie Trauer, Wut, aber auch Freude konfrontiert zu werden, oft unter hohem Zeit- und Leistungsdruck und nicht optimalen Bedingungen zu arbeiten, eine hohe Verantwortung zu tragen – das sind Merkmale der präklinischen Versorgung von Patienten. Das eingesetzte Personal ist diesem besonderen Stress ausgesetzt.

Eine Möglichkeit, nach schwerwiegenden Einsätzen, bei denen davon ausgegangen werden muss, dass die Belastung für die meisten Einsatzkräfte überdurchschnittlich hoch ist, den Reaktionen entgegenzuwirken und den Abbau der Anspannung zu unterstützen, sind Einsatznachsorgegespräche. Diese können in verschiedenen Formen und nach unterschiedlichen psychologischen Theorien und Wissenschaftlern organisiert sein. Zwei Grundsätze allerdings gelten immer:

Ein **Einsatznachsorgegespräch** ist keine Einsatznachbesprechung, bei der taktische, technische, medizinische Aspekte erläutert werden sollen (➤ Kap. 6.4.2). Bei einem Einsatznachsorgegespräch geht es um das persönliche Empfinden des Einsatzes, um die zwischenmenschliche und ganz generell ethische Komponente.

Ein Nachsorgegespräch muss immer ein freiwilliges Angebot sein! Niemand darf dazu gezwungen werden, seine Gefühle in Worte zu fassen oder sich gar vollkommen zu öffnen.

6

Ein solches Gespräch kann beispielsweise zur ersten Abmilderung der Belastung einige Stunden bis wenige Tage nach dem Einsatz in einem ungestörten Rahmen auf der Wache stattfinden, wobei die Gruppe der Einsatzkräfte von eigenen Kollegen begleitet wird, die (im Voraus) eine spezielle Schulung zum Erkennen, Abbauen von Stress und Belastungen absolviert haben. Ist in diesem Erstgespräch erkennbar, dass eine weitere Besprechung sinnvoll ist, so kann diese ebenfalls von den „Peers" (geschulte Kollegen) durchgeführt werden, aber auch unterstützt werden durch einen Notfallseelsorger, einen Psychologen oder andere Fachkräfte, die allerdings jeweils auch einen Bezug zur Notfallmedizin haben sollten, um Empfindungen und Einsatzabläufe nachvollziehen zu können.

Auch Einzelgespräche sind möglich – jeder trägt ein Stück Verantwortung für seinen Kollegen. Fallen an ihm Anzeichen einer deutlichen, vielleicht sich bereits chronifizierenden Stressbelastung auf, ist es ebenso die Aufgabe eines Notfallhelfers, seinen Teampartner darauf anzusprechen und Hilfe zu empfehlen.

Die einfachste Art, menschliches Verständnis zu zeigen und belastende Erlebnisse und Einsätze gemeinsam im Team zu verarbeiten, ist manchmal nur eine Umarmung. Das Gefühl, nicht allein dazustehen mit einem scheinbar nicht zu bewältigenden Berg von Gefühlen, nicht der Einzige zu sein, dem ein Einsatz auch mal nicht direkt aus dem Kopf geht, das Gefühl, nicht gleich abgestempelt zu werden als „zu weich für den Job" oder gar als „reif für die Klapse", weil man vielleicht einmal das Bedürfnis hat, über einen Einsatz und sein persönliches Empfinden zu sprechen – dieses Gefühl der Geborgenheit in seinem Einsatzteam ist ein nicht zu unterschätzendes Element in der Be- und Verarbeitung von Stressbelastungen. Dieses Verständnis und die Sensibilität, dieses Anliegen zu erspüren, sollte sich jede Einsatzkraft, auch der Notfallhelfer, erarbeiten und bewahren.

KAPITEL

7 Prüfungstraining

Christoph Andres, Michael Grönheim

7.1 Lernbilanzen in der Ausbildung

Lernbilanzen sind ein unverzichtbarer Teil der Ausbildung. Der Helfer trägt im Einsatzfall eine enorme Verantwortung für Gesundheit und Schutz von Menschen. Demgegenüber steht eine verhältnismäßig kurze Ausbildung, die zu einem in begrenztem Rahmen durchaus eigenständigen Handeln im medizinischen, einsatztaktischen und sozialen Bereich befähigen muss.

7.2 Verhaltens- und Lernhinweise

Prüfungsangst kann bei manchen Menschen zu Nervosität und Hektik führen, sie leiden beispielsweise unter Schlafstörungen sowie Übelkeit und können sich beim Lernen nicht mehr konzentrieren. Eine solche Prüfungsangst ist einerseits normal und nachvollziehbar, muss aber andererseits nicht sein. Hilfreich ist die Konzentration auf positive Aspekte, um sich abzulenken.

Folgende Techniken können Erleichterung verschaffen, insbesondere wenn sie bereits im Vorfeld vor der Prüfung eingeübt werden:

- **„Gedankenstopp":** Sobald ein negativer Gedanke auftaucht, konzentrieren Sie sich auf ein besonders schönes Erlebnis oder einen persönlichen Erfolg.
- **Entspannungsmethoden:** Angst und Entspannung sind Gegensätze. Wer entspannt ist, kann somit gar keine Angst mehr haben. Sobald negative Gedanken auftauchen, entspannt man sich und nimmt den stresserzeugenden Gedanken damit ihre blockierende Wirkung. Besonders eignen sich hierfür autogenes Training oder progressive Muskelentspannung (Kursangebote: www.intellexi.de).

Des Weiteren kann es sinnvoll sein, sich ein regelrechtes Katastrophenszenario auszumalen: Was könnte schlimmstenfalls beim Nichtbestehen der Prüfung passieren? Schnell stellt sich bei dieser Frage heraus, dass die Folgen einer nicht bestandenen Prüfung zwar nicht angenehm, aber auch kein Weltuntergang sind (Wiederholungsmöglichkeit, keine Unterbrechung der Ausbildung etc.).

Zudem verschwindet durch das bewusste Zulassen der Gedanken die Angst vor der Angst! Persönliche Energieressourcen sind dann wesentlich rationeller einsetzbar und ermöglichen konstruktives Arbeiten („den Kopf frei haben").

Hinweise zur Bewältigung von Prüfungsangst:

- Schreiben Sie alle negativen/Angst erzeugenden Gedanken auf und suchen Sie selbst nach konstruktiven Alternativen, also eigenen Lösungsmöglichkeiten!
- Erlernen Sie eine Entspannungsmethode – denn wer entspannt ist, kann keine Angst haben!
- Prägen Sie sich Selbstinstruktionen ein, z.B. „*Alles, was ich gelernt habe, wird mir im richtigen Moment wieder einfallen!*". Diese positiven Suggestionen helfen, in der Prüfungssituation konzentriert zu arbeiten und eventuelle (Dis-) Stressphasen erfolgreich zu bewältigen.
- Spielen Sie die Prüfungssituation in Gedanken sowie mit Freunden/Kollegen/ anderen Kursteilnehmern durch und entwickeln Sie so Bewältigungsstrategien/ -kompetenzen. Diese Prüfungssimulation hat gerade für mündliche und praktische Prüfungen enorme Relevanz (*Legen Sie selbstständig Themenschwerpunkte fest, formulieren Sie Fragen und bereiten Sie Musterlösungen vor*) – eine bessere Prüfungsvorbereitung/Sicherung des Lernerfolgs gibt es nicht!
- Überprüfen Sie, ob Sie Angst vor Erfolg haben. Bereiten Sie sich gedanklich darauf vor, welche Folgen nach der bestandenen Prüfung auf Sie zukommen werden.

MERKE

Prüfungsangst ist normal! Sie zu erkennen und eigene Lösungsmöglichkeiten zu ergründen, ist der richtige Weg, sie zu beherrschen!

Persönliche Leistungsfähigkeit Jeder Mensch unterliegt in seiner Leistungsfähigkeit tageszeitlichen Schwankungen. Grundsätzlich gibt es zwei Leistungshochs pro Tag: morgens zwischen ca. 8:00 und 11:00 Uhr und abends zwischen ca. 16:00 und 22:00 Uhr. Mittags und in der Zeit zwischen Mitternacht und 5:00 Uhr morgens befindet man sich im absoluten Leistungstief. Dies ist besonders bei der Schichtarbeit im Nachtdienst zu bedenken, da die Leistungsfähigkeit gegenüber der Tagesleistung deutlich reduziert ist. Bei der Planung von Lernaufgaben ist eine Gewichtung der anstehenden Arbeiten entsprechend der Tagesleistungsfähigkeit sinnvoll (für welche Arbeits-/Lernphasen benötige ich viel Konzentration/Ruhe?). Innerhalb der angesprochenen Richtzeiten gibt es natürlich individuelle Unterschiede. Zur Erkennung des eigenen Tagesrhythmus und der Spitzen der persönlichen Leistungsfähigkeit können nachfolgende Fragestellungen hilfreich sein:

- Wann können Sie konstant über längere Zeit konzentriert arbeiten?
- Wann fällt bei Ihnen die Aufmerksamkeit ab?
- Zu welcher Zeit finden Sie für schwierige Aufgaben relativ leicht eine Lösung?
- Wann quälen Sie sich schon bei leichten Problemen?
- Zu welcher Zeit passieren Ihnen die meisten Fehler?

MERKE

Die individuelle Leistungsfähigkeit muss bei der Arbeits- und Lernorganisation Berücksichtigung finden!

Neben der Auswahl der richtigen Lernzeit ist der Umfang des gelernten Stoffes, den Sie sich merken können, wichtig. Er hängt von Ihrem Gedächtnis ab. Besonders wichtig ist die Konzentration auf einen Lerngegenstand, einen Sachverhalt oder ein Thema; denn zu jeder Sekunde stürmt eine Vielzahl von Informationen auf uns ein, von denen wir nur einen Bruchteil realisieren und aufnehmen können. Nahezu 80% der Informationsaufnahme erfolgt beim Menschen über das Auge. Insbesondere deshalb ist das Aufschreiben des Lernstoffes so wichtig, um die Informationen sichtbar zu machen (*Notizen machen/Karteikarten, Kurzzusammenfassungen anfertigen/mit Farben arbeiten*). Durch Motivation kann man die Konzentration gezielt fördern und auf das Wesentliche (den Lernstoff) lenken.

HINWEIS

- Das **Ultrakurzzeitgedächtnis** (menschlicher Arbeitsspeicher) entscheidet darüber, was Sie gleichzeitig wahrnehmen und mit anderen Inhalten in Beziehung setzen können. Wichtig ist in diesem Zusammenhang die Aufschlüsselung/Aufteilung der Information in Sinnabschnitte. So gelangt man nach und nach zu einem Gesamtverständnis.
- Das **Kurzzeitgedächtnis** speichert Informationen für Minuten oder einige Stunden, insgesamt jedoch nur etwa ein Zehntel der zuvor aufgenommenen Inhalte. Damit sich die Informationen dauerhaft einprägen, müssen Sie sie immer wieder wiederholen. Versuchen Sie dabei, Neues mit Bekanntem zu verbinden (Verknüpfungen herstellen).
- Schließlich gelangt in das **Langzeitgedächtnis** etwa ein Zehntel der im Kurzzeitgedächtnis abgelegten Information. Dabei werden neue Informationen automatisch mit bereits vorhandenen verbunden und neu verknüpft. Dies erleichtert zwar zum einen das Behalten, erschwert aber zum anderen die konkrete Suche (das Erinnern).

Speichern in drei Schritten Für einen konstanten Lernerfolg ist daher die richtige und rationelle Methode des Wiederholens unabdingbar. Stellen Sie einen Wiederholungskalender auf (*Zeitstrahl anfertigen und deutlich sichtbar im Arbeitsumfeld platzieren*). Wiederholen Sie den Lernstoff zu Beginn Ihrer Lernphase in kürzeren Abständen, die Sie dann immer weiter ausdehnen. Eine übersichtlich angeordnete Lernkartei (*Stichworte, Definitionen*), die Ihnen gleichzeitig noch eine persönliche Lernerfolgskontrolle ermöglicht, kann hier eine große Hilfe sein. Suchen Sie sich zudem Verbündete (*Lerngruppe*), um sich im Team gegenseitig zu unterstützen und zu motivieren. Schaffen Sie sich außerdem eine für Sie angenehme Lernumgebung. Legen Sie regelmäßig Pausen ein, lüften Sie dann den Raum und erfrischen Sie sich durch Fruchtsäfte/frisches Obst oder Ähnliches.

HINWEIS

Visualisieren Sie prüfungsrelevante und für Sie wichtige Informationen in für Sie passender sowie ansprechender/motivierender Art und Weise!

Lernorganisation

Prioritäten setzen Sie können natürlich nicht alles gleichzeitig machen – und das muss man auch nicht. Setzen Sie deshalb frühzeitig Prioritäten, überlasten Sie sich nicht, sondern organisieren und strukturieren Sie Ihr Lernpensum in kleinen Blöcken! Beginnen Sie Ihren Arbeits-/Lerntag mit positiven Gedanken und vermeiden Sie Zeitdruck durch rechtzeitige Priorisierung (Lernplan erstellen).

Zeitmanagement Eine strukturierte, schwerpunktorientierte Planung und Einteilung Ihrer Aktivitäten vermeidet unproduktive Zeitverschwendungen. Hilfreich kann hier ein herkömmlicher Terminkalender oder eine Zeitorganisation in elektronischer Form sein. Berücksichtigen Sie in Ihrem Lernplan diese Termine und Freizeiten.

Termindisposition Halten Sie die Prüfungstermine frühzeitig und schriftlich fest! Die schon unter Zeitmanagement erwähnten Hilfsmittel ermöglichen auch eine übersichtliche und vorausschauende Terminkalkulation. Für die Zeit des Lernens empfiehlt sich die Einrichtung fester Zeiten.

Häuslicher Arbeitsplatz Für eine erfolgreiche und zielgerichtete Lernorganisation ist die Ordnung am Arbeitsplatz unabdingbar. Ständiges Suchen nach Zetteln, Skripten, Büchern oder Ähnlichem kostet viel Zeit und Nerven! Gestalten Sie sich daher ihren Arbeitsplatz so, dass Sie sich wohl fühlen sowie ungestört und konzentriert arbeiten können.

- **PC-Arbeitsplatz:** Die Nutzung eines Computers bietet zahlreiche Vorteile, gerade im Bereich der Lernorganisation (*Lernprogramme, Internetnutzung, Termin-/Zeitplan*). Schätzen Sie vor dem Kauf die auf Ihre persönlichen Bedürfnisse abgestimmten Leistungsmerkmale des Computers ab und überlegen Sie, ob eher ein stationäres Gerät oder ein Laptop in Betracht kommt. Informieren Sie sich zusätzlich in einem Fachgeschäft über die richtigen Abmessungen von Computermöbeln, um unnötige Nacken-, Kopf- oder Augenschmerzen zu vermeiden.
- **Licht:** Ihr Arbeitsplatz sollte eine separate Lampe als Lichtquelle haben. Diese fördert die Konzentration beim Lernen und schafft ein Gefühl der Geborgenheit. Das Licht – auch Tageslicht – sollte von vorne links auf die Arbeitsfläche fallen, bei Linkshändern von rechts. Zusätzlich ist zu beachten, dass das Licht nicht blendet und die Schreibtischoberfläche nicht zu stark reflektiert.
- **Temperatur/Luft:** Ihr Arbeitsraum sollte nicht zu warm sein, da zu viel Wärme müde und träge macht. Zu kalte Raumtemperatur hingegen fördert im Sitzen die Entstehung von Erkältungskrankheiten. Wichtig ist stets frische Luft zur Förderung der Sauerstoffversorgung des Gehirns (*regelmäßig durchlüften*).

HINWEIS

Schaffen Sie sich einen Arbeitsplatz, an dem sich alle benötigten Hilfsmittel in übersichtlicher Anordnung befinden, der Ihnen vertraut ist und Sie zum Lernen motiviert!

7.3 Schriftliche Prüfung

7.3.1 Muster 1–3

Die nachfolgenden Musterprüfungen dienen zum einen als Lernhilfen mit unterschiedlichem Anspruch und geben zum anderen einen Anstoß, wie Prüfungen in verschiedenen Ausbildungsstufen gestaltet werden können. Das erste Muster befasst sich mit Fragen zum Ankreuzen (programmierte Fragen), wobei jeweils nur eine Antwortmöglichkeit korrekt ist. Damit kann entweder jede Frage mit einem Punkt bewertet oder die Fragen unterschiedlich gewichtet werden (z.B. Basismaßnahmen 2 Punkte, erweiterte Maßnahmen 1 Punkt).

Werden Multiple-Choice-Fragen mit mehreren richtigen Ankreuzmöglichkeiten entwickelt, so ist es sinnvoll, die Frage nur dann als richtig gelten zu lassen (und Punkte zu verteilen), wenn alle Kreuze an der richtigen Stelle gemacht wurden. (Was nützt es, wenn die Intubation vorbereitet werden kann, aber „nur" der Endotrachealtubus fehlt – ein Patient überlebt entweder oder er verstirbt, aber „ein bisschen tot" gibt es nicht.)

Das zweite Muster stellt eine weitere Möglichkeit für schriftliche Prüfungen dar. Voraussetzung ist – gerade in den unteren Ausbildungsstufen von Bedeutung –, dass sich der Prüfling schriftlich ausreichend artikulieren und deutlich machen kann.

Auch an den Korrektor werden höhere Anforderungen bei der Beurteilung gestellt. Vorteil ist, dass hier überdies komplexere Sachverhalten abgefragt und dargestellt werden können. Bei der Korrektur ist mehr Zeit einzuplanen, da jede Frage individuell – wenngleich mit Lösungsstichworten – bewertet werden muss, im Gegensatz zu den programmierten Fragen, wo man sich einer Lösungsschablone bedienen kann.

In Muster 3 werden schließlich drei Fallbeispiele vorgestellt, die mit unterschiedlicher Gewichtung ebenfalls eigenständig und frei bearbeitet werden sollen. Gerade bei Ausbildungen mit fallorientierter Zielsetzung (z.B. Notfallhelferausbildung) kann hier überprüft werden, wie der Helfer seine Maßnahmen chronologisch strukturiert und nach Prioritäten gewichtet.

Im Anschluss an die Musterprüfungen finden sich die Lösungen: für Muster 1 eine Lösungsschablone, für Muster 2 eine Liste der Lösungsstichworte und für Muster 3 ein Lösungsbeispiel – hier sind Variationen durchaus möglich.

Muster 1: Programmierte (1–10) und freie Fragen (11–20) aus dem Bereich der Ersten Hilfe

1. Ist bei einem bewusstlosen Motorradfahrer der Helm abzunehmen?
   a. Ja, da sonst keine effektive Behandlung erfolgen kann.
   b. Nein, da die Gefahr einer Wirbelsäulenverletzung gegeben ist.
   c. Nur nachdem durch den Rettungsdienst die Halswirbelsäule stabilisiert wurde.
2. Welche Aussage ist korrekt?
   a. Die Schlagkraft des Herzens wird ausschließlich durch den Blutdruckwert bestimmt.
   b. Abweichungen vom regelrechten Blutdruckwert sind immer notarztpflichtig.
   c. Die palpatorische Blutdruckmessung liefert immer die genaueren Blutdruckwerte.
3. Typisch für die vasovagale Synkope ist
   a. … ein negativer Schockindex.
   b. … eine Schädigung der Wirbelsäule.
   c. … eine Hypotonie und Bradykardie.
4. Wo tasten Sie bei einem Bewusstlosen den Puls?
   a. am Handgelenk
   b. in der Leiste
   c. am Hals
5. Wie viel Sauerstoff dürfen Sie eigenständig inhalativ verabreichen?
   a. 4–6 Liter pro Minute
   b. über eine Sauerstoffmaske bis zu 12 Liter pro Minute
   c. je nach Lage beliebig viel

6. Wozu dient der Guedel-Tubus?
   a. Er verhindert die Verlegung der Atemwege durch die Zunge.
   b. Aspirationsschutz
   c. Er dient zur Beatmung von bewusstlosen Patienten und erleichtert das Absaugen.
7. Wie lagern Sie einen blassen Patienten mit Verdacht auf Herzinsuffizienz?
   a. in Schocklage
   b. in Oberkörperhochlage
   c. in Seitenlage
8. Wie ist ein ansprechbarer Patient mit Verdacht auf Bauchtrauma zu lagern?
   a. mit angewinkelten Beinen
   b. mit überkreuzten Beinen
   c. mit herabhängenden Beinen
9. Bei Rippenserienfrakturen kommt es zu …
   a. … einer inversen Atmung.
   b. … einer paradoxen Atmung.
   c. … einer vertieften Atmung.
10. Was ist bei der Besetzung von Krankentransportwagen zu beachten?
    a. Die Besetzung kann der Einsatzführer eigenverantwortlich vorgeben.
    b. Die Besetzung wird durch die Landesrettungsgesetze vorgegeben.
    c. Die Besetzung sollte sich an den Vorgaben des Kreises/der kreisfreien Stadt orientieren.
11. Nennen Sie die Vitalfunktion in der Reihenfolge ihrer Überprüfung.
12. Nennen Sie wenigstens drei der „lebensrettenden Maßnahmen“.
13. Welche Maßnahme ergreifen Sie zuerst, nachdem Sie festgestellt haben, dass eine Person nicht ansprechbar ist?
14. Wo liegt beim Erwachsenen der Druckbereich für die Herzkompressionen?
15. In welchem Bereich bewegt sich die normale Herzfrequenz?
16. Beschreiben Sie die Maßnahmen bei einer bedrohlichen Blutung am Handgelenk. Achten Sie auf die richtige Reihenfolge.
17. Beschreiben Sie die Maßnahmen bei einer akuten Herzerkrankung.
18. Wann vermuten Sie einen Schlaganfall?
19. Zählen Sie die Bestandteile der Rettungskette auf.
20. Beschreiben Sie Maßnahmen bei einer Verbrennung.

Muster 2: Freie Fragen für Rettungshelfer-Anwärter

1. Nennen Sie die beiden Phasen der Herzaktion und beschreiben Sie kurz, was am Herzen passiert.
2. Welche drei Informationen zum Patientenzustand liefert Ihnen das Tasten des Pulses?
3. Zählen Sie die Bestandteile der Rettungskette in der richtigen Reihenfolge auf!
4. Erläutern Sie die Atemfunktion. Verwenden bei Ihrer Beschreibung folgende Begriffe: obere Atemwege, Rippen, Lungenflügel, luftleitendes System, gasaustauschendes System, Alveolen, Mediastinum, Zwerchfell.
5. Nennen Sie die Bestandteile des Nervensystems. Unterscheiden Sie dabei nach Funktion und nach Lage.
6. Nennen Sie drei typische Erkennungsmerkmale eines Herzinfarkts.
7. Nennen Sie den Normalwertbereich des Blutzuckers.

8. Welche drei Möglichkeiten gibt es zur Therapie einer Hyperventilation?
9. Welche drei Gefahren gehen von Wunden aus?
10. Welchen medizinischen Ansprechpartner gibt es bei größeren Schadensereignissen? Nennen Sie drei seiner Aufgaben.

Muster 3: Fallbeispiele mit unterschiedlichen Schwerpunkten

Fallbeispiel 1 (Schwerpunkt Rechtsfragen und Taktik)

Auf der Heimfahrt von einem Sanitätsdienst sehen Sie gegen 22:30 Uhr am Straßenrand eine Person liegen. Es ist dunkel und regnerisch. Neben der zunächst reglosen, ca. 40 Jahre alten männlichen Person stehen einige leere Bierflaschen sowie eine mit Flaschen gefüllte Plastiktüte herum. Nach Ansprechen und Rütteln an den Schultern reagiert der Mann verzögert und macht mit verwaschener Sprache deutlich, dass er in Ruhe gelassen werden will.

Wie gehen Sie weiter vor?

Fallbeispiel 2 (Schwerpunkt internistisches Notfallbild)

Während einer Theaterveranstaltung werden Sie zu einer ca. 75-jährigen Dame gerufen. Sie ringt offensichtlich nach Luft und stützt sich mit beiden Armen an einer Sitzlehne ab. Die Dame ist sehr unruhig und ängstlich. Schon beim Annähern hören Sie brodelnde Atemgeräusche. Wie gehen Sie vor?

Fallbeispiel 3 (Schwerpunkt chirurgisches Notfallbild)

Bei einem Fußballspiel werden Sie in die Umkleidekabine gerufen. Dort befindet sich ein 17 Jahre alter Patient, der über starke Schmerzen im rechten Fuß klagt. Er atmet schnell, ist sehr aufgeregt und blass im Gesicht. Das Fußgelenk ist stark angeschwollen und bläulich verfärbt. Wie gehen Sie vor?

7.3.2 Lösungen 1–3

Lösungen 1: Programmierte Fragen (1–10)

1a, 2a, 3c, 4c, 5a, 6a, 7b, 8a, 9b, 10b

Freie Fragen (11–20)

1. Bewusstsein – Atmung – Kreislauf
2. Stabile Seitenlage, Herz-Lungen-Wiederbelebung, Druckverband
3. Atemwege freimachen
4. Thoraxmitte
5. 60–80 Schläge/Minute
6. Patienten hinlegen – Arm hochhalten – am Oberarm abdrücken – Druckverband anlegen
7. Ansprechbar: Notruf, Oberkörper hoch, beruhigen, enge Kleidung öffnen, Frischluft, Vitalfunktionen überwachen; nicht ansprechbar: Seitenlage, Notruf; keine Atmung: HLW
8. Halbseitenlähmung, hängender Mundwinkel, Sprachstörungen, Desorientierung
9. Sofortmaßnahmen – weitere Maßnahmen – Rettungsdienst – Krankenhaus
10. mäßiges Kühlen, Wärmeerhalt, sterile Wundversorgung, ggf. Schockprophylaxe, Vitalfunktionen überwachen, Notruf

Lösungen 2: Freie Fragen

1. Systole: Anspannungs- und Austreibungsphase, Diastole: Entspannungs- und Füllungsphase
2. Rhythmus, Frequenz, Qualität
3. Sofortmaßnahmen – erweiterte Maßnahmen – Rettungsdienst – Krankenhaus
4. Über die oberen Atemwege (Mund-Rachen-Raum bis Kehlkopf) gelangt die Luft durch Ausdehnung der Lungenflügel (Unterdruck) bis in die Alveolen. Hier, im sog. gasaustauschenden System, findet der Austausch von Kohlendioxid gegen Sauerstoff, der ins Blut übergeht, statt. Durch Entspannung der Atemmuskulatur, vor allem des Zwerchfells, wird die Ausatmung eingeleitet. Die Lungenflügel verringern ihr Volumen und die Luft wird durch das luftleitende System herausgedrückt. Zu den Seiten hin wird der Brustkorb durch die Rippen begrenzt und geschützt. Zwischen den Lungenflügeln befindet sich das Mediastinum, welches u.a. das Herz und große Gefäße beherbergt.
5. Einteilung nach Funktion:
   a. willkürlich: somato-motorisches Nervensystem
   b. unwillkürlich: vegetatives Nervensystem (zwei Anteile: Sympathikus, Parasympathikus)

   Einteilung nach Lage:
   c. zentrales Nervensystem: Gehirn und Rückenmark
   d. peripheres Nervensystem: periphere Nervenbahnen und Ganglien („Schaltzentren")
6. starke ausstrahlende Schmerzen im Brustbereich, Kreislaufstörungen (Blutdruck, Rhythmus, Schwitzen/Zittern), Übelkeit/Erbrechen, Atemnot/Zyanose
7. 80–120 mg/dl, morgens nüchtern gemessen
8.
   a. beruhigend zusprechen, langsam voratmen (Regulation über Atemfrequenz)
   b. Rückatembeutel nutzen (Regulation über Erhöhung des Kohlendioxidanteils)
   c. medikamentöse Behandlung (Sedativum, besonders bei der Hyperventilationstetanie)
9. Infektion, Schmerz, Blutverlust
10. LNA (Leitender Notarzt): medizinische Sichtung, medizinische Einsatzführung und Dokumentation, Zusammenarbeit mit dem Organisatorischen Leiter/dem Einsatzleiter

Lösungen 3: Anmerkungen zu den Lösungen der Fallbeispiele

Zu jedem Fallbeispiel gibt es verschiedene richtige Wege. Maßnahmen können in der Reihenfolge variieren, ohne dass dem Patienten Schaden entsteht. Zudem lassen alle Fallbeispiele einen gewissen Interpretationsspielraum, so dass die hier dargestellten Lösungswege lediglich als Orientierungshilfe anzusehen sind.

Fallbeispiel 1

Der Kernpunkt liegt hier in der Behandlungsverweigerung durch den Patienten, die zunächst zu respektieren ist. Allerdings stellt sich die Frage, ob sich der Patient hier seiner hilflosen Lage überhaupt bewusst ist. Des Weiteren kann eine Behandlungsnotwendigkeit entstehen, weil z.B. ein Verdacht auf Schlaganfall (verwaschene Sprache) nicht auszuschließen ist.

Fallbeispiel 2

Hier steht einerseits die Behandlung der Atemnot mit dahinter liegender Herzerkrankung (Insuffizienz) im Vordergrund, zum anderen sollte die Situation bei der weiteren Versorgung der Patientin berücksichtigt werden (laufende Theaterveranstaltung).

Fallbeispiel 3

Die Versorgung des eigentlichen chirurgischen Notfalls ist eher unspektakulär (Beruhigung, Durchblutung, Beweglichkeit und Gespür im Fuß [„DMS"] testen, Ruhigstellung, Kühlen). Allerdings sollte begleitend auf die Kreislaufsituation geachtet werden (Schock? Hyperventilation?) sowie darauf, dass der Patient noch Minderjähriger ist.

7.3.3 Lernhilfen

Die nachfolgende Lernhilfe für die schriftliche Prüfung fasst alle wichtigen Lernstichwörter der sanitätsdienstlichen Ausbildung in übersichtlicher Weise zusammen. Auf diese Weise lässt sich schnell ein Lernplan erstellen, und die bearbeiteten und beherrschten Themen werden abgehakt.

Lernstichwörter für die Sanitätsdienstprüfung

- Allgemeine Grundlagen der Hilfeleistung, Rettungskette ☐
- Dokumentation im Einsatz ☐
- Bewusstsein, Bewusstseinsstörungen ☐
- Atemorgane, Erkrankungen und Verletzungen der Atemwege ☐
- Physiologie und Pathophysiologie des Herz-Kreislauf-Systems, Schock ☐
- Akuter Bauch/Gynäkologische Notfälle ☐
- Verschlusserkrankungen ☐
- Wundarten, Wundversorgung ☐
- Knochenbrüche und Gelenkverletzungen ☐
- Polytrauma und Schädel-Hirn-Trauma ☐
- Grundlagen der Arzneimittelkunde ☐
- Rettung und Transport verletzter und erkrankter Personen ☐
- Organisation und Ablauf geplanter Großveranstaltungen ☐
- MANV, Sichtung und Registrierung ☐
- Verhalten im Einsatz, Umgang mit Patienten ☐
- Hygiene und Arbeitsschutz ☐

Lernstichwörter für die Notfallhelferprüfung

- Unterlassene Hilfeleistung und Garantenstellung ☐
- Rechtfertigungsgründe (Einwilligung, Notwehr, Notstand) ☐
- Schweigepflicht (Grundlage § 203 StGB, Ausnahmen) ☐
- Geschäftsführung ohne Auftrag ☐
- Sonder-/Wegerecht ☐
- Definition Medizinprodukt/Anwender-, Betreiberpflichten ☐
- Meldepflicht nach Infektionsschutzgesetz ☐

- Vier Seiten einer Nachricht ☐
- Grundregeln der Gesprächsführung ☐
- Definition Stress, Maßnahmen zur Stressprophylaxe, Belastungsreaktion ☐
- Nervensystem (Einteilung nach Lage/Funktion) ☐
- Bewusstsein/Somnolenz, Sopor, Koma ☐
- Luftleitendes/gasaustauschendes System, Pleurabegrenzungen ☐
- Innere/äußere Atmung, Sauerstoffgehalt in der Luft/Ausatemluft ☐
- Atemparameter (AF/AZV/AMV) ☐
- Blutmenge, Blutbestandteile, Aufgaben der Blutkörperchen ☐
- Herzaufbau, Reizbildungs-/Reizleitungssystem, Herzaktionen ☐
- Kreislaufparameter (HF/HSV/HMV) ☐
- Prinzip der Blutdruckmessung, RR-Werte ☐
- Venen/Arterien, Verschlussformen (AVV/AAV) ☐
- Blutkreislauf ☐
- Auffinden einer Person, HLW-Ablauf bei Erwachsenen/Kindern/Säuglingen ☐
- Paradoxe/inverse Atmung ☐
- Asthma bronchiale ☐
- PEEP-Ventil ☐
- Definition Schock/Schockformen ☐
- Polytrauma/SHT ☐
- Gehirnumhüllende Schichten, Blutungen ☐
- Gehirnerschütterung, Gehirnprellung, Gehirnquetschung ☐
- Verdauungsweg/akuter Bauch ☐
- Distorsion/Luxation/Fraktur (Formen/Blutverlust), Gelenkaufbau ☐
- Amputationsverletzungen ☐
- Unterkühlungsstadien, Erfrierung, ☐
- Verbrennungsstadien, Neunerregel ☐
- Hitzeerschöpfung, Hitzschlag, Sonnenstich ☐
- Angina pectoris/Herzinfarkt/Schlaganfall ☐
- Schock/Schockformen ☐
- Krankheitserreger, Desinfektion/Sterilisation ☐
- Aktive/passive Immunisierung, stille Feiung ☐
- Kennzeichnung von Arzneimitteln ☐
- Applikationsformen ☐
- Geburtsverlauf, Maßnahmen/Lagerung bei gynäkologischen Notfällen ☐
- Vergiftungen (Ursachen/Maßnahmen) ☐
- MANV, Sichtung/Dokumentation ☐
- Kennzeichnung von Gefahrstoffen ☐
- Aufgaben Notfallrettung/Krankentransport ☐

7.4 Fallbeispiele

7.4.1 Fallbeschreibungen 1–3

Fall 1: Hundebiss

Während eines Sanitätsdienstes werden Sie von einer aufgebrachten Frau herangerufen. Ihre 12 Jahre alte Tochter sei von einem streunenden Hund wohl beim Spielen in die rechte Hand gebissen worden. Woher der Hund komme, wisse sie nicht. Sie finden die Tochter zusammengekauert und weinend auf dem Bordstein sitzend vor, die rechte Hand blutet mäßig, der Gebissabdruck und leichte Hämatome sind zu erkennen.

Fall 2: Amputationsverletzung

In einer benachbarten Stahlschmiede werden Sie zu einem Notfall gerufen. Ein Arbeiter ist dort mit einer Hand in eine Presse geraten. Die Kollegen haben sofort den „Notaus"-Knopf betätigt. Dennoch ist die Fingerkuppe des rechten Zeigefingers gequetscht und abgetrennt. Sie finden einen blassen, kaltschweißigen Arbeiter vor.

Fall 3: Unklare Bewusstlosigkeit

Sie finden am Straßenrand einen bewusstlosen Motorradfahrer auf. Das Motorrad liegt ein Stück weiter im Gebüsch. Äußere Verletzungen sind nicht erkennbar.

7.4.2 Lösungen 1–3

Fall 1: Hundebiss

Beruhigung der Mutter, Trösten der Tochter; Durchblutung, Motorik und Sensibilität der Hand überprüfen; Blutdruck messen, Pulskontrolle, Atemfrequenz kontrollieren (wenn sehr schnell: weiter beruhigen, ruhiges Voratmen); Hand keimarm verbinden; Frage nach Tetanus-Impfschutz; Transport in die Klinik zur weiteren Versorgung.

Fall 2: Amputationsverletzung

Auf Eigenschutz achten (Maschine), beruhigen und geeignet lagern (Schocklage; Extremität hochlagern), Vitalfunktionen erheben und überwachen, Notarzt nachfordern (Schocktherapie, Schmerztherapie), Zeigefinger steril versorgen; Amputat sichern; Frage nach Tetanus-Impfschutz; beachte: Arbeitsunfall (Unfallzeit, Zeugen, Hergang).

Fall 3: Unklare Bewusstlosigkeit

Unfallstelle absichern, Helm abnehmen, Vitalfunktionen überprüfen (engmaschig wiederholen), vorsichtig die Seitenlage herstellen, Notarzt nachfordern, systematische Suche nach Verletzungen durchführen, Wärmeerhaltung, Sauerstoffgabe, Blutzuckerwert ermitteln, Atemwege freihalten: Guedel-Tubus einlegen/absaugen; bei Zustandsverschlechterung (Atemstillstand): Herz-Lungen-Wiederbelebung.

7.4.3 Beobachtungsbogen für Fallbeispiele

Der Beobachtungsbogen für Fallbeispiele (➤ Abb. 7.1) kann auf verschiedene Weise verwendet werden. Zum einen kann zu jeder verlangten Maßnahme angegeben werden, ob diese korrekt, verspätet oder überhaupt durchgeführt wurde (römische Ziffern I bis IV). Zum anderen können die Maßnahmen – getrennt nach Teamführer und Teamhelfer – unterschiedlich mit Punktzahlen gewichtet werden. Einzige Vorgabe ist dabei, dass erweiterte Maßnahmen mit 50%, Basismaßnahmen mit 30% und die Zusammenarbeit im Team mit 20% gewichtet werden. Die maximal erreichbare Punktzahl ist 100. Ordnet man die Bewertungskriterien für die Basismaßnahmen und die erweiterten Maßnahmen in chronologisch richtiger Reihenfolge an, lässt sich auch der zeitliche Verlauf der

Beobachtungsbogen für Fallbeispiele

Fallbeispiel (Stichwort): ______________________________

Teamführer (TF): ____________ Teamhelfer (TH): ____________

KRITERIEN	TEAM-FÜHRER				TEAM-HELFER				BEMERKUNGEN
Basismaßnahmen (30%)	I	II	III	IV	I	II	III	IV	Punkte TF:__ / Punkte TH:__
Eigenschutz (Gefahren erkannt / abgefragt)									
Kontrolle Bewusstsein (Schmerzreiz)									
Kontrolle Atmung (beurteilt, wiederholt, AF)									
Kontrolle Puls (beurteilt, wiederholt)									
EH- Maßnahme									
Kommunikation Patient (Aufklärung, PSU)									
Kommunikation Angehörige / Dritte (PSU)									
Wärmeerhaltung									
Erweiterte Maßnahmen (50%)	I	II	III	IV	I	II	III	IV	Punkte TF:__ / Punkte TH:__
Anamnese (Eigen- / Fremd-) /**Arbeitsdiagnose**									
Bodycheck (Insp. / Palp. / Perk. / Ausk. / Fkt.)									
Pupillenreaktion (wiederholt)									
Entscheidung NA-Anforderung / RTH									
Gerätemanagement (Struktur, Ordnung, Sicht)									
Blutdruck (beurteilt, wiederholt)									
Sauerstoffgabe (Liter?) / Beatmung / Guedel									
Kapillarreperfusion/ Pulsoxymetrie (beurteilt)									
EKG / präk. Faustschlag / AED, Defibrillation									
BZ (hygienisch gearbeitet, beurteilt)									
Zugang/ Infusion vorb. (vollständig, Hygiene)									
Verband (hygienisch gearbeitet, zweckmäßig)									
Schienung durchgeführt (DMS)									
Medikamente vorbereitet									
Kühlung / Spülung / Augenspülung									
Absaugbereitschaft hergestellt / abgesaugt									
Intubation vorbereitet (Funktion, vollständig)									
Lagerung (OKH, atemerleichternd, Seitenlage)									
HWS- Fixierung (abgemessen, angelegt)									
Schaufeltrage / Vakuummatratze / Spineboard									
Dokumentation / Übergabe an RD / NA									
Team (20%)	I	II	III	IV	I	II	III	IV	Punkte TF:__/ Punkte TH:__
Kommunikation / Zeit									
Zusammenarbeit / Struktur / Wertigkeit									
UVV / Hygiene / Reflexion (Selbstkritik)									

Erreichte Punkte TEAMFÜHRER: ______ (______) / TEAMHELFER: ______ (______) /
Note Note
Maximalpunkte: 100

I = korrekt durchgeführt; II = durchgeführt; III = verspätet durchgeführt; IV = nicht durchgeführt
1: 100–92%; **2**: 91–81%; **3**: 80–67%; **4**: 66–50%; **5**: 49–30%; **6**: 29–0%

Abb. 7.1 Beobachtungsbogen für Fallbeispiele [M334]

Abarbeitung des Fallbeispieles nachvollziehen.

7.4.4 Lernhilfen

Lernhilfen im Bereich praktische Prüfungsaufgaben fassen die möglichen Abläufe in kurzen, übersichtlichen Blöcken zusammen, können jedoch niemals die praktische Übung ersetzen. Je nach Ausbildungsstufe fallen die Lernhilfen unterschiedlich umfangreich aus.

Auch die im Folgenden dargestellten Algorithmen zählen im weiteren Sinne zu den Lernhilfen für den praktischen Bereich.

Merkblatt zur Bearbeitung praktischer Prüfungsaufgaben

Basismaßnahmen (Erste Hilfe)

- Eigenschutz (Einmal-Handschuhe, Gefahren ausschließen: Verkehrswege, Strom, Kanülen, Umgebung → Schema)
- Kontrolle Bewusstsein (anschauen, ansprechen, anfassen, Schmerzreiz; Vorsicht bei Motorradfahrern: Helmfixierung)
- Kontrolle Atmung (Mundraumkontrolle, Reklination; beurteilt: Atemfrequenz/Atemtiefe/Atemtyp?, 10 s, wiederholt)
- Kontrolle Puls (beurteilt: Qualität/Rhythmus/Frequenz, Brady-/Tachykardie?, 10 s, wiederholt)
- Erste Hilfe-Maßnahme (stabile Seitenlage, Helmabnahme beim Motorradfahrer, Schocklage, Atemspende, HLW)
- Kommunikation/Betreuung: Patient (nie allein lassen!, Maßnahmen erläutern, Aufklärung)/Dritte (einbinden)
- Wärmeerhaltung (mit Decke/Rettungsdecke, möglichst auch unter den Patienten legen)

Erweiterte Maßnahmen (Sanitätshelfer, Notfallhelfer)

- Anamnese (Eigen-/Fremdanamnese, klare/strukturierte Fragestellung, Verarbeitung der Antworten: Arbeitsdiagnose)
- Bodycheck (Körperstellen entkleiden, Schamgefühl!, Inspektion/Palpation/Perkussion/Auskultation, Auswertung)
- Pupillenreaktion (Mydriasis: 3 A B 3 C; Miosis: MNOP; Seitengleichheit, Herdblick)
- Entscheidung NA-Anforderung/RTH (frühzeitig, jedoch nach orientierender Untersuchung; Einsatzstichwort)
- Gerätemanagement (Struktur/Ordnung und Sauberkeit/Sichtbarkeit, Asservat-Sicherung, Umgang mit Schaulustigen)
- Blutdruck (beurteilt, Hypo-/Hypertonie?, Schockindex, bei Lärm palpatorische Messung, wiederholt)
- Sauerstoffgabe (Überlegung: Sonde/Brille/Maske, Reservoir, Kontrolle/Anpassung)/Beatmung/Guedel-Tubus
- Kapillarreperfusion/Pulsoxymetrie (beurteilt, Vorsicht bei Intoxikationen, Fehlerquellen ausschließen)
- AED-Einsatz (Sicherheitsaspekte/Basismaßnahmen nicht vernachlässigen)
- BZ (hygienisch arbeiten, Desinfektion: Einwirkzeit beachten, beurteilt, Hypo-/Hyperglykämie?)

- Zugang/Infusion vorbereitet (Unterlage, Vollständigkeit, Kontrolle der Lösung/Hygiene)
- Verband (hygienisch arbeiten, zweckmäßig, Wundbeurteilung)
- Schienung durchgeführt (Ruhigstellung zweckmäßig, Extremität/Gelenk wenig bewegen und fixieren, DMS-Test)
- Kühlung (max. 10 Minuten, anschließend Verbandtuch)/Spülung/Augenspülung (kurze Distanz zu Boden)
- Absaugbereitschaft hergestellt (Absaugpumpe läuft und Absaugkatheter einstecken)/abgesaugt (ohne Sog ↓, mit ↑)

Rettungshelfer:

- Intubation vorbereitet (Unterlage, Vollständigkeit, Reihenfolge, Funktionskontrolle Ballon/Laryngoskop/Stethoskop)
- Lagerung (der Erkrankung angepasst, insbesondere Schock- und Verschlussformen beachten, Polsterung vornehmen)
- HWS-Fixierung angelegt (richtig abmessen, 2. Helfer fixiert Kopf, korrekte Lage ohne Kleidung, Kontrolle)
- Schaufeltrage/Vakuummatratze/KED/SB (Reihenfolge beachten, Ventil am Kopf, nicht über den Verletzten steigen)
- Dokumentation (Einsatzprotokoll, Besonderheiten, Prioritäten)/Übergabe (strukturiert, vollständig, korrekte Werte)

Team:

- Kommunikation/Zeit (ruhig/freundlich, miteinander reden, Beobachtungsergebnisse mitteilen, zeitorientiert arbeiten)
- Zusammenarbeit/Struktur/Wertigkeit (gegenseitige Hilfe, klare/strukturierte Aufgabenverteilung, Verhältnismäßigkeit)
- UVV/Hygiene/Reflexion (keine Selbstgefährdung, kritische Würdigung der Versorgung)

Praktische Maßnahmen im Fallbeispieltraining

- Auffinden einer Person (Vitalzeichenkontrolle)
- stabile Seitenlage (Rücken-/Bauchlage; Vitalzeichenkontrolle)
- Helmabnahme (Ein-/Zwei-Helfer-Methode; Kopffixierung)
- HLW (Zwei-Helfer-Methode, mit Beatmungsbeutel; flankierende Maßnahmen nennen und beschreiben; Arbeitspositionen/Kommunikation)
- Blutdruckmessung (palpatorisch/auskultatorisch)
- Guedel-Tubus einlegen (korrekte Abmessung/Absaugbereitschaft)
- Absaugbereitschaft herstellen/absaugen (korrekte Abmessung/ohne Sog einführen, unter Sog ausführen)
- Intubation vorbereiten (Vollständigkeit, Kontrollen, Hygiene)
- Sauerstoffgabe vorbereiten/Applikation (Vorrat berechnen/Applikationsformen korrekt auswählen)
- i.v.-Zugang/Infusion/Injektion vorbereiten (Vollständigkeit/Eigenschutz und UVV/Hygiene)
- Verbände anlegen (insbesondere Hand-/Ellenbogen-/Kopf-/Druckverband; Sterilität/Tetanusstatus)
- Ruhigstellung mit Luftkammer-/Vakuumschiene, SAM-Splint, Dreiecktuch (sachgerechte Auswahl/DMS-Test vor und nach der Ruhigstellung durchführen/teamorientiertes und patientenschonendes Arbeiten)
- Umgang mit Schaufeltrage/Vakuummatratze/HWS-Stützkragen (teamorientiertes und patientenschonendes Arbeiten/Kopffixierung)

MERKE

Bei allen praktischen Maßnahmen: kein Schmuck/vollständige persönliche Schutzausrüstung (Dienstbekleidung: Oberteil/Hose/Schuhe)/Aufgabenstellung beachten/Patientenbetreuung

7.4.5 Algorithmen

Algorithmen stellen vereinfachte Ablaufschemata für standardisierte Notfallsituationen dar. Der wichtigste und zentrale Algorithmus im Notfalleinsatz ist der für das Auffinden einer Person und die Herz-Lungen-Wiederbelebung. Auf einen schnellen und effektiven Check der Vitalfunktionen folgt der zügige Beginn der Reanimation. Der nachfolgende Algorithmus orientiert sich an den internationalen Richtlinien zur Reanimation des European Resuscitation Council (ERC) in der Fassung vom Oktober 2015 (➤ Abb. 7.2).

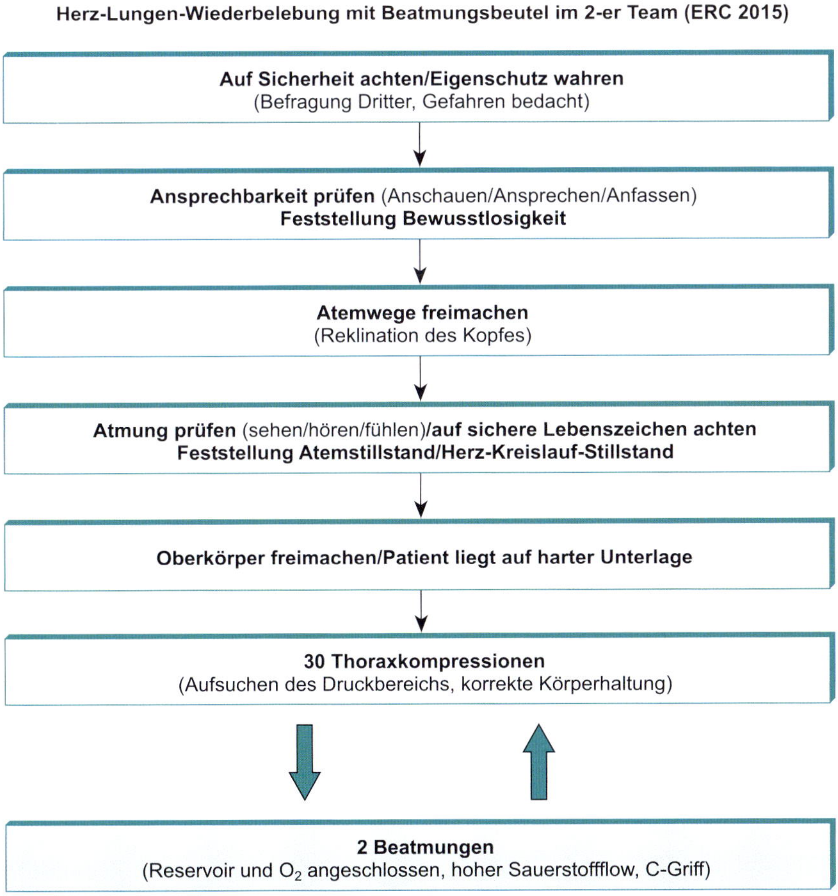

Abb. 7.2 ERC-Algorithmus [M334] – www.grc-org.de

Herz-Lungen-Wiederbelebung mit Beatmungsbeutel im Zweier-Team (ERC 2015)

Bei der Herz-Lungen-Wiederbelebung (➤ Abb. 7.3) ist darauf zu achten, dass die Abstände zwischen Beatmung und Kompressionen so kurz wie möglich gehalten werden. Die Zeit, in der weder Beatmung noch Kompression erfolgt (sogenannte „No-Flow-Time"), ist verlorene Zeit für den Patienten. Da die Kompressionen im

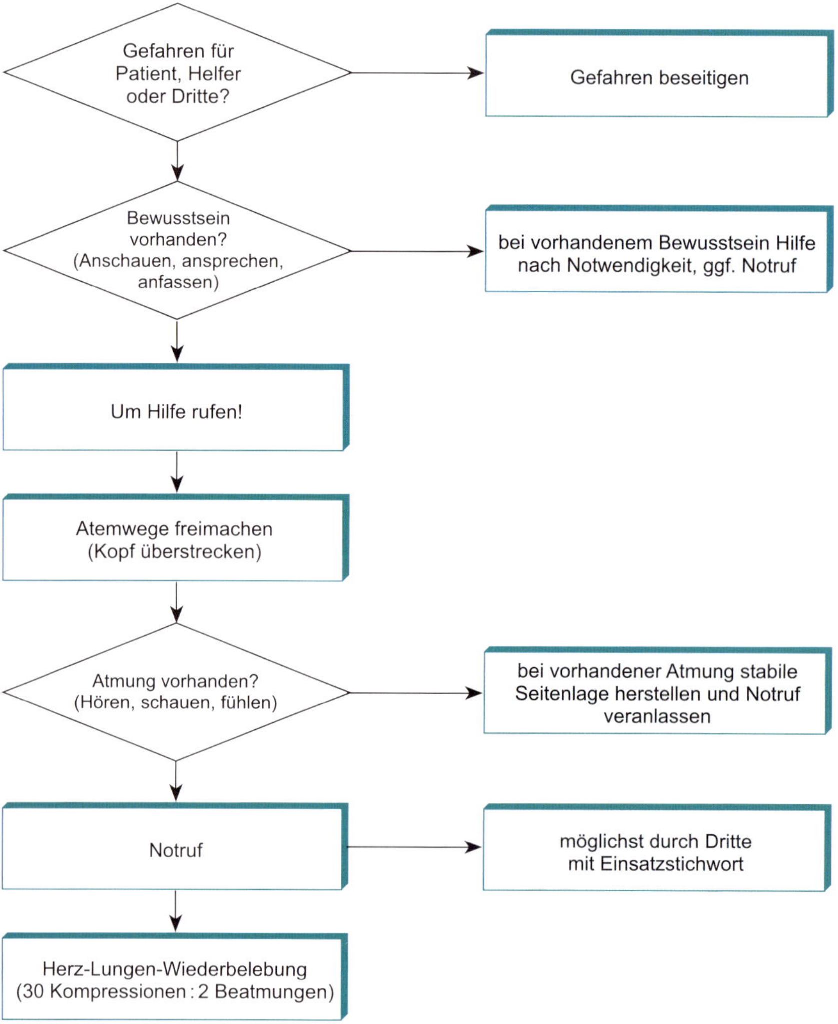

Abb. 7.3 Algorithmus HLW [M334]

Verlauf der Reanimation durch Kraftverlust schnell ineffektiver werden, empfiehlt die ERC einen Wechsel der Helferpositionen (Beatmender – Komprimierender) alle zwei Minuten. Dieser Positionswechsel sollte stets nach der Beatmung durchgeführt werden, um dem Helfer die sofortige Fortsetzung der Kompression zu ermöglichen (das Aufsetzen der Beatmungsmaske dauert erfahrungsgemäß deutlich länger). Der Notruf (Notarzt und Rettungswagen mit Stichwort „Reanimation") ist möglichst schon parallel zu den primären Maßnahmen absetzen zu lassen.

Im weiteren Verlauf der Reanimation können – je nach verfügbarer Ausstattung und Notwendigkeit – erweiterte Maßnahmen vorbereitet werden (Guedel-Tubus zur Erleichterung der Beatmung, Sauerstoffanschluss an den Beatmungsbeutel, Vorbereitung eines periphervenösen Zugangs).

Die Maßnahme ist dann als effektiv anzusehen, wenn mindestens 90% aller Beatmungen korrekt (sichtbare Brustkorbexkursion, ca. 400–600 ml) und 90% aller Kompressionen korrekt (Drucktiefe 4–5 cm, Mitte Brustkorb, Frequenz 100/Min.) erfolgen.

Entscheidend für den Erfolg innerhalb einer Ausnahmesituation, die erfolgreich und koordiniert bewältigt wird, sind – unabhängig von der sicheren Beherrschung des theoretischen und praktischen Fachwissens – klare Strukturen (Algorithmus), eine straffe Führung (klare und verständliche Anweisungen), aber auch ein guter Teamzusammenhalt und kollegiale Unterstützung. Wie an anderer Stelle erwähnt, führt Stress zu vermehrten Fehlleistungen. Eine offene Kommunikation im Einsatz kann zur Fehlervermeidung beitragen. Die Fähigkeit, auf Fehler hinzuweisen und eigene Fehler einzugestehen, über das eigene Verhalten zu reflektieren und im Bedarfsfall flexibel zu reagieren, sind daher wertvolle Eigenschaften für jeden Helfer, gerade in Ausnahmesituationen.

Dem Ersthelfer ist bereits aus der Ausbildung eine vereinfachte Version des obigen Algorithmus bekannt. Das „Auffinden einer Person" ist elementarer Bestandteil jedes Erste-Hilfe-Kurses und stellt die Bedeutung und Priorität der Vitalfunktionen Bewusstsein, Atmung und Kreislauf gegenüber den nachrangigen Störungen dar.

7.5 Mündliche Prüfung

Bei mündlichen Abschlussprüfungen im Rahmen der Sanitätsdienst- oder Notfallhelferausbildung soll getestet werden, ob der Prüfling auch in komplexeren Situationen die Übersicht behält, die Situationen strukturieren und priorisiert eigenständig abarbeiten kann. Als Arbeitshilfe dient eine einfache Grundstruktur, die vier wesentliche Punkte beinhaltet (➤ Abb. 7.4): Jedem Notfallbild liegt eine oder mehrere Ursachen zugrunde, es sind allgemeine und spezifische Symptome beim Betroffenen erkennbar, es drohen unterschiedliche Gefahren (dem Betroffenen, dem Helfer und Dritten), und es werden Maßnahmen ergriffen, um die Gefahren abzuwenden bzw. die Erkrankung oder Verletzung zu behandeln. Dabei ist zu unterscheiden zwischen Maßnahmen, die bereits der Ersthelfer treffen kann, erweiterten Maßnahmen (die eine besondere Ausstattung erfordern) und Maßnahmen durch Rettungsdienst/Notarzt.

7

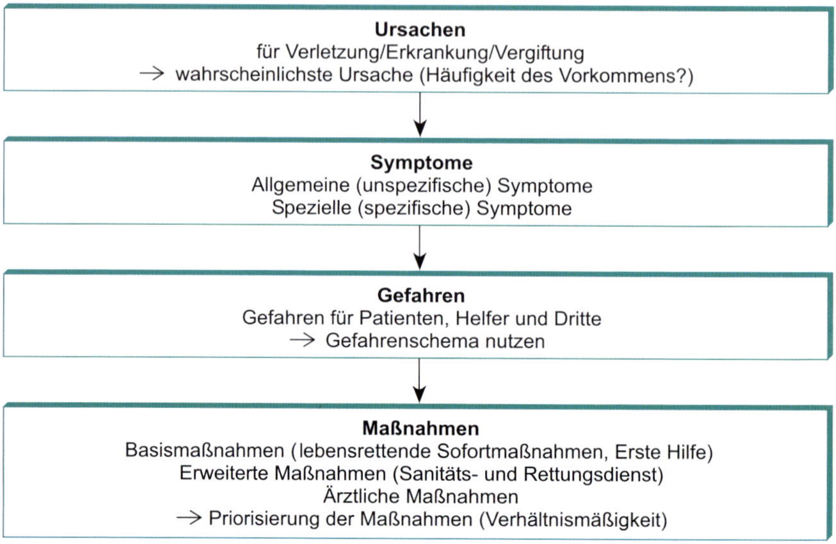

Abb. 7.4 Strukturierung einer Fallbearbeitung [M334]

7.5.1 Beobachtungsbogen

Mit Hilfe des folgenden Beobachtungsbogens (➢ Abb. 7.5) kann eine mündliche Prüfung dokumentiert werden.

Die folgende Checkliste kann nützlich sein bei der Themenauswahl für eine mündliche Notfallhelfer-Prüfung. Sie ähnelt in weiten Teilen der Themenliste für den Sanitätshelfer. Bitte beachten Sie aber die Unterschiede aufgrund des abweichenden Lernzielkatalogs. Neben einer Darstellung theoretischer Inhalte kann auch eine Darstellung/Abarbeitung eines mündlich vermittelten Fallbeispiels verlangt werden. Hier liegt eine besondere Herausforderung beim Prüfling, die Situation wie oben im Schema dargestellt zu strukturieren und zu gewichten und den Gesamtzusammenhang nicht aus den Augen zu verlieren. Der Prüfer ist an dieser Stelle gefordert, geeignete (aber nicht zu viel) Hilfestellung zu leisten.

Prüfungsthemen für Notfallhelfer (mündliche Prüfung)

Bewusstsein – Atmung – Kreislauf Anatomie und Physiologie Herz-Kreislauf, Aufbau Gehirn und Rückenmark, vegetatives Nervensystem, Bewusstsein, Atemorgane, Einteilung der Atemwege, Lunge und Brustkorb, Atemmechanik, Atemwerte, das Blut, Herz-Kreislauf-System, Herztätigkeit: Herzrhythmus – Herzfrequenz, Kreislaufwerte, Blutgefäße, Blutkreislauf

Diagnostik Allgemeine Beurteilung, Pulskontrolle, Bewusstseinstrübung, Atemkontrolle, Feststellung der Sauerstoffsättigung,

Beobachtungsbogen mündliche Prüfung

Name des Prüflings: ______________________

Datum: ________ Fachprüfer: ________

Die gestellte Frage wird stichwortartig bei dem einschlägigen Prüfungsfach ergänzt, die Antworten des Prüflings werden unter der jeweiligen Rubrik vermerkt, ebenso fehlende Angaben gem. des Lernzielkatalogs.

Bedeutung der Abkürzungen:

+	korrekte Antwort
–	falsche Antwort
ø	keine Angebe
m.H.	Antwort mit Hilfe gegeben

Prüfungsfach	+	–	ø	Teilnote
Theoretische Notfallmedizin				
Anatomie				
Physiologie				
Pathophysiologie				
Praktische Notfallmedizin				
Fallbeispiel				
Rechtsgrundlagen				
Organisation und Einsatztaktik				

Gesamtnote: 1 2 3 4 5 6 (Zutreffendes einkreisen)

Bemerkungen:

Unterschrift Fachprüfer: ____________

Abb. 7.5 Beobachtungsbogen mündliche Prüfung [M334]

Feststellung der Kreislaufverhältnisse, Blutdruck messen, Blutdruckwerte, Feststellung des Herz-Kreislauf-Stillstandes, Suchen nach Verletzungen

Lebensbedrohliche Störungen Bewusstlosigkeit, Maßnahmen bei Bewusstlosigkeit, stabile Seitenlage, Helm abnehmen bei Motorradfahrern, Störungen der Atmung, Maßnahmen bei Atemnot, Maßnahmen bei ungenügender Atmung, assistierte Beatmung, Atemstillstand, Maßnahmen bei Atemstillstand, kontrollierte Beatmung, Beatmung mit dem Beatmungsbeutel, Guedel-Tubus, Störungen von Herz und Kreislauf, Frühdefibrillation, Maßnahmen bei Herz-Kreislauf-Stillstand, Ablauf mit und ohne AED, Reanimation, Reanimation von Säuglingen und Kleinkindern, Herzinfarkt, Maßnahmen bei einem Herzinfarkt, Angina pectoris, akute Gefäßverschlüsse, Schlaganfall, Asthma bronchiale, Zuckerkrankheit (Diabetes mellitus)

Schock Volumenmangelschock, Maßnahmen bei Volumenmangelschock, kardiogener Schock, Maßnahmen bei kardiogenem Schock

Knochenbrüche und Gelenkverletzungen Stütz- und Bewegungsapparat, Verletzungen des Bewegungsapparates, Gelenkverletzungen, Knochenbrüche, Anzeichen für Knochenbrüche (allgemein), besondere Anzeichen für Knochenbrüche, Gefahren bei Knochenbrüchen, Maßnahmen bei Knochenbrüchen, universelles Schienenmaterial (SAM-Splint)

Schädel-Hirn-Trauma Anatomie des Schädels, Gewalteinwirkungen auf den Kopf, Gehirnerschütterung, Gehirnprellung/Gehirnquetschung, Schädelbasisbruch, Schädelbruch, Gesichtsverletzungen, Anlegen eines HWS-Stützkragens

Polytrauma und Thoraxtrauma Polytrauma (Definition), Diagnose und Beurteilung eines Polytraumas, Maßnahmen bei Polytrauma

Verletzungen/Wundversorgung Grundsätze der Wundversorgung, Wundversorgung/Verbandstoffe, Blutungen, Blutstillungsmaßnahmen, Amputationsverletzungen, besondere Blutungen, Blutungen im Gesicht, Mund und Rachenraum

Unfälle mit Gefahrstoffen/Vergiftungen Allgemeines Vorgehen bei Unfällen mit Gefahrstoffen, allgemeine Sicherheitsmaßnahmen, Anzeichen für Vergiftungen, Maßnahmen bei Vergiftungen

Rettung und Transport Rettungsgriff

Sanitätseinsätze Sanitätsdienst bei Veranstaltungen, Verhalten im Einsatz, Zusammenarbeit mit Arzt und Rettungsdienst, Verhalten gegenüber Dritten, Schweigepflicht, Beendigung des Einsatzes, Einsatz in Schnelleinsatzgruppen, Sanitätsdienst im Rahmen der Gefahrenabwehr, Registrierung/Dokumentation, Beratung Betroffener im Einsatz, Einsatznachsorge, Patientenprotokoll, Impfschutz und Hygiene, Medizinprodukte-Betreiberverordnung.

7.6 Ausbildungsnachweisheft

Der erste Ausbildungstag

Im Rahmen eines Praktikums auf einer Rettungswache sollte dem Auszubildenden am ersten Tag die Möglichkeit gegeben werden, sich mit der neuen Einrichtung vertraut zu machen. Dazu gehört zunächst eine Besichtigung der Räumlichkeiten. Dem Praktikanten werden z. B. die Fahrzeuge, Materialvorhaltung, Aufenthaltsbereich, Ruhebereich und die Sanitären Einrichtungen gezeigt.

Die Vorstellung der Ansprechpartner und Klärung wechselseitiger Erwartungen und Ziele schaffen eine gute und realistische Arbeitsbasis und eine erste gegenseitige Einschätzung der Fähigkeiten, Stärken und Schwächen.

Der für den Auszubildenden verantwortlich zeichnende Rettungsdienstmitarbeiter oder Wachleiter sollte kurz die rechtlichen Rahmenbedingungen zur praktischen Tätigkeit erläutern. Lebenslauf, Zeugnisse und andere formale Dokumente sollten bereits vor Praktikumsbeginn eingereicht werden.

Die gegenseitigen Erwartungen, die vereinbarten Lernziele und Ansprechpartner auf der Rettungswache sollten schriftlich fixiert und dem Auszubildenden ausgehändigt werden.

Checkliste

- Ansprechpartner (Ärztlicher Leiter, Leiter RD, Wachleiter, Desinfektor, LRA, MPG-Beauftragter, Praxisanleiter, sozialer Ansprechpartner/Notfallseelsorger)

nennen/Erreichbarkeiten klären und schriftliche Übersicht aushändigen
- Zuständigkeiten/Weisungsbefugnisse/Kompetenzen erläutern
- Führen einer Dokumentation (Nachweisheft) vereinbaren
- Gesprächsmöglichkeiten (gegenseitiges Feedback) nennen
- Verhalten bei Konflikten, Umgang mit wachinternen Informationen/Diskussionen
- Hinweis auf Verpflegungsmöglichkeiten
- persönliche Schutzausrüstung/Ausstattung (Zustand, Notwendigkeit und Grenzen)
- Einsatzgebiet erläutern, Karte/Stadtplan zeigen
- Vorstellen der Fahrzeugtechnik/Fahrzeug- und Funkausstattung
- Verhalten im Einsatz/Transport der Einsatzmittel zur Einsatzstelle, Umgang mit Komplikationen (bereit sein, um Hilfe zu bitten)
- Umgang mit Stress (Stressprophylaxe/Stressbewältigung, Ansprechpartner)
- Leitstelle, Krankenhäuser/Ambulanzen, RTH-Standort vorstellen
- Fragen des Auszubildenden

Einsatz- und Stundennachweis

Zum Ausbildungsnachweis gehört in elementarer Weise der Einsatz- und Stundennachweis. Während im Stundennachweis die Gesamtstundenzahl und die Anzahl der Einsätze dokumentiert sind, die der Auszubildende auf der Rettungswache absolviert hat, sind im Einsatznachweis detailliertere Angaben über die miterlebten Hilfeleistungen einzutragen. Folgende Angaben sind empfehlenswert:
- Einsatznummer
- Einsatzstichwort (Verdachtsdiagnose, Text der Alarmmeldung, Notfallsituation in Stichworten)
- eingesetzte Einsatzmittel (KTW, RTW, RTW+NA)
- Art des Einsatzes (chirurgisch, internistisch, neurologisch, pädiatrisch etc.)
- Name/Unterschrift des eingesetzten Transportführers (vorzugsweise Praxisanleiter/Lehrrettungsassistent)

Ein Muster für einen Stundennachweis zeigt ➤ Abb. 7.6.

Beim Stundennachweis ist darauf zu achten, dass er zum Dienstende vom zuständigen Transportführer überprüft und durch Handzeichen bestätigt wird.

Einsatzberichte

Das Formulieren von Einsatzberichten kann als Möglichkeit für eine Lernbilanz angesehen werden – hier wird die Erfassung und Strukturierung einer komplexen Situation durch den Auszubildenden überprüft, andererseits dient es der Reflektion

Datum	Arbeitszeit (ohne Pausen)	durchgeführte Einsätze	verantwortlicher Transportführer
		Krankentransporte:	Name:
		Notfalleinsätze:	Unterschrift:

Abb. 7.6 Muster eines Stundennachweises

nach außergewöhnlichen oder besonders schwerwiegenden Einsatzsituationen. Der Einsatzbericht sollte immer mit einer eigenen Stellungnahme (Wertung) zum Einsatz abschließen.

Eine Wertung des Einsatzes kann dann sinnvoll sein, wenn der Auszubildende erkennt, dass die Hilfeleistung nicht optimal verlaufen ist oder er aus seiner Sicht andere Prioritäten gesetzt hätte. Bei entsprechender Begründung kann eine Wertung auch ein wertvolles Feedback für die eingesetzte Fahrzeugbesatzung sein.

Beispielhaft ist in ➤ Abb. 7.7 das Deckblatt eines Einsatzberichtes abgedruckt, der von einigen der Autoren für den Lan-

Einsatzdatum: ______________ Uhrzeit der Alarmierung: ______________

Einsatzart:

☐ internistisch ☐ chirurgisch ☐ neurologisch ☐ pädiatrisch ☐ ______________

Einsatzmittel:

☐ KTW _/_/_ ☐ RTW _/_/_ ☐ NAW _/_/_
☐ NEF _/_/_ ☐ RTH _/_/_

(Bei Einsatz mehrerer Rettungsmittel sind in den Kästchen Nummern nach zeitlichem Eintreffen einzutragen. Das Rettungsmittel mit dem Auszubildenden untersteichen.)

Transportführer (Name): ______________

Eingruppierung in den NACA-Score:

☐ I Geringfügige Verletzungen und Erkrankungen, die keiner akuten ärztlichen Therapie bedürfen
☐ II Weitere Abklärung bzw. Therapie, jedoch kein stationärer Krankenhausaufenthalt erforderlich
☐ III Stationäre Abklärung bzw. Therapie erforderlich, jedoch keine akute Vitalgefährdung zu erwarten
☐ IV Keine unmittelbare Lebensgefahr, jedoch ist eine kurzfristige Entwicklung einer Vitalgefährdung nicht auszuschließen
☐ V Akute Vitalgefährdung, Transport unter Reanimationsbereitschaft
☐ VI Zustand nach erfolgreicher Reanimation oder Wiederherstellung der Vitalfunktionen
☐ VII Verletzung oder Erkrankung mit Todesfolge am Einsatzort oder auf dem Transport

Arbeitsauftrag:

Beschreiben Sie den zeitlichen Verlauf und gehen Sie auf folgende Punkte ein:
- Besonderheiten bei der Anfahrt
- Situation beim Eintreffen
- Symptome / begründete (Verdachts-)Diagnose
- Maßnahmen des Rettungsdienstes (Basismaßnahmen / erweiterte Maßnahmen)
- Transportvorbereitung und –durchführung / Transportverlauf
- Komplikationen / besondere Gefahren / Kommunikation der Beteiligten
- Durchführung der Übergabe / Wiederherstellung der Einsatzbereitschaft

Die elementaren Parameter (RR / Puls / Atemfrequenz / SpO_2 / EKG) sind zu beschreiben und die Werte zu nennen

– Berichtstext, Wertung und Bewertungsbogen auf den folgenden Seiten –

Abb. 7.7 Deckblatt eines Einsatzberichtes

desfeuerwehrverband NRW und die Landesverbände des DRK in Nordrhein-Westfalen erstellt wurde.

Medizinprodukte-Einweisung

Bestimmte Medizinprodukte auf den Fahrzeugen des Rettungsdienstes bedürfen gemäß Medizinprodukte-Betreiberverordnung (MPBetreibV) einer gesonderten Einweisung, um sie bedienen zu dürfen. Es sind dies der EKG-Defibrillator, das Beatmungsgerät, der Perfusor (Spritzenpumpe) und der Säuglingsinkubator. Ein Dokumentationsblatt für den persönlichen Nachweis von Medizinprodukte-Einweisungen könnte wie in ➤ Abb. 7.8 dargestellt aussehen.

Zusätzlich muss die erfolgte Einweisung im Medizinproduktebuch, dem „Lebenslauf" des Gerätes, dokumentiert werden.

Einweisender ist eine speziell geschulte und für das Gerät beauftragte Person. Nur diese Personen dürfen die Medizinprodukte-Einweisungen (nur für das jeweilige Gerätemodell) durchführen. Eine Einweisung durch jede in die Handhabung eingewiesene Person ist dagegen nicht zulässig.

Die Gebrauchsanweisungen des jeweiligen Medizinproduktes sind bei der Einweisung zu nutzen und darüber hinaus für den Auszubildenden verfügbar zu halten. Der Einweisende hat sich nach Abschluss der Einweisung davon zu überzeugen, dass der Auszubildende das Medizinprodukt sicher beherrscht und auch mit eintretenden Komplikationen/Fehlern patientenorientiert umgehen kann.

Leistungsbeurteilung

Für die Leistungsbeurteilung steht dem Ausbilder/Praxisanleiter ein Beobachtungsbogen zur Verfügung, der auch durch den engagierten Transportführer ausgefüllt werden kann (und sollte, um eine objektivierte Beurteilung durch ein größeres Spektrum an Beurteilern zu erhalten). Ein Beobachtungsbogen (➤ Abb. 7.9) kann gleich mehrere Zwecke erfüllen:

- Es kann die Tagesgesamtleistung unter Berücksichtigung sozialer und pädagogischer Aspekte bewertet werden.
- Es kann eine einzelne Einsatzsituation bewertet werden.
- Es kann die Ausführungsqualität einer Einzelmaßnahme analysiert und bewertet werden.

Ausbildungsnachweis für Sanitäts- und Notfallhelfer

Für ein freiwilliges oder kurzes Praktikum, das nicht z.B. im Rahmen der Rettungshelferausbildung absolviert wird, reicht zur Dokumentation auch ein Bogen wie der in ➤ Abb. 7.10 beschriebene aus.

Datum der Einweisung	genaue Gerätebezeichnung, Hersteller	eingewiesene Person	Einweisender (Gerätebeauftragter)
		Name:	Name:
		Unterschrift:	Unterschrift:

Abb. 7.8 Dokumentationsblatt nach MPBetreibV.

Beobachtungsbogen

Datum: ____________________

NAME DES PRAKTIKANTEN:

I. Tagesübersicht – Gesamtzusammenfassung ______________________________

Soziales Verhalten				Bemerkungen
Zusammenarbeit im Team	☺	😐	☹	______________
Zusammenarbeit mit Dritten	☺	😐	☹	______________
Ordnung / Sauberkeit	☺	😐	☹	______________
Zuverlässigkeit	☺	😐	☹	______________
Interesse / Motivation	☺	😐	☹	______________
Fähigkeiten				
Lern- und Arbeitsbereitschaft	☺	😐	☹	______________
Auffassungsgabe	☺	😐	☹	______________
Konzentration / Ausdauer	☺	😐	☹	______________
Leistungen				
theoretische Kenntnisse	☺	😐	☹	______________
praktische Fertigkeiten	☺	😐	☹	______________
Sorgfalt / Arbeitsgüte	☺	😐	☹	______________
Arbeitstempo	☺	😐	☹	______________

Hinweise / Anregungen für den Praktikanten:

____

____

____

Besondere Vorkenntnisse:

____

____

II. Verhalten im Einsatz

Einsatzstichwort: ______________________________

Einsatzart: ☐ internistisch ☐ chirurgisch ☐ ______________

Tätigkeit des Auszubildenden:

____

____

				Bemerkungen
Praktische Fertigkeiten	☺	😐	☹	______________
Eigeninitiative	☺	😐	☹	______________
Sorgfalt / Ausdauer	☺	😐	☹	______________
Transfervermögen	☺	😐	☹	______________
Zusammenarbeit im Team	☺	😐	☹	______________
Einsatzabschluss / Selbstreflexion	☺	😐	☹	______________
______________	☺	😐	☹	______________

Hinweise / Anregungen für den Praktikanten:

____

____

______________ Ort, Datum

______________ Unterschrift des Praxisleiters

Stempel der Rettungs-wache

Abb. 7.9 Beobachtungsbogen Rettungshelfer-Praktikum

7

Rettungswache (Träger, Adresse) ____________ Ort, Datum ____________

Bescheinigung

Herrn/Frau ____________
geboren am ____________
wird hiermit bescheinigt, dass er/sie im Zeitraum ____________ eine

praktische Ausbildung im Rettungsdienst auf Primärrettungsmitteln im Umfang von mindestens 20 Stunden

erfolgreich absolviert hat
und in diesem Zeitraum _____ Notfalleinsätze erlebt hat.

Nachfolgende Themen wurden theoretisch und praktisch vermittelt:

☐ **Organisation des Rettungsdienstes**
- Informationen über den Rettungsdienstbereich (z. B. Einsatzbereich, Gefahrenpunkte, Eintreffzeiten)
- Arbeitsweise der Rettungsleitstelle
- Krankenwagen und ihre Ausrüstung

☐ **Einsatzablauf**
- Verhaltensgrundsätze bei Notfalleinsätzen, Fahrt mit Sonder- und Wegerecht
- Zusammenarbeit mit dem Notarzt, Übergabe
- Einsatznachbesprechung, Feedback
- Erwartungen an die Erstversorgung des Notfallhelfers

☐ **Hygiene und Desinfektion**
- persönliche Hygiene
- Desinfektion von Rettungsmitteln und Ausrüstung

Bemerkungen / besondere Vorkommnisse / Anregungen für den Praktikanten:

____

____

____
Unterschrift, Dienststellung

Stempel der Lehrrettungswache

Abb. 7.10 Ausbildung zum Notfallhelfer – Bestätigung der praktischen Ausbildung im Rettungsdienst

Die grundsätzliche Leistungsbeurteilung kann aus zwei verschiedenen Perspektiven als Lernbilanz betrachtet werden. Zum einen dient sie der Diagnose des stattgefundenen Unterrichts in Bezug auf seine Lernwirksamkeit (eigener Unterricht – Unterricht der Lehranstalt), zum anderen der pädagogischen Prognose. Kernfrage ist hier: Zu welchen Leistungen ist der Lernpartner nach vollzogenem Lernprozess und nach der Überprüfung seiner Lernleistung in der Lage?

Dadurch erhalten der Ausbilder und die ausbildende Stelle direkt oder indirekt Hinweise auf

- Leistungsverbesserungen,
- Leistungssteigerungen,
- den Ausgleich von Lernschwankungen,
- das Abfangen von Leistungsrückgängen.

Leider wird oft auf die „Prognose" verzichtet. Die erstellten Beurteilungen enthalten vielfach ausschließlich Aussagen, die sich auf die Ergebnisse sog. „normorientierter Erfolgskontrollen" beziehen. Daher haben Ausbilder, die den Praktikanten weiter unterrichtlich betreuen, nur wenig Möglichkeiten zur optimalen Bewertung der schriftlichen Zusammenfassungen.

Die Prognose hat eigentlich nicht (noch nicht) in eine Zensur einzugehen und ist daher stets verbal zu formulieren. Dabei soll auf offene Mängel hingewiesen und ein Rat zur Abstellung derartiger Mängel gegeben werden.

Diese Forderung wird leider noch nicht in allen Bereichen der Berufsausbildung akzeptiert. Meist wird die Prognose als „Bewertung" verstanden. Viele Ausbildungsbereiche nutzen daher Formulierungen, „Signale", die nicht gerichtlich beanstandet werden können.

Einige dieser „Signale" sind:

- „Er hat die ihm übertragenen Arbeiten stets zu unserer vollsten Zufriedenheit erledigt." = sehr gute Leistung (gleichbedeutend: „hat in jeder Hinsicht und in allerbester Weise unseren Erwartungen entsprochen"),
- „stets zu unserer vollen Zufriedenheit" = „in jeder Hinsicht und bester Weise" = gute Leistung,
- „in bester Weise entsprochen" = ziemlich gut,
- „zu unserer vollen Zufriedenheit" = „in jeder Hinsicht entsprochen" = befriedigende Leistung,
- „zu unserer Zufriedenheit" = ausreichende Leistung,
- „im Großen und Ganzen zu unserer Zufriedenheit" = „hat unseren Erwartungen entsprochen" = mangelhafte Leistung,
- „hat sich bemüht" = ungenügende Leistung.

Anhang

Terminologie im Rettungsdienst

A

Abdomen	Bauch
Abortus, Abort	Fehlgeburt
Abszess	Eiteransammlung
Abusus	Missbrauch, z.B. Alkoholabusus
Adipositas	Fettleibigkeit
akut	plötzlich auftretend, heftig
akutes Abdomen	nicht näher definierte, akute Erkrankung im Bauchraum
-algie	Suffix mit der Bedeutung „Schmerz“
Allergie	veränderte Reaktionslage des Organismus auf eine Antigen-Antikörper-Reaktion
Alveolen	Lungenbläschen
Amaurosis	Blindheit
Amnesie	Erinnerungs- bzw. Gedächtnislücke
Amputation	Abtrennung von (meist) Gliedmaßen
Anämie	Blutarmut
Anaphylaxie	übersteigerte Reaktion des Organismus gegen Fremdkörper
Angina	Enge
Angina pectoris	reversibler Verschluss von Herzkranzgefäßen mit infarktähnlichen Symptomen (wörtl.: Engegefühl in der Brust)
Apathie	Teilnahmslosigkeit
Apnoe	Atemstillstand
apoplektischer Insult	Schlaganfall
Apoplexie	Schlaganfall
Appendizitis, App.	Blinddarmentzündung
Arthritis	Gelenkentzündung
Arthrose	degenerativer (durch Abnützung bedingter) Gelenksdefekt
Aspiration	unerwünschtes Eindringen von Flüssigkeiten u.a. in die Atemwege
Asystolie	Herzstillstand
Aszites	Flüssigkeitsansammlung im Bauchraum, z.B. bei Leberzirrhose
Atrium	Vorhof, z.B. Herz

B

Brady-	langsam
Bradykardie	langsamer Puls
Bronchien	Luftwege, Verzweigungen der Luftröhre
Bronchitis	Entzündung der Luftwege
Bursitis	Schleimbeutelentzündung

C

C_2H_5OH	chem. Formel für Alkohol
Carcinoma	vom Epithel ausgehender bösartiger Tumor
Catarakt	grauer Star
chronisch	langsam verlaufend, über längere Zeit
Commotio cerebri	Gehirnerschütterung
Compressio cerebri	Gehirnquetschung
Contusio, Cont.	Prellung
Contusio capitis	Schädelprellung
Contusio cerebri	Gehirnprellung
Cor	Herz
Corpus alienum	Fremdkörper
CT	Computertomographie; Röntgenverfahren

D

Dehydratation	Wasserentzug aus Körpergeweben, z.B. bei Erbrechen, Durchfällen
Dekompensation	Unfähigkeit zum Ausgleich einer Störung oder Insuffizienz

Delirium	Bewusstseinstrübung mit Verwirrtheit, Halluzinationen
Dermatitis	Entzündung der Haut
dexter, dext.	rechts
Diabetes mellitus	Zuckerkrankheit
Dialyse	Blutreinigungsverfahren meist bei Niereninsuffizienz
Diarrhoe	Durchfall
Diastole	Erschlaffungsphase des Herzens
distal, dist.	körperfern
Distorsio, Dist.	Verstauchung
Drainage	Ableitung von Flüssigkeiten aus dem Körperinneren
dys-	Präfix mit der Bedeutung miss..., schlecht, ...
Dyspnoe	Atemnot

E

EEG	Elektroenzephalographie; Aufzeichnung der elektr. Aktivität des Gehirns
EKG	Elektrokardiographie; Aufzeichnung der elektr. Reizleitungsaktivität des Herzens
Eklampsie	Krampfanfall in der Schwangerschaft
Ekzem	Hautausschlag
Embolie	Verstopfung von Blutgefäßen durch verschleppte Teilchen, meist Blutgerinnsel, Luft
Embolus	verschlepptes Teilchen, meist Blutgerinnsel, im Blutgefäßsystem
Emesis	Erbrechen
Emphysem	Luftansammlung in phys. luftleeren Geweben
endotracheal	in die Luftröhre
Endotrachealtubus	Tubus mit Lage in der Luftröhre
Enteritis	Darmentzündung
Enzephalitis	Gehirnentzündung
Epidemie	gehäuftes Auftreten von Infektionskrankheiten
Epilepsie	unvermittelt auftretende Krampfanfälle mit Bewusstseinsverlust
Erysipel	Rotlauf, Wundrose
Erythrozyten	rote Blutkörperchen
Excoriation, Excor.	Abschürfung
Exitus	Tod
Exsikkose	Austrocknung

F

Fissura, Fiss.	Knochensprung
Fractura, Fract.	Knochenbruch
Fractura aperta	offene Fraktur
Fract. colli femoris	Oberschenkelhalsfraktur
Fract. pertrochanterica femuris	Bruch des Oberschenkels im Bereich der Rollhügel (Trochanter)
Fract. subtrochanterica femuris	Bruch des Oberschenkels unterhalb der Rollhügel (Trochanter)
FSME	Frühsommermeningoenzephalitis

G

Gangrän	Gewebstod
Gastritis	Magenschleimhautentzündung
Glaukom	grüner Star
Gravidität	Schwangerschaft

H

Hämatom	Bluterguss
Hämorrhoiden	Venenerweiterungen am Anus
Hemiparese	inkomplette Halbseitenlähmung
Hemiplegie	Halbseitenlähmung
Hernie	Eingeweidebruch, z.B. Leistenbruch
HWS	Halswirbelsäule
Hyper-	hoch
Hyperglykämie	erhöhter Blutzucker
hypertensive Krise	Zustand starken Bluthochdrucks
Hypertonie	Bluthochdruck

Hyperventilations-tetanie durch übermäßige CO_2-Abatmung ausgelöster Krampf der Bronchialmuskulatur
Hypo- niedrig
Hypoglykämie niedriger Blutzucker
Hypotonie niederer Blutdruck
Hypoxie Sauerstoffmangel

I
Ikterus Gelbsucht
Ileus Darmverschluss
Indikation Anzeige zu ... bzw. dringender Grund zu ..., Heilanzeige
Infektion Ansteckung, Eindringen von Erregern in den Organismus
Infusion Einfließen von Flüssigkeiten
Inhalation Einatmung von ...
Injektion Einspritzung
Insuffizienz Schwäche, ungenügende Leistung
Insult Schlaganfall
Intoxikation Vergiftung
intra- innen, in, hinein
intramuskulär, i.m. in den Muskel (Injektion)
intravenös, i.v. in die Vene (Injektion)
Intubation Einführen einer Röhre (= Tubus) in die Luftröhre
Inzision Einschnitt
-itis Suffix mit der Bedeutung „Entzündung“

K
Kachexie abgemagerter Ernährungszustand
Kanüle Hohlnadel
Kardia Herz (auch Mageneingang)
Karotis Halsschlagader
Katheter Röhre zum Einführen in Körperorgane, z.B. Blase
Kolik anfallsartige, krampfhafte Schmerzen
Kollaps Kreislaufversagen
Koma tiefe Bewusstlosigkeit
Kontamination Verseuchung, Verschmutzung durch z.B. Bakterien, Keime
Kontraindikation Gegenanzeige

L
Laesio Läsion, Verletzung
Larynx Kehlkopf
letal tödlich
Leukozyten weiße Blutkörperchen
Lumbago Hexenschuss
Lumbalgie Kreuzschmerzen
Luxation Verrenkung

M
Mamma weibliche Brust
Marcumar® Medikament zur Hemmung der Blutgerinnung
Meningitis Gehirnhautentzündung
Metastasen Absiedelungen bei bösartigen Tumoren
Morbus, Mb. Krankheit
MR Magnetresonanztomographie; ähnlich dem CT, aber mit Magnetfeldern statt Röntgenstrahlen
Myokardinfarkt, MCI Herzinfarkt

N
Nekrose Absterben von Geweben und Organen
Neoplasia, N. Tumor

O
Obstipation Darmverstopfung
Obstruktion Verstopfung
Ödem Flüssigkeitsansammlung in Geweben, z.B. Beine, Lunge
Os Knochen

P
Partus Geburt
pathologisch, path. krankhaft
physiologisch, phys. normal, gesund
Pneumonie Lungenentzündung
Poly- viel

Polytrauma	vielfache (teils lebensgefährliche) Verletzungen
proximal, prox.	körpernah
Pulmo	Lunge
R	
Re-	Präfix mit der Bedeutung „wieder"
Reanimation	Wiederbelebung
Respiration	Atmung
Respirator	Beatmungsgerät
Rezidiv, rez.	Wiederauftreten einer Krankheit
RR (Riva Rocci)	Abk. für Blutdruck, benannt nach dem Erfinder des Blutdruckapparates
Ruptur	Zerreißung
S	
Schizophrenie	Geisteskrankheit mit gespaltener Persönlichkeit
Sekret	Absonderung
senil	greisenhaft
Sepsis	Blutvergiftung
Septum	Scheidewand, z.B. Herz
sinister, sin.	links
Somnolenz	Schläfrigkeit, Stadium der Bewusstseinstrübung
Spasmus	Krampf
Status	Zustand
Stenokardie	➤ Angina pectoris
Suizid	Selbstmord
Symptom	Zeichen, Merkmal einer Krankheit
Syndrom	Krankheitsbild
Synkope	Kollaps
Systole	Anspannungsphase des Herzens
T	
Tachy-	schnell
Tachykardie	schneller Puls
Tetanie	neuromuskuläre Übererregbarkeit mit Krampffolge
Thorax	Brustkorb
Thrombose	Gefäßverschluss
Thrombozyten	Blutplättchen
Tonsillen	Mandeln
Tonsillitis	Mandelentzündung
Tonus	Spannungszustand
Trachea	Luftröhre
Transfusion	Übertragung, z.B. von Blut
Trauma	Verletzung
Tremor	zittern
Tubargravidität	Eileiterschwangerschaft
Tubus	Röhre
Tumor	umschriebene Schwellung, Geschwulst
Turgor	Hautspannung
U	
Ulkus	Geschwür
Z	
Zirrhose	Verhärtung und Aufhebung der normalen Struktur eines Organs
Zyste	Hohlraum, Blase

Abbildungsnachweis

Der Verweis auf die jeweilige Abbildungsquelle befindet sich bei allen Abbildungen im Buch am Ende des Legendentextes in eckigen Klammern. Alle nicht besonders gekennzeichneten Grafiken und Abbildungen sind © Elsevier GmbH, München.

A400-190	G. Raichle, Ulm in Verbindung mit der Reihe Pflege konkret, Elsevier GmbH, Urban & Fischer Verlag München
B159	U. Renz (Hrsg.): Fünferband-Kleine operative Fächer, 2. Aufl., Jungjohann Verlag, 1995
E254	DokuForm-Verlag für Dokumentation und Formulardruck GmbH, Ratekau
E285	PHTLS Basic and Advanced Prehospital Trauma Life Support, 5th.ed., Elsevier, Mosby 2003
E289	Masuhr, Neumann: Neurologie, 4. Aufl., Thieme Verlag, Stuttgart 1998
F206	U. Storm: Der Brandverletzte – Intensivmedizinische Therapie und Möglichkeiten der offenen und geschlossenen Wundbehandlung, in: Klinik Magazin, Nr. 5, Jg. 10/11, Verlag für Medizinische Publikationen, Stade, 1994/95
J520-233	Walmsley, Getty Images Deutschland GmbH, München
J747	D. Fichtner/T.Engbert, Graphik-Bureau, Kroonsgard
K106	Meinertz, Hamm
K107	H. Kastendieck, Hamburg
K115	A. Walle, Hamburg
K183	E. Weimer, Würselen
L106	H. Rintelen, Velbert
L107-R127	M. Budowick, München in Speckmann/Wittkowski: Bau und Funktion des menschlichen Körpers, neu bearb. 20. A., Elsevier GmbH, Urban & Fischer, München, 2004
L108	R. Himmelhan, Mannheim
L123	J. Dimes
L124	M. A. Barratt-Dimes
L157	S. Adler, Lübeck
L190	G. Raichle, Ulm
L215	S. Weinert-Spieß, Neu-Ulm
M117	G. Grevers, München
M232	D. Kühn, Wittenberg
M235	J. Luxem, Aschaffenburg
M302	A. Lobmüller, Würzburg
M333	M. Grönheim, Geldern
M334	C. Andres, Solingen/ M.Grönheim, Geldern
M335	C. Kemperdick, Kempen
M336	S. Möllenbrink, Willich
M337	C. Andres, Solingen
O169	Neitzel, Ganderkesee
O457	K. Albert
O487	H. Heckmann, Chemnitz
O488	J. Lörcks, Geldern
O489	Jörg Willems, Geldern
O490	W. de Haan, Kleve
O491	R.D. Plaumann
O492	C.R.Fritzemeier, Düsseldorf
R103	Latasch, K. Ruck, W. Seiz: Anästhesie-Intensivmedizin-Intensivpflege, 2. Aufl., Elsevier GmbH, Urban & Fischer Verlag, München, 2003
R190	D. Michalk, E. Schönau: Differentialdiagnose Pädiatrie, 2. Aufl., Elsevier GmbH, Urban & Fischer Verlag, München 2004
S005	E. J. Speckmann, W. Wittkowski: Bau und Funktionen des menschlichen Körpers, 20. Aufl., Elsevier GmbH, Urban & Fischer Verlag München, 2003
S122	Sefrin: Notfalltherapie, 6. Aufl., Urban & Schwarzenberg, 1999
T127	P. Scriba, München
T170	E. Walthers, Marburg-Bauerbach
T195	R. Bühler, Giengen/Brenz
T337	Station Christoph 2 Frankfurt, Michael Weingärtner
U120	Bode Chemie GmbH & Co., Hamburg
V083	Weinmann Geräte für Medizin GmbH + Co. KG, Hamburg
W161	ADAC e.V., München

W240 Freiwillige Feuerwehr Aschaffenburg (ständige Wache)
W241 Malteser Hilfsdienst GmbH, Bundesgeschäftsstelle/Fachabteilung Rettungsdienst, Köln
W289 DRK Geldern
W289-001 DRK Geldern, Ralf-Dieter Plaumann
W290 DRK-Kreisübung 2007; Pressereferat Willems
W291 MHD Xanten, Marc Scheffer
W292 ÖZCAN DAGDAS P-R-O-J-E-C-T-S, Remscheid
W293 Heckmann FunkmelderService GmbH, Straelen
W294 Land NRW / DRK LV Nordrhein / IM NrW

Register